Rehabilitation und Prävention 29

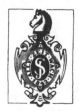

David S. Butler

Mobilisation des Nervensystems

Mit einem Vorwort von Gisela Rolf
und einem Beitrag von Mark A. Jones

Aus dem Englischen übersetzt von Gisela Rolf

Mit 153 Abbildungen und 10 Tabellen

Springer-Verlag
Berlin Heidelberg New York
London Paris Tokyo
Hong Kong Barcelona
Budapest

David S. Butler
B. Phty, Grad. Dip. Adv. Manip. Ther.
M.A.P.A., M.M.P.A.A.
University of South Australia
G0 4/23 Peel St.
5000 Adelaide
Australien

Übersetzerin:
Gisela Rolf
Via De Vicenti 8
21020 Barasso/Varese
Italien

2., korrigierter Nachdruck 1998

Englische Originalausgabe: *Mobilisation of the Nervous System*, 1st edn.
Published by arrangement with Churchill Livingstone, a division of Pearson Professional
Limited, London.
© Pearson Professional Limited 1991

Umschlagabbildung: „Nervenmann" nach Andreas Vesalius (um 1540). Aus J.D. Spillane
(1981) The Doctrine of the Nerves. Chapters in the History of Neurology, Oxford University
Press

ISBN 3-540-57496-4 Springer-Verlag Berlin Heidelberg New York

Die Deutsche Bibliothek – CIP-Einheitsaufnahme
Mobilisation des Nervensystems: mit 10 Tabellen / David S. Butler. Mit einem Vorw. von
Gisela Rolf und einem Beitrag von Mark A. Jones. Aus dem Engl. übers. von Gisela Rolf.
– Berlin; Heidelberg; New York; London; Paris; Tokyo; Hong Kong; Barcelona; Budapest:
Springer, 1995
(Rehabilitation und Prävention; 29) Einheitssacht.: Mobilisation of the nervous system <dt.>
ISBN 3-540-57496-4
NE: Butler, David S.; Jones, Mark A.; EST; GT

Springer-Verlag Berlin Heidelberg New York
ein Unternehmen der Springer Science+Business Media

© Springer-Verlag Berlin Heidelberg 1995
Printed in Germany

Satz: RTS, Wiesenbach
SPIN: 11007685   21/3111 – Gedruckt auf säurefreiem Papier

Vorwort zur deutschen Ausgabe

Es gibt in unserem Leben Erkenntnisse, die uns das Gefühl geben, daß sich plötzlich eine Tür auftut in einer Wand, die wir nur allzu gut kennen, weil sie uns täglich unsere Begrenzung vor Augen hielt. Eine solche Tür hat uns David Butler mit seiner Arbeit über die Mobilisation des Nervensystems geöffnet: Er hat für uns das Nervensystem neu entdeckt, von dem wir zwar wußten, daß es allgegenwärtig ist – aber wir konnten seinen Anteil an den Symptombildern und an den physischen Zeichen sowie seine Wirkungsweise häufig nicht ausreichend erkennen, interpretieren oder gar behandeln; die Schmerzreaktionen, Bewegungseinschränkungen und vor allem auch die bizarren vegetativ gesteuerten und unterhaltenen Symptombilder blieben uns oft ein Rätsel. In ähnlicher Weise öffnete uns vor Jahren das Maitland-Konzept die Augen. Viele Physiotherapeuten, die auf dem Gebiet der Manualtherapie arbeiten, ließen sich auf diese neuen Perspektiven der klinischen Evaluation von Symptomen und Zeichen in Untersuchung und Behandlung ein und konnten dadurch das Patient–Therapeut–Verhältnis in einer erfolgreicheren Zusammenarbeit neu gestalten. Auf dieser Grundlage aufbauend und auch in Loyalität zu so vielen klinischen Beobachtungsstudien und Forschungsarbeiten der letzten Jahre über das Nervensystem zeigt uns David Butler neue Wege für das Verstehen von Schmerzen und Symptomen der Patienten in ihrer Verteilung über den Körper und in ihren gewebscharakteristischen Ausprägungen. Er gibt uns durch die sorgfältig dargestellten theoretischen Grundlagen der funktionellen Anatomie, Physiologie und Pathologie des Nervensystems und durch die Einführung in die klinische Biomechanik Einblick in die unaufhaltsamen pathologischen Entwicklungen auch nach kleinsten Nervenverletzungen. Er ermutigt Physiotherapeuten, ihr theoretisches Wissen in größerem Umfang in klinische Entscheidungsprozesse einzubringen und den veränderten Spannungsverhältnissen im Nervensystem stets Rechnung zu tragen.

Ein umfangreiches Instrumentarium für die Untersuchung und für die Behandlung besonders des peripheren Nervensystems wird zur Verfügung gestellt, und dem Leser werden in beeindruckender Weise die Möglichkeiten der klinischen Evaluierung und Differenzierung von Strukturen vermittelt. Entlang der Nerventrakte nach Quellen für die Symptome des Patienten zu suchen, gibt jedem Therapeuten und Arzt Anreize, bisherige Interpretationen neu zu überdenken und Hypothesen über Ursache und Wirkung vielleicht zu modifizieren. Der reale Umgang mit mechanischen Problemen des Nervensystems bei der Untersuchung und während der Behandlung eröffnet aber nicht nur dem Manualtherapeuten in seinem orthopädisch-neurologisch orientierten Betätigungsfeld eine neue Denkdimension, sondern es bietet allen in den bestehenden Fachrichtungen der Physiotherapie Tätigen, die aktiv über die Muskulatur oder durch passive Techniken mit dem Patienten arbeiten, eine neue Handlungsdimension an, an der keiner vorbeigehen kann.

Die Beispiele für die Selbstbehandlung des Nervensystems durch die Patienten in speziellen Heimprogrammen verdeutlichen, daß die therapeutische Situation wohltuend aufgeschlossen ist für eine partnerschaftliche Zusammenarbeit zwischen Patient und Therapeut, deren Zielsetzung ein optimaler Heilungsprozeß, eine weitgehende Erhaltung der Verbesserungen und eine sinnvolle Prophylaxe ist.

David Butler veranschaulicht die breitgefächerte Anwendbarkeit von Befundaufnahme und Behandlung im Bereich des Nervensystems und stellt die Flexibilität des Therapeuten hinsichtlich der klinischen Beweisführung im Wiederbefund als eine Grundlage therapeutischen Verhaltens dar. Das Kap. 5 „Die klinische Schlußfolgerung", das in Zusammenarbeit mit Mark A. Jones entstand, steht insofern etwas für sich, als es schwerpunktmäßig Gedanken über den Lernprozeß des Schülers äußert, der sich noch fachspezifisches Wissen und mehr Geschicklichkeit aneignen muß. Deshalb wurde das Kap. 5 in der deutschen Ausgabe mit einem Rasterbalken anders gestaltet und vom übrigen Text etwas abgehoben. Allerdings sollten auch Therapeuten sich mit diesem Thema auseinandersetzen, wenn sie sich in der Ausbildung zum Instruktor befinden und sich mit Lehren, Lernen, Lernwiderständen und Lernhilfen bei ihren Schülern zu befassen haben.

David Butler gibt auch einen kurzen Einblick und Ausblick auf die Behandlungsmöglichkeiten von Patienten mit Verletzungen oder Erkrankungen des zentralen Nervensystems. Dieser vorsichtige Ausblick hat sich mittlerweile bei vielen Physiotherapeuten, die Patienten mit zentralen Läsionen (auch Schädel-Hirn-Traumen) betreuen, zu ganz konkreten Erfahrungen im Umgang mit erhöhtem Tonus (Spannung), Einschränkungen in der Beweglickeit des Patienten und Schulung von normaler Bewegung entwickelt.

Meinem Verständnis nach stellt die Mobilisation des Nervensystems einen zusätzlichen, sehr wesentlichen Beitrag zur Behandlung und zur Prophylaxe bei Patienten mit zentralen Läsionen dar. Viele der Spannungsteste erinnern stark an Positionen und Bewegungen, wie wir sie für die Hemmung bei erhöhtem Tonus lernten. Unter dem Aspekt der dreifachen Kontinuität des Nervensystems mit seinen Gegenspannungsphänomenen, seinen veränderten biomechanischen und möglicherweise auch veränderten biochemischen und schmerzauslösenden Gegebenheiten nimmt die Mobilisation des Nervensystems zusätzlich einen Platz in der Rehabilitation von Patienten mit Schädigungen des zentralen Nervensystems ein. Fehlstellungen des Kopfes, des Rumpfes und der Glieder können jetzt durch Differenzierungstechniken den anderen unterschiedlichen Strukturen zugeschrieben und dann auch entsprechend behandelt werden. Auch bei spät auftretenden unklaren und diffusen Beschwerdebildern, wie wir sie so häufig bei Patienten mit traumatischen und/oder chronischen Läsionen des zentralen Nervensystems unter psychisch oder organisch eingeordneten Diagnosen antreffen, zeigt uns der theoretische und behandlungstechnische Ansatz von David Butler neue Wege für die Beeinflussung dieser Phänomene. Die Schulung von normalen Bewegungen aus spannungsfreien Ausgangsstellungen und die Befreiung von Gegenspannung als Voraussetzung dazu tragen auch zur besseren Durchblutung von Geweben und eindeutig zum Schulen selektiver Bewegungen bei. Die direkte Mobilisation der peripheren Nerven (seitliches Verschieben) hat eine erstaunliche Wirkung auf die Innervation einzelner Muskeln, auf die Innervationsfelder der Haut und auf vegetativ gesteuerte Funktionen. Der von David Butler so betonte Gedanke der funktionellen Verlängerung des Nervensystems bei jeder Bewegung, der Aspekt, daß große und sanfte Bewegungen Gegenspannung reduzieren und Beweglichkeit und Funktion des Nervensystems erhalten, und schließlich der Gesichtspunkt, daß das Nervensystem eigentlich gar nicht ruhiggestellt werden kann, solange sich der Körper bewegt oder bewegt wird, – all diese Faktoren zwingen uns, auch in diesem Fachbereich in der Behandlung um die Freierhaltung und Befreiung des Nervensystems und um die Normalisierung seiner Funktionen, die so wichtig für andere Gewebe sind, sehr besorgt zu sein.

Jeder, der dieses Buch gründlich studiert hat, wird in seinem speziellen Fachbereich (Orthopädie, Rheumatologie, Neurologie oder Innere Medizin) seine Befunde, seine Interpretationen und seine Handlungsweise neu überdenken.

Barasso/Varese,
im Oktober 1994

Gisela Rolf

Danksagungen

Bei der Vorbereitung dieses Buches haben mir über Jahre hinweg viele Menschen geholfen, und vielleicht wissen manche von ihnen das nicht einmal.

Don Griffith, Ivor Cribb, Gwen Jull, Robyn Cupit, Marion Grover, Margaret Bullock, Geoff Maitland, Ruth Grant, Pat Trott, Mary Magarey, Sir Sydney Sunderland, Peter Wells, Megan Dalton, Robbie Blake, Paul Ryan, Paul Lew, Lillie McLaughlin, Bern und Ellen Guth, Libby Brooke, Ted Huber, Shirley Gore, Hugo Stam, in den letzten fünf Jahren Kursteilnehmer des "graduate diploma in advanced manipulative therapy" in Adelaide und Physiotherapeuten am West Hill Hospital in Datford und Kent – allen möchte ich meinen Dank aussprechen ... und ich könnte noch viele weitere Namen nennen.

Mein Dank gilt auch den Fotografen Itzik Yossef und Pieter Cox am South Australian Institute of Technology.

Ich danke den Bibliothekaren am South Australian Institute of Technology, University of Adelaide, an der British Medical Library, am West Hill Hospital und am Institute of Neurology, London.

Mein besonderer Dank für die Durchsicht der druckreifen Kapitel geht an Helen Slater und Michael Shacklock, die mich stets konstruktiv beraten und unterstützt haben.

Besonders danke ich Louis Gifford und Philippa Tindle, die meine anfänglichen Gedankengänge anregten und in den letzten fünf Jahren in regem Gedankenaustausch mit mir standen.

Bei Mark Jones möchte ich mich ganz speziell für seinen ausgezeichneten Beitrag über die klinische Schlußfolgerung in der manipulativen Physiotherapie bedanken.

Dankbar denke ich an die Musik von Leonard Cohen, Bob Marley, Rembetico und Paco Pena.

Richard Gore gilt meine Bewunderung und mein Dank für seine fleißige und hingebungsvolle Mitarbeit als Grafiker.

Danke auch an Judy Waters und John MacDonald bei Churchill Livingstone - die noch vorhandenen Fehler sind von mir !

Der allergrößte Anteil meiner Danksagungen ist jedoch für Juliet bestimmt, die mehr als jeder andere geduldig an meiner Seite ausharrte.

Vorwort

Es erscheint mir doch recht bemerkenswert, daß nur 30 Jahre vergangen sind, seit Phalen das „Karpaltunnel-Syndrom" beschrieb, das dadurch zu einem leicht erkennbaren klinischen Erscheinungsbild wurde. Ebenso bemerkenswert ist, daß vor nur 20 Jahren spezifische Leitbahnen für den Schmerz bekannt zu werden begannen. Die Forschung der letzten drei Jahrzehnte hat umfangreiche Erkenntnisse über das Nervensystem gebracht; viele Aspekte harren noch der Überprüfung und Analyse durch Personen, die direkt mit den Patienten arbeiten.

In den letzten zehn Jahren waren Physiotherapeuten in ihrem Fachbereich außerordentlich wißbegierig und aktiv. Auf der Suche nach besseren Behandlungsresultaten und nach klareren Antworten, was die Zusammenhänge zwischen Symptomen und Zeichen betrifft, haben sich viele der ursprünglich orthopädisch orientierten Physiotherapeuten dem Nervensystem zugewandt. Es entwickelt sich jetzt eine Behandlung der Mobilisation des Nervensystems, die sich auf klinische Beobachtungen stützt. Die heute in der Physiotherapie praktizierte Untersuchung des Patienten könnte als neuro-orthopädisch charakterisiert werden.

Genau genommen sind diese Veränderungen nur logisch, denn warum sollte die Manualtherapie ausschließlich auf die Gelenkstrukturen ausgerichtet sein? Gelenke können nicht alle Antworten abdecken, und deshalb sollten sie – wie alle anderen innervierten Strukturen – auch nur den ihnen angemessenen Platz einnehmen. Sollte die heutige Betonung des Gelenks auf seine günstige Hebelarmwirkung zurückzuführen sein? Befinden wir uns noch immer in einem Stadium der Evolution, das die Manualtherapie unter dem Schirmdach der Orthopädie sieht? Ich habe den Eindruck, daß viele Physiotherapeuten Gelenke, Muskeln oder Faszien behandeln und dabei deren Beziehungen zum Nervensystem vergessen. Alle Strukturen sind aber doch in irgendeiner Weise mit dem Nervensystem verbunden, das wie alle anderen Strukturen, die es innerviert, eine komplexe Biomechanik besitzt.

Einige Personen haben diese Entwicklung maßgeblich beeinflußt. Geoff Maitland nimmt in der Physiotherapie einen herrausragenden Platz ein. Sein Konzept der Symptome und Zeichen war der Beginn, der unsere Aufmerksamkeit unvermeidlich auf die schmerzempfindlichen Strukturen des Spinalkanals, wie er sie damals noch nannte, lenkte, und damit die Entwicklung des „Slump"-Tests als eines Instruments der Befundaufnahme und der Behandlung einleitete. Der Prozeß der klinischen Beweisführung, der das Maitland-Konzept charakterisiert, hat das Thema dieses Buch vorbereitet. Maitlands Ausführungen sind notwendige Wegbegleiter zu diesem Buch. Robert Elvey verdient Anerkennung für die Einführung des Spannungstests der oberen Extremität („Upper Limb Tension Test", ULTT) in die klinische Praxis. Dieser Test und der „Slump"-Test haben sich bereits weit über einfache Techniken hinaus entwickelt. Viele Physiotherapeuten, ich selbst eingeschlossen, wurden gewahr, daß Spannungsteste weit mehr als ein diagnostisches Instrumentarium für Strukturen wie z. B. die Bandscheibe darstellen. Sie waren viel bedeutsamer, weil sie die normale Mechanik und die Physiologie des Nervensystems bei Körperbewegungen analysierten. Dies führte zu einem besseren Verständnis für Schädigungen des Nervensystems im Hinblick auf Beweglichkeit und Elastizität und die häufig von seinen eigenen Geweben ausgehenden Symptome. Schließlich konnten Rückschlüsse für den Impulsverkehr zu und von nichtneurogenen Geweben gezogen werden. Ein weiterer Schritt erfolgte, als diese Untersuchungsteste auch als Behandlungstechniken angewandt wurden. Das Nervensystem muß, genau wie alle anderen Körperstrukturen, über optimale mechanische Funktionen verfügen.

Einige Kliniker und Forscher haben sich in diesem Zusammenhang, vielleicht völlig unbeabsichtigt, einen besonderen Namen gemacht. Cyriax konnte den Begriff der duralen Schmerzen auch ohne experimentelle Grundlage entwickeln, indem er seine Patienten sorgfältig beobachtete. Rückblickend und an den neueren Veröffentlichungen gemessen, war Breig seiner Zeit weit voraus mit seiner Arbeit über die Biomechanik des zentralen Nervensystems, als er damals behauptete, daß wir erst ganz am Beginn unserer Erkenntnisse über die neurophysiologische Wirkung der Gegenspannung im Nervensystem stehen. Die Arbeit von Sunderland über die innere Struktur eines peripheren Nerven und über die Bedeutung der Ischämie bei Einklemmungsneuropathien ist herausragend. Seine klassische Arbeit *Nerves and Nerve Injuries* hat für Physiotherapeuten und für Chirurgen große Bedeutung. Die kürzlich erschienenen Studien von Lundborg, Rydevik, Dahlin und ihren Kollegen über die Bedeutung vaskulärer Faktoren und über den Axoplasmatransport bei Nervenverletzungen bieten einige Erklärungen, die Physiotherapeuten kennen sollten. Mackinnon und Dellon haben über Nervenkompressionen und ihre Behandlung weitergeforscht und hinterfragen die pathologische Interpretation vieler Syndrome, wie z. B. der Quervain-Tenosynovitis. Wie Breig in seinen Arbeiten über das zentrale Nervensystem, so weisen Mackinnon und Dellon bei peripheren Nerven nach, daß die klinischen

Konsequenzen von Nervenverletzungen weit unterschätzt werden. In Australien waren die anatomischen Studien von Bogduk, die die spinale Innervation abklären, sehr hilfreich, denn seine Ausführungen „entmystifizierten" die Neuroanatomie für Ärzte und Physiotherapeuten. Viele andere Wissenschaftler könnten hier noch erwähnt werden. Meistens ist ihnen selbst jedoch gar nicht bewußt, wie wichtig ihre Arbeiten für die Manualtherapie sind. Vom Standpunkt der Physiotherapie aus aber besteht eine deutliche Verbindung zu diesen Wissenschaftlern und Wissenschaftlerinnen, weil sie nämlich den Zusammenhang zwischen Nervensystemstruktur und Funktion erkannt haben – und eine der Funktionen ist Bewegung.

Physiotherapeuten sind heutzutage in einer schwierigen Lage; denn von ihnen wird nicht nur ein umfassendes Fachwissen über die gesamte Körperanatomie erwartet, sondern sie sollen sie zusätzlich auch auf der Ebene der Mikroanatomie verstehen. Gerade im Bereich der Mikroanatomie liegen die Ursachen für bestehende Symptome und Behandlungsreaktionen.

In meinem Buch habe ich versucht, Informationen anzubieten, die ich für Physiotherapeuten für wichtig und notwendig halte, wenn der Physiotherapeut bestimmte Gedankengänge bei der Mobilisation des Nervensystems anwenden und nachvollziehen soll. Zum Teil handelt es sich dabei um Grundwissen, das aber leider an den Schulen für Physiotherapie nicht gelehrt wird, weil dort der Schwerpunkt auf dem orthopädischen Wissen liegt. Wenn es jedoch tatsächlich im Unterricht behandelt wird, dann wird es schnell wieder vergessen, weil die klinische Umsetzung fehlt.

Um die Probleme des Nervensystems zu entwirren, bedarf es weiterer Forschung – und doch ist bereits vieles bekannt und kann in Befundaufnahme, Behandlung und Prognose einbezogen werden. Die Blut-Nerven-Diffusionsschranken sind nur ein Beispiel dafür. Es würde mich sehr freuen, wenn meine Ausführungen Impulse für die weitere Forschung auf diesem Gebiet vermitteln würden. Es gibt genug Forschungsaufgaben. Zugegeben werden soll auch, daß in manchen Fällen noch die Beweise für das Vorhandensein von Neuropathien, wie sie hier dargestellt werden, fehlen. In der Befundaufnahme und Behandlung geringfügiger Nervenschädigungen, bei denen eine neurale Beteiligung nicht nachzuweisen ist, muß zur Zeit noch spekuliert werden, und die Physiotherapie ist häufig auf die Ergebnisse klinischer Rückschlüsse angewiesen. Die neuesten Forschungen auf physiotherapeutischem Gebiet sind allerdings sehr vielversprechend, und ich setze große Hoffnungen darauf, daß die strukturellen Differenzierungsprozesse, wie sie in diesem Buch vorgestellt und diskutiert werden, sich auch experimentell nachweisen lassen. Die klinischen Beweisführungsprozesse in der Manualtherapie werden recht ausführlich besprochen. Es könnte durchaus sein, daß wir hier der einschlägigen Literatur einiges voraus haben; denn die Behandlung folgt nicht einem Rezept, sondern jede Patientenbehandlung ist von den subjektiven und körperlichen Untersuchungsbefunden und von früheren Erfahrungen des Therapeuten in der klinischen Beweisführung abhängig. Es besteht bereits eine tiefe Kluft zwischen denjenigen, die wissenschaftliche Neurologie und Forschung betreiben und denen, die mit Patienten arbeiten. Zu hoffen bleibt, daß bei allen Beteiligten die Einsicht überwiegen wird, daß mit den Mitteln der Chirurgie durchaus nicht jedes Problem gelöst werden kann. Die Beziehung zwischen Naturwissenschaftlern und Physiotherapeuten ist delikat oder oft gar nicht vorhanden – deshalb muß sie gepflegt und weiterentwickelt werden.

Ein großer Teil dieses Buches beschäftigt sich mit dem peripheren Nervensystem (PNS), und es informiert auch über den derzeitigen Stand der Forschung und des Wissens über das zentrale Nervensystem (ZNS). Wir wissen mehr über das periphere Nervensystem. Es ist einfacher zu analysieren, hat viel bessere Regenerationskräfte und paßt sich leichter an Bewegung an als das geschützte zentrale Nervensystem. Bei aller notwendigen Aufmerksamkeit für das periphere Nervensystem muß jedoch auch dem ZNS die notwendige Beachtung geschenkt werden als einem Faktor, der zu Symptomen und Zeichen beitragen kann.

Bei großen Nervenverletzungen war die Arbeit der Physiotherapeuten immer gefragt. Auch bei kleinen und oftmals behindernden Verletzungen des Nervensystems – also am anderen Ende des Spektrums – wird die Bedeutung physiotherapeutischer Arbeit wachsen. Dabei handelt es sich um die Neurapraxien sowie irritierende Schädigungen und Verletzungen, die vielleicht noch nicht einmal den Neurapraxien zugeordnet werden. Hoffentlich werden Physiotherapeuten dabei nicht nur die Befundaufnahme und Behandlung übernehmen, sondern auch ihren Beitrag zu neuen wissenschaftlichen Erkenntnissen leisten.

Dieses Buch wurde von einem Physiotherapeuten geschrieben, der primär klinisch arbeitet. Ich habe mich aus Liebhaberei mit Biomechanik und Pathologie beschäftigt, weil ich nach Lösungen für klinische Probleme suchte, denen ich täglich begegnete. Oftmals habe ich das Gefühl, gerade erst die Oberfläche berührt zu haben.

Adelaide, 1991 *David Butler*

Inhalt

Teil II
Untersuchung

Teil III
Behandlung und Behandlungsresultate

TEIL IV
Ausgewählte Störungen und Fallbeispiele

Einführung
– Plädoyer für einen multifaktoriellen Ansatz

In der Manualtherapie dominiert das „gelenkspezifische" Denken. Es gibt auch Lehransätze, die Muskeln und Faszien bei der Behandlung in den Vordergrund stellen. Daraus läßt sich ableiten, daß es am sinnvollsten ist, „strukturspezifisch" zu arbeiten. Ich bin der Überzeugung, daß bei muskuloskeletären Erkrankungen in der Manualtherapie Aufgeschlossenheit herrschen sollte und daß die Behandlung jeweils nur einer Struktur zu hinterfragen ist. An neuroorthopädischen Problemen kann niemals nur eine einzige Struktur beteiligt sein. Beispielsweise werden bei einer reinen Nervenverletzung, wie z. B. durch eine falsch angesetzte Injektion, wahrscheinlich auch durch die Impulsleitung und durch Axoplasmatransport Reaktionen in nichtneuralen Geweben entstehen. Der Patient, dessen Nacken blockiert, wenn er sich umdreht, wird sehr wahrscheinlich eine reflektorisch bedingte Tonuserhöhung in der beteiligten Muskulatur aufweisen. Je länger der Nacken blockiert bleibt, desto größer ist die Wahrscheinlichkeit von Veränderungen in der dort beteiligten Muskulatur, in anderen Strukturen und in der emotionalen Reaktion. In einem bestimmten Stadium der Erkrankung ist es möglich, dieses Problem mit der Behandlung von nur einer Struktur her anzugehen. Unter dem Gesichtspunkt von Heilungsbeschleunigung und Prävention erscheint es jedoch fragwürdig, ob der Behandlungszugang über ein Gewebe den optimalen Weg darstellt. Die bedeutende Rolle des Nervensystems und seine Kontrolle über die Symptombildung kann mit einem Denkansatz, der sich nur auf Gelenkstrukturen stützt, unterschätzt oder auch ganz außer acht gelassen werden. Das Nervensystem ist mit Sicherheit direkt oder indirekt an allen Problemen eines Patienten beteiligt. Es kann verletzt und damit die Quelle von Symptomen sein. Auch wenn es nicht direkt verletzt wurde, leitet es doch afferente Impulse von nichtneuralen Geweben und efferente Signale bei Reaktionen wie z. B. dem Muskelspasmus. Symptome sind Ausdruck des Zustands der beteiligten Gewebe (z. B. Gelenk, Muskel, Faszie, Dura mater u. a.); sie werden durch das Nervensystem geleitet und durch die Umwelt modifiziert. Dem Physiotherapeuten geben sie unschätzbare Hinweise, wenn es darum geht, das Problem eines Patienten zu verstehen und die erfolgreichste Behandlungsstrategie zu wählen. Dementsprechend ist es auch wichtig, allen potentiellen Faktoren Aufmerksamkeit zu schenken, die die Symptome des Patienten beeinflussen könnten. Ein Denkansatz, der nicht von einer bestimmten Struktur dominiert wird, sondern allen Geweben und auch äußeren Faktoren (z. B. Lebensraum, Kultur) Rechnung trägt, wird der Situation des Patienten eher gerecht. In der Manualtherapie rücken die im klassischen Sinne strukturellen oder direkten Ansätze eine einzige Struktur in den Brennpunkt des Interesses, wie z. B. das Gelenk (Cyriax, McKenzie, Kaltenborn, der frühe Maitland, Chiropraktiken, Osteopathie) oder den Muskel (Janda, Lewit). Das Überleben dieser Denkansätze ist auch ein Beweis dafür, wie erfolgreich diese Konzepte jeweils waren. Andere Ansätze ohne jede Betonung der Struktur, die vielleicht als „facilitativ" oder „indirekt" bezeichnet werden könnten (z.B. Propiozeptive neuromuskuläre Facilitation, Feldenkrais, Alexander, psychologische Zugänge) sind mit ihren Maßnahmen aber auch erfolgreich. Diese Methoden konzentrieren sich wahrscheinlich mehr auf die Qualität der Bewegung als auf ihre Biomechanik oder die jeweiligen spezifischen Strukturen. Der springende Punkt bei meinen Ausführungen besteht darin, zu einem multifaktoriellen Denkansatz in der Untersuchung und bei der Behandlung von Patienten anzuregen. Wenn wir auch nicht auf allen Gebieten Experten sein können, so werden doch Kenntnis und Verstehen der bereits verfügbaren Konzepte dem Patienten und dem Therapeuten gleichermaßen in Behandlung und Beratung zugute kommen. Der Gedanke, daß das Nervensystem *das* zentrale System für die Zusammenführung beider Wege – des strukturell-direkten und des facilitativ-indirekten – sein könnte, ist verführerisch, denn bei beiden Richtungen wird die Wirkung der jeweiligen Maßnahmen über das Nervensystem kommuniziert. Diese Einschätzung könnte aber gerade aufgeschlossenes Denken sehr behindern, wie das immer so ist, wenn eine bestimmte Struktur oder ein System als *zentral* betrachtet wird. Ein wissenschaftliches Verstehen neuro-orthopädischer Erkrankungen liegt für uns heute noch in unbekannter Ferne. Unser Suchen nach Wissen und Verstehen wird begrenzt bleiben, wenn wir kurzsichtig jeweils das für absolut wahr halten, was uns logisch oder offensichtlich erscheint. Beispielsweise wurde die Bandscheibe lange Zeit als eine Struktur ohne Innervation betrachtet, die deshalb auch nicht direkt an Symptombildungen beteiligt sein konnte. Dies wurde widerlegt (Bogduk et al. 1981), aber ich bin sicher, daß viele Therapeuten immer noch an dieser überholten Vorstellung festhalten. Geschichtlich gesehen bedeutet die starre und blinde Anerkennung einer Theorie immer Stillstand und Fehlentwicklung im Fortschritt wissenschaftlichen Denkens. Bergland (1985) betonte, daß das Nervensystem fälschlicherweise und zum großen Nachteil der Wissenschaft als ein elektrisches Organ anstatt als ein Drüsensystem angesehen wurde. Auch Physiotherapeuten müssen aufgeschlossen sein und beispielsweise die Rolle der Hormone bei Funktion und Fehlfunktion des Körpers mit dem daraus folgenden Ausdrucksverhalten berücksichtigen. Sie sollten sich fragen, ob sie über Mittel und Wege verfügen, die Hormonverteilung durch Mobilisation des Nervensystems zu beeinflussen und damit Qualität und Quantität des Axoplasmaflusses anzuregen.

Wir müssen sowohl die strukturell-direkten als auch die indirekt-bahnenden Zugänge anwenden, damit unsere Überlegungen allen Strukturen Rechnung tragen. Dieses Buch hat die Zielsetzung, wissenschaftliche Erkenntnisse, Theorien, Konzepte, Hypothesen und Techniken vorzustellen, die zur Untersuchung und Behandlung des Nervensystems bei neuro-orthopädischen Erkrankungen in Beziehung stehen; dabei sind Anerkennung und Aufgeschlossenheit gegenüber anderen Zugängen und Modellen wichtig.

Teil I

Grundlagen
der neuralen Gegenspannung

1 Funktionelle Anatomie und Physiologie des Nervensystems

Einleitung

Um Zeichen und Symptome einer Verletzung des Nervensystems genau interpretieren zu können, muß der Physiotherapeut über Kenntnisse in statischer und dynamischer Anatomie verfügen. Solche Kenntnisse sind auch Grundbedingung für eine wirkungsvolle und sichere Mobilisation.

Dieses Kapitel beschäftigt sich mit der Anatomie und der Physiologie, soweit sie mit Bewegungen des Nervensystems zu tun haben. Dabei unterscheidet sich das Studium der Bewegung des Nervensystems nicht wesentlich vom Studium der Bewegung von Gelenken und Muskeln. Das Nervensystem ist primär für die Impulsleitung angelegt. Das Hauptziel dieses Kapitels besteht darin zu zeigen, wie die Impulsleitungsfunktion durch eine Anatomie getragen wird, die Leitung erlaubt und sich gleichzeitig an Körperbewegung anpaßt.

Es mag so aussehen, als ob die wesentliche Funktion der Impulsleitung vernachlässigt würde, weil dieses Kapitel die strukturelle Anatomie des Nervensystems in Beziehung zur Funktion seiner eigenen Bewegung in den Vordergrund stellt. Über Impulsleitung gibt es viele lesenswerte Ausführungen, so unter anderem die sehr zu empfehlenden Arbeiten von Walton (1982), Mathews (1985) und Bowsher (1988).

Das Konzept von der Kontinuität der Gewebe

Das periphere und das zentrale Nervensystem müssen als Einheit angesehen werden, weil sie einen kontinuierlichen Gewebetrakt bilden. Im Hinblick auf die meisten Funktionen kann eine Einteilung in periphere und zentrale Komponenten nur als künstlich angesehen werden.

In dreierlei Hinsicht ist das System ein Kontinuum. Erstens sind die Bindegewebe kontinuierlich, obwohl sie, wie z.B. das Epineurium und die Dura mater, in ihrer Form unterschiedlich sind. Ein einzelnes Axon kann mit mehreren dieser Bindegewebe in Verbindung stehen. Zweitens sind Neurone elektrisch so untereinander verbunden , daß z.B. ein am Fuß erzeugter Impuls im Hirn ankommen kann. Drittens und letztens kann das Nervensystem als ein chemisches Kontinuum angesehen werden. In der Peripherie befinden sich die gleichen Neurotransmitter wie im Zentrum, und in den Axonen besteht immer ein Zytoplasmafluß . Es gibt unbestritten keine andere Struktur in unserem Körper, die in sich selbst ein derart komplexes Zusammenspiel aufweist. Belastungen, denen das periphere Nervensystem bei Bewegungen ausgesetzt ist, werden dem zentralen Nervensystem übermittelt. Umgekehrt kann Spannung vom zentralen Nervensystem zur Peripherie geleitet werden.

Würde das Nervensystem eher als ein *Organ* gesehen, anstatt, wie meistens, als eine multisegmentale Struktur, dann wären pathomechanische und pathophysiologische Auswirkungen auf dieses System bei Änderung seiner Mechanik viel besser zu verstehen. Die eigentliche Bedeutung des „Organdenkens" liegt darin, daß Änderungen in einem Teil des Systems Auswirkungen auf das ganze System haben müssen. Die Kontinuität des Gewebetrakts führt unvermeidlich zu dieser Schlußfolgerung.

Die Notwendigkeit einer spezialisierten Anatomie

Es gibt einen auffallenden Unterschied zwischen den mechanischen Eigenschaften des Nervensystems und denen anderer Körperstrukturen: das Nervensystem transportiert Impulse zu und von diesen anderen Strukturen. Die Bedeutung der normalen Mechanik des neuralen Gewebes und der mit ihm verbundenen Bindegewebe wird damit unterstrichen.

Der Mensch kann sehr geschickte Bewegungen ausführen, ganz gleich ob das Nervensystem sich in Dehnung befindet, locker gehalten wird, in Bewegung ist oder in Ruhestellung. Das ist z. B. sehr deutlich bei Tänzern und Sportlern zu beobachten. Das Nervensystem muß nicht nur während einer ungeheuren Vielfalt von Bewegungen und Bewegungsausmaßen Impulse senden, es muß sich auch während der Bewegung mechanisch anpassen. Das läßt sich durch biomechanische Daten belegen. Der Spinalkanal ist in Flexion 5–9 cm länger als in Extension (Inman und Saunders 1942; Breig 1978; Louis 1981). Bei hypermobilen Personen kann der Unterschied sogar noch größer sein. Diese bemerkenswerte Variation in der Länge des Spinalkanals und die Auswirkung dieses Phänomens auf die Gewebe innerhalb des Spinalkanals sind von großer klinischer Bedeutung.

Jede Bewegung der Extremitäten muß aufgrund des kontinuierlichen Gewebetrakts auch für die Nervenstämme und für die Neuraxis Konsequenzen haben. (Die Bezeichnung „Neuraxis" wird gebraucht, wenn das ZNS in seiner gesamten Länge, ungeachtet seiner Kurven und Falten, gemeint ist [Bowsher 1988]). Bedenken wir auch, was geschieht, wenn Ellenbogen oder Hüftgelenk bewegt werden. Hier befinden sich große Nerven an den einander gegenüberliegenden Seiten der Bewegungsachse. Bei Ellenbogenflexion muß der N. ulnaris sich verlängern, während seine Gegenspieler, der N. radialis und der N. medialis, sich anpassend verkürzen müssen. Die gleichen leitenden Strukturen unterliegen dabei doch sehr unterschiedlichen und wechselnden mechanischen Formänderungen. Das Gegenteil geschieht bei Ellenbogenstreckung.

Periphere Nerven müssen sich ausgeprägten Veränderungen in der Länge des Nervenbetts anpassen. Millesi (1986) vermutete z. B., daß bei Handgelenk-

und Ellenbogenstreckung das Bett des N. medianus ungefähr um 20% länger ist als bei Handgelenk- und Ellenbogenbeugung. Irgendwie muß sich der N. medianus anpassen und doch gleichzeitig Impulse senden. Nervenstämme brauchen auch einen Schutzmechanismus bei Einwirkung von Kompression, besonders dann, wenn die Nervenstämme nahe an der Oberfläche liegen, wie z. B. bei Hautnerven, oder an Stellen, wo Nerven über Knochen verlaufen, wie der N. peroneus am Fibulaköpfchen.

Es scheint, daß die Mechanik des Nervensystems noch mehr leistet als eine Anpassung an Bewegungen und Schutz vor Druck. Der kontinuierliche Gewebetrakt hat auch die Fähigkeit, bestimmte Bewegungskombinationen zu begrenzen. Die Übersicht über Anatomie und Biomechanik in den folgenden Kapiteln zeigt, daß er über eine funktionelle Anatomie verfügt, die diesem Zweck sehr leicht gerecht wird. Eine Kombination von Bewegungen wie die „Slump"-Testposition (Abb. 1.1) ist ein Beispiel dafür. Dieser Test wird ausführlich in Kap. 7 besprochen.

Für die Aufrechterhaltung der Impulsleitung bei einer ungeheuren Vielfalt von Haltungen und Bewegungen verfügt das System zum Schutz der Neurone über sehr komplexe anatomische Anpassungsmöglichkeiten. Eine Struktur mit einem derart variablen Rollenspiel bedarf einer komplexen funktionellen Anatomie.

Formen und Eigenschaften im Überblick

Es gibt zwei Hauptgewebsarten, die das Nervensystem ausmachen: Gewebe, die Impulse leiten und Gewebe, die impulsleitende Gewebe stützen und schützen. Beispiele für erstere sind Axone, Myelin und Schwann-Zellen. Beispiele für letztere sind Bindegewebe wie die Neuroglia, die Meningen und das Perineurium. Diese zwei Arten von Geweben sind sehr eng miteinander verknüpft, um eine ununterbrochene Impulsleitung zu ermöglichen, während der Körper sich bewegt.

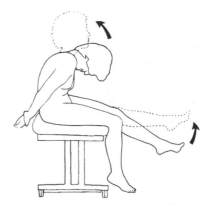

Abb. 1.1. In der „Slump"-Position wird das Bewegungsausmaß des Knies von der Kopfstellung bestimmt. Mit extendiertem Nacken kann die Versuchsperson das Knie weiter strecken

Einige allgemeine Merkmale der Neuroanatomie sind für das Studium ihrer Mechanik relevant. Das periphere Nervensystem benötigt mehr anpassende Mechanismen als das zentrale Nervensystem. Ein großer Teil der Neuraxis und der Meningen wird vom Schädel knöchern geschützt, im Bereich des Schädels mehr als im Bereich der Wirbelsäule. Ein bekannter Problembereich ist dort, wo sich die peripheren Nerven mit der weniger mobilen Neuraxis verbinden. Die meisten peripheren Nerven und Nervenstämme verlaufen tief und liegen an der Flexionsseite der Extremitäten, d. h. nahe bei den Bewegungsachsen und sind damit gut geschützt. Anders verhält es sich beim N. ulnaris am Ellenbogen, der an der Streckseite verläuft und entsprechend anfällig für Verletzungen ist.

Insgesamt gesehen bildet das ganze Nervensystem, stark vereinfacht dargestellt, ein „H", das auf seiner Seite liegt. Das bedeutet, bei Berücksichtigung des kontinuierlichen Gewebetrakts, daß jede Art von Spannung, die auf diese „H"-Form trifft, in zwei Richtungen abgeleitet werden kann. Dieses Denkmodell ist hilfreich bei der Untersuchung der Mechanik in Bereichen, die zur Gegenspannung beitragen können.

Das periphere Nervensystem bildet intern und extern viele Unterteilungen und Plexus. Dies dient vor allem dem Zweck, dem Nervenstamm die notwendigen sensiblen, motorischen und vegetativen Komponenten bereitzustellen. Unter „mechanischen" Gesichtspunkten wäre dieses System von Unterteilungen und Plexus auch als geeigneter Kräfteverteiler anzusehen. Als Beispiel dafür können die Verbindungen des Plexus brachialis genannt werden (Abb. 1.2). Bei Bewegungen hält das vernetzte Nervensystem zu große Krafteinwirkungen von einer einzelnen Verzweigung ab. Im Nervensystem selbst sind um vieles komplexere Nervenfaserverzweigungen zu finden; das wird etwas später in diesem Kapitel besprochen und dargestellt.

Auf seinem Weg durch den Körper kommt das Nervensystem mit vielen anderen Strukturen in Kontakt: mit festen und unnachgiebigen wie dem N. radialis im Sulcus nervi radialis des Humerus oder mit weichen wie etwa dem N. tibialis, der von den Wadenmuskeln umgeben wird. Das System verläuft auch durch Tunnel, die knöchern, fibrös-knöchern oder nur bindegewebig sein können. Bei Unfällen wird die Konsistenz des umgebenden Gewebes Art und Ausmaß der Verletzung entscheidend beeinflussen.

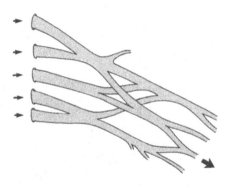

Abb. 1.2. Der Plexus brachialis, als Kräfteverteiler dargestellt. Spannung an einem Nervenstamm wird automatisch auf den gesamten Plexus verteilt

Das periphere Nervensystem

In diesem Abschnitt wird das Nervensystem zweckmäßigerweise in der traditionellen Einteilung „zentrales" und „peripheres" Nervensystem dargestellt. Das periphere Nervensystem wird gewöhnlich in folgenden anatomischen Begriffen definiert: Hirnnerven (außer dem N. opticus), Spinalnerven mit ihren Wurzeln und Rami, periphere Nerven und periphere Komponenten des autonomen Nervensystems (Gardner und Bunge 1984). Im peripheren Nervensystem wird die Hülle des Achsenzylinders der Nervenfaser von Schwann-Zellen gebildet; ihnen entsprechen im zentralen Nervensystem die Gliastrukturen.

Die Neurone

Ein Neuron besteht aus einem Zellkörper (Perikaryon), mehreren Dendriten und in der Regel einem Axon. Axone können mit Myelin überzogen sein oder auch nicht, und sie sind in Bündeln oder in Faszikeln gruppiert. Axone werden meistens als „Nervenfasern" bezeichnet. Das Zytoplasma des Neurons, das sog. Axoplasma, ist innerhalb des Axons eingeschlossen und fließt um ein System von Neurotubuli und Neurofäserchen. Jedes Axon ist von Schwann-Zellen umgeben, die – im Falle von myelinisierten Fasern – Myelin produzieren und das Axon umhüllen. Bei nicht myelinisierten Fasern umhüllt eine Schwann-Zelle mehrere Axone, während bei myelinisierten Fasern die Schwann-Zelle nur ein Axon umhüllt. Die Ranvier-Schnürringe unterbrechen die Kontinuität der Umhüllung (s. Abb. 1.3). Diese Art der Unterbrechung in der Myelinhülle erlaubt eine schnelle Impulsleitung, weil die Aktionspotentiale schnell von Knoten zu Knoten springen können. Ein einzelnes Axon kann länger sein als eine Extremität, z. B. reicht ein Zellkörper im lumbalen Ganglion einer Hinterwurzel bis zu einer motorischen Endplatte am Fuß.

Obwohl die Blutversorgung des distalen Anteils eines Axons von der des Zellkörpers verschieden sein kann und die Bindegewebe unterschiedlich sind, ist das Neuron doch als eine Einheit besonderer Art anzusehen. Abnormalitäten in einem Teil des Neurons haben stets Auswirkungen auf das ganze Neuron. Eine kollagene Basalmembran, die die Schwann-Zellen umhüllt oder den Schwann-Myelin-Komplex in myelinisierten Fasern wird vom Endoneurium umgeben, der innersten Schicht der drei Bindegewebslagen (Abb. 1.3). Die Bindegewebe schützen durch das Zusammenwirken ihrer physischen Eigenschaften die Nervenfasern und sind auch derart ausgestattet, daß sie mit Zug- und Kompressionskräften selber fertig werden. Die Axone verlaufen genauso wellenförmig im endoneuralen Rohr wie die Faszikel im Epineurium. Der leicht wellenartige Verlauf des Axons im Endoneuralrohr erlaubt etwas Dehnung. Diese wellenförmige Anordnung begründet das Phänomen der sog. Fontana-Spiralbänder; diese Bänder verschwinden in Bereichen mit Nervenkompression (Mackinnon und Dellin 1988).

Es sieht so aus, als ob die Myelinscheiden einem biomechanischen Zweck dienen. Wenn nämlich eine Nervenfaser gedehnt wird, vergrößert sich der in-

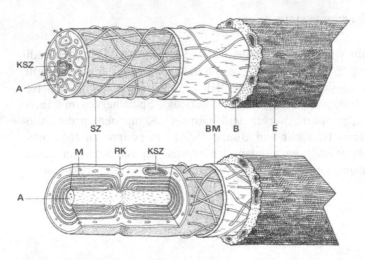

Abb. 1.3. Schematisch dargestellte Neurone mit und ohne Myelinscheide. *A* Axone, *BM* Basalmembranen, *B* Blutgefäße, *E* Endoneurium, *M* Myelinscheide, *RK* Ranvier-Schnürringe, *SZ* Schwann-Zellen, *KSZ* Kern einer Schwann-Zelle

ternodale Abstand in den myelinierten Fasern und die weniger geschützten Ranvier-Schnürringe werden dadurch geschont (De Renyi 1929; Landon und Williams 1963). Die Lamellen der Myelinhüllen gleiten bei Dehnung aneinander vorbei, Spalten und Einkerbungen (Schmidt-Lantermann-Inzisuren) verlaufen in der Myelinverkleidung schräg und entfernen sich bei Zug voneinander. Der Axonzylinder ist elastischer als das Myelin (De Renyi 1929; Glees 1943; Robertson 1958; Singer und Bryant 1969) (Abb. 1.4). Es ist durchaus anzunehmen, daß dieser Durchmesser bei Verlängerung des Axons kleiner wird. Friede und Samorajski (1969) nahmen an, daß die Spalten eine erhebliche Verlängerung und auch Volumenänderungen erlauben. Den biomechanischen Eigenschaften der Myelinhülle wurde außer in den erwähnten relativ „alten" Publikationen wenig Aufmerksamkeit geschenkt. Dennoch muß es adaptive Mechanismen geben. Jeder Therapeut, der mit Bewegungstechniken behandelt, sollte sich mit Bewegung auf dieser mikroskopischen Ebene auseinandersetzen. Da bereits kleine Myelinschäden eine mögliche Quelle von ektopischer Impulsgeneration sein können (Calvin et al. 1982), ist auch eine abnormale Biomechanik im Myelinmantel denkbar.

Drei Arten von Nervenfasern sind im peripheren Nerv enthalten – motorische, sensible und autonome Fasern. Motorische Fasern kommen von den Zellkörpern im Vorderhorn des Rückenmarks und enden an der motorischen Endplatte. Die Zellkörper präganglionärer sympathischer Nervenfasern liegen im Seitenhorn der Rückenmarksegmente T1–L3. Die postganglionären Fasern haben ihren Ursprung in den Ganglien des sympathischen Grenzstranges. Sensible Fasern kommen auch vom sympathischen Stamm. Die sensiblen Fasern haben ihren Ursprung in Zellkörpern der Spinalganglien der Hinterwurzeln und enden an Rezeptoren wie den Meissner-Tastkörperchen, den Pacini-Körperchen oder

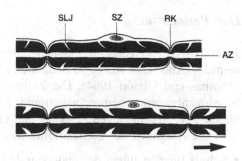

Abb. 1.4. Diagrammatische Darstellung der Biomechanik einer Myelinscheide. Bei Dehnung einer Nervenfaser gleiten die Lamellen aneinander vorbei und die Schmidt-Lantermann-Inzisuren (*SLI*) öffnen sich. *AZ* Axonzylinder, *SZ* Schwann-Zelle, *RK* Ranvier-Schnür-ringe

als freie Nervenendungen. Die Faserproportionen hängen in jedem Nerv von seiner Funktion ab. Der N. medianus und der Ischiasnerv, die beide primär für die Extremitäten bestimmt sind, haben den größten Anteil an autonomen Fasern. Andere Nerven, wie z. B. der N. cutaneus lateralis femoris sind rein sensibel; rein motorische Nerven gibt es nicht. Alle Nerven sind zumindest mit einigen afferenten Fasern ausgestattet, sei es von Gelenkstrukturen oder auch von Muskeln.

Das Endoneurium

Die Endoneuralscheide ist der Mantel um die Basalmembran. Sie ist dehnbar, von elastischer Struktur und besteht aus einer dichten Matrix kollagener Fasern (s. Abb. 1.3). Interessant sind das Endoneurium und die zwei äußeren Schichten von Bindegewebe, wie in Abb. 1.5 dargestellt. Die Matrix enthält Fibroplasten, Kapillare, Mastzellen und Schwann-Zellen. Lymphgefäße sind nicht nachweisbar (Sunderland 1978; Lundborg 1988).

Das Endoneurium spielt eine wichtige Rolle für die Aufrechterhaltung des endoneuralen Raums und seines Flüssigkeitsdrucks und gewährleistet dadurch eine konstante Nervenfaserumgebung. Im endoneuralen Raum herrscht stets ein positiver Druck. Ohne Lymphgefäße kann jede Druckveränderung, wie sie beim Auftreten eines Ödems (Kap. 3) entsteht, die Leitung und auch die gerichtete Bewegung des Axoplasmas (Axoplasmafluß) beeinflussen. Einigen Forschungsberichten zufolge (Granit und Skoglund 1945; Sunderland 1978) können schwere Verletzungen des Endoneuriums zu neuronaler Disorganisation wie Neurombildungen und zur Ausbildung künstlicher Synapsen zwischen benachbarten Fasern führen.

Die kollagene Faserbildung ist im Endoneurium hauptsächlich longitudinal angelegt, was beweist, daß das Endoneurium für das Axon eine Schutzfunktion gegen Zugkräfte ausübt. Die drei Bindegewebslagen, das Endoneurium, das Perineurium und das Epineurium weisen alle eine längs verlaufende Faserausrichtung auf, wobei einige querverlaufende Fasern ein Gitter bilden. Hautnerven haben zu einem höheren Prozentsatz Endoneurium, wahrscheinlich wegen der zusätzlich notwendigen Abpolsterung des Nerven, wenn er nahe der Körperoberfläche verläuft (Gamble und Eames 1964).

Das Perineurium

Jedes Faszikel ist von einer dünnen Lamellenschicht umhüllt, dem sog. Perineurium (Abb. 1.5). Bis zu 15 Schichten können die Nn. mamillares aufweisen (Thomas und Olsson 1984). Die Zellen des Perineuriums sind nicht durch Basalmembranen voneinander getrennt. Sie sind überlappend angeordnet und bilden feste Verbindungen (Thomas und Olsson 1984). Lundborg (1988) umreißt die Aufgaben des Perineuriums wie folgt:

- Schutz für den Inhalt des endoneuralen Rohrs
- mechanische Sperrfunktion bei Einwirkung von Außenkräften
- Erhaltung der Diffusionsbarriere, indem bestimmte Substanzen aus dem intrafaszikulären Raum herausgehalten werden.

Das Perineurium gilt als den Zugkräften gegenüber widerstandsfähigste Struktur, weil seine Lamellen aus Kollagen und nur zu einem geringen Anteil aus Elastin bestehen (Sunderland 1978). Viele der kollagenen Fasern verlaufen parallel zur Nervenfaser, obwohl es auch zirkuläre und schräge Bündel gibt, die den Nerv vor dem Abknicken bewahren, wenn er sich um einen spitzen Winkel wie beim Ellenbogengelenk winden muß (Thomas 1963). Bei Dehnversuchen reißt das Perineurium eines peripheren Nerven als allerletzte Bindewebsschicht (Sunderland 1978). Andererseits stellten Kwan et al. (1988) fest, daß das Perineurium des N. tibialis bei einem Kaninchen zuerst unter Zugkräften riß, aber den Nerven selbst größtenteils unverletzt ließ. Der intrafaszikuläre Druck muß auf etwa 300–750 mmHg ansteigen, bevor das Perineurium reißt (Selander

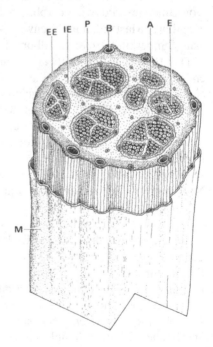

Abb. 1.5. Die Bindegewebshülle eines Segments eines peripheren Nerven mit mehreren Faszikeln. *A* Axon, *B* Blutgefäße, *E* Endoneurium, *EE* äußeres Epineurium, *IE* inneres Epineurium, *M* Mesoneurium, *P* Perineurium

und Sjostrand 1978). Es ist ein zähes, starkes Gewebe. Seine bedeutende Rolle als Diffusionsbarriere wird später in diesem Kapitel noch angesprochen.

Das Epineurium

Dieser äußerste Bindegewebsbelag umgibt, schützt und polstert die Faszikel. Kollagene Bündel verlaufen primär in der Longitudinalachse des Nervenstamms (Thomas und Olsson 1984). Nahe dem Perineurium längs verlaufende elastische Fasern wurden gefunden (Thomas 1963). Zu beachten ist (Abb. 1.5), daß das Epineurium sowohl Faszikel trennt (inneres Epineurium) als auch eine abgrenzende Hülle um die Faszikel bildet (äußeres Epineurium). Das innere Epineurium macht das Gleiten zwischen zwei Faszikeln möglich, was besonders dann eine notwendige Anpassung an Bewegung bedeutet, wenn der periphere Nerv bei Bewegung einer Extremität sich um einen spitzen Winkel winden muß (Millesi 1986). Der relative Inhalt des Epineuriums ist von Nerv zu Nerv und von Mensch zu Mensch unterschiedlich (Sunderland und Bradley 1949). Es findet sich z. B. dort mehr Epineurium, wo die Stämme Gelenke überkreuzen, oder in Tunnelgebieten wie im Karpaltunnel. Epineurium bildet eine abgrenzende Schicht und unterscheidet sich deutlich von umgebenden Faszien. Im Vergleich zur benachbarten Faszie erlaubt der Nervenstamm ein beachtliches Bewegungsausmaß in seinem Nervenbett (McLellan und Swash 1976, Sunderland 1978, Wilgis und Murphy 1986). Die Beweglichkeit variiert im Verlauf des Nervenstamms. Das Epineurium ist an verschiedenen Stellen mit den umgebenden Geweben verankert.

Die schützenden Bindegewebe des peripheren Nerven sind hochgradig reaktiv, und zwar viel ausgeprägter als z. B. Sehnen (Daniel und Terzis 1977). Bei Verletzungen können sich Zellen innerhalb der Bindegewebe vermehren und Kollagen bilden. Bindegewebe kann durch eine gut entwickelte innere Zirkulation wachsen und wuchern. Im Epineurium selbst befindet sich ein kapilläres lymphatisches Netzwerk, das in Lymphkanäle drainiert wird, die die Arterien des Nervenstamms begleiten (Sunderland 1978).

Die peripheren Nerven weisen viel Fett auf, das wahrscheinlich eine Polsterungsfunktion übernimmt. Im Ischiasnerv in Höhe der Sitzknochen ist mehr Fett zu finden, als in irgendeinem anderen Bereich (Sunderland 1978). Dieses Fett verschwindet bei Abmagerung und kann den Nerv dann für eine Kompressionsneuropathie prädisponieren.

Das gesamte Bindegewebe der peripheren Nerven ist hochgradig innerviert.

Das Mesoneurium

Das Mesoneurium ist eine lockere Gewebsschicht, die um die peripheren Nervenstämme liegt und so genannt wurde, weil sie dem Mesenterium des Dünndarms ähnelt (Smith 1966) (s. Abb. 1.5). Van Beek und Kleinert (1977) schlagen vor, dieses Gewebe „Adventitia" zu nennen, weil Nerven kein wirkliches Mesenterium haben wie der Darm. An vielen Stellen treten Blutgefäße durch das Mesoneurium in den Nerv. Dieses Gewebe erlaubt dem peripheren Nerv, entlang dem angrenzenden Gewebe zu gleiten, und es kann sich auch wie eine Ziehharmonika zusammenziehen (Smith 1966). Im Jahr 1989 bestätigte Sunderland, daß sich um den peripheren Nerv ein unspezifisches Bindegewebe befindet, das dem Nerv einen lockeren Rahmen zum Gleiten gibt. Lundborg (1988) bezeichnete die Gewebe als ein „lockeres bindehautähnliches Bindegewebe". Nervenbewegung ist durchaus nicht immer ein Gleiten in Längsrichtung. Wie Sunderland (1989) erklärte – und diejenigen, die mit der Injektionstechnik vertraut sind, wissen dies –, kann der Nervenstrang auch seitlich von der Stelle einer Kompressionseinwirkung ausweichen. Das Mesoneurium stellt eine wichtige Struktur dar, wenn das Nervensystem unter mechanischen Aspekten gesehen wird. Seine Rolle wird aber zur Zeit noch nicht ganz verstanden. Während der Nerv vermutlich bis zu einem gewissen Grad innerhalb des Mesoneuriums gleitet, gibt es wahrscheinlich innerhalb des Mesoneuriums selbst und gleichzeitig auch zu angrenzenden Strukturen Befestigungen.

Faszikuläre Anordnungen im Epineurium

Nerven haben keine einheitliche Struktur. Faszikel verlaufen wellenartig durch den gesamten Nervenstamm und bilden innerhalb des Stamms permanent veränderliche Geflechte. Die Abbildung 1.6 stellt dies anhand eines Segments des N. musculocutaneus dar. Position, Anzahl und Größe der Faszikel verändern sich innerhalb des Nervenstamms. Zwischen Anzahl und Größe der Faszikel besteht ein umgekehrt proportionales Verhältnis (Sunderland 1978). Es scheint jedoch nach der Beschreibung von Sunderland (1978) so zu sein, daß die faszikuläre Vernetzung im proximalen Anteil des Nervenstamms viel komplexer ist als in seinem distalen Bereich (Jabalay et al. 1980). Die sich permanent verändernde Lage der Faszikel im Nervenstamm hängt einerseits mit dem Zu- und Abgang afferenter und efferenter Anteile von Nervenästen zusammen und bietet andererseits mehr Schutz vor Druck- und Zugkräften, als wenn die Faszikel in einer geraden Linie verlaufen würden. Der Nerv ist vor Kompression besser geschützt, wenn eine größere Anzahl von Faszikeln vorhanden ist (Abb. 1.7). Der N. peroneus communis am Kniegelenk ist dafür ein gutes Beispiel.

In der Kniekehle hat der Nerv etwa acht Faszikel, aber einige Zentimeter weiter am Fibulaköpfchen sind 16 Faszikel zu finden (Sunderland und Bradley 1949). Am Fibulaköpfchen ist der N. peroneus communis Druckeinwirkungen

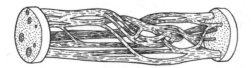

Abb. 1.6. Die faszikuläre Verzweigung im N. musculocutaneus. Aus: Sunderland (1978)

ausgesetzt, z. B. liegt er ziemlich ungünstig in Stoßstangenhöhe. Darüber hinaus ist der Nerv sehr fest am Kopf der Fibula angeheftet, und das ausweichende Weggleiten vor Außeneinwirkungen wird dadurch erschwert. Am Fibulaköpfchen gibt es im N. peroneus longus auch einen größeren Anteil an Bindegewebe (68%), verglichen mit 51% in der Fossa poplitea (Sunderfield und Bradley 1949). Allgemein gesehen besteht ein peripherer Nerv mindestens zur Hälfte aus Bindegewebe. Die Variationsbreite reicht von 21% bis 81% , wobei prozentual mehr Bindegewebe vorhanden ist, wenn der Nerv in der Nähe eines Gelenks verläuft (Sunderland 1978).

Die faszikuläre Anordnung ist offensichtlich bei Nervenoperationen von Bedeutung; eine gewisse Fachkenntnis ist unabdingbar, wenn bei Nervennähten ein optimales Zusammenfügen entsprechender Faszikel erzielt werden soll. Solche Kenntnisse sind weniger wichtig für Physiotherapeuten. Bei der Palpation des Nervensystems (Kap. 9) werden neurale Reaktionen eher in Bereichen mit wenigen Faszikeln zu finden sein (s. Abb. 1.7). In Körperabschnitten mit einer größeren Anzahl von Faszikeln muß fester palpiert werden, und das Bindegewebe könnte noch vor dem Nervengewebe symptomatisch werden. Dieser Aspekt kann auch bei der Interpretation eines positiven Hoffmann-Tinel-Zeichens helfen (Kap. 6). Wird ein Nerv an einem Abschnitt mit wenig Faszikeln eingeklemmt, ist eine Reaktion von seiten der Nervenfasern viel wahrscheinlicher. Ich habe die Interpretation faszikulärer Gruppierungen als Teil einer Hypothese über die Biomechanik des Nervensystems benutzt. Einfach gesagt: An Stellen, wo das Nervensystem sich in Beziehung zu angrenzenden Geweben stark bewegt, wie z. B. im Bereich des mittleren Humerus, gibt es weniger Faszikel und weniger Bindegewebe als dort, wo das Nervensystem bessere Verankerungen

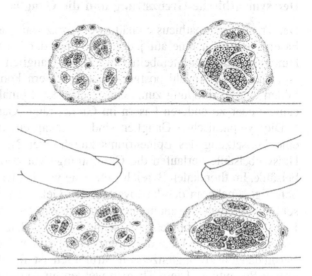

Abb. 1.7. Druck auf die Faszikel. An Stellen, wo ein peripherer Nerv multifaszikulär ist, bedarf es einer größeren Druckeinwirkung, um die Nervenfasern zu beeinflussen als bei einer kleineren Anzahl von Faszikeln

hat, wie z. B. am Fibulaköpfchen. Die Darstellung von Symptomen und Zeichen kann bei den sich stets verändernden intraneuralen Plexus ein Lotteriespiel sein, das davon abhängt, welche Faszikel verletzt wurden. Die Verletzung in einem Teil des Nervenstamms kann völlig andere klinische Auswirkungen haben als eine ähnliche Verletzung 1 cm weiter distal am selben Stamm.

Das autonome Nervensystem

Das autonome Nervensystem (ANS) wird oftmals vergessen. Seine Trennung vom somatischen Nervensystem ist jedoch nur künstlich. Es besteht aus zwei aufeinanderfolgenden Neuronen. Die Axone des ersten werden als „präganglionäre" Fasern bezeichnet. Sie kommen vom Hirn oder vom Rückenmark, liegen im Seitenhorn des Rückenmarks, setzen sich über einige Kranialnerven und ventrale Wurzeln fort und bilden in autonomen Ganglien Synapsen. Hier erfolgt die Reizweiterleitung auf das 2. Neuron. Die 2. Neurone im Ganglion und ihre Axone werden als „postganglionär" bezeichnet; sie sind Drüsen und der glatten Muskulatur zugeordnet. Die präganglionären und postganglionären Fasern sind in einer sich ergänzenden sympathischen und parasympathischen Arbeitsteilung organisiert. Jedes präganglionäre Neuron kann mit ungefähr 20 postganglionären Neuronen synaptisch arbeiten, was einen wichtigen Aspekt hinsichtlich der diffusen Ausbreitung sympathischer Aktivität darstellt (Williams und Warwick 1980). Das autonome Nervensystem für die Extremitäten bildet ein System efferenter Nervenfasern. Es gibt keinerlei Anhaltspunkte für die Existenz afferenter Fasern.

Der sympathische Grenzstrang und die Ganglia

Der Truncus sympathicus enthält zwei Grenzstrangketten von präganglionären Fasern, und zwar eine auf jeder Seite über der Wirbelsäule; er verläuft vom Hinterhaupt bis zum Steißbein. Etwa 21–25 Ganglien sind in einem Grenzstrang enthalten. Eine Anzahl postganglionärer Fasern kommen vom Ganglion und bilden eine Verbindung zum entsprechenden Spinalnerven (Rami communicantes) oder zu anderen Fasern im Grenzstrang (Gartner und Bunge 1984).

Die sympathischen Ganglien sind eingekapselt, und diese Kapseln bilden eine Fortsetzung des Epineuriums zugehöriger Nervenäste. Im Bereich der Halswirbelsäule verlaufen die Grenzstränge vor den Querfortsätzen der Wirbelsäule. Im thorakalen Bereich ziehen sie vor den Rippenköpfchen – an diesen befestigt – nahe an den kostovertebralen Gelenken entlang. Im Bauchbereich schließlich liegen sie anterolateral zu den Wirbelkörpern, ziehen dann vor das Kreuzbein und verbinden sich schließlich vor dem Steißbein (Williams und Warrick 1980). Die Lage der Grenzstränge zu den Bewegungsachsen und ihre Verbindungen zu angrenzenden Strukturen ist für die Körperbewegung von großer Bedeutung. Diese Themen werden im Abschnitt über die Biomechanik des autonomen Nervensystems in Kap. 2 ausführlich besprochen.

Die präganglionären Fasern für den Nacken und für den Kopf kommen von den Segmenten C8–T5, diejenigen für die oberen Extremitäten von T2–T10 und die für die unteren Extremitäten von T10–L2. Durch das Kontinuum der Grenzstränge können sich jedoch mechanische Einflüsse auch von weiter entfernten Orten auswirken.

Das zentrale Nervensystem

Nervenwurzeln

Die Nervenwurzeln werden mehr dem zentralen Nervensystem (ZNS) als den peripheren Nerven zugeordnet. Sie sind von Meningen umhüllt, enthalten keine Schwann-Zellen und beziehen mindestens die Hälfte ihrer Ernährung aus der zerebrospinalen Flüssigkeit.

Das Bindegewebe der Nervenstämme unterscheidet sich gravierend von dem der Nervenwurzeln, obwohl das gleiche Axon wie in den ventralen Wurzeln vorhanden ist. Viele Autoren haben darauf hingewiesen, daß die Bindegewebshüllen der Nervenwurzeln viel schwächer sind oder sogar fehlen. Daraus ergibt sich die Folgerung, daß Nervenwurzeln viel empfindlicher auf Verletzungen reagieren, was durch viele klinische Befunde erhärtet wird (Murphy 1977). Die Bindegewebe sind morphologisch und physiologisch völlig unterschiedlich, und deshalb ist es sinnlos, sie miteinander zu vergleichen. Nervenwurzeln weisen keine Bindegewebe auf, die bei peripheren Nerven so besonders stark ausgeprägt sind. Gamble (1964) fand bei einer elektronenmikroskopischen Studie, daß die Bindegewebe der Nervenwurzel mehr den Leptomeningen (Arachnoidea und Pia mater) ähneln als den Bindegeweben der peripheren Nervenstämme. Park und Watanabe (1985) beobachteten in elektronenmikroskopischen Schnittuntersuchungen übereinstimmend, daß jede Hinterwurzel beim Austreten in Pia eingehüllt war, deren äußerste Schicht eine Abdeckung um einzelne Faszikel bildete. Bei der Untersuchung unter dem Mikroskop zeigte sich, daß sie „einem leichtmaschigen Gazestreifen" ähnelte. Park und Watanabe nannten diese Schicht die „radikuläre Pia" und bemerkten bei der mikroskopischen Untersuchung, daß diese offene netzartige Struktur freies Durchsickern der zerebrospinalen Flüssigkeit (Liquor) zuläßt.

Dieses Weniger an Volumen und Stärke der Bindegewebsstrukturen bedeutet aber nicht, daß die Nervenwurzelfasern schutzlos sind. Sonst wären Nervenwurzelausrisse und schwere Verletzungen der Nervenwurzeln an der Tagesordnung. Meistens passiert dies nicht. Verletzungen der Nervenwurzeln rühren selten von einer Dehnung her, sondern vielmehr indirekt von benachbarten Strukturen, wie z. B. von Bandscheiben oder den kleinen Wirbelgelenken. Es ist ungeheuer schwierig, durch Zug an Nervenstämmen und Plexus Nervenwurzeln aus dem Rückenmark herauszuziehen (Barnes 1949; Frykolm 1951). Lähmungen, die bei Geburten beobachtet werden, wenn Verletzungen im Plexus brachialis vorliegen, lassen auf einen guten Schutzmechanismus für die Nervenwurzeln schließen. Zug und Bewegung, die innerhalb des peripheren Nerven gut kompensiert werden können, werden im Bereich der Nervenwurzel anders abgefangen. Besondere anatomische Gegebenheiten ermöglichen diese Ableitung auf Nervenwurzelniveau:

1. Die 4., 5. und 6. zervikalen Spinalnerven haben zur Rinne ihres entsprechenden Processus transversus eine feste Verbindung.
   Sunderland (1974) untersuchte Gewebsmaterial des unteren zervikalen Bereiches bei Leichen und fand, daß die neuralen Strukturen und ihre Hüllen nicht am Foramen befestigt sind. Die A. vertebralis drückt die Spinalnerven nach hinten an die Rille. In seiner Studie über die zervikale und obere thorakale Wirbelsäule bemerkte Sunderland (1974), daß solche Befestigungen an keiner anderen Stelle zu finden sind als dort.
   Die extrathekalen Befestigungen der lumbosakralen Nervenwurzeln wurden bereits von anderen Autoren sehr gut beschrieben (Spencer et al. 1983; Tencer et al. 1985); sie werden auch hier im folgenden noch besprochen. Niemand unternahm bisher einen Vergleich zwischen den verschiedenen Wirbelsäulenabschnitten.
   Obwohl der Nervenwurzelkomplex im intervertebralen Foramen Bewegungsspielraum hat, ist er doch an anderen Stellen fixiert, wie z. B. an den Mittellinienbefestigungen der Dura im Rückenmarkskanal.
2. Auf segmentaler Höhe bilden die duralen und epiduralen Gewebe jeweils eine Bindegewebshülle. Die epiduralen Gewebe müssen die epiduralen Schichten, wie sie von Dommisse (1975) und Hasue et al. (1983) beschrieben wurden, mit einbeziehen.
   Jenseits des dorsalen Wurzelganglions bilden das Epineurium und das Perineurium diese Hülle. Die drei Bindegewebsschichten der peripheren Nerven gehen nicht direkt in die drei Rückenmarkshäute über, wie dies oft dargestellt wird. Funktionell gesehen wäre diese Anordnung auch nicht die beste. Für das starke Perineurium ist hinsichtlich der Mechanik in den Nervenwurzeln nichts Vergleichbares vorhanden; wenn es Spannungsübertragung gäbe, wäre diese viel zu stark für die zarte Arachnoidea. Die epiduralen Gewebe und die Dura bilden gemeinsam das Epineurium und die äußerste Schicht des Perineuriums. Das Endoneurium ist eine Fortsetzung der Pia mater (Shantaveerappa und Bourne 1963; Sunderland 1974). Haller et al. (1971) sprechen von dem „ offenen Ende" des Perineuriums, da seine äußeren Schichten mit der Dura/Arachnoidea und die inneren Schichten mit der Pia mater jeweils ein Kontinuum bilden (Abb. 1.8). Diese Anordnung ist für die Kräfteverteilung am vorteilhaftesten, auch für das Sicherstellen einer konstanten Umgebung um die Nervenfasern herum. Der Mechanismus der Diffusionssperre des Perineuriums wird von der Dura gegenüber der von ihr eingeschlossenen zerebrospinalen Flüssigkeit (Liquor) beibehalten, die Blut-Nerven-Schranke der endoneuralen Blutgefäße wird in bisher nicht erforschter Weise von der Pia mater übernommen. Dieser Verbindungsbereich wird oft mißverstanden. Die meisten Beschreibungen hinsichtlich dieses Bereichs basieren auf Tierstudien, besonders mit Ratten.
3. Die durale Wurzeltasche wirkt als „Stöpselmechanismus". Dadurch wird nicht nur verhindert, daß die Nervenwurzeln aus dem intervertebralen Fora-

men gezogen werden, sondern sie agiert auch als Kräfteverteiler (Abb. 1.9).
Die Verstöpselung des Foramen geschieht, wenn die Wurzeltasche in das
Foramen intervertebrale gezogen wird (Sunderland 1974). Sunderland
(1974) beschreibt auch, daß über die Ligamenta denticulata letzlich Zug
auf das Rückenmark übertragen wird, was zum Teil den Zug auf die Nervenwurzeln entlastet.

4. Nervenwurzeln haben auch ihre eigenen „eingebauten" Schutzmechanismen:
sie verlaufen wellenartig und können sich deshalb verlängern. Die Hälfte
des Ernährungsbedarfes der Nervenwurzeln wird von der zerebrospinalen
Flüssigkeit abgedeckt (Parke und Watanabe 1985). Liquor polstert und
schützt außerdem die Nervenwurzeln (Louis 1981; Rydevik et al.1984).
Auch haben die einzelnen Faszikel innerhalb der Nervenwurzel die Fähigkeit, wie in peripheren Nerven aneinander vorbeizugleiten. Die Schleifen
und Verflechtungen in den Blutgefäßen, die die Faszikel versorgen, belegen
dies ausreichend (Parke und Watanabe 1985). In diesem Kapitel wird davon
noch ausführlicher die Rede sein.

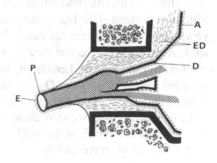

Abb. 1.8. Übergangsbereich zwischen peri-
pherem und zentralem Nervensystem.
A Arachnoidea, D Dura, *ED* epidurales
Gewebe, *P* Perineurium, *E* Epineurium
(nicht maßstabgerecht). Aus: Sunderland
(1978)

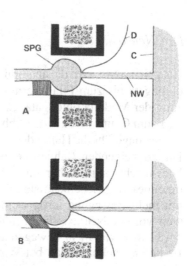

Abb. 1.9. Gegenlager des Foramen interver-
tebrale. *C* Rückenmark, *D* Dura mater, *NW*
Nervenwurzel, *SPG* dorsale Spinalganglien.
Aus: Sunderland (1978)

Krafteinwirkungen werden schließlich auch noch zentral übertragen; deshalb ist es wichtig zu wissen, daß sowohl die Bindegewebe als auch die neuralen Gewebe Krafteinwirkungen absorbieren können. Im unteren zervikalen und oberen thorakalen Bereich scheinen die Nervenwurzeln nicht immer geradewegs zum zugehörigen Foramen intervertebrale zu ziehen.

In der Literatur gibt es viele Berichte über abgewinkelte Nervenwurzeln von C3–T9 (Baldwin 1908; Frykolm 1951; Reid 1958, 1960; Nathan und Feuerstein1970). Als „abgewinkelt" oder „aufwärts steigend" werden Nervenwurzeln bezeichnet, wenn sie im Duralsack absteigen und dann wieder aufwärts steigen, um aus dem ihnen zugeordneten Foramen intervertebralis auszutreten. (Abb. 1.10). Reid (1960) präparierte 80 Leichen von über 5jährigen und älteren Kindern und stellte fest, daß 71% der Nervenwurzeln in eine „abnormale" Richtung verliefen. Nathan und Feuerstein (1979) berichteten von abgewinkelten Nervenwurzeln in 38 von 50 Fällen. Reid (1960) schreibt auch, daß durch Positionswechsel des Kopfs von Flexion nach Extension der Verlauf der Nervenwurzeln von kaudalwärts nach kranialwärts verändert werden konnte. Augenfälliger war dies bei jungen Leichen. Seine Forschungsergebnisse basieren auf der Positionierung des Kopfs in „normaler Haltung". Extension vergrößerte die Anzahl aufsteigender Wurzeln. Diese Erscheinung kann die Nervenwurzel und die Wurzeltaschen bei Bewegung leicht in eine unangenehme Situation bringen. Die Darstellung in Abb. 1.10 zeigt deutlich, wie diese abgewinkelten Nervenwurzeln durch Bewegungen in alle Richtungen gefährdet sind. Abgewinkelte Nervenwurzeln können, zumindest teilweise, von pathologischen Veränderungen herrühren, so z. B. beim Schrumpfen der Wirbelsäule oder bei Vernarbungen der Dura weiter distal, wobei sich Meningen und Wurzeln durch Angulation anzupassen versuchen.

In beiden Studien wurden diese Veränderungen seltener bei Leichen unter 25 Jahren gefunden. Es sollte vielleicht erwähnt werden, daß Dommisse (1986) ihre Existenz in Frage stellte.

Die Neuraxis

Als „Neuraxis" wird die anatomische Einheit des Rückenmarks von der Medulla oblongata bis zum Filum terminale bezeichnet. Die Neuraxis ist eine Fortsetzung der Medulla oblongata. Etwa in Höhe des Wirbelkörpers L2 verjüngt sie sich zum Conus medullaris (Abb. 1.11). Das Rückenmark nimmt in beide Richtungen ungefähr die Hälfte des Spinalraums ein (Hollinshead und Jenkins 1981). Die aufsteigenden Bahnen befinden sich in der Peripherie des Rückenmarks. Dies macht sie nicht nur für Kompressionkräfte empfänglich, z. B. durch austretendes Bandscheibenmaterial oder Blut, sondern es bedeutet auch, daß sie mit mehr Bewegung fertig werden müssen. Da die Flexions-/Extensionsachse weit vor der Neuraxis liegt, müssen sich die Hinterstränge des Rückenmarks bei Flexion viel mehr bewegen als die Bahnen an der Vorderseite (Breig 1978). Es ist anzunehmen, daß bei Wirbelsäulenextension das Gegenteil eintritt. Bei

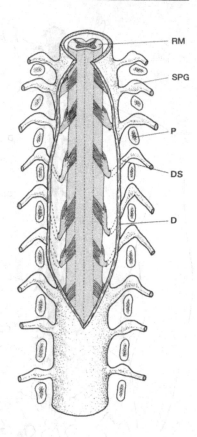

Abb. 1.10. Abgewinkelter Verlauf von
Nervenwurzeln. *D* Dura, *DS Duraman-*
schette, P Pedikel, *SPG* Spinalganglion,
RM Rückenmark. Nach:Nathan und Feuerstein (1970)

Seitbewegungen der Wirbelsäule werden die Bahnen der konvexen Seite mehr
gedehnt als die der konkaven Seite (Abb. 1.12).

Die Axone des zentralen Nervensystems sind durch verschiedene Bindegewebsstrukturen gut geschützt und haben auch wie die peripheren Nerven ihre
eigenen intrinsischen Schutzmechanismen. Bei normalen physiologischen Bewegungen haben die Fasern keinerlei Probleme, mit den Körperbewegungen
Schritt zu halten, die sie durch ihre Leitungsfunktion kontrollieren. Axone
verlaufen nicht gerade, wie es in vielen Lehrbüchern beschrieben wird, sondern
sind in Spiralen und Falten angeordnet, die sich in dem Maße gerade richten,
wie das Rückenmark sich verlängert (Abb. 1.13). Die dorsalen Stränge sind
mehr gefaltet und gewunden als die vorderen Anteile, weil sie von der Rota-
tionsachse weiter entfernt liegen als andere Bahnen (White und Panjabi 1978).
Breig (1978) beschreibt zwei Arten der neuraxialen Anpassung an Dehnung:

- Auffalten und Ausrichten zu geradem Verlauf
- Bewegung in bezug auf benachbarte Wirbelsegmente.

Ein frisch angeschnittenes Stück vom Rückenmark wird wie Mukoidgel wirklich fließen, wenn das stützende Bindegewebe entfernt worden ist (Breig 1978).
Transfeldt und Simmons (1982) berichten von ähnlichen Anpassungsmechanismen an Bewegung im Rückenmark von Katzen.

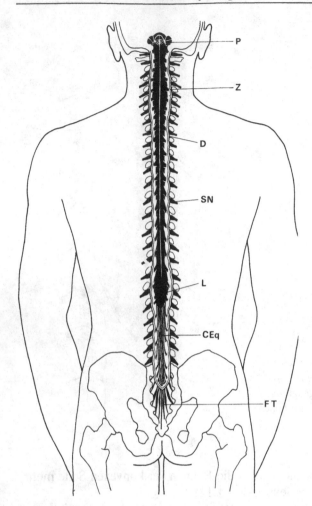

Abb. 1.11. Die Neuraxis und Dura mater. *Z* zervikale Anschwellung des Rückenmarks, *CEq* Cauda equina, D Dura, Schnitt und seitlich versetzt, *FT* Filum terminale, *P* Pons, *SN* Spinalnerv, *L* lumbale Anschwellung des Rückenmarks. Nach: Mathers (1985)

Die Meningen

Drei Bindegewebsmembranen, die sog. Meningen, umgeben das Rückenmark. Die zwei inneren Schichten, die Arachnoidea und die Pia mater werden Leptomeningen genannt. Die sehr viel dickere äußere Schicht ist die Dura mater (Abb. 1.14, 1.15)

Pia mater und Arachnoidea

Sie sind im Gegensatz zur Dura mater außerordentlich empfindliche Membranen. Die Pia mater und die Arachnoidea bestehen aus einem Maschen- oder Gitterwerk kollagener Fasern, das Dehnung und auch etwas Kompression erlaubt, ohne abzuknicken (Breig 1978) (Abb. 1.16). Dies gewährleistet einigen Schutz und ermöglicht gleichzeitig Bewegungsmechanismen. Eine solche Gitterstruktur zeigt sich auch in der Neuroglia der grauen und weißen Substanz und in den Lymphwegen innerhalb der Neuraxis (Breig 1978). Die Pia mater

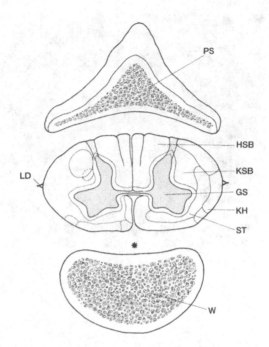

Abb. 1.12. Rückenmarksbahnen. Die Flexions-/Extensionsachse liegt in etwa in der Schnittebene. Bei Flexion und Extension müssen sich die dorsalen Bahnen weiter als die anderen Bahnen bewegen. * ungefähres Zentrum der Rotation, *W* Wirbelkörper, *KSB* korto-spinale Bahnen, *HSB* Hinterstrangbahnen, *GS* graue Substanz, *KH* Kleinhirn, Seitenstrangbahnen, *DF* Dornfortsatz, *ST* spinothalamische Bahnen, *LD* Ligamantum denticulatum

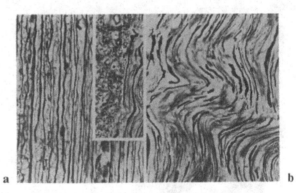

Abb. 1.13. Dehnwirkung in einem Segment des menschlichen Rückenmarks, Bereich der Fissura anterior medialis und der vorderen weißen Kommissur (525fache Vergrösserung). **a** Dehnwirkung in Wirbelsäulenflexion. **b** Der Verkürzungseffekt: bemerkenswert ist das Auseinanderweichen von Nervenfasern, in einigen Bereichen auch der größere Durchmesser; weil die Fasern sich falten, können sie nicht in ihrem ganzen Verlauf verfolgt werden. Aus: Breig (1978)

bildet ein Gewebekontinuum und trennt die zerebrospinale Flüssigkeit des subarachnoidalen Raumes von den Räumen medullärer extrazellulärer Flüssigkeit. Arachnoidale Trabekel kreuzen von der Pia mater zur Arachnoidea. Nicholas und Weller (1988) beschrieben intermediäre leptomeningeale Septen zwischen Arachnoidea und Pia mater (s. Abb. 1.14). Sie vermuten, daß diese Septen

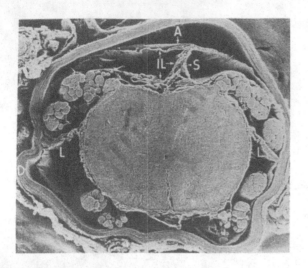

Abb. 1.14. Elektronenmikroskopische Darstellung des lumbalen Rückenmarks eines 15 Monate alten Kinds. *L* Ligamentum denticulatum, *D* Dura mater (zu beachten sind die Schichten), *A* Arachnoidea, *S* Septum dorsale, *IL* intermediale leptomeningeale Schichten. Aus: Nicholas und Weller (1988)

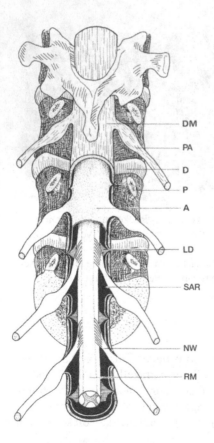

Abb. 1.15. Diagrammatischer Schnitt: Spinalkanal, Meningen und Rückenmark. *A* Arachnoidea, *D Bandscheibe, LD* Ligamentum denticulatum, *DM* Dura mater, *NW* Nervenwurzel, *P* Pedikel (Schnitt), *SAR* subarachnoidaler Raum, *RM* Rückenmark, *PA* Pediculus arcus

gemeinsam mit den arachnoidalen Trabekel der Dämpfung von Druckwellen im Liquor dienen, die bei Körperbewegungen entstehen. Die Arachnoidea muß den Liquor halten, und sie scheint dafür auch gut ausgerüstet zu sein, da sie aus vielen Septen besteht, von denen einige fusionieren (Waggener und Beggs 1967).

Liquor cerebrospinalis, Subarachnoidal- und Subduralraum

Der Subarachnoidalraum (s. Abb. 1.14, 1.15) enthält Liquor. Der Liquor ist primär für die Ernährung verantwortlich, spielt aber auch in bezug auf die Biomechanik des Rückenmarks eine wichtige Rolle. Es wird angenommen, daß sie als ein hydraulisches Polster agiert, indem sie Rückenmark und Nervenwurzeln mit Flüssigkeit umgibt und ihnen so bei Körperbewegungen Schutz bietet (Louis 1981). Ihre mechanische Rolle wird bei Komplikationen sehr deutlich, die nach gewollten und ungewollten duralen Punktionen oder Schnitteröffnungen der Dura auftreten können. Wenn Liquor infolge des Lecks verloren geht, wird auch die Kissenwirkung aufgehoben. Daraus entstehender Zug an der kranialen Dura und an den Blutgefäßen, die alle innerviert sind, kann sehr leicht Symptome hervorrufen (Spielmann 1982). Die Dura mater kann sich in Kapazität und Form an Veränderungen intrakranialer, intraabdominaler und intrathorakaler Druckverhältnisse schnell anpassen (Martins et al. 1972). Das bedeutet, daß Liquor eine beachtliche Reaktionsdynamik bei Bewegung aufweist. Infolge der nur geringfügig komprimierbaren Form des Spinalkanals muß sich die Form des Duralsackes dem Druck im epiduralen venösen Plexus entsprechend verändern. Durch einen pathologischen Prozeß innerhalb des spinalen Kanals könnte dieser Mechanismus sehr leicht beeinflußt werden.

Eventuell ermöglicht es der subdurale Spalt (s. Abb. 1.14), der etwas seröse Flüssigkeit enthält, der Arachnoidea, an der Dura zu gleiten.

Die Dura mater

Die Dura mater ist die äußerste meningeale Schicht und gleichzeitig auch die zäheste und stärkste (s. Abb. 1.14,1.15). Sie besteht vorwiegend aus kollagenen und einigen elastischen Fasern, die schichtweise und longitudinal verlaufend angeordnet sind (Tunturi 1977). Dadurch verfügt die Dura über große axiale

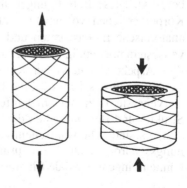

Abb. 1.16. Der kollagene Aufbau erlaubt bei der Arachnoidea und bei der Pia mater etwas Zug und Kompression

Kraft, während sie bei transversal einwirkenden Kräften weniger widerstandsfähig ist (Van Noort et al. 1981). Chirurgen haben oft darauf hingewiesen,
daß die Dura, wenn sie einreißt, in Längsrichtung reißt. Die Dura mater ist
ein Gewebe, das bemerkenswerterweise mit dem Alter nicht degeneriert und
als Material für Herzklappenersatz benutzt wird. Diese Tatsache läßt auf Zähigkeit bei gleichzeitig guter Gefäßversorgung schließen. Die durale Innervation
und ihre Auswirkungen werden später in diesem Kapitel besprochen.

Die spinale Dura bildet ein kontinuierliches, vom Foramen magnum bis
zum Filum terminale in Höhe des Os coccygis reichendes Rohr. Auf segmentaler
Höhe gibt es Ausstülpungen, nämlich die Nervenwurzeltaschen. Die spinale
Dura mater setzt sich in die kraniale Dura fort.

Andere Komponenten des Spinalkanals

Der epidurale Raum enthält den inneren vertebralen venösen Plexus, der später
in diesem Kapitel ausführlicher besprochen wird. Es gibt auch Fettpolster.
Diese Fettpolster befinden sich in den intervertebralen Foramina und im posterioren Rezessus zwischen den Ligamenta flava (Parkin und Harrison 1985).
Die Fettmenge scheint je nach vorhandenem Raum reguliert zu sein. Bei Spinalstenosen nimmt die Menge an Fett im Spinalkanal ab.

Die Beziehungen des Nervensystems zu seiner Umgebung

In jeder beweglichen Struktur besteht immer auch eine Beziehung zwischen
den einzelnen dazugehörigen Komponenten. Im Nervensystem wird diese Beziehung durch die Räume, die die einzelnen Teile umgeben, und durch die
Verbindungen zwischen den Komponenten definiert. Das Nerven- und Bindegewebe selbst braucht ausreichend Platz, und es muß kompensatorischer Raum
für die veränderlichen Verhältnisse bei Ruhestellung und bei Bewegung der
Wirbelsäule verfügbar sein. Unsere Aufmerksamkeit gilt dem Raum innerhalb
des Wirbelkanals, dem Subarachnoidalraum, der mit Liquor gefüllt ist, dem
potentiellen Subduralraum und dem Epineuralraum. Für Bewegung ist die Unversehrtheit dieser Räume entscheidend wichtig.

Das Nervensystem ist an umgebendem Gewebe und angrenzenden Strukturen
befestigt. Diese Befestigungen unterscheiden sich zwar in den verschiedenen
Körperbereichen voneinander, aber sie zeigen doch auch einander ähnliche
anatomische Eigenschaften und sind für die normale Beweglichkeit im Nervensystem notwendig. Dies ist für die Physiotherapie ein außerordentlich wichtiger Aspekt. Genau wie am Kniegelenk, wo z. B. die Seiten- und Kreuzbänder
Bewegungen des Knies führen und begrenzen, spielen die Verbindungen des
Nervensystems zu seinem Umfeld eine besondere Rolle. Veränderungen der
Struktur und Beschaffenheit dieser Räume und der Befestigungen des Nervensystems sind sehr wahrscheinlich von klinischer Bedeutung bei Gegenspannungssyndromen. Die Verknüpfungen des Nervensystems mit seiner Umgebung
können eingeteilt werden in Befestigungen von neuralem Gewebe an Binde-

gewebe, wie z. B. die Ligamenta denticulata, und Befestigungen des Bindegewebes (folglich auch des neuralen Gewebes) an anderen Strukturen, wie die
duralen Bänder.

Hasue et al. (1983) haben gezeigt, daß der Raum um neurales Gewebe im
Spinalkanal und auch im intervertebralen Foramen bei Männern geringer ist
als bei Frauen. Diese Autoren wiesen auch darauf hin, daß entwicklungsbedingte
und degenerative Stenosen häufiger bei Männern als bei Frauen zu finden
sind.

Die äußeren Verbindungen der Dura

In der Schädelhöhle ist die Dura mater mit dem Schädelknochen locker und
mit deren Nahtstellen fest verbunden (Murzin und Goriunow 1979). Die spinale
Dura mater bildet ein Ganzes mit der kranialen Dura mater. Am Foramen
magnum gibt es eine feste Verknüpfung und auch am kaudalen Ende durch
das externe Filum terminale am Steißbein. Der Durasack ist wie ein elastisches
Rohr – elastischer als das Rückenmark selbst – und agiert wahrscheinlich als
Puffer gegen eine Überdehnung des Rückenmarks (Tani et al. 1987). Physiotherapeuten finden regelmäßig bei der Untersuchung von Patienten mit Kokzygodynie, einem häufigen Beschwerdebild (Kap.13), eine veränderte Mechanik
des Nervensystems.

Die Dura anterior ist mit einem Netzwerk von duralen Bändern (Hoffmann-
Bänder) an den anterioren und anterolateralen Teilen des Rückenmarks befestigt
(Abb. 1.17, 1.18). Frühe Anatomen wußten sehr wohl um diese verankernden
Bänder. Ein neues Interesse an der neuroaxialen und meningealen Biomechanik
bewirkte, daß die Erforschung dieser Bänder weiterverfolgt wurde (Spencer
et al. 1983; Tencer et al. 1986). Im Bereich der Lendenwirbelsäule sind diese
Bänder besonders gut entwickelt und binden die Dura nicht nur zentral fest,
sondern auch im lateralen Rezessus. Blikna (1969) schrieb, daß die duralen
Bänder um L4 stärker und zahlreicher sind als irgendwo sonst – so stark, daß
sie in Laborversuchen nicht zerrissen werden konnten. Die duralen Bänder
sind im thorakalen Bereich tendenziell schlanker und länger, während sie im
Bereich der Halswirbelsäule kürzer und dicker sind (Romanes 1981). Die Untersuchungen von Tencer et al. (1985) haben gezeigt, daß im Bereich der Lendenwirbelsäule die duralen Ligamente, die Nervenwurzeln und die Nervenstämme jeweils die gleiche Bedeutung bei der Verteilung von Kräften haben.
Tencer et al. (1985) fanden auch heraus, daß diese Bänder die durale Bewegung
in der Longitudinalachse nur geringfügig beschränken. Dennoch stattet das
periphere Nervensystem die Neuraxis und seine Membranen mit starken physischen Befestigungen an den übrigen Körper aus. Eine Faltenbildung oder
Septierung (Septum dorsomedialis) wurde als typisch für den posterioren Anteil
des Spinalkanals zwischen dem Ligamentum flavum und der dorsalen Dura
mater nachgewiesen (Parkin und Harrison 1985; Blomberg 1986; Savolaine
et al. 1988) (s. Abb. 1.17). Diese Verknüpfungen sind länger als die anterioren
Befestigungen (Parkin und Harrison 1985). Sie sind anatomisch komplex und
stark, und alles spricht dafür, daß sie an der Biomechanik der neuromeningealen

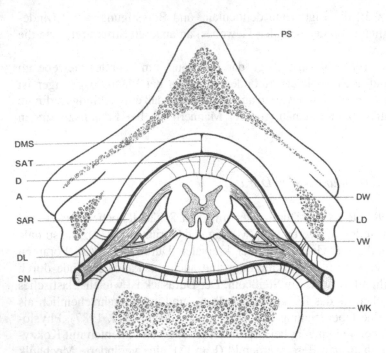

Abb. 1.17. Diagramm eines transversalen Schnitts durch das Rückenmark und die Befestigungen der Neuraxis und der Meningen. *A* Arachnoidea, *WK* Wirbelkörper, *D* Dura, *DL* Ligamente der Dura, *LD* Ligamentum denticulatum, *DMS* dorsomediales Septum, *DW* dorsale Wurzel, *SAR* subarachnoidaler Raum, *SAT* subarachnoidale Trabekel, *SN* Spinalnerv, *PS* Processus spinalis, *VW* ventrale Wurzel

Gewebe beteiligt sind, besonders auch bei den umfangreichen anteroposterioren Bewegungen (Penning und Wilmink 1981). Diese posterioren duralen Befestigungen könnten auch ein Grund dafür sein, daß in manchen Fällen epidurale Injektionen nicht das gewünschte Resultat zeigen. Wenn die Plica ein fortlaufendes Gewebe ist, kann die Dura auch nicht insgesamt von Injektionsflüssigkeit völlig umspült werden.

Die inneren Befestigungen der Dura

Innen im duralen Sack befinden sich 21 Paare von Ligamenta denticulata (s. Abb. 1.14, 1.15, 1.17). Sie gehen von der Pia mater zur Dura mater und haben die Aufgabe, das Rückenmark im Duralsack zu halten. Jede Spannung und Bewegung ist in der Durascheide, an die das Rückenmark „angeschlungen" ist, ausgeprägter als im Rückenmark selbst (Epstein 1966; White und Panjabi 1978) (Abb. 1.19). Tani et al. (1987) haben gezeigt, daß sowohl die Ligamanta denticulata als auch das Filum terminale eine ausgeprägte Verlängerung des Rückenmarks während Flexion verhindern. Ein verdicktes Ligamentum den-

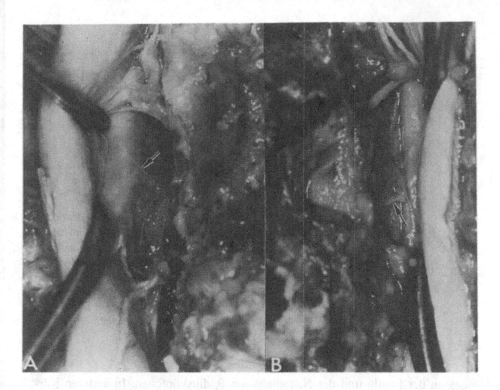

Abb. 1.18 A, B. Durale Ligamente; **A** thorakal, **B** lumbal. Die Dura wird mit einem Haken zurückgehalten. Aus: Tencer et al. (1985)

ticulatum verbunden mit zervikaler Spondylosis wurden mit Rückenmarksdegeneration in Verbindung gebracht (Bedford et al. 1952) .

Die subarachnoidalen Trabeculae verlaufen von der Arachnoidea zur Pia mater. Sie bilden große Kanäle für den Liquor; vermutlich dämpfen sie auch Druckwellen im Liquor (Nicolas und Weller 1988).

Die Befestigungen des peripheren Nervensystems

Die peripheren Nerven sind ebenfalls an den sie umgebenden Geweben befestigt. In ihren Nervenbetten ist für sie jedoch Bewegung möglich, wenn auch in manchen Bereichen weniger als in anderen, nämlich an Stellen, wo Blutgefäße eintreten oder wo der Nerv sich aufteilt. Dies ist ein noch kaum erforschtes Gebiet, was zeigt, wie wenig Bedeutung der Biomechanik des Nervensystems auch heute noch beigemessen wird. Die mesoneuralen Gewebe, der Nerv selbst und die Strukturen, an denen er befestigt ist, haben eine komplexe, auf Bewegung ausgerichtete Anatomie. Im Verlauf der peripheren Nerven sind eindeutig Bereiche zu finden, wo der Nerv stärker mit der Umgebung verknüpft ist als in anderen Gebieten. Typische Beispiele dafür sind der N. pero-

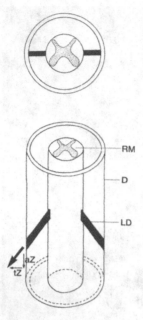

Abb. 1.19. Die Zacken des Ligamentum denticulatum schlingen das Rückenmark an die Dura mater. Diese Bänder stabilisieren das Rückenmark zentral im Duralsack und ermöglichen dadurch Stabilität gegen axiale und transversale Kräfteeinwirkungen. *D* Dura, *LD* Ligamentum denticulatum, *RM* Rückenmark, *aZ* axialer Zug, *tZ* transversaler Zug. Nach: White und Panjabi (1978)

neus an der Fibula und der N. radialis am Radiusköpfchen. In anderen Körperbereichen aber kann mehr als 1,5 cm Bewegungsfreiheit möglich sein (McLellan und Swash 1976). In einem früheren Abschnitt war vom Mesoneurium die Rede. Wenn das Mesoneurium ein fortlaufendes Gewebe bildet, muß der periphere Nerv dort, wo er mit angrenzenden Strukturen verbunden ist, auch auf irgendeine Weise durch das Mesoneurium hindurch befestigt sein. Diese Verbindung muß histologisch untersucht werden.

Grundlagen für Symptome

Um die Reproduktion von Symptomen im Zusammenhang mit dem Nervensystem zu verstehen, sind Kenntnisse über drei wichtige Prozesse notwendig:

- die Blutversorgung des Nervensystems
- die axialen Transportsysteme
- die Innervation des Bindegewebes des Nervensystems

Blutzirkulation

Das Nervensystem verbraucht 20% des vorhandenen Sauerstoffs im zirkulierenden Blut, aber macht nur 2% der Körpermasse aus (Dommisse 1986). Unter den Zellen reagieren die Neurone besonders empfindlich auf Veränderungen der Blutzirkulation. Für den Stoffwechselbedarf normaler neurologischer Funktionen ist eine ununterbrochene Blutzufuhr unerläßlich. Das Gefäßsystem für das Nervensystem (Vasa nervorum) ist hervorragend ausgestattet, um den Blutzufluß zu den Neuronen in allen Bewegungen und statischen Positionen unbehindert zu garantieren. Blut liefert die notwendige Energie für die Impulsleitung und für die intrazelluläre Bewegung des Zytoplasmas der Neurone.

Es gibt ein allgemeines Muster der Blutversorgung für Neurone. Externe Gefäße geben ernährende Arterien zum Nerv ab. Innerhalb des Nervensystems gibt es ein hochentwickeltes internes System. In vielen Körperregionen ist die Blutversorgung derart abgesichert, daß, falls auch Versorgungsgefäße geschädigt sind, das interne System eine normale neurale Funktion aufrechterhalten kann. Es mag so aussehen, als sei das Nervensystem mit einer derart sichergestellten Versorgung relativ unabhängig von der Blutversorgung. Wenn bei chirurgischen Eingriffen an peripheren Nerven Versorgungsgefäße unterbunden werden, braucht nicht unbedingt eine Schädigung aufzutreten. Wenn aber nach der Operation eine Hauptversorgungsarterie verschlossen bleibt, wird der Nerv sehr schnell versagen (Porter und Wharton 1949) (Abb. 1.20).

Gefäße des Rückenmarkkanals und des Rückenmarks

Diese Strukturen haben eine vielfache Versorgung. Die A. vertebralis, die A. cervicalis profundis, die A. intercostalis profundis und die lumbalen Arterien versorgen die Wirbelsäule. Sie versorgen auch den Rückenmarkkanal und seinen Inhalt durch segmentale Äste. Auf bestimmten Wirbelsäulenebenen ziehen die Rr. spinales bis zum Rückenmark und verbinden sich mit den longitudinal verlaufenden Spinalarterien, den vorderen und den beiden dünneren hinteren. Auf jeder Ebene geben die segmentalen Äste auch die Wurzeläste ab, die die distale Hälfte der Nervenwurzeln versorgen. Die vordere Spinalarterie versorgt 75% des Rückenmarks. Es ist eigentlich ein longitudinal geordnetes System funktionell unabhängiger Gefäßbezirke mit je einem zugeordneten Versorgungsgefäß. Meistens gibt es etwa acht medulläre Versorgungsarterien (Lazorthes et al. 1971; Dommisse 1974). Diese Arterien sind vornehmlich im Bereich der Lenden- und Halswirbelsäule häufiger zu finden, obwohl bei verschiedenen Leichen eine große Variabilität festgestellt wurde (Dommisse 1986). Einige Leichen zeigten nur zwei medulläre Versorgungsgefäße, während andere bis zu 17 aufwiesen (Dommisse 1986). Natürlich ist die Person mit nur zwei solchen Arterien viel stärker gefährdet und kann bei gleicher Verletzung andere

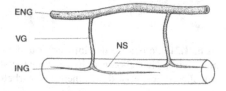

Abb. 1.20. Der extraneurale und intraneurale Aufbau des Gefäßversorgungssystems. *ENG* extraneurale Gefäße, *ING* intraneurale Gefäße, *VG* Versorgungsgefäße, *N* Nerv

Symptome und Zeichen zeigen als ein Patient, der viele medulläre Versorgungsarterien hat. Die meisten dieser Arterien ziehen im Bereich der unteren Halswirbelsäule und der Lendenwirbelsäule zum Rückenmark. Dies ist durchaus sinnvoll, denn da sind nicht nur die Neurone der Plexus brachialis und lumbalis zu versorgen, sondern bei Wirbelsäulenbewegungen zeigen diese Plexusbereiche auch eine viel begrenztere Beweglichkeit in Beziehung zum Spinalkanal (Louis 1981) (Abb. 1.21). Rückenmarks- und Wirbelkanalbewegungen werden in Kap. 2 besprochen.

Spalten im Rückenmark erlauben Blutgefäßen den Zugang zu Neuronen. Diese perivaskulären Räume dienen auch der Lymphdrainage des Rückenmarks. Eine den Leptomeningen sehr ähnliche gitterartige Kollagenkonstruktion besteht auch in diesen Spalten oder Gängen, wobei die Gitterkonstruktion aus kollagenen Fasern die Blutgefäße bei Dehnung und Kompression schützt (Breig 1978). Die Blutversorgung ist normalerweise durch diesen Mechanismus und durch die multisegmentale Zufuhr abgesichert. Das Zusammenspiel von segmentalen Versorgungsästen, die quer verlaufen, und die intraneuralen Gefäße in longitudinaler Anordnung tragen ebenfalls dazu bei. Wenn das Rückenmark längs gedehnt wird, werden die longitudinal verlaufenden Gefäße ebenfalls gedehnt, während die transversal verlaufenden locker in Falten liegen. Der umgekehrte Prozeß findet statt, wenn das Rückenmark zusammenschoben wird

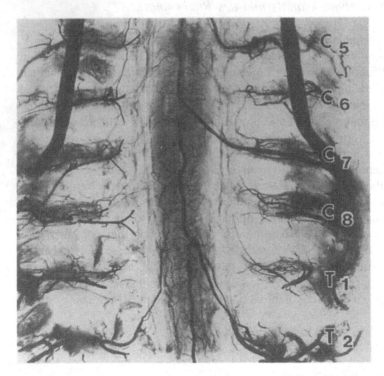

Abb. 1.21. Fotografie des injizierten und freigelegten zervikothorakalen Rückenmarksegments eines Neugeborenen. Es zeigt die Gefäßversorgung der Medulla in Höhe von C5–C7. Auf dieser Ebene ist das Lumen des Wirbelkanals am engsten. Aus: Parke (1988)

(Abb. 1.22). Ein weiterer Schutzmechanismus könnte auch von dem starken Puls herrühren, der kontinuierlich im Rückenmark „pumpt " und es so vor Einklemmungen bewahrt (Jockich et al. 1984).

Im Rückenmark besteht auch ein venöses System mit vielfältigen Funktionen. Intramedulläre Venen drainieren in longitudinal verlaufende Venen, die in den intervertebralen Venenplexus im Epiduralraum münden. Diese Venen des Rückenmarks haben keine Klappen und stehen unter nur sehr geringem Druck (Penning und Wilmink 1981). Dadurch ist die Richtung des Blutflußes reversibel, was Anpassungsmechanismen bei plötzlicher Blutzufuhr, wie z. B. beim Husten oder bei Anstrengung, ermöglicht .

Liquordruck und Veränderungen im venösen System halten einen gleichbleibenden Druck aufrecht. Der venöse Plexus nimmt viel vom nichtneuralen Raum im Rückenmarkkanal ein. Somit haben diese Venen nach Penning und Wilmink (1981) die Funktion von Druckstabilisatoren; auch dadurch wird das Rückenmark geschützt.

Es besteht eine kritische vaskuläre Zone im Wirbelsäulenabschnitt T4–T9. Der Spinalkanal ist dort am engsten, und die Blutversorgung ist weniger dicht (Dommisse 1974). Das könnte für Syndrome wie das „T4-Sydrom" von Bedeutung sein (Kapitel 13).

Gefäße der Nervenwurzeln

Jede Wurzel erhält von zwei verschiedenen Gefäßen Blut. In der proximalen Wurzelarterie kommt das Blut von einer longitudinal verlaufenden Spinalarterie

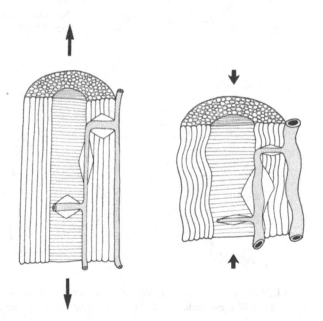

Abb. 1.22. Blutversorgung bei Dehnung und Stauchung des Rückenmarks. Nach: Breig (1978)

und fließt nach distal. Die distale Wurzelarterie mündet segmental, und ihr Blut fließt nach proximal (Parke et al. 1981) (Abb. 1.23). Beim Zusammentreffen dieser zwei Systeme besteht ein Bereich mit wenig Gefäßen. Die intraneurale Versorgung innerhalb der Wurzel ist sehr komplex. Parke und Watanabe (1985) untersuchten in einer detaillierten Studie die kompensierenden Anpassungen der Gefäßversorgung für die Nervenwurzeln bei Bewegung. In Abb. 1.24 wird das volle Ausmaß der Anpassungen an Bewegung deutlich, das es den Faszikeln ermöglicht, bei Bewegungen aneinander vorbei zu gleiten. Diese Eigenart ist bei den lumbalen Nervenwurzeln eindeutiger als bei den zervikalen (Parke und Watanabe 1985). Parke und Watanabe (1985) verglichen diese Anpassungen mit „Spiralen, T-Balken und Schweineschwänzchen". Die „Spiralen" und „Schweineschwänzchen" erlauben Zug, während die „T-Balken"-Verzweigungen ein schnelles Umleiten von Blut ermöglichen, falls eine Verzweigung blockiert ist. Watanabe und Parke (1986) stellten an Leichen mit Spinalkanalstenose fest, daß die „Schweineschwänzchen" an beiden Enden der Verengung zu finden waren, aber nicht unmittelbar im Bereich der Verengung. Die gesamte Anordnung erlaubt zwischen den Faszikeln laterale und axiale Bewegung. All dies sind notwendige Anpassungen an Bewegung, die der Nervenwurzel die „kolbenartige" Bewegung im Foramen bei Wirbelsäulenbewegungen ermöglichen (Sunderland 1978).

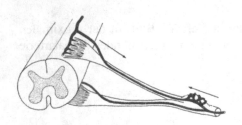

Abb. 1.23. Extraneuraler Blutfluß zu den Nervenwurzeln. Nach: Bogduk und Twomey (1987)

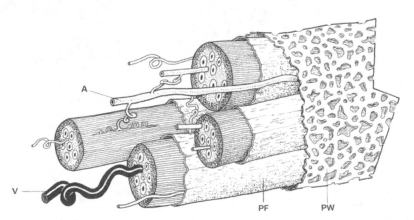

Abb.1.24. Intrinsische Blutversorgung einer Nervenwurzel. *A* Arteriole, *PF* Piascheide des Faszikels, *PW* Piascheide der Wurzel, *V* Venole. Nach: Parke und Watanabe (1988)

Die Wurzelvenen sind nicht sehr zahlreich und „imitieren" in gewisser Hinsicht die arterielle Versorgung, aber natürlich mit umgekehrter Richtung des Blutflußes (Parke und Watanabe 1985).

Gefäße des peripheren Nervensystems

Das periphere Nervensystem hat eine ebenso gute, wenn nicht bessere, Gefäßversorgung wie das zentrale Nervensystem (Abb. 1.25). Vielleicht haben sich die Gefäße aufgrund des größeren Bewegungsausmaßes, das von dem peripheren Nervensystem verlangt wird, so entwickelt. Die Verletzbarkeit der Axone des peripheren Nervensystems bei vaskulären Veränderungen ist bekannt (Sunderland 1976, Rydevik et al. 1981, Gelberman et al. 1983, Powell und Myers 1986). Die Gefäßanordnung ist auch hier auf ein unbehindertes Fließen ausgerichtet, und zwar ganz gleichgültig, welche Lage der Nerv in bezug auf das ihn umgebende Gewebe einnimmt. Die Gefäßversorgung ist so beschaffen, daß sie bei Bewegung einen gewissen Spielraum gewährt; das heißt, die Versorgungsgefäße liegen locker, so daß der Nerv ohne Veränderung der Blutzufuhr gleiten kann. Abbildung 1.26 stellt dar, wie die Anpassungen des Durchblutungssystems bei einem abgewinkelten Nerv die angemessene Blutzufuhr ga-

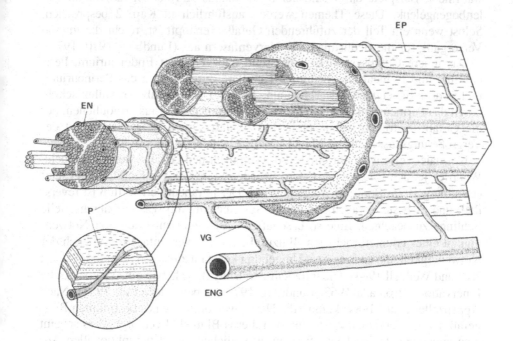

Abb. 1.25. Blutzufuhr in einem multifaszikulären Nervensegment. *EN* Endoneurium, *ENG* extraneurales Gefäß, *EP* Epineurium, *VG* Versorgungsgefäß, *P* Perineurium. Der Ausschnitt zeigt die schräge Ausrichtung des Blutgefäßes, das in ein Faszikel eintritt. Nach: Lundborg (1988)

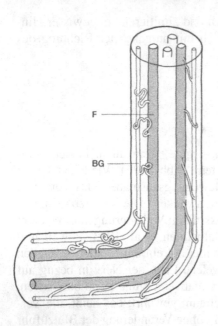

Abb. 1.26. Diagramm: Anpassungen in den Versorgungsgefäßen, um intrafaszikuläre Bewegung zu ermöglichen. *F* Faszikel, *BG* Blutgefäß

rantieren. Meistens treten die Hauptversorgungsgefäße in Bereiche des Nerven ein, wo wenig oder keine Bewegung in Beziehung zum umgebenden Gewebe stattfindet. Beispiele dafür sind der N. medianus und der N. radialis am Ellenbogengelenk. Diese Themen werden ausführlich in Kap. 2 besprochen. Selbst wenn ein Teil der zuführenden Gefäße verstopft ist, reicht die interne Versorgung für die Bedürfnisse der Nervenfasern aus (Lundborg 1970, 1975).

Das innere Gefäßsystem ist umfassend und verbindet Endoneurium, Perineurium und Epineurium. Lediglich Kapillare durchdringen das Perineurium, und zwar in die endoneurale Umgebung hinein. Diese Gefäße verlaufen schräg durch das Perineurium; dies könnte einen Ventilmechanismus ermöglichen, der die Gefäße zudrückt, wenn der intrafaszikuläre Druck steigt. Hierzu ist der Vergrößerungsausschnitt in Abb. 1.25 zu beachten (Lundborg 1988).

Normalerweise wird nur ein Teil des intraneuralen Gefäßsystems gebraucht. Wenn es jedoch traumatisiert wird, werden viele weitere Gefäße eingesetzt (Lundborg 1975; Bell und Weddell 1984). Der intraneurale Blutfluß ist reversibel, und es bestehen auch kollaterale Systeme. In Abb. 1.25 ist die arterielle Schlinge zu beachten. Eine so beschaffene Anatomie entspricht der Notwendigkeit einer ununterbrochenen Blutzufuhr für die Nervenfasern und auch der Notwendigkeit, die endoneurale Umgebung konstant zu halten (Lundborg 1975; Bell und Weddell 1984). Die intraneuralen Blutgefäße haben eine sympathische Innervation (Hromada 1963; Lundborg 1970; Appenzeller et al. 1984). Nach Appenzeller et al. (1984) kommt die Nervenversorgung eines bestimmten Blutgefäßes vom Nervenwurzelstamm, den dieses Blutgefäß versorgt. Dies scheint eine anpassungsfähige Blutzufuhr zu ermöglichen, die den funktionellen Anforderungen an den Nerv entspricht. Dehnung und Kompression verändern mit Sicherheit die Durchblutung; diese Mechanismen werden allerdings heute noch nicht völlig verstanden. Dehnung verkleinert den Durchmesser der in longitu-

dinaler Richtung verlaufenden Gefäße und erhöht gleichzeitig den intrafaszikulären Druck; eventuell bewirkt sie auch ein Zusammendrücken der Gefäße,
die das Perineurium durchqueren. Die Verlangsamung des Blutflußes beginnt
etwa bei 8% Dehnung (Ischiasnerv des Kaninchens), und ein völliger Stop
tritt etwa bei 15% Verlängerung auf (Lundborg und Rydevick 1973, Ogata
und Naito 1986). Die klinischen Konsequenzen diese Sachverhalts werden in
Kap. 3 besprochen.

Die Blut-Nerven-Schranke

In der intrafaszikulären Umgebung herrscht ein leicht positiver Druck. Dieser
Gewebedruck, der sog. endoneurale Flüssigkeitsdruck, wird wahrscheinlich
durch die Elastizität des Perineurium aufrecht erhalten. Lundborg (1988) wies
nach, wie bei einem Schnitt durch das Perineurium die endoneuralen Inhalte
emporschießen. Veränderungen der ionischen Zusammensetzung oder der
Druckverhältnisse innerhalb dieses Raums können den Blutfluß und folglich
auch Leitung und Fluß des Axoplasmas beeinflußen. Es gibt zwei Barrieren,
die das endoneurale Milieu erhalten: die perineurale Diffusionsschranke und
die Blut-Nerven-Schranke der endoneuralen Mikrogefäße. Das Perineurium ist
die widerstandsfähigere Barriere (Lundborg 1981). Perineurale Epithellamellen
sind Teil des Diffusionsschrankenmechanismus. Die fest verbundenen Epithel-
zellen kontrollieren den Stoffwechselaustausch und können so das intrafaszikuläre Milieu regulieren (Lundborg 1988). Nur sehr kleine Kapillaren und
Venolen gehen durch die Lamellen und verlaufen in schräger Richtung (Myers
et al. 1986) (s. Abb. 1.25). Die Barrierenfunktion ist bipolar. Diese Schranke
schützt vor Außeneinflüssen, kann sich aber auch bei intrafaszikulärer Druckerhöhung, z. B. bei einem Ödem, schließen (Lungborg und Rydevik 1973).
Für diese Schutzfunktion der Diffusionsschranke gibt es ein sehr gutes Beispiel:
Wenn ein Nerv durch infizierte Gebiete verläuft, wird die Nervenleitung nicht
verändert. Die perineurale Barriere ist gegen Trauma widerstandsfähig, und
sogar nach chirurgischen Eingriffen am Epineurium wird das dadurch entstan-
dene Ödem das Perineurium nicht durchbrechen (Rydevik et al. 1976). Die
Barriere wird auch nicht von einem durch Ischämie entstandenen epineuralen
Ödem beeinflußt – zumindest nicht sofort (Lundborg et al. 1973; Lundborg
1988). In Kap. 3 werden die Konsequenzen einer langen ödematösen Reaktion
in und um das Nervensystem besprochen.

Die endoneuralen Kapillare können als Beispiel für die Blut-Hirn-Schranke
im peripheren Nervensystem angesehen werden, die sog. „Blut-Nerven-Schranke" (Waksman 1961). Substanzen wie radioaktive Marker oder gefärbte Proteine
können durch die epineuralen Blutgefäße wandern, aber nicht durch die fest
verbundenen endothelialen Zellen der endoneuralen Mikrogefäße (Olsson und
Reese 1971; Olsson et al. 1971). Es gibt eine bemerkenswerte Ausnahme (auch
wichtig im Hinblick auf Diabetes): Einfache Zucker können durch diese Sperre
dringen (Mackinnon und Dellon 1988). Beide Barrieren versagen jedoch bei

akuter oder chronischer Kompression (Rydevik und Lundborg 1977; McKinnon et al. 1984).

Die perineurale Barrierenfunktion ist in Abb. 1.27 dargestellt. Einfach gesagt, erhält eine Reaktion, die außerhalb des Perineuriums stattfindet, keinen Zugang zum endoneuralen Raum. Andererseits wird ein ischämischer Schaden an den Mikrogefäßen im endoneuralen Raum mit einem Ödem als Folge den endoneuralen Flüssigkeitsdruck erhöhen und die Schranke schließen (Sunderland 1976; Lundborg 1988; Mackinnon und Dellon 1988). Das Perineurium der peripheren Ganglien hat eine dem peripheren Nerven sehr ähnliche Barrierenfunktion.

McKinnon und Dellon (1988) nehmen an, daß ein Zusammenbruch der Blut-Nerven-Schranke ein Versagen der immunologischen Sperre bedeuten kann, etwa vergleichbar mit dem Zusammenbrechen der Blut-Hirn-Schranke bei Entzündung oder Verletzungen. Physiotherapeuten sollten mit den Eigenschaften des Perineuriums und der Diffusionsbarrieren vertraut sein. Bei der Interpretation von Erkrankungen und bei Prognosen läßt sich vieles anhand ihrer Strukturen erklären. Mobilisationstechniken und Prognosen über ihre Wirkung sind jeweils unterschiedlich, wenn ein pathologischer Zustand innerhalb oder außerhalb des Perineuriums besteht. In Kap. 3 werden die pathologischen Prozesse

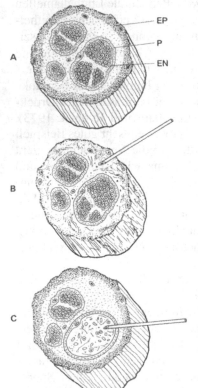

Abb. 1.27 A–C. Die perineurale Diffusionsschranke. *EN* Endoneurium, *EP* Epineurium, *P* Perineurium. **A** Normales Segment eines peripheren Nervens. **B** Entsteht um den Nerv und in das Epineurium hinein eine Reaktion, schützt die perineurale Diffusionsbarriere durch Kontrolle der Substanzen das intrafaszikuläre Milieu. **C** Beginnt innerhalb des Perineurium eine Reaktion (z. B. Virus, Ödem) und der intrafaszikuläre Druck erhöht sich, schließt sich die Schranke, und die Reaktion bleibt innerhalb des Perineurium. Eine Gewebszerstörung kann die Folge sein

besprochen, die mit einer funktionellen Schädigung der Diffusionsbarriere einhergehen können.

Axonale Transportsysteme

Innerhalb des Zytoplasmas einer jeden Zelle werden Materialien und Substanzen bewegt. Darin unterscheidet sich das Zytoplasma der Neurone (Axoplasma) nicht von anderen Zellen. Wegen der Länge und Funktion des Axons treten jedoch spezialisierte intrazelluläre Bewegungsmechanismen auf. Axone der Zellkörper im Vorderhorn können, wie z. B. das motorische Axon eines Fußmuskels, über 1m lang sein. Wenn der Zellkörper eines Neurons einen Durchmesser von 100 cm hätte, hätte ein Axon einen Durchmesser von 10 cm und etwa eine Länge von 10 km (Rydevik et al. 1974) Das Materialvolumen in einem Axon und seinen Endungen könnte 1000mal so groß sein wie im Zellkörper (Lundborg 1988). Axoplasma bei Säugetieren ist außerordentlich zähflüssig – etwa 5mal mehr als Wasser (Haak et al. 1976). Folglich müssen die intrazellulären Transportmechanismen sehr komplex sein. Diese Mechanismen werden als axonale Transportsysteme bezeichnet und sind in der modernen Neurologie Inhalt einer wesentlichen Forschungsrichtung. Das Axon enthält glattes endoplasmatisches Retikulum, Ribosomen, Microtubuli und Neurofilamente, die aus aktinähnlichem Material bestehen. Diese Strukturen sind wahrscheinlich allesamt ein Teil des Axoplasmatransportsystems. Vielleicht spielt die menschliche Bewegung in dieser intrazellulären Motilität eine Rolle.

Innerhalb des Axons ist die Strömung der Substanzen konstant und kontrolliert. Erstaunlicherweise gibt es viele verschiedene axonale Transportsysteme innerhalb eines einzelnen Axons, wovon bisher drei Hauptströme identifiziert wurden. Vom Zellkörper zu den Zielgeweben (orthograder Fluß) gibt es ein schnelles und ein langsamens Transportsystem. Von den Zielgeweben zum Zellkörper besteht eine retrograde Axoplasmaströmung (Abb. 1.28). Diese einander entgegengesetzte Ausrichtung der Strömungen ist offensichtlich, weil

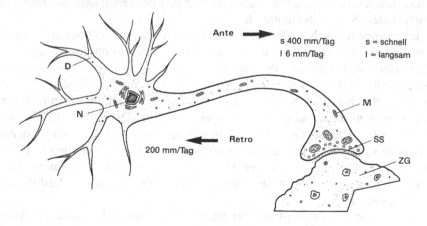

Abb. 1.28. Axoplasmatransportsysteme innerhalb eines einzelnen Neurons. D Dendrit, *N* Nucleus, *M* Mitochondrien, *SS* synaptischer Spalt, *ZG* Zielgewebe

ein Nerv bei zirkumferentem Druck distal und proximal anschwillt (Mackinnon und Dellon 1988).

Der vorwärts gerichtete (orthograde) Transport

Die Materialien, die im Zellkörper produziert worden sind, werden mit unterschiedlicher Geschwindigkeit im Axon transportiert. Dabei können aufgrund der Transportgeschwindigkeit zwei Gruppen unterschieden werden. Im schnellen Transport wird Material etwa 400 mm pro Tag befördert, und die betreffenden Substanzen, wie z. B. Neurotransmitter und Transmitterbläschen, werden beim Übertragen von Impulsen an der Synapse gebraucht (Droz et al. 1975). Diese Beförderung hängt von einer ununterbrochenen Energieversorgung durch das Blut ab. Verschiedene toxische Substanzen und Blutmangel werden den Transport verlangsamen oder blockieren (Ochs 1974).

Im langsamen orthograden Transport (1–6 mm pro Tag) wird zytoskeletales Material wie Microtubli und Neurofilamente befördert (Levine und Willard 1980; McLean et al. 1983). Der langsame Transport ist vor allem für die Erhaltung der Axonstruktur verantwortlich. Die genauen Transportmechanismen sind noch unbekannt. Verschiedene Hypothesen wurden z. B. für die energieliefernden Enzyme und für den Transport der Filamente von Lundborg (1988) zusammengefaßt.

Der gegenläufige (retrograde) Transport

Der Gegentransport von den Zielgeweben zum Zellkörper bewegt sich schnell (etwa 200 mm pro Tag). Dieses System befördert in den Kreisprozeß zurückgekehrte Transmitterbläschen und extrazelluläre Materialien, wie z. B. für den Neuriten wachstumsanregende Faktoren, von den Nervenendigungen oder von beschädigten Nervenabschnitten her.

Sehr wahrscheinlich befördert der retrograde Transport auch sogen. „trophische Botschaften" in bezug auf den Zustand des Axons und der Synapse, die allgemeinen Verhältnisse an der Synapse sowie auch die Zielgewebe (Kristensson und Olsson 1977; Varon und Adler 1980; Bisby 1982). Wird die Gegenströmung durch physische Einengung oder durch Verlust an Blutzufuhr verändert, werden Reaktionen im Zellkörper ausgelöst (Ochs 1984; Dahlin und McLean 1986; Dahlin et al. 1987). Viren wie der Herpes-simplex-Virus können durch den retrograden Transport zum Zellkörper gelangen (Kristensson 1982). In Kap. 3 werden die auslösenden Umstände, die zu einer Verminderung der Axoplasmaströmung führen, und ihre Auswirkungen in größerer Ausführlichkeit besprochen.

Für Physiotherapeuten ist das Verstehen der Konzepte des axonalen Transports wichtig, wenn sie die Mobilisation des Nervensystems als Behandlung anwenden. Wie Korr seit einigen Jahren nahelegt (1978, 1985), könnten viele der Erkrankungen, die sie behandeln, und ihre Behandlungsergebnisse mit den axonalen Transportsystemen in Zusammenhang stehen. Korr bezieht sich dabei auf die Behandlung der Gelenkstrukturen. Die Mobilisation des Nervensystems *und* der Gelenkstrukturen wird logischerweise einen noch größeren Einfluß auf den Axoplasmafluß haben. Diese Systeme zu kennen ist auch wichtig für das Verständnis von Symptomen im anatomischen Verlauf der neuronalen Strukturen (z. B. „Double crush syndrome", „Multiple crush sydrome") und der Notwendigkeit, bisweilen mehr als nur den lokalen Bereich zu behandeln, um optimale Ergebnisse zu erzielen.

Die Innervation des Nervensystems

Die Überschrift dieses Abschnitts erscheint paradox. Die Bindegewebe des Nervensystems sind jedoch innerviert und können dadurch auch eine Quelle für Symptome bilden. In diesem Kapitel wurde bereits die Ausstattung des Nervensystems für Bewegungsfunktionen dargestellt. Den Neuronen wird durch die Innervation der stützenden Strukturen Schutz geboten. Diese Innervation bedeutet auch, daß das Bindegewebe des Nervensystems ebenso wie ein Muskel, ein Gelenk und andere Gewebe zu verändertem sensorischem Input beitragen kann.

Die Erforschung der Innervation des Nervensystems ist noch lange nicht abgeschlossen, und ihre klinischen Konsequenzen werden noch nicht ganz verstanden. Die wichtigsten Lehrbücher über Neurologie und Orthopädie vernachlässigen diesen Aspekt. Bei einem „mechanischen" Denkansatz sind die Verbindungen des Nervensystems mit anderen Geweben von Bedeutung. Diese Verknüpfungen und die Strukturen, mit denen sie sich verbinden, sind sehr wahrscheinlich innerviert.

Die Meningen

Die Dura mater ist von segmentalen, bilateralen und sinuvertebralen Nerven innerviert, wie sie erstmalig von Luschka (1850) beschrieben wurden. Es sind sehr kleine Nerven, mit bloßem Auge kaum, wenn überhaupt wahrnehmbar. Jeder „Sinuvertebralnerv" (Ramus meningeus) zweigt distal vom Spinalganglion ab, wo sich die somatosensiblen und viszerosensiblen Fasern der Hinterwurzeln und die Rr. communicantes grisei der sympathischen Grenzstrangganglien vereinigen (Abb. 1.29). Jeder sinuvertebrale Nerv verläuft perivaskulär zurück durch das Foramen intervertebrale in den Spinalkanal (Hovelacque 1927; Bridge 1959; Kimmel 1961; Edgar und Nundy 1966; Edgar und Ghadially 1976; Bogduk 1983; Groen et al. 1988; Cuatico et al. 1988).

Aufzweigungen des Sinuvertebralnervs versorgen nicht nur die Dura, sondern innervieren auch das Ligamentum longitudinale posterior, das Periost, Blutgefäße und den Anulus fibrosus (Edgar und Ghadially 1975; Bogduk 1983).

Hovelacque (1927) entdeckte, daß vom ursprünglichen Teil des Nerven weitere Verzweigungen den Hals einer Rippe und das Periost des Wirbelbogens versorgen.

Die durale Innervation ist intrinsisch und extrinsisch. Nachdem die Nerven durch die Dura gedrungen sind (Groen et al. 1988), bilden sie ein Nervengeflecht (Abb. 1.30). Einige Verzweigungen des Sinuvertebralnerves können über eine gewisse Strecke an der Dura entlanglaufen, ehe sie eindringen. Ektopische Impulse können über den Sinuvertebralnerv vom äußeren Teil in den Nerv kommen, wie z. B. von einem Mikroneurom (neurogene Schmerzen) oder auch von einer Irritation der Nervenendigungen in der Dura mater (nozizeptive Schmerzen). Verzweigungen des Sinuvertebralnervs breiten sich auch auf die gegenüberliegende Seite aus und über eine Anzahl von Segmenten nach oben und nach unten. Edgar und Nundy (1966) haben die axiale Innervationsausbreitung über insgesamt 4 Segmente gemessen, während Groen et al. (1988) auf maximal 8 Segmente kamen, und zwar 4 nach kranial und 4 nach kaudal.

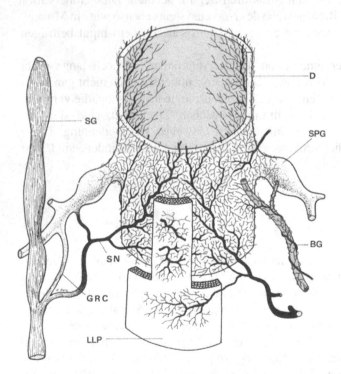

Abb. 1.29. Diagramm eines Sinuvertebralnervs, der die Dura innerviert. *BG* Blutgefäß, *D* Dura, *SPG* Spinalganglion, *GRC* graue Rami communicantes, *LLP* Ligamentum longitudinale posterior, *SN* sinuvertebraler Nerv (Ramus meningeus), *SG* sympathischer Grenzstrang. Beachtenswert ist, daß die Dura direkt vom Sinuvertebralnerv innerviert wird und daß einige Fasern zum Ligamentum longitudinale posterior ziehen. Nervenfasern von Blutgefäßen versorgen ebenfalls die Dura

Der Sinuvertebralnerv kann direkt oder über das Ligamentum longitudinale posterior in die Dura gehen. Groen et al. (1988) berichteten von zwei bis dahin nicht beschriebenen Eigenarten des Sinuvertebralnerven. Erstens wandert der Nerv in „zusammenrollten Bündeln", die eine Anpassung an durale Bewegung darstellen (Abb. 1.30). Zweitens kommt eine zusätzliche Versorgung vom perivaskulären Nervenplexus des radikulären Ramus der Segmentalarterie an den ventralen Teil der Dura.

Die Innervationsdichte ist variabel und vom Spinalsegment abhängig. Sie ist in den oberflächlichen Duraschichten größer als in den tiefen Schichten. Wurzeltaschen haben auf zervikaler und lumbaler Höhe eine reichere Versorgung als die thorakalen Wurzeltaschen (Cuatico et al. 1988).

In jüngster Zeit stimmen alle Autoren darin überein, daß die Dura mater ventral eine viel dichtere Innervation hat als dorsal. Cyriax (1982) führt den

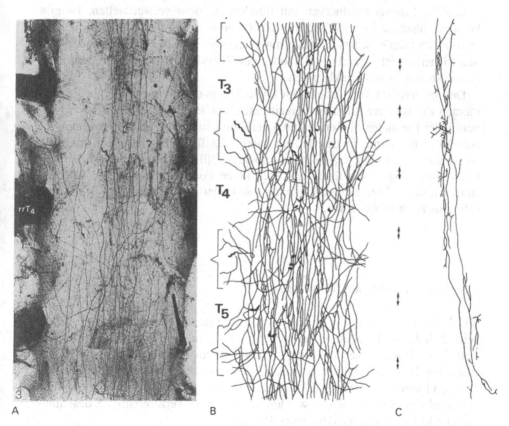

Abb. 1.30 A–C. Das multisegmentale Geflecht duraler Innervation. **A** Dorsale Ansicht der ventralen Dura mater (T2–T5). Der Plexus ist vorwiegend longitudinal ausgerichtet; in den Teilen der inneren Hülle verlaufen die Nerven nach dorsal. **B** Skizze zur Fotografie. Zu beachten sind die gekreuzten und geringelten Nervenabschnitte. **C** Zeichnerische Darstellung eines größeren Duralnerven mit dem Ausmaß seiner segmentalen Innervation. Aus: Groen et al. (1988)

schmerzlosen Nadeleinstich bei der Lumbalpunktion in den posterioren Anteil der Dura als Beispiel für diese dorsale Unempfindlichkeit an. Um die Mittellinie könnte die dorsale Dura sogar völlig schmerzunempfindlich sein (Groen et al. 1988).

Zweige des Sinuvertebralnerven versorgen die Dura mater und die Blutgefäße der Fossa cranialis posterior (Kimmel 1961). Der N. trigeminus versorgt den größeren Anteil der restlichen Dura (Bogduk 1989). Die Vermutung, daß manche Kopfschmerzen von der kranialen Dura kommen könnten, besteht bereits seit langem (Penfield und McNaughton 1940).

Eine untere Aufzweigung der Sinuvertebralnerven wandert durch die duralen Bänder (Parke und Watanabe 1990) und innerviert diese wahrscheinlich auch. Durale Bänder spannen zwei hochgradig innervierte Gewebe aus, nämlich das Ligamentum longitudinale posterior und die ventrale Dura mater. Es ist sehr gut möglich, daß sie eine Art Brücke für die Verzweigungen des Sinuvertebralnervs bilden. Diese durchaus nachvollziehbare Vermutung wurde von Groen et al. (1988) ausgesprochen, die auch der Meinung waren, daß manche Anatomen die Sinuvertebralnerven mit duralen Bändern verwechselten. Es gibt keine stichhaltige Literatur darüber, aber Sunderland ist der Auffassung, daß die duralen Bänder wahrscheinlich innerviert sind (persönliche Aussage 1989). Mit Sicherheit ist verklebtes Narbengewebe nervlich versorgt und kann auch einen Nerven in sich einklemmen.

Der Innervation von Arachnoidea und Pia mater wurde bisher in Experimenten viel weniger Aufmerksamkeit geschenkt. Bridge (1959) fand zwar Nerven in der Pia mater, die longitudinal verlaufen, nicht aber in der Arachnoidea. Arachnoiditis wurde in den letzten Jahren häufiger diagnostiziert, aber die Nervenversorgung der Arachnoidea selbst ist völlig unklar und bedarf der weiteren Forschung. Vorläufig liegen auch keine Forschungsergebnisse über die Innervation der Ligamanta denticulata vor. Edgar und Nundy (1966) forschten erfolglos nach einem solchen Nerv.

Die Bindegewebe der Nervenwurzeln

Die Nervenversorgung der Wurzeltaschendura ist der der Dura mater spinalis sehr ähnlich. Die Innervation der radikulären Pia unterscheidet sich geringfügig von ihren Gegenstücken im peripheren Nerv, dem Endoneurium und Perineurium. Die Bindegewebe der ventralen Nervenwurzel erhalten ihre Innervation von den Fasern, die vom dorsalen Wurzelganglion kommen. Die Bindegewebe der vorderen Nervenwurzeln werden von feinsten Verzweigungen des Sinuvertebralnerven versorgt (Hromada 1963).

Das periphere Nervensystem

Verteilung und Art der Nervenfasern in den Bindegeweben der peripheren Nerven sind bisher erstaunlich wenig untersucht worden. In der Neurologie ist dies eine markante Forschungslücke.

Die Bindegewebe der peripheren Nerven, der Nervenwurzeln und des autonomen Nervensystems verfügen über eine intrinsische Innervation: die *Nn. nervorum* von lokalen axonalen Aufzweigungen. Es besteht auch eine extrinsische vasomotorische Innervation von Fasern, die vom perivaskulären Plexus her in den Nerv eintreten (Hromada 1963; Thomas und Olsson 1984). Im Perineurium, im Epineurium und im Endoneurium (Abb. 1.31) wurden freie Nervenendigungen entdeckt. Eingekapselte Nervenendigungen wie die Vater-Pacini-Lamellenkörperchen wurden im Endoneurium und im Perineurium gefunden (Abb. 1.32). In der Literatur über periphere Nerven wissen nur sehr wenige Autoren um diese Innervation oder haben klinische Schlußfolgerungen daraus abgeleitet. Thomas (1982) glaubt, daß die Nn. nervorum bei der diabetischen Neuropathie und bei entzündlichen Polyneuropathien als mögliche Quelle von Symptomen angesehen werden müssen.

Sunderland (1978) nimmt an, daß Schmerzen bei lokalem Druck auf einen Nerv durch die Nn. nervorum ausgelöst werden, gibt aber zugleich zu (1979), daß bezüglich der Rolle der Nn. nervorum bei Schmerzzuständen eine Wissenslücke besteht. Es scheint jedoch logisch, daß die Dehnung eines peripheren Nervensegments mehr nozizeptive Endigungen beeinflußt als Druck. Zwischen den Nn. nervorum und den primären Neuronen könnten auch ganz spezielle Beziehungen bestehen. Vielleicht bricht die Nozizeption der Bindegewebe zusammen, wenn ektopische Impulse besonderer Art das primäre Neuron entlang geleitet werden.

Die Physiologie der Nn. nervorum und ihre Bedeutung bei Schmerzzuständen muß noch weitergehend erforscht werden. Die neueste Literatur zu dieser Art von Innervation findet sich bei Hromada (1963). Neue Färbe- und Unter-

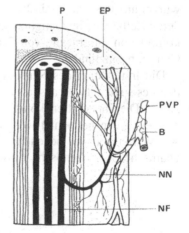

Abb. 1.31. Innervation der Bindegewebe peripherer Nerven - die Nn. nervorum. *EP* Epineurium, *B* Blutgefässe, *NN* Nn. nervorum, *NF* Nervenfaser, *P* Perineurium , *PVP* perivaskulärer Plexus. Nach: Hromada (1963)

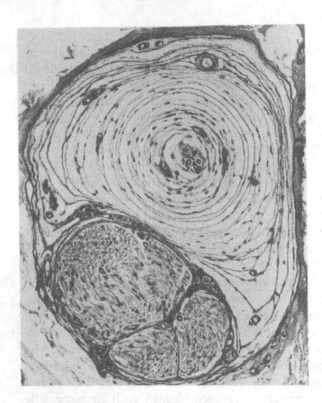

Abb. 1.32. Fotografie eines Pacini-Körperchens im Perineurium der peripheren Nerven. Aus: Thomas und Olsson (1975)

suchungstechniken könnten weitere Informationen über die Nervenendigungen der Nn. nervorum erbringen. Zur Zeit können wir nur vermuten, daß die Nervenendigungen der Nn. nervorum nozizeptiv sind. Die Blutgefäße des Perineurium und Epineurium sind sympathikoton innerviert (Hromada 1963; Lundborg 1970; Appenzeller et al. 1984; Thomas und Olssen 1985). Dies trägt zweifellos dazu bei, die intrafaszikuläre Umgebung konstant zu erhalten.

Hromada (1963) ist es auch aufgefallen, daß die Bindegewebe der Dorsalwurzel und des sympathischen Ganglions ihre Innervation von Fasern erhalten, deren Zellkörper im Ganglion selbst liegen. Eine zweite Quelle der Innervation kommt von Fasern, die von den dazugehörigen perivaskulären Plexus in das Ganglion einmünden.

Die Innervation des Nervensystems darf nicht außer acht gelassen werden, denn es sieht ganz so aus, als ob sie bei Gegenspannungssyndromen eine Rolle spielt. Die Innervation könnte vielleicht als ein Schutzmechanismus für das Nervensystem betrachtet werden, wobei die Erzeugung von Symptomen eine Art Warnung davor bedeutet, daß die Impulsleitungsmechanismen durch mechanische oder chemische Einwirkungen gefährdet sind.

Zusammenfassung

Wird das Nervensystem hinsichtlich der Eigenschaften untersucht, die für eine normale Impulsleitung und das axonale Beförderungssystem notwendig sind, dann wird der Zusammenhang mit Körperbewegungen in vielem sehr deutlich. Jeder einzelne Teil des Nervensystems vom Axon des peripheren Nerven bis hin zur Dura mater weist Eigenschaften auf, die das Nervensystem und andere zugehörige Strukturen bei normaler physiologischer Bewegung schützen. In dieser Hinsicht unterscheidet es sich nicht von Gelenken oder Muskeln. Die Versuchung zu fragen: „Warum sollte eigentlich etwas schiefgehen?" ist bei solchen hervorragenden Anpassungen naheliegend. Es ist eines meiner Hauptanliegen, in diesem Buch aufzuzeigen, daß bei den Bewegungsmechanismen sehr wohl und sehr leicht etwas „schiefgehen" kann. Ich bin überzeugt, daß die Mechanismen, die normale Bewegung ermöglichen, viel häufiger und viel leichter geschädigt werden können, als uns bisher bewußt war. Als Gründe für diese Verletzungsanfälligkeit sind grundsätzlich folgende Faktoren zu nennen: die Komplexität der Strukturen, die durch den ganzen Körper eng miteinander verbunden sind, sowie die aus vielen verschiedenen Geweben bestehenden Komponenten, die sehr unterschiedlich auf Verletzungen reagieren und letztlich alle neuralen und nichtneuralen Strukturen beeinflussen. Dies muß auch im Hinblick auf die Belastungen, die die Menschen ihrem Körper zumuten, bedacht werden.

Literatur

Appenzeller O, Dithal KK, Cowan T, Burnstock, G 1984 The nerves to blood vessels supplying blood nerves: the innervation of vasa nervorum. Brain Research 304: 383-386

Baldwin WM 1908 The topography of spinal nerve roots. Anatomical Record 2:155-156

Barnes R 1949 Traction injuries of the brachial plexus in adults. Journal of Bone and Joint Surgery 31B:10-16

Bedford PD, Bosanquet, Russel W R 1952 Degeneration of the spinal cord associated with cervical spondylosis. Lancet July 12:55-59

Bell M A, Weddell A G M 1984 A morphometric study of intrafascicular vessels of mammalian sciatic nerve. Muscle & Nerve 7:524-534

Bisby M A 1982 Functions of retrograde axonal transport. Federation Proceedings 41:2307-2311

Blikna G 1969 Indradural herniated lumbar disc. Journal of Neurosurgery 31:676-679

Blomberg R 1986 The dorsomedian connective tissue band in the lumbar epidural space of humans. Anesthesia and Analgesia 65:747-752

Bogduk N 1983 The innervation of the lumar spine. Spine 8:286-293

Bogduk N 1989 The anatomy of headache. In: Dalton M (ed) Proceedings of headache and face pain symposium, Manipulative Physiotherapists Association of Australia, Brisbane

Bowsher D 1988 Introduction of the anatomy and physiology of the nervous system, 5th edn. Blackwell, Oxford

Breig A 1978 Adverse mechanical tension in the central nervous system. Almqvist & Wiksell, Stockholm

Bridge C J 1959 Innervation of spinal meninges and epidural structures. Anatomical Record 133:533-561

Cuatico W, Parker J C, Pappert E, Pilsl S 1988 An anatomical and clinical investigation of spinal meningeal nerves. Acta Neurochirurgica 90:139-143

Cyriax J 1982 Textbook of Orthopaedic Medicine 8th edn. Baillierre Tindall, London, Vol 1

Dahlin L B, McLean W G 1986 Effects of graded experimental compression on slow and fast axonal transport in rabbit vagus nerve. Journal of the Neurological Sciences 72:19-30

Dahlin L B, Nordborg C, Lundborg G 1987 Morphological changes in nerve cell bodies induced by experimental graded nerve compression. Experimental Neurology 95:611-621

Daniel R K, Terzis J K 1977 Reconstructive microsurgery. Little Brown, Boston

De Renyi G St 1929 The structure of cells in tissues as revealed by microdisection. Journal of Comparative Neurology 47:405-425

Dommisse G F 1974 The blood supply of the spinal cord. Journal of Bone and Joint Surgery 56B:225-235

Dommisse G F 1975 Morphological aspects of the lumbar spine and lumbosacral region. Orthopaedic Clinics of North America 6:163-175

Dommisse G F 1986 The blood supply of the spinal cord. In: Grieve G P (ed) Modern manual therapy of the vetrebral column. Churchill Livingstone, Edinburgh

Droz B, Rambourg A, Koenig H L 1975 The smooth endoplasmic reticulum: structure and role in the renewal of axonal membrane and synaptic vesicles by fast axonal transport. Brain Research 93:1-13

Edgar M A, Nundy S 1966 Innervation of the – spinal dura mater. Journal of Neurology, Neurosurgery and Psychiatry 29:530-534

Edgar M A, Ghadially J A 1976 Innervation of the lumbar spine. Clinical Orthopaedics and Related Research 115:35-41

Epstein B S 1966 An anatomical and cinematographic study of dentate ligaments. American Jounal of Roentgenography 98:704-712

Friede R L, Samorajski T 1969 The clefts of Schmidt-Lantermann: a quantitative electron microscopic study of their study in developing and adult sciatic nerves of the rat. Anatomical Record 165:89-92

Frykolm R 1951 Lower cervical nerve roots and their investments. Acta Chirurgica Scandinavica 101:457-471

Gamble H J, Eames R A 1964 An electron microscope study of the connective tissues of human peripheral nerve. Journal of Anatomy 98:655-663

Gamble H J 1964 Comparative electron microscope observations on the connective tissues of a peripheral nerve and a spinal nerve root in the rat. Journal of Anatomy 98:17-25

Gardner E, Bunge R P 1984 Gross anatomy of the peripheral nervous system. In: Dyck P J, Thomas P K, Lambert E H, Bunge R (eds) Peripheral neuropathy, 2nd edn. Saunders, Philadelphia, Vol 1

Gelbermann R H, Szabo R M, Williamson R V 1983 Tissue pressure threshold for peripheral nerve viability. Clinical Orthopaedics and Related Research 178:285-291

Glees P 1943 Observations on the connective tussue sheaths of nerves. Journal of Anatomy 77:153-159

Groen G J, Balget B, Drukker J 1988 The innervation of the spinal dura mater: anatomy and clinical considerations. Acta Neurochirurgica 92:39-46

Haak R A, Kleinhaus F W, Ochs S 1976 The viscosity of mammalian nerve axoplasm measured by electron spin resonance, Journal of Physiology 263:115-137

Haller F R, Haller A C, Low F N 1971 The fine structure of cellular layers and connective tissue space at spinal nerve root attachments in the rat. Amercial Journal of Anatomy 133:109-124

Hasue M, Kikuchi S, Sakuyama Y, Ito T 1983 Anatomic study of the interrelation between lumbosacral nerve roots and their surrounding tissues. Spine 8.50-58

Haupt W, Stofft E 1978 Über die Dehnbarkeit und Reißfestigkeit der dura mate spinalis des Menschen. Verhandlungen der Anatomischen Gesellschaft 72:139-142

Hollinshead W H, Jenkins D J 1981 Funcitonal anatomy of the limbs and back, 5th edn. Saunders, Philadelphia

Hovelacque A 1927 Anatomie des nerfs craniens et rachidiens et du sisteme grand sympathique chez l'homme. Gaston Doin et Cie, Paris

Howe J F, Calvin W H, Loeser J D 1976 Impulses reflected from dorsal root ganglia and from focal nerve injuries. Brain Research 116:1390-144

Howe J F, Loeser J D, Calvin W H 1977 Mechanosensitivty of dorsal root ganglia and chronically injured axons: a physiological basis for the radicular pain of nerve root compression. Pain 3:25-41

Hromada J 1963 On the nerve supply of the connective tissue of some peripheral nervous system components. Acta Anatomica 55:343-351

Inman V T, Saunders J B 1942 The clinico-anatomical aspects of the lumbosacral region. Radiology 38:669-678

Jabaley M E, Wallace W H, Heckler F R 1980 Internal topography of major nerves of the forearm and hand. A current view. Journal of Hand Surgery 5:1-18

Jokick P M, Rubin J M, Doirman G B 1984 Intra-operative ultrasonic evaluations of spinal cord motions. Journal of Neurosurgery 60:707-717

Kimmel D L 1961 Innervation of the spinal dura mater and dura mater of the posterior cranial fossa. Neurology 10:800-805

Korr I M (ed) 1978 The neurobiologic machanisms in manipulative therapy. Plenum, New York

Korr I M 1985 Neurochemical and neurotrophic consequences of nerve deformation. In: Glasgow E F, Twomey L T, Scull E R , Kleynhaus A M (eds) Aspects of manipulative therapy, 2nd edn. Chruchill Livingstone, Edinburgh.

Kristensson K, Olsson Y 1977 Retrograde transport of horseradish perioxidase in transected axons. 3. Entry into injured axons and subsequent localisation in perikaryon. Brain Research 126:154-159

Kwan M K, Rydevik B L, Myers R R et al 1988 Stretch injury of rabbit peripheral nerve: a biomechanical and histological study. In: Proceedings 34th annual meeting, Orthopaedic Research Society, February 1-4, Atlanta Georgia

Kristensson K 1982 Implications of axoplasmic transport for the spread of virus infections in the nervous system. In: Weiss D G, Gorio A (eds.) Axoplasmic transport in physiology and pathology. Springer-Verlag, Berlin

Landon D N, Williams P L 1963 The ultrastructure of the node of Ranvier. Nature 199:575-577

Levine J, Williar M 1980 The composition and organisation of axonally transported proteins in the retinal ganglion cells of the guinea pig. Brain Research 194:137-154

Louis R 1981 Vertebroradicular and vertebromedullar dynamics. Anatomica Clinica 3:1-11

Lundborg G 1970 Ischaemic nerve injury: experimental studies on intraneural microvascular pathophysiology and nerve function in a limb, subjected to temporary circulatory arrest. Scandinavian Journal of Plastic and Reconstructive Surgery (Suppl) 6:1-113

Lundborg G 1975 Structure and function of the intraneural microvessels as related to trauma, edema formation and nerve function. Journal of Bone and Joint Surgery 57A:938-948

Lundborg G 1981 Mechanical effects on circulation and nerve function. In: Gorio A, Millesi H, Mingero S (eds.) Post-traumatic nerve regeneration. Raven Press, New York

Lundborg G 1988 Nerve injury and repair. Churchill Livingstone, Edinburgh

Lundborg G, Rydevik B 1973 Effects of streching the tibial nerve of the rabbit: a preliminary study of the intraneural circulation and the barrier function of the perineurium. Journal of bone and Joint Surgery 55B:390-401

Lazorthes G, Gauaze A, Zadeh J O 1971 Arterial vascularisation of the spinal cord. Journal of Neurosurgery 35:253-261

Luschka H von 1950 Die Nerven des menschlichen Wirbelkanals. Tübingen, Laupp

MacKinnon S E, Dellon A L 1988 Surgery of the peripheral nerve. Thieme, New York

Martins A M, Wiley J K, Myers P W 1972 Dynamics of the cerebrospinal fluid and the spinal dura mater. Journal of Neurology, Neurosurgery and Psychiatry 35:468-473

Mathers L H 1985 The peripheral nervous system. Butterworths, Boston

MacKinnon S E, Dellon A L, Hudson A R et al 1984 Chronic nerve compression - an experimental model in the rat. Annals of Plastic Surgery 13:112-120

McLellan D C, Swash M 1976 Longitudinal sliding of the median nerve during movements of the upper limb. Journal of Neurology, Neurosurgery ans Psychiatry 39:566-570

Millesi H 1986 The nerve gap: theory and clinical practice. Hand Clinics 4:651-663

Murphy R W 1977 Nerve roots and spinal nerves in degenerative disc disease. Clinical Orthopaedics and Related Research 129:46-60

Murzin V E, Goriunov V N 1979 Study of strength of fixation of dura mater to the cranial bones. Zh Vopr Neirokhir 4:43-47

Myers R M, Murakami H, Powell H C 1986 Reduced nerve blood flow in edematous neuropathies: a biomechanical mechanism. Microvascular Research 32:145-151

Nathan H, Feuerstein M 1970 Angulated course of spinal nerve roots. Journal of Neurosurgery 32:349-352

Nicholas D S, Weller R O 1988 The fine anatomy of the human spinal meninges. Journal of Neurosurgery 69:276-282

Ochs S 1974 Energy metabolism and supply of ^p to the fast axoplasmic transport mechanism in nerve. federation Proceedings 33:1049-1058

Ochs S 1984 Basic properties of axonplasmic transport. In: Dyck P J, Thomas P K, Lambert E H, Bunge R (eds) Peripheral neuropathy, 2nd edn. Saunders, Philadelphia

Ogata K, Naito M 1986 Blood flow of peripheral nerve. Effects of dissection, stretching and compression. Journal of Hand Surgery 11B:10-14

Olsson Y, Reese T 1971 Permeability of vasa nervorum and perineurium in mouse sciatic nerve studies by fluorescence and electron microscopy. Journal of Neurophatology and Experimental Neurology 30:105-119

Olsson Y, Kristensson, K, Klatzo J 1971 Permeability of blood vessels in connective tissue sheaths in the peripheral nervous system to exogenous proteins. Acta Neuropathologica Berlin (Suppl) 5:61-69

Parke W W, Gammell K, Rothman R H 1981 Arterial vascularization of the cauda equina. Journal of Bone and Joint Surgery 63A:53-62

Parke W W, Watanabe R 1985 The intrinsic vasculature of the lumbosacral spinal nerve roots. Spine 10:508-515

Parke W W, Watanabe R 1990 Adhesions of the ventral dura mater. Spine 15:300-303
Parkin I G, Harrison G R 1985 The topographical anatomy of the lumbar epidural space. Journal of Anatomy 141:211-217
Penfield W & McNaughton F 1940 Dural headache and the innervation if the dura mater. Archives of Neurology and Psychiatry 44:43-75
Penning L & Wilmink J T 1981 Biomechanics of the lumbosacral dural sac: a study of flexion-extension myelography. Spine 6:398-408
Powell H C, Myers R R 1986 Pathology of experimental nerve compression. Laboratory Investigation 55:91-100
Porter E L, Wharton P S 1949 Irritability of mammalian nerve following ischaemia. Journal of Neurophysiology 12:109-116
Reid J D 1958 Ascending nerve roots and tightness of dura mater. New Zealand Medical Journal 57:16-26
Reid J D 1960 Ascending nerve roots. Journal of Neurology, Neurosurgery ans Psychiatry 23:214-221
Robertson J D 1958 The ultrastructure of the Schmidt-Lantermann clefts and shearing defect of the myelin sheath. Journal of Biophysics, Biochemistry and Cytology 4:39
Romanes G L 1981 Cunningham's manual of practical anatomy, 14th edn. Oxford, London
Rydevik B, Lundborg G 1977 Permeability of intraneural microvessels and perineurium following acute graded experimental nerve compression. Scandinavian Journal of Plastic and Reconstructive Surgery 11:179-187
Rydevik B, Lundborg G, Nordborg C 1976 Intraneural tissue reactions induced by internal neurolysis. Scandinavian Journal of Plastic and Reconstructive Surgery 10:3-8
Reydevik B, Lundborg G, Bagge U 1981 Effects of graded compression on intraneural blood flow. Journal of Hand Surgery 6:3-12
Rydevik B, Brown M D, Lundborg G 1984 Pathoanatomy and pathophysiology of nerve root compression. Spine 9:7-15
Savolaine E R, Pandja J B, Greenblatt E H et al 1988 Anatomy of the lumbar epidural space: new insights using CT-epidurography. Anesthiology 68:217
Selander D, Sjostrand J 1978 Longitudinal spread of intraneurally injected local anesthetics. Acta Anaesthologica Scandinavica 22:622-634
Shanthaveerappa T R, Bourne G H 1963 The perineural epithelium: nature and significance. Nature 199:577-579
Singer M, Byrant S V 1969 Movements in the myelin schwann sheath of the vertebrate axon. Nature 221:1148-1150
Smith J W 1966 Factors influencing nerve repair. 1. Blood supply of peripheral nerves. Archives of Surgery 93:335-341
Spielman F J 1982 Post lumbar puncture headache. Headache 22:280-283
Spencer D J, Irwin G S, Miller J A A 1983 Anatomy and significance of function of the lumbosacral nerve roots in sciatica. Spine 8:672-679
Sunderland S, Bradley K C 1949 The cross sectional area of peripheral nerve trunks devoted to nerve fibres. Brain 72:428-439
Sunderland S 1974 Meningeal-neural relations in the intervertebral foramen. Journal of Neurosurgery 40:756-763
Sunderland S 1976 The nerve lesion in carpal tunnel syndrome. Journal of Neurology, Neurosurgery and Psychiatry 39:615-616
Sunderland S 1978 Nerves and nerve injuries, 2nd edn. Churchill Livingstone, Edinburgh
Sunderland S 1979 The painful nerve lesion: a prologue. In: Bonica J J et al (eds) Advances in Pain Research and Therapy. Raven Press, New York 3:36-37

Sunderland S 1989 Features of nerves that protect them during normal daily activities. In: Jones H M, Jones M A, Milde M R (eds) Sixth Biennial Conference Proceedings, Manipulative Therapists Association of Australia, Adelaine

Tani S, Yamada S, Knighton R S 1987 Extensibility of the lumbar and sacral cord: pathophysiology of the tethered spinal cord in cats. Journal of Neurosurgery 66:116-123

Tencer A F, Allen B L, Ferguson R L 1985 A biomechanical study of thoracolumbar spine fractures with bone in the canal. Part 3 Mechanical properties of the dura mater and its tethering ligaments. Spine 10:741-747

Thomas P K 1963 The connective tissue of peripheral nerve: an electron microscope study. Journal of Anatomy 97:35-44

Thomas P K 1982 Pain in peripheral neuropathy: clinical and morphological aspects. In: Culp W J, Ochoa J (eds.) Abnormal nerves and muscules as impulse generators. Oxford, New York

Thomas P K, Olsson Y 1984 Microscopic anatomy and function of the connective tissue components of peripheral nerve. In: Dycke P J, Thomas P K, Lambert E H, Bunge R (eds) Peripheral Neuropathy, 2nd edn. Saunders, Philadelphia

Transfeldt E E, Simmons E H 1982 Functional and pathological biomechanics of the spinal cord: an in-vivo study. international society for the study of the lumbar spine, Toronto.

Tunturi A R 1977 Elasticity of the spinal cord dura in the dog. Journal of Neurosurgery 47:391-396

Van Beek A, Kleinert H E 1977 Practical microneurography. Orthopaedic Clinics of North Amercia 8.377-386

Van Noort R, Black M M, Martin T R P, meanley S 1981 A study of the uniaxial mechanical properties of human dura mater preserved in glycerol. Biomaterials 2:41-45

Varon S, Adler R 1980 Nerve growth factor and control of nerve growth. Current Topics in Developmental Biology 16:207-252

Waggener J D, Beggs J 1967 The membranous coverings of neutral tissue: an electron microscopy study. Journal of Neuropathology and Experimental Neurology 26:412-416

Waksman B H 1961 Experimental study of diphtheric polyneuritis in the rabbit and guinea pig. III The blood-nerve barrier in the rabbit. Journal of neuropathy and Experimental Neurology 21:35-77

Walton J 1982 Essentials of neurology, 5th edn. Pitman, London

White A A, Panjabi M M 1978 Clinical biomechanics of the spine. Lippincott, Philadelphia

Wilgis S, Muphy R 1986 The significance of longitudinal excursions in peripheral nerves. Hand Clinics 2:761-768

Williams P L, Warwick R 1980 Gray's anatomy, 36th edn. Churchill Livingstone, Edinburgh

2 Klinische Neurobiomechanik

Einleitung

Die Fakten zur Neurobiomechanik, die in diesem Kapitel besprochen werden, kommen aus unterschiedlichen Quellen wie Leichenstudien an Tieren und Menschen, Langzeitstudien an Menschen und chirurgischen Beobachtungen. Aus der Verknüpfung dieser Daten mit meinen eigenen klinischen Beobachtungen ist ein hypothetisches Modell entstanden, das Neurobiomechanik und Neuropathologie verbindet und schließlich zur Entwicklung von Behandlungstechniken beitragen kann. Dieses Modell scheint klinisch schlüssig zu sein, und ich hoffe, daß es die Forschung auf dem Gebiet der Biomechanik des Nervensystems voranbringen wird. Über diesen Bereich gibt es nur sehr wenig Literatur, und zwar vorwiegend über bestimmte Aspekte bei normalen Nerven, aber bisher wurde nur wenig über das normale Nervensystem als Ganzes oder gar über verletzte Nerven geschrieben.

Es würde sich anbieten, das Nervensystem in ein vom Gelenk her definiertes Bewegungssegmentmodell einzubeziehen, wie von White und Panjabi (1978) ausgeführt, oder in ein Behandlungssystem wie das von McKenzie (1981) oder auch ein Gelenkbewegungsmodell kombinierter Bewegungen, wie von Edwards (1987, 1988) vorgeschlagen. Die Komplexität der Bewegungs- und Spannungsmechanik schließt dies jedoch aus. Um das Nervensystem einzubeziehen, bedarf es – wie ich in meiner Einleitung ausführte – der Aufgeschlossenheit und eines multifaktoriellen Ansatzes hinsichtlich neuro-orthopädischer Störungen.

In bezug auf das Nervensystem gibt es zwei miteinander verknüpfte biomechanische Aspekte. Der erste bezieht sich auf die angrenzenden Strukturen des Nervensystems (die sogen. mechanischen Berührungsflächen angrenzender Strukturen) und deren mechanische Wirkung auf das Nervensystem. Der zweite Aspekt betrifft die Neurobiomechanik selbst, die zwei wesentliche Bewegungsarten aufweist: das Gleiten entlang den Berührungsflächen und die Verlängerung. Diese Konzepte werden hier vor der Analyse der Bewegungen im Bereich des Rumpfes und der Extremitäten besprochen.

Die mechanischen Berührungsflächen angrenzender Strukturen

Eine der auffallendsten Eigenarten der Biomechanik des Nervensystems ist seine Beweglichkeit, und sie ist für die Manualtherapie von größtem Interesse.

Seine Mobilität ist so angelegt, daß es sich abhängig und unabhängig von den Strukturen verhalten kann, die dazugehören. Zum Beispiel bewirkt das Anheben des gestreckten Beines („Straight Leg Raising", SLR) Bewegung und Dehnung der Nervensstrukturen in Wade und Fuß und nur geringfügige Aktivität in den nichtneuralen Strukturen des Fußes. Wenn aber der SLR mit Dorsalflexion im Fußgelenk ausgeführt wird, verlieren die neuralen Strukturen in Wade und Fuß ihre Unabhängigkeit von den umgebenden Geweben und werden von der Gelenkstellung beeinflußt. In einem späterem Kapitel wird dieser bedeutungsvolle Zugang zu Diagnostik und Behandlung ausführlich besprochen.

Die einander berührenden Gewebe oder, besser gesagt, die *mechanischen Berührungsflächen* sind von zentraler Wichtigkeit, wenn es darum geht, Gegenspannung zu verstehen. Die mechanischen Berührungsflächen können auch bezeichnet werden als „Gewebe oder Material, das an das Nervensystem angrenzt und sich unabhängig davon bewegen kann" (Butler 1989) (Abb. 2.1). Der M. supinator z. B. bildet für den R. profundus des N. radialis die Berührungsfläche am Unterarm (Abb. 2.2). Das Ligamentum flavum bildet zum hinteren Anteil der Dura mater eine Berührungsfläche. Die kleinen Wirbelgelenke bilden ebenfalls wichtige Berührungsflächen. Sie sind als Quelle für Schmerzzustände bekannt (Mooney und Robertson 1976), haben aber auch eine enge topographische Beziehung zu Nervenwurzeln und vaskulären Strukturen, die

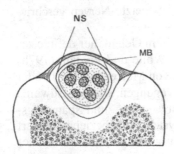

Abb. 2.1. Diagrammatische Darstellung der mechanischen Berührungsfläche. *MB* mechanische Berührungsfläche, *NS* Nervensystem

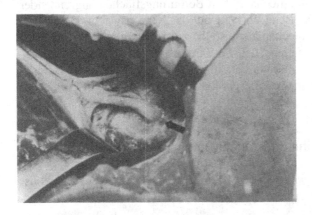

Abb. 2.2. Der posteriore Anteil des N. interosseus (N. radialis, Ramus profundus) in einem verengten Frohse-Bogen *(Pfeil)* im M. supinator. Aus: Dawson et al. (1983)

dort weniger Schutz vor chemischen und mechanischen Veränderungen haben dürften, als anderswo im Körper. Selbst wenn die unmittelbare mechanische Berührungsfläche nur aus einer Faszienschicht oder einem Blutgefäß besteht, kann doch eine wichtigere Berührungsfläche wie ein Muskel oder ein Band an diese direkt angrenzen. Es gibt auch Berührungsflächen durch pathologische Veränderungen. Beispiele für mögliche pathologische Berührungsflächen sind Osteophyten, Bandschwellungen oder Narbengewebe. Ein zu fester Gips oder eine zu stramm gewickelte Bandage können weitere Beispiele dafür sein. Flüssigkeitsansammlungen wie Ödeme oder Blut im Umfeld des Nervensystems können ebenfalls eine pathologische Berührungsfläche darstellen. Zur Abstützung der Konzepte, die in diesem Buch vorgestellt werden, kann Berührungsgewebe auch als extraneurales oder extradurales Gewebe betrachtet werden, d.h. als Gewebe, das „außerhalb" des Nervensystems liegt.

In diesem Kapitel wird die Biomechanik der klinisch wichtigen zentralen mechanischen Berührungsfläche des Spinalkanals besprochen. Auf einige periphere Berührungsflächen, wie z. B. die angrenzenden Strukturen im Karpaltunnel, wird in Kap. 12 unter den einzelnen Syndromen eingegangen. Vor den Ausführungen über den Spinalkanal soll im Überblick gezeigt werden, wie sich das Nervensystem an Bewegung anzupassen vermag.

Die Anpassung des Nervensystems an Bewegung

Für Physiotherapeuten hilfreich und ganz einfach gesagt: Das Nervensystem paßt sich auf zweierlei Weise an Dehnungen an. Allerdings kann dies nur eine Verallgemeinerung im Hinblick auf das Nervensystem als Ganzes sein, weil die einzelnen Strukturen des Nervensystems voneinander ganz verschiedenartige Eigenschaften haben. Das Nervensystem paßt sich wie folgt an Dehnungen an:

1. durch Entwicklung von Spannung oder vermehrtem Druck im Gewebe, z.B. erhöhtem intraneuralem Druck oder erhöhtem intraduralem Druck. Dieser Druck entwickelt sich als Folge von Dehnung und tritt in allen Geweben und Flüssigkeiten auf, die vom Epineurium oder von der Dura mater umschlossen werden, und auch in diesen Strukturen selbst.
2. durch Bewegung. Bei näherer Untersuchung kann sich die Bewegung als (a) große, undifferenzierte oder (b) als intraneurale Bewegung erweisen, nämlich zwischen intraneuralen Bindegeweben und den neuralen Strukturen.
   (a) Mit großen, undifferenzierten Bewegungen sind Bewegungen des Nervensystems entlang angrenzender Strukturen gemeint. Beispiele für diese großen Bewegungen sind das Gleiten eines peripheren Nerven durch einen Tunnel, wie des N. medianus im Karpaltunnel, oder das Gleiten der Dura in Beziehung zu einem Wirbelsäulensegment. Pathologische Situationen wie Blut im Epiduralraum, ein Ödem im Nervenbett oder eine pathologisch bedingte Verklebung der Dura im Spinalkanal würden die Bewegungsanpassung entsprechend beeinträchtigen.

(b) Intraneurale Bewegungen sind Bewegungen der einzelnen Nervengewebselemente in Beziehung zu den bindegewebigen Berührungsflächen. Das Gehirn kann sich in Beziehung zur umgebenden Dura mater bewegen, das Rückenmark kann sich in Beziehung zur Dura mater bewegen, Nervenfasern falten sich auf und bewegen sich in Beziehung zum Epineurium. In einem peripheren Nerv kann ein Faszikel in Beziehung zu einem anderen gleiten. Eine intraneurale Fibrose oder ein Ödem stören diesen Mechanismus.

Beziehung zwischen Bewegung und Spannung

All diese Anpassungen sind Bestandteil normaler Bewegung und geschehen gleichzeitig. Es gibt jedoch gewisse Körper- und Extremitätenbewegungen, die das Nervensystem eher zu bewegen als zu spannen scheinen und umgekehrt. Schulterdepression und Armhebung in neutraler Stellung bei 90° Grad Ellenbogenflexion wäre ein Beispiel, wie das Nervensystem sich in Beziehung zu den umgebenden Berührungsflächen bewegt (Abb. 2.3A).Wird der Nacken bei zusätzlicher Ellenbogen- und Handextension zur Gegenseite geneigt, entsteht für das Nervensystem viel mehr Spannung (Abb. 2.3B). Studien über den SLR an Leichen zeigen, daß neurale Bewegungen früh im Bewegungsbogen beginnen. Jenseits von 70° geschieht wenig Bewegung, aber es baut sich sehr schnell Spannung auf (Charnley 1951; Fahrni 1966; Goddard und Ried 1965; Breig 1978). Breig (1978) bemerkte, daß die Dura leicht mit Operationszangen an-

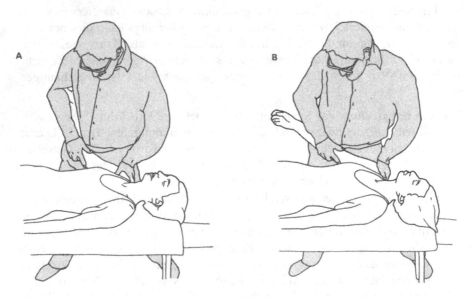

Abb. 2.3 A, B. Schulterdepression und -elevation mit neutraler Armstellung als Beispiel, wie sich das Nervensystem in Beziehung zu seinen mechanischen Berührungsflächen mit umgebenden Geweben bewegt. Das Nervensystem erhält mehr Spannung, wenn, wie in **B** zusätzlich der Hals in Lateralflexion vom Arm weg gebracht wird und der Ellenbogen und das Handgelenk zusätzlich gestreckt werden

gehoben und bewegt werden konnte, wenn der Körper in einer neutralen Position ruht. Die Bewegung wurde deutlich weniger, wenn die Brust- und Lendenwirbelsäule in Flexionsstellung lag, wodurch ein Spannungsfaktor entstand. Generell kann deshalb gesagt werden: Wenn ein Körperteil bewegt wird, während die anderen Körperteile eine neutrale Position einnehmen, entsteht in Beziehung zu den Berührungsflächen mehr Bewegung als Spannung im Nervensystem. Umgekehrt, wenn die gleiche Bewegung ausgeführt wird, während sich die anderen Körperteile in einer Spannungsstellung befinden, erhöht sich die intraneurale Spannung erheblich, aber es findet wenig Bewegung im Nervensystem statt.

Der Spinalkanal, die Neuraxis und die Meningen

Der Spinalkanal als mechanische Berührungsfläche

Der Spinalkanal ist physiologischerweise in allen Richtungen geräumig genug, um ein gewisses Maß an Einengung, wie z. B. durch spondylotische Veränderungen, ohne klinisch nachweisbare neurale Fehlfunktionen zu erlauben. Es steht auch ziemlich viel Raum zur Verfügung für die Bewegung der Neuraxis und für die Meningen. Die Spinalkanalweite ist außerordentlich variabel, und zwar sowohl im gesamten Verlauf des Kanals als auch innerhalb kleinerer Segmentabschnitte wie der Hals- und Lendenwirbelsäule. In Abb. 2.4 ist zu beachten, daß der zervikale Kanal, besonders im oberen Anteil, geräumig und dreieckig geformt ist. Im thorakalen Wirbelkanal ist er schmaler und zylinderförmig, während der lumbale Spinalkanal größer als der thorakale ist, abgerundet in den oberen Segmenten und nach kaudal zu kleeblattförmig. Die transversalen Maße sind durchgehend weiter als seine anteroposterioren Maße. Die Form des Spinalkanals verändert sich relativ schnell von einer Spinalebene zur anderen. In Höhe von T6 ist der Kanal am engsten und am rundesten (Dommisse 1975).

Abbildung 2.5 zeigt Schnitte der zervikalen Wirbelsäule einer Leiche, wobei deutliche Unterschiede im Verhältnis der Kanalweite zum Volumen von Neuraxis und Meningen zu erkennen sind. In Höhe von C1 besetzt das Rückenmark weniger als die Hälfte des Spinalkanals ein, während es in Höhe von C5 mehr als drei Viertel des vorhandenen Raumes einnimmt. Deshalb wird jede Struktur – ob sie pathologisch ist oder nicht –, die in den Kanal eindringt, auf der unteren zervikalen Ebene die Neuraxis und/oder die Meningen mehr bedrängen. Gleichermaßen ist in der thorakalen Wirbelsäule die T6-Ebene am anfälligsten.

Der Wirbelkanal ist bei Bewegungen starken Längenveränderungen ausgesetzt. Von Wirbelsäulenextension zu -flexion verlängert er sich zwischen 5–9 cm, wobei der größte Teil der Bewegung im zervikalen und im lumbalen Bereich stattfindet (Imman und Saunders 1942; Breig 1978; Louis 1981) (Abb 2.6, 2.7). Hauptsächlich durch Zunahme des anteroposterioren Durchmessers vergrößert sich der Wirbelkanal bei Beginn von Flexion. In Extension verringert sich der Querschnitt (Penning und Wilmink 1981; Liyang et al.

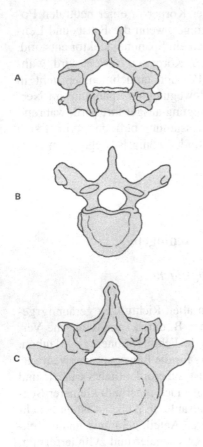

Abb. 2.4 A–C. Segmentale Formvarianten des Spinalkanals, **A** zervikaler Bereich, **B** mittlerer thorakaler Bereich, **C** untere Lendenwirbelsäule

1988). Klinisch wird dies sehr deutlich, wenn Patienten mit einem lumbalen Bandscheibenvorfall, der den Spinalkanal scheinbar ganz besetzt, offensichtliche Erleichterung bei einer Haltung in einigen Graden lumbaler Flexion empfinden. Dyck (1979) nutzte diese Tatsache für seinen „Stoop Test" (Bücktest) bei dem durch fortschreitende lumbale Flexion das Ausmaß verringert wird, in dem raumfordernde Strukturen in den Spinalkanal eindringen können.

Die Wände des Wirbelkanals bewegen sich nicht als Einheit. Da die Achse für Flexion und Extension anterior zur Neuraxis liegt, wird die hintere Wand des Spinalkanals bei Flexionsbewegungen stärker verlängert als die vordere Wand. Solche Bewegungen wurden bei 35 Testpersonen mithilfe von Röntgenaufnahmen gemessen; dabei wurde festgestellt, daß der hintere Bereich sich um 23%–30% verlängerte und die vordere Wand um 6,5%–13%.

Seitneige der Wirbelsäule verlängert eine Seite, während sich die andere Seite des Kanals verkürzt. Die Längenveränderung zwischen den beiden Extremen von Wirbelsäulenlateralflexion wurde auf 15% geschätzt (Breig 1975).

Die Auswirkung von Rotationsbewegungen auf den Wirbelkanal wurde bisher noch nicht untersucht. Rotation findet vorwiegend in der Halswirbelsäule statt und verändert wahrscheinlich die Form des zervikalen Spinalkanals in einer bestimmten Weise. In den weniger beweglichen Brust- und Lendenwir-

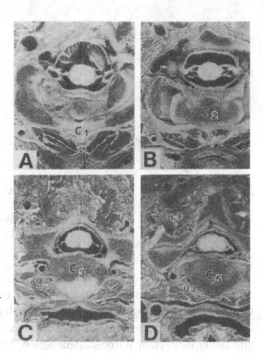

Abb 2.5. Die unterschiedlichen Räume für Neuraxis und Meningen im zervikalen Wirbelkanal. *LF* Ligamentum flavum, *UJ* Unkovertebralgelenk. Aus: Parke (1988)

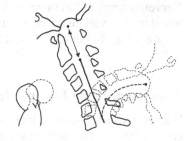

Abb. 2.6. Längenveränderung des zervikalen Wirbelkanals bei Flexion/Extension. Skizze nach einer Röntgenaufnahme. Aus:Troup (1986)

belsäulenabschnitten treten vermutlich nur geringfügige Veränderungen auf. In der rein koronaren oder sagittalen Ebene gibt es wenig funktionelle Bewegungen, und Rotation ist fast immer mit anderen Bewegungen wie Flexion und Extension verbunden, die eine weitaus größere Wirkung auf das Nervensystem haben.

Zug verlängert den Wirbelkanal, wobei zwangsläufig auch die dort befindlichen Strukturen verändert werden. Breig (1978) zeigt anhand übereinanderprojizierter Röntgenaufnahmen eines Patienten eine Längenzunahme der Halswirbelsäule von 10 cm bei Anwendung von 5 kg zervikaler Traktion. Bei Cyriax (1978) gibt es auch Fotos, die deutlich Distraktion im Bereich der Lendenwirbelsäule unter Traktion zeigen. Manche Patienten klagen nach der

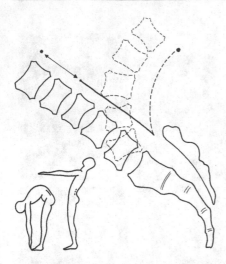

Abb. 2.7. Längenveränderung des lumbalen Spinalkanals bei Flexion/Extension. Skizze nach einem Röntgenbild. Aus: Troup (1986)

Anwendung von lumbaler Traktion über Kopfschmerzen. Vielleicht rührt dies von der Verlängerung des lumbalen Spinalkanals her und der sich daraus ergebenden Kräfteeinwirkung auf die Neuraxis und auf die Meningen auf dieser und höher gelegenen Wirbelsäulenebenen. Dabei ist der Befund eines positiven „Slump"-Tests gar nicht selten (Kap.7).

Bestimmte Bewegungen der Extremitäten wie z. B. der Test des gestreckt angehobenen Beins (SLR) vergrößern meist die Spannung der Neuraxis und der Meningen. Der Grund dafür liegt in den Verbindungen des peripheren Nervensystems mit dem zentralen Nervensystem. Eine Extremitätenbewegung wie der SLR verlängert auch durch Beckenrotation den lumbalen Wirbelkanal (Breig 1978; Bohannon et al. 1985).

Auswirkungen am Foramen intervertebrale

Wirbelsäulenextension verkleinert das Foramen intervertebrale (FIV) in seinem Querschnitt, und umgekehrt vergrößert Flexion seinen Durchmesser. Diese Wirkung wurde im Bereich der Lendenwirbelsäule gemessen. Panjabi et al. (1983) berichten von Studien an Leichen ohne degenerative Veränderungen an der Wirbelsäule, wonach Flexion aus neutraler Stellung den FIV-Bereich um 30% vergrößerte und Extension den Raum um 20% verkleinerte. Seitneige und Rotationsbewegungen verursachten minimale Veränderungen (2-4%) im Querschnitt des FIV, bei Leichen mit degenerativen Veränderungen beeinflußten diese Bewegungen der Gelenke die Querschnitte der FIV dagegen sehr viel mehr. Es kam zu bedeutsamen Veränderungen in Bereichen, die Strukturen wie Nervenwurzeln, Spinalganglien, radikuläre Arterien und die grauen Rami communicantes enthalten (Breig 1978).

Bewegungen des Wirbelsäulenkanals und der FIV müssen unweigerlich Auswirkungen auf die in ihnen enthaltenen Strukturen, z. B. die Neuraxis und die Meningen mit ihren Verankerungen am Spinalkanal haben.

Neuraxiale und meningeale Anpassungsmechanismen

Auf diesem Gebiet ist die Arbeit von Breig (1978) herausragend und für jeden, der das Nervensystem mobilisieren möchte, lesenswert.

Wenn sich der Wirbelkanal durch Flexion/Extension zwischen 5–9 cm verlängert, müssen sich die dort befindlichen Strukturen so anpassen, daß normale Funktionen möglich sind. Weil diese Strukturen aber aus verschiedenartigen Geweben bestehen (vergleiche Neuraxis und Dura mater) passen sie sich auch in verschiedener Weise an. Diese Eigenschaften wurden in Kap.1 besprochen.

Der „Slump"-Test und der Test mit passiver Nackenflexion („Passive Neck Flexion", PNF) sind zwei der nützlichsten Tensionsteste. Beide beziehen Wirbelsäulenflexion mit ein. Bei Flexion verlängern sich Neuraxis und Meningen und bewegen sich im Wirbelkanal nach anterior. Bei Extension bewegen sie sich nach posterior. Extension ermöglicht eine Entspannung der Neuraxis, und es entsteht gleichzeitig eine transversale Faltenbildung in der Dura mater (Breig 1978). Während sich die Dura im Lumbalbereich nach posterior bewegt, wandert das Ende des Duralsacks nach kaudal (Penning und Wilmink 1981). Mit Lateralflexion verkürzt sich das Nervensystem auf der konkaven Seite und verlängert sich auf der konvexen, was der Bewegung des Spinalkanals entspricht (Breig 1978). Obwohl die Form des Wirbelkanals ziemlich konstant zu bleiben scheint, verändern sich Neuraxis und Meningen während der Rotationsbewegung. Farfan (1975) vermutet, daß permanente Rotation eines Wirbelkörpers auf dem benachbarten die Nervenwurzel um 0,5–1,0 cm dehnen kann. Natürlich wird Rotation der Wirbelsäule nach links die linken dorsalen Nervenwurzeln mehr dehnen als die linken ventralen. Breig (1978) berichtet, daß bei Rotation der Brustwirbelsäule durch das Ligamentum denticulatum eine Verformung des Rückenmarks erzeugt wird bei gleichzeitiger Abnahme seiner Zirkumferenz. Es gibt nur sehr wenige funktionelle Bewegungen in rein koronarer oder sagittaler Ebene, und Rotation ist fast immer mit anderen Bewegungen kombiniert. Die Brustwirbelsäule ist der am wenigsten bewegliche Wirbelsäulenabschnitt, und die Neuraxis wird in diesem Bereich von Spannungen und Bewegungsveränderungen von den mobileren zervikalen und lumbalen Wirbelsäulensegmenten her bestimmt (Jirout 1963; Breig 1978).

Werden Dura und Rückenmark verlängert, erhöht sich der Druck in diesen beiden Strukturen. Spannungsveränderungen im Rückenmark bei Flexion werden anhand der veränderten Form der Blutgefäße und des Rückenmarks erkennbar (Abb. 2.8). Der Druck steigt an, wenn die Dura bei Flexion über einen Knochenvorsprung oder Weichteilgewebe gezogen wird.

Die Anpassungsmechanismen der Strukturen innerhalb des Wirbelkanals in bezug auf Spannung und Bewegung werden in Abb. 2.8 sehr gut dargestellt. Es handelt sich um ein Foto aus Breig (1978), das die Anpassungsmechanismen bei Bewegung und Spannung sehr klar illustriert. Es verdeutlicht auch die Bewegung des Rückenmarks und der Nervenwurzeln in Beziehung zur Dura und zu den duralen Wurzeltaschen.

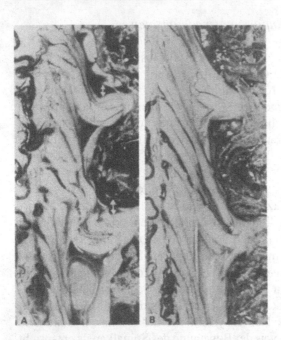

Abb. 2.8 A,B. Normale Verformung von Dura, Rückenmark und Nervenwurzeln im zervikalen Bereich infolge voller Extension und Flexion der Halswirbelsäule bei einer Leiche. Eine totale Laminektomie wurde mit Öffnung und Zurückschieben der Dura vorgenommen, aber so, daß sie noch Spannung übertragen kann. **A** Die Halswirbelsäule steht in Extension, und das Nervensystem ist schlaff. Die Nervenwurzeltaschen haben den Kontakt mit den Bogenwurzeln verloren (*unterer Pfeil*), ebenso die Nervenwurzeln mit den inneren Wurzeltaschen (*oberer Pfeil*). **B** Die Halswirbelsäule wurde flektiert, das Nervensystem und die Dura sind gedehnt und wurden in bezug auf die umgebenden Strukturen bewegt. Zu beachten ist, daß die Nervenwurzeltaschen mit den Pedikeln in Berührung kommen und auch die Nervenwurzeln mit der inneren Oberfläche der Wurzeltaschen. Zu beachten ist außerdem die Blutgefäßverformung. Aus: Breig (1978)

Das Gleiten des Nervensystems an den Berührungsflächen seiner Umgebung kann im Hinblick auf die Bewegungsrichtungen noch weiter analysiert werden. Louis (1981) konnte an 24 Leichen bei Wirbelsäulenflexion ein übereinstimmendes Bewegungsmuster der Neuraxis, der Meningen und der Nervenwurzeln in Beziehung zu ihren Berührungsflächen feststellen und auch Bereiche ausfindig machen, wo die Beziehung konstant blieb. Nach Louis (1981) sind die Wirbelsäulenabschnitte C6, T6 und L4 ungefähr die Bereiche, wo keine Bewegungen des Nervensystems in bezug auf seine Berührungsflächen stattfinden. Ich habe dieses Phänomen „Spannungspunkte" („Tensionspunkte") genannt und werde später noch ausführlich darauf eingehen. In Abb. 2.9 sind die Erkenntnisse von Louis auf die Wirbelsäulenflexion im Sitzen übertragen. Reid (1960) berichtet, daß sich bei Wirbelsäulenflexion nur wenig Bewegung in Höhe der Nervenwurzel C5 abspielt, und daß in Höhe der Nervenwurzel T12 eine Abwärtsbewegung stattfindet. Bei einer Flexion, die ausschließlich in der

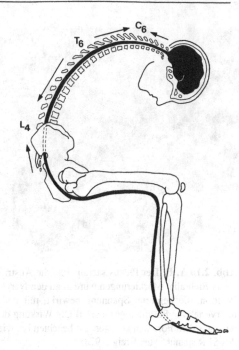

Abb. 2.9. Hypothese zur Neurobiomechanik von Wirbelsäulenextension/-fle-
xion. Die Punkte C6, T6, und L4
sind ungefähr dort lokalisiert, wo
Neuraxis und Meningen sich in Beziehung zu den Bewegungen des Spinalkanals nicht bewegen

Halswirbelsäule stattfindet, entsteht die meiste Bewegung in kranialer Richtung
von C7–T3. Smith (1956) entdeckte bei einer Röntgenstudie über die Rücken-
marksverschiebungen bei Rhesusaffen, daß sich das Rückenmark bei der Bewegung der Wirbelsäule von Extension nach Flexion der C4/5-Bandscheibe
annähert und sich dabei von oben nach kaudal und von unten nach kranial
bewegt. Wann immer Neuraxis und Meningen gleichzeitig untersucht wurden,
konnte auch festgestellt werden, daß ihre Biomechanik voneinander verschieden
ist. Sie bewegen sich nicht als ein Ganzes, und die Neuraxis bewegt sich in
Relation zur Dura (Adams und Logue 1971; Louis 1981).

Anheben des gestreckten Beines („Straight Leg Raising", SLR)

Der Test des angehobenen gestreckten Beines (SLR) ist wahrscheinlich der bekannteste Spannungstest, obwohl er traditionell zur diagnostischen Abstützung bei
Bandscheibenverletzungen benutzt wird (Laègue-Zeichen). Die komplexe Biomechanik, die während dieses Tests im und um den Ischiasnerv auftritt, gibt diesem
Test jedoch eine viel bedeutendere Rolle für die Analyse der Symptomatologie.
    Während des SLR-Tests treten sowohl Bewegung als auch Verlängerung in
den Bahnen des N. ischiadicus auf. In Abb. 2.10 wird der Grad an Nervenbewegung im Bereich der intervertebralen Austrittsstellen und im Becken beim
SLR-Test sehr deutlich gezeigt.
    Es ist bekannt und wird durch diese Fotos auch belegt, daß sich die lum-
bosakralen Nervenwurzeln während des SLR-Tests nach kaudal in Beziehung

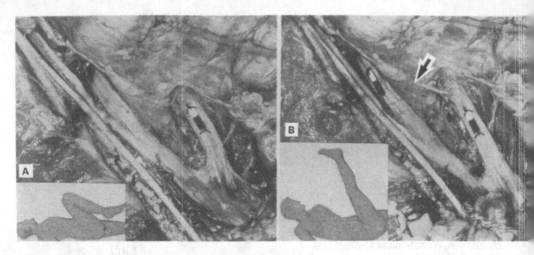

Abb. 2.10 A, B. Der Plexus sacralis und die Austrittstellen der Spinalnerven durch die Foramina intervertebralia. Markierungen wurden an den Nerven vernäht. **A** Der übrige Körper liegt in einer Position, die keinerlei Spannung bewirkt, mit etwas Hüftgelenkflexion; der Nerv wird in das intervertebrale Foramen gezogen. **B** Die Wirkung des SLR-Tests ist deutlich erkennbar: der Nerv wird aus dem Foramen gezogen. Zu beachten ist, wie der sympathische Grenzstrang sich während des SLR spannt. Aus: Breig (1978)

zu ihren jeweiligen Foramina intervertebralia und in kaudaler Richtung innerhalb des Beckens bewegen (Goddard und Ried 1965; Breig 1978; Breig und Troup 1979). Bisher aber wurde wenig über die Dynamik des übrigen Nervenstamms nachgedacht. Nerven verfügen über ein gewisses Maß an Elastizität, was im Hinblick darauf wichtig ist, daß bei Spannung des gesamten Nerven Bewegungen in kaudaler Richtung bezüglich seiner Berührungsflächen nicht durch das gesamte Bein weitergeleitet werden können. Es muß irgendwo im Verlauf des Stamms zu einer Bewegungsumkehrung kommen. Smith (1956) führte Studien mit Affen und an einer menschlichen Leiche durch, um diesen Prozeß zu untersuchen. Es stellte sich dabei heraus, daß der N. ischiadicus und der N. tibialis sich oberhalb des Kniegelenks in Beziehung zu den Berührungsflächen umgebender Gewebe nach kaudal bewegen. Diese Beziehung kehrt sich aber unterhalb des Kniegelenkes um, indem der N. tibialis sich in Beziehung zu seinen Berührungsflächen mit umgebenden Geweben nach kranial bewegt. So entsteht am posterioren Anteil des Kniegelenks ein Punkt, wo sich bezüglich der Berührungsflächen keinerlei Bewegung abspielt (Abb. 2.11). Zu beachten wäre hier noch, daß der SLR-Test in dieser Studie mit Extension des Kniegelenks bei vorhandener Hüftflexion ausgeführt wurde. Der Anpassungsmechanismus kann beim traditionellen SLR-Test verschieden sein, wenn die Hüftflexion der bereits vorhandenen Knieextension folgt. Die Patienten reagieren auf die verschiedenen Testmethoden des SLR jeweils unterschiedlich.

Vielleicht ist es einfacher, das Konzept der „Spannungspunkte" am Beispiel des Nervenstrangs des N. peroneus longus anzuwenden und zu demonstrieren.

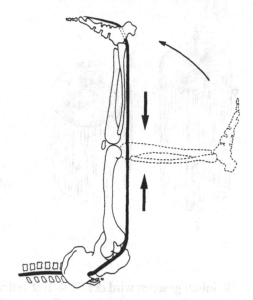

Abb. 2.11. Hypothese zur Neurobiomechanik während der Kniestreckung bei Hüftflexion. Das Nervensystem wird in bezug auf die Berührungsflächen proximal vom Knie nach kaudal gezogen, und distal vom Knie bewegt es sich nach proximal. Am Bewegungsdrehpunkt findet im Nervensystem keine Bewegung in Beziehung zu den umgebenden Berührungsflächen statt. Nach: Smith (1956)

Hier liegt der Spannungspunkt an der Nervenbefestigung am Fibulaköpfchen, und vermutlich bewegt sich der N. peroneus longus während der Knieextension bei vorhandener Hüftflexion an beiden Seiten seiner Befestigung in entgegengesetzten Richtungen. Bei einem traditionell ausgeführtem SLR-Test (Hüftflexion mit bereits gestrecktem Knie) kann der Spannungspunkt posterior zum Hüftgelenk liegen (Smith 1956). Diese postulierten physischen Eigenschaften des Nervs könnten in gewisser Hinsicht die Verteilung der Symptome während eines Tensionstests erklären.

Wird ein Nerv in Spannung gebracht, nimmt auch der intraneurale Druck im Querschnitt zu (Abb. 2.12). Dieser erhöhte Druck wird die Blutmenge, die zur Nervenfaser geht, wahrscheinlich durch Zug auf die extraneuralen Gefäße oder durch Verschließen der kleinen Gefäße, die das Perineurium durchqueren, beeinflussen. Der Blutentzug kann Leitungsfähigkeit und in Verbindung mit dem Druck auch das axonale Transportsystem beeinflussen (Kap. 3). Das exakte Ausmaß an intraneuraler Druckerhöhung während eines Tests wie dem SLR ist zur Zeit noch unbekannt. Extrapolierten Daten über den N. ulnaris zufolge (Pechan und Julis 1975) ist es durchaus möglich, den Druck innerhalb eines peripheren Nerven durch Dehnaktivitäten zu vervierfachen. So scheint es auch möglich, daß normale Aktivitäten, wie z. B. vom Sitzen zum Stehen kommen, den intraneuralen Druck im N. ischiadicus erhöhen. Die Studie von Pechan und Julis (1975) wird im folgenden Abschnitt über die Anpassungsmechanismen der oberen Extremitäten genauer erläutert. Es ist bekannt, daß in Verbindung mit solchen Nervenveränderungen die Blutzufuhr zu Nervenfasern bei etwa 8% Nervenverlängerung abzunehmen beginnt und bei etwa 15% Verlängerung gänzlich aufhört (Lundborg und Rydevik 1973; Rydevik et al. 1981; Ogata und Naito 1986). Was diese Daten für die Verlängerung von Nerven während eines Spannungstests bedeuten, ist noch nicht bekannt.

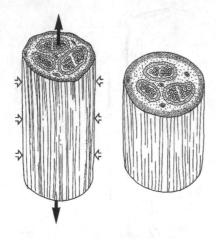

Abb. 2.12. Spannung im Verlauf eines Nerven erhöht den intraneuralen Druck in dem Maße, wie der Querschnitt sich verkleinert

Klinisch gesehen wird der SLR-Test selten alleine benutzt. Die Biomechanik ähnlicher Bewegungen, die den Test sensibler machen, wie z. B. zusätzliche Dorsalflexion des Fußes, Adduktion im Hüftgelenk, mediale Hüftrotation und Nackenflexion werden in Kap. 7 besprochen, ebenso wie der Test mit passiver Kniebeugung in Bauchlage („Prone Knee Bend", PKB).

Anpassungsmechanismen der oberen Extremitäten

Auch die mechanischen Funktionen des Nervensystems im Bereich der oberen Extremitäten sind sehr eindrucksvoll. In der klassischen Studie von McLellan und Swash (1976) wurden bei 15 Versuchspersonen Nadeln in den N. medianus gesteckt und das Bewegungsausmaß dieser Nadeln bei verschiedenen Arm- und Nackenbewegungen gemessen. Diese klug angelegte Studie zeigte, daß an lebenden Menschen Bewegung gemessen werden kann. Das Bewegungsausmaß eines Nervenabschnittes wurde durch Messen des Bewegungsausschlags am jeweiligen Nadelkopf und durch die Einstichtiefe der Nadel in der Extremität ermittelt. Der Rest war einfache Geometrie. In dieser Studie hatten aktive und passive Bewegungen jeweils die gleiche Wirkung. Mit den Nadeln, die in der Mitte des Oberarmes im N. medianus steckten, zogen Handgelenk- und Fingerextension den Nerven etwa 4,3 mm herunter. Ellenbogenflexion erlaubte 4,3 mm Bewegung nach kranial. Bei einer der Testpersonen konnte der N. medianus mit einigen Armbewegungskombinationen (mit welchen, wurde leider nicht protokolliert) bis zu 2–3 cm bewegt werden. Ein ähnlich hohes Bewegungsausmaß wurde bei Studien an Leichen gefunden (Wilgis und Murphy 1986). Für Physiotherapeuten, die aus diesen beiden Studien gerne Informationen entnehmen würden, ist es schade, daß die Stellungen von Armen und Rumpf bei den Untersuchungen nicht angegeben werden. Dennoch geben Ausmaß und Richtung der protokollierten Bewegungen einen wertvollen Einblick in die Biomechanik der oberen Extremitäten.

Macnicol (1980) stellte bei seiner Studie über die Biomechanik des N. ulnaris im Bereich des Ellenbogens an 40 frischen Leichenarmen fest, daß der N. ulnaris bei Beugung nach proximal wandert. Er hat auch in 10 Fällen den Druck des N. ulnaris gegen berührende Gewebe, einschließlich Knochen am Ellenbogen, gemessen. 90° Ellenbogenflexion verändert den Druck nicht erheblich, aber die volle Ellenbogenbeugung erhöht den Druck am Sulcus epicondylaris posterior und auch innerhalb des Sulcus ulnaris. Der Druck wurde auch durch gleichzeitige Abduktion des Armes erhöht. Über die Haltung des übrigen Körpers wurde nichts ausgesagt.

Der andere Anpassungsmechanismus in bezug auf Bewegung und Spannung ist die Entwicklung von Druck im System selbst. Die Studie von Pechan und Julis (1975) wurde bereits erwähnt; es lohnt sich, näher darauf einzugehen. Die Autoren maßen an frischen Leichen den intraneuralen Druck im N. ulnaris in verschiedenen Ellenbogenstellungen. Ein Druckmesser wurde an die Nadel angeschlossen, die im N. ulnaris am Ellenbogen steckte. Während der Ellenbogen in gleicher Stellung gehalten wurde, konnten sie Veränderungen der intraneuralen Druckverhältnisse bei Handgelenk- und Schulterbewegungen feststellen. In einer Position, die dem 3. Tensionstest für die obere Extremität (ULTT3) (Kap. 8) ähnelt, erhöhte sich der intraneurale Druck im N. ulnaris um das Vierfache.

Es ist wahrscheinlich, daß in der Nähe des Ellenbogens und des Schultergelenks bei Bewegungen Spannungspunkte auftreten, und daß ihr Verhalten von der Art der Armbewegungen abhängig ist. Rubenach (1987) beobachtete sehr wenig Bewegung des N. medianus am Ellenbogen bei Spannungstestversuchen an Leichen, und Sunderland (1978) vermutete, daß Bewegungen an Stellen, wo Nerven sich verzweigen oder in den Muskel mit plötzlicher Angulation einmünden, viel geringer sind als anderswo.

Diese beiden Anpassungsmechanismen in bezug auf Spannung und Bewegung treten gleichzeitig auf, obwohl natürlich ein Mechanismus in bestimmten Situationen überwiegen kann. Pathologische Prozesse oder Verletzungen werden beide oder einen dieser Anpassungsprozesse beeinflussen. In den folgenden Kapiteln wird erläutert, wie Behandlungen darauf abgestimmt werden können.

Physiotherapeuten, die Gelenkbehandlungen ausführen, sind von der Bedeutung der Zusatzbewegungen („Gelenkspiel") und der physiologischen Bewegungen überzeugt. Bei der Untersuchung und Behandlung des Nervensystems sollte den Anpassungsmechanismen an Bewegung und Spannung die gleiche Aufmerksamkeit geschenkt werden.

Anpassungsmechanismen des autonomen Nervensystems

Oftmals wird vergessen, daß sich auch das autonome Nervensystem (ANS), wenn es richtig funktionieren soll, an Körperbewegungen anzupassen hat. Die autonomen Fasern im peripheren Nervensystem und in der Neuraxis müssen sich in ähnlicher Weise anpassen wie die in der Nachbarschaft verlaufenden Fasern. Ebenso wichtige biomechanische Gegebenheiten lassen sich in Bereichen finden, wo das ANS vom übrigen Nervensystem räumlich getrennt verläuft, z. B. im Grenzstrang, in den Rami und Ganglien. Dort, wo das ANS Ketten bildet, ist die Wahrscheinlichkeit einer mechanischen Beteiligung besonders groß. Von besonderem Interesse ist der sympathische Grenzstrang. Die Lage des Grenzstrangs genau anterior zu den sich in ständiger Bewegung befindlichen Kostotransversalgelenken sollte genügend Anhaltspunkte bieten. In Abb. 2.13 und 2.14 wird die Lage der sympathischen Ketten in Beziehung zur Wirbelsäule und zu den Rippen dargestellt. Die Vorderansicht (Abb. 2.13) zeigt, daß Seitneigebewegungen, besonders der Brustwirbelsäule, die sympathische Kette bewegen und straffen müssen. Die Seitansicht ist wahrscheinlich interessanter. Flexion dehnt eher den thorakalen und lumbalen Grenzstrang, weil sich dieser posterior zur Flexions-/Extensionsachse befindet.

Umgekehrt könnte Extension der Halswirbelsäule den zervikalen sympathischen Strang und die Ganglien dehnen. Macnab (1971) beobachtete bei Affen Verletzungen des zervikalen sympathischen Plexus bei simulierten Schleudertraumen der Halswirbelsäule. Der größte Schaden wurde während der Extensionsphase gesetzt. Menschen, die in Sitzhaltung eine Brustwirbelsäulenkyphose sowie lumbale Flexion bei gleichzeitiger oberer zervikaler Extension zeigen, wobei das Kinn nach vorne geschoben ist, können, deutlich erkennbar, unnötig viel Zug auf den sympathischen Strang ausüben. Zervikale Flexion

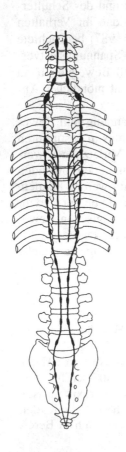

Abb. 2.13. Vorderansicht des sympathischen Grenzstrangs und seiner knöchernen Umgebung

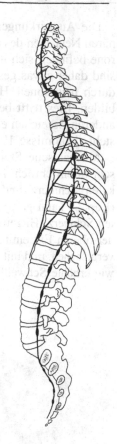

Abb. 2.14. Seitansicht des sympathischen Grenzstrangs
und seiner knöchernen Umgebung

kann die sympathischen Geflechte um die A. carotis und die Vertebralarterie
spannen (Schneider und Schemm 1961).

Ebenso wie im thorakalen Grenzstrang Bewegung und Spannung durch
Brustwirbelsäulen- und Rippenbewegungen ausgelöst werden können, kann
auch z. B. der SLR, weil das System ein Kontinuum ist, mechanische Auswirkungen auf den sympathischen Strang haben. Breig (1978) erkannte, daß
eine veränderte Biomechanik des lumbalen sympathischen Strangs beachtliche
klinische Auswirkungen haben kann. In Abb. 2.15 wird dies durch die außerordentlich große Exkursion des lumbalen sympathischen Strangs während eines
SLR belegt. Reizerscheinungen und Ausfälle des ANS werden wahrscheinlich
durch chemische oder mechanische Stimulation ausgelöst.

Häufig vorzufindende pathologische Veränderungen der Anatomie in und
um die sympathischen Stränge und Ganglien wurden von Nathan (1986) anhand
von 100 Leichen dokumentiert. Diese Studie sowie auch die Veränderungen
in diesem Bereich des Nervensystems werden in Kap. 3 genauer erläutert. Es
sollte vielleicht erwähnt werden, daß bisher noch keine normativen Studien
über die Befestigungen des sympathischen Nervensystems durchgeführt wurden. Vielleicht gibt es eine Menge normaler Befestigungen, ähnlich wie bei
den duralen Bändern. Diese Möglichkeit wurde nie unter den Gesichtspunkten
untersucht, mit denen wir uns hier beschäftigen.

Die Auswirkungen von Gegenspannung müssen auch bei den präganglionären Neuronen des autonomen Nervensystems überdacht werden. Diese Neurone befinden sich in unmittelbarer Nähe zum Zentrum des Rückenmarks und sind daher etwas geschützt. Es besteht aber durchaus die Möglichkeit, daß sie durch Irritationen, Hemmung oder Verletzungen wie Neurapraxien Symptome bilden. Dies trifft besonders auf die Brustwirbelsäule zu, wo im Vergleich zu anderen Bereichen eine gewisse Schwäche hinsichtlich der Blutversorgung besteht (Dommisse 1975).

Mechanische Störungen der sympathischen Grenzstränge sind klinisch oft sehr offensichtlich. Dies könnte vielleicht Symptome wie Übelkeit, vagen thorakalen Schmerz und Kopfschmerzen beim SLR erklären. Der „Slump"-Test (Kap. 7) kann gelegentlich eine eigenartige Symptomatik wie tiefen abdominalen Schmerz, Hitzewellen und Schweißbildung hervorrufen. Die Spannungsteste der oberen Extremitäten (ULTT) können auch ein „pumpendes" Gefühl im Arm verursachen, und mit positiven Tensionstesten der Extremitäten sind oft Symptome wie erhöhte Schweißbildung und Veränderungen der Hautkolitis verbunden.

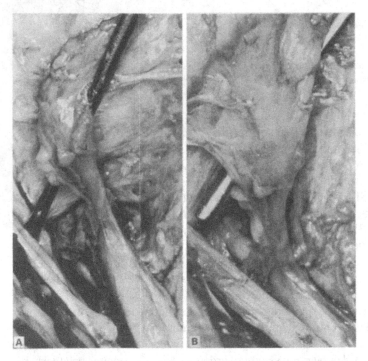

Abb. 2.15 A,B. Dehnung und Lockerung des lumbalen sympathischen Grenzstrangs in Hüftflexion mit Kniestreckung. A Die Ganglionkette liegt mit dem sie umgebenden Gewebe locker da und gibt beim Verschieben mit einer Sonde kaum Widerstand. B Wenn das Hüftgelenk gebeugt und das Kniegelenk gestreckt ist, wird der sympathische Grenzstrang gedehnt. Dehnung und Bewegung entstehen wahrscheinlich in den mehr rostralen Segmenten des sympathischen Nervensystems, weil die Kette ein Kontinuum bildet. Aus: Breig (1978)

Das Wissen um die Anatomie und Biomechanik des sympathischen Grenzstrangs öffnet quasi Türen für Mobilisationstechniken des Rumpfes, entweder über die Rippen oder über die kostotransversalen Gelenke oder auch durch Kombinationen von Nerven- und Gelenkbewegungen. Es kann auch zum Verständnis des manchmal eigenartigen Charakters von Symptomen beitragen, die häufig bei Anwendung von Spannungstesten auftreten.

Das Konzept der Spannungspunkte (Tensionspunkte)

In den vorangehenden Ausführungen wurden Studien beschrieben, die besagten, daß bei Bewegungen eines oder mehrerer Körperteile das beteiligte Nervensystem sich nicht unbedingt in die gleiche Richtung bewegen muß (Smith 1956; Reid 1960; Louis 1981). Dies bedingt Punkte entlang des Nervensystems, die sich scheinbar nicht oder nur sehr wenig in Beziehung zu den umgebenden Strukturen bewegen. An diesen Punkten „hält" das Nervensystem mit den Berührungsflächen „Schritt", obwohl die Berührungsfläche selbst eine große Beweglichkeit haben mag. Diese Punkte habe ich als „Spannungspunkte" („Tensionspunkte") bezeichnet und die Hypothese aufgestellt, daß sie bei bestimmten Bewegungen ein charakteristisches Merkmal der Anpassung des Nervensystems an eben diese Bewegung darstellen (Butler 1989). Regelmäßig zeigen Patienten mit positiven Tensionstesten klinische Symptome, die sich zu diesen Punkten in Beziehung setzen lassen, nämlich zu den Bereichen C6, T6, L4, der Kniekehle und der Ellenbogenbeuge. Das machte mich darauf aufmerksam, daß an diesen Stellen irgend etwas besonderes passieren muß. Ich habe den Eindruck, daß diese Punkte besonders dann Reaktionen zeigen, wenn Spannung an beiden Enden des Nervensystems entsteht (z. B. SLR mit Dorsalflexion, „Slump"-Test). Wiederholte klinische Beobachtungen haben mich in meiner Annahme bestätigt, daß diese Punkte empfindliche Stellen im Nervensystem sein müssen. Die Übereinstimmung von Klinik und Anatomie stützt diese Hypothese.

Klinische Korrelationen mit Spannungspunkten

Am Limit des SLR-Tests klagen Patienten und Versuchspersonen über Schmerzen in verschiedenen Bereichen. Eine der generellen Beschwerdenangaben ist Schmerz oder Dehnung hinter dem Kniegelenk oder etwas höher in der Muskelmasse der ischiokruralen Muskelgruppe. Manche Patienten klagen über ein „Brennen" am oberen Tibiofibulargelenk. Ich glaube, daß die Personen, die ein Brennen und Schmerzen im posterioren Anteil des Kniegelenkes angeben (oftmals können sie während des SLR-Tests die Stelle genau mit einem Finger angeben), sich über Schmerzen der Spannungspunkte beklagen. Es gibt an diesen Punkten keine Struktur der ischiokruralen Muskelgruppe. In einem bestimmten Stadium der Entwicklung von Gegenspannungsproblemen im Bereich der unteren Extremitäten und der Wirbelsäule treten solche Zeichen mit großer Wahrscheinlichkeit auf. Die genannten „Spannungspunktbereiche" C6, T6 und L4 sind häufig klinisch nachweisbar. Bei Patienten, die bekanntermaßen eine lumbale Bandscheibenläsion haben, eventuell auch verbunden mit Irritation oder Festhaken der Dura mater, sind Schmerzen zwischen den Schulterblättern oder Nackenschmerzen keine Seltenheit. Kliniker, die Erfahrung in der Behandlung von Patienten mit einem Schleudertrauma haben, kennen das häufige Auftreten von Schmerzen zwischen den Schulterblättern und, in einem späteren Stadium, von lumbalen Schmerzen. Diese Wirbelsäulenschmerzen sind oft ganz in der Nähe der „Spannungspunktbereiche" (Abb. 2.16) angesiedelt, und sie sind auch oftmals mit Schmerzen hinter dem Kniegelenk verbunden. Bei Patienten mit derartigen Beschwerden sind SLR und „Slump"-Test fast immer positiv (Kap. 7). Bei Patienten mit eingeschränktem SLR findet sich bei der Palpation oftmals in Höhe von T6 Steifigkeit und lokaler Schmerz, die weder oberhalb noch unterhalb dieser Bereiche verspürt werden. In den Gliedmaßen ist die Ausweitung der Symptome von einem Bereich, wie z.B. dem Karpaltunnel, in einen anderen, wie etwa dem Ellenbogen, recht häufig. Diese symptomatische Fehlfunktion ist als „Double crush"-Syndrome bekannt und wird im nächsten Kapitel ausführlich besprochen.

Wenn Physiotherapeuten das Konzept der klinischen Beweisführung in ihren Untersuchungen (Kap. 5) einsetzen, kann – so denke ich – ihren klinischen Beobachtungen weitestgehend Glauben geschenkt werden. Solche Therapeuten zeichnen sich dadurch aus, daß sie beweglich sind, palpieren und zuhören, um die physischen Befunde der Patienten mit ihren Beschwerden in Einklang zu bringen. Die Hypothese über die Spannungspunkte (Tensionspunkte) ist aus einer jahrelangen Arbeit mit Patienten nach Schleudertrauma, nach wiederholten Unfällen und nach Überanstrengungsverletzungen entstanden. Nach einiger

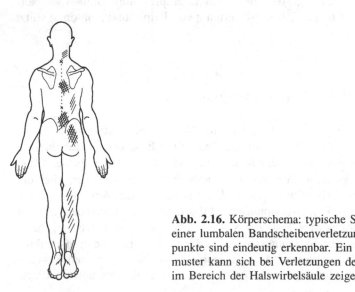

Abb. 2.16. Körperschema: typische Schmerzbereiche bei einer lumbalen Bandscheibenverletzung. Die Spannungspunkte sind eindeutig erkennbar. Ein ähnliches Schmerzmuster kann sich bei Verletzungen des Nervensystems im Bereich der Halswirbelsäule zeigen

Zeit kristallisierten sich klare Muster von Spannungsproblemen und Reaktionen auf die Behandlung heraus.

Die Anatomie der Spannungspunkte

Die genannten Spannungspunkte bilden einen der Mechanismen (ausführlich besprochen in Kap. 3), von denen ausgehend das Nervensystem strukturelle und funktionelle Schwächen entwickeln kann, was dann zu Symptomen führt.

Wenn die Anpassungsvorgänge des Nervensystems in verschiedenen Körperbereichen unterschiedlich sind, müssen in diesen Bereichen auch anatomische Unterschiede bestehen. Anatomen haben auf solche Variationen bisher noch nicht spezifisch geachtet. Es gibt jedoch genügend Hinweise, die das Konzept der Spannungspunkte, besonders im Gefäß- und Bindegewebsbereich, vermutlich abstützen können.

Auch von bestimmten Mustern der Durchblutung könnten Hypothesen über die Existenz von Spannungspunkten abgeleitet werden, weil das Nervensystem vital von einer ausreichenden Blutversorgung abhängig ist. Die vaskuläre Organisation des Nervensystems unterscheidet sich in den mobilen Bereichen von der in den immobilen Gebieten; so ist sie den unterschiedlichen Bewegungen und Spannungszustände angepaßt. Meistens treten extraneurale Gefäße (Versorgungsgefäße) dort in das Nervensystem ein, wo sich wenig Bewegung in Beziehung zu den Berührungsflächen mit der Umgebung abspielt. Diese Stellen werden oft als Spannungspunkte angesehen. In der Halswirbelsäule befinden sich die Gebiete, wo die meisten Gefäße eintreten, in Höhe von C5–C6 (Mannen 1966; Parke 1988). Der lumbosakrale Plexus zeigt ebenso wie das zervikale Rückenmark eine reiche Blutversorgung (Dommisse 1986). Die extraneuralen Gefäße, die das thorakale Rückenmark und die Meningen versorgen, sind weniger dicht vernetzt, allerdings tritt normalerweise in Höhe von T9 eine Hauptarterie ein. Die Brustwirbelsäule ist viel unbeweglicher als die Hals- und Lendenwirbelsäule, und dies könnte die Notwendigkeit verringern, daß an einer bestimmten Stelle Versorgungsgefäße eintreten. In der Peripherie sind Beispiele für den Eintritt von Versorgungsgefäßen die Streckseite des Hüftgelenks und die Beugeseite des Knie- und Ellenbogengelenks. Intraneurale Gefäße bringen Nahrung für die Abschnitte des Nervensystems, die zwischen Gelenken liegen. Der N. medialis ist dafür ein anschauliches Beispiel. Der Nerv wird am Olekranon von Versorgungsgefäßen im Schulter- und im Ellenbogenbereich ernährt; dazwischen ist er fast ausschließlich von intraneuralen Gefäßen abhängig. Das ist außerordentlich gut organisiert, weil der Nerv bei Bewegungen bis zu 2 cm gleiten kann, was für eintretende Versorgungsgefäße sehr gefährlich wäre. Generell kann gesagt werden, daß Versorgungsgefäße in periphere Nerven nur im Bereich von Gelenken und geschützten Abschnitten eintreten (Sunderland 1978; Ogata und Naito 1986).

Auch die Anordnung der Bindegewebslagen im peripheren Nervensystem trägt zur Unterstützung unserer Hypothese bei. Der Anteil von Bindegewebe im Vergleich zu neuralem Gewebe ist unterschiedlich je nach Nerv oder Nervenabschnitt. Wo Bewegung der Hauptanpassungsmechanismus des Nerven ist (wie z. B. beim N. medianus im Oberarm), nimmt das Bindegewebe im Querschnitt einen geringeren Anteil ein. Umgekehrt hat ein Nerv, der (wie z. B. der N. medianus am Handgelenk) auf Kompressionskräfte empfindlicher reagiert, einen größeren Anteil an Bindegewebe. Diese Beziehungen sind in Abb. 2.17 erkennbar, wo die prozentuale Verteilung der Querschnittanteile von Faszikeln und epineuralem Gewebe in einem Segment des N. medianus dargestellt wird. Erhöht sich der Anteil der Faszikel, nimmt das Lumen, das für sie zur Verfügung steht, ab. Eine sehr ähnliche, wenn auch nicht ganz so eindeutige Beziehung besteht in anderen Nerven. Sunderland (1978) dokumentierte die faszikuläre Anordnung in allen großen Nerven.

Auch die Befestigung des Nervensystems an seinen Nachbarstrukturen ist aufschlußreich. In Höhe des L4-Spannungspunkts ist die Dura mater sehr fest am Ligamentum longitudinale posterior befestigt – und zwar derart fest, daß es unmöglich ist, die beiden Strukturen voneinander zu trennen (Blikna 1969; Parke und Watanabe 1990). Nach Haupt und Stofft (1978) ist die Dura mater im mittleren thorakalen Bereich dicker als anderswo im Spinalkanal. Tencer et al. (1986) sind jedoch anderer Meinung. In ihren Studien an menschlichen Leichen stellten sie eine gleichbleibende Elastizität der neuralen Anteile über die gesamte Länge der Dura fest. Die L4- und C6-Bereiche sind in etwa die zentralen Ebenen der Plexus; die austretenden Wurzeln und peripheren Nerven halten das gesamte System fest und begrenzen die Bewegungen nach unten und nach oben im Spinalkanal. In einigen Bereichen ist das periphere Nervensystem fester verankert als in anderen, wie z. B. der N. peroneus longus am Fibulaköpfchen und der N. radialis am radiohumeralen Gelenk.

Zusammenfassend kann also gesagt werden, daß eine generelle Beziehung zwischen Anatomie, Biomechanik und Blutversorgung besteht (Tabelle 2.1).

Die Anordnung der einzelnen strukturellen Komponenten und ihre Anpassungsmechanismen, die bei Bewegung die neuralen Funktionen gewährleisten, sind zweifellos sehr komplex. Die Tabelle 2.1 bietet einen verallgemeinernden Überblick dazu und soll verdeutlichen, wie wenig wir noch über die Neurobiomechanik wissen. Wichtig für uns ist, daß diese Muster eine Beziehung zum klinischen Bild von Neurotensionssyndromen zu haben scheinen. Die Art

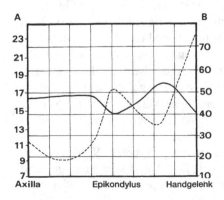

Abb. 2.17. Das Verhältnis von Bindegewebe und Nervengewebe im N. medianus. *A* Anzahl der Faszikel (*gestrichelte Kurve*), *B* Prozentuale Querschnittanteile der Faszikel (*schwarze Linie*). Aus: Sunderfield, (1978)

Tabelle 2.1. Hypothese zur Beziehung zwischen Struktur und Funktion eines bestimmten Segments im peripheren Nervensystem. *1.* bezeichnet ein Segment, in dem die Hauptanpassung durch Bewegung geschieht (z. B. N. medianus am Oberarm); *2.* betrifft ein Segment, dessen Hauptanpassungsmechanismus Spannung ist (z. B. N. medianus am Ellenbogengelenk).

Anpassungsmechanismus	Blutversorgung	Anteil an Bindegewebe	Zahl der Faszikel
1. Bewegung	Intraneural	Verringert	Verringert
2. Spannung	Extraneural	Erhöht	Erhöht

einer Verletzung und ihre Lokalisation wird auch die Art neurobiomechanischer Veränderungen beeinflussen. Die Mechanismen dieser Verletzungen werden in Kap. 3 besprochen.

Weitere Überlegungen zur Biomechanik

Verteilung von Spannung und Bewegung

Körperbewegungen wirken sich im Nervensystem über viel größere Entfernungen aus als in nichtneuralen Strukturen. Zum Beispiel wird das Nervensystem durch Dorsalflexion im Fußgelenk mechanisch bis zur Lendenwirbelsäule beeinflußt und sogar weiter kranial entlang der Neuraxis. Zwar liegen die beteiligten Muskeln und Gelenke bei der Dorsalflexion unterhalb des Knies, aber wahrscheinlich spannen sich Faszien auch weiter proximal. Die Ausbreitung von Spannung und Bewegung wurde noch nicht in Kategorien von Entfernung und Amplitude gemessen; sie hängt wahrscheinlich von vielen Faktoren ab, unter anderem auch davon, in welcher Stellung sich der übrige Körper gerade befindet. Normative Studien und pathologische Befunde dienen uns als Richtlinien im Hinblick auf das Bewegungsausmaß und geben uns grundlegende Hinweise für Befundaufnahme und Behandlung mit Spannungstesten.

Normative Studien

In Abb. 2.18 wird die Übertragung von Spannung durch Nackenflexion von der Halswirbelsäule zur Lendenwirbelsäule dargestellt. Breig und Marions (1963) wiesen anhand von Leichenstudien nach, daß Nackenflexion lumbosakrale Nervenwurzeln beeinflussen kann. Borges et al. (1981) zeigten an Leichenstudien, daß Plantarflexion mit Inversion im Fußgelenk den Ischiasnerv im Wadenbereich spannt. Smith (1956) und Breig und Troup (1979) stellten dar, wie Dorsalflexion die lumbosakralen Nervenwurzeln beeinflußt, und Smith (1956) zeigte darüber hinaus, daß Dorsalflexion beim SLR-Test das Nervensystem einschließlich des Zerebellums spannt. McLellan und Swash (1976) zeigten mit ihren Nadelversuchen ebenso wie Shaw Wilgis und Murphy (1986) in Leichenstudien, daß Bewegungen des Handgelenks mechanische Auswirkungen auf das Nervensystem am Oberarm haben. Selvaratnam (1989) untersuchte Spannungstestbewegungen der oberen Extremitäten an Leichen und bewies, daß zervikale Bewegungen, wenn sie zusätzlich zu Ellenbogen- und Handgelenkbewegungen ausgeführt wurden, Zug auf die Nervenwurzeln des Armplexus ausübten.

Auch einige Versuche an lebenden Personen ergaben hilfreiche Hinweise. Elvey (1980), einer der Pioniere auf dem Gebiet der Spannungsteste an den

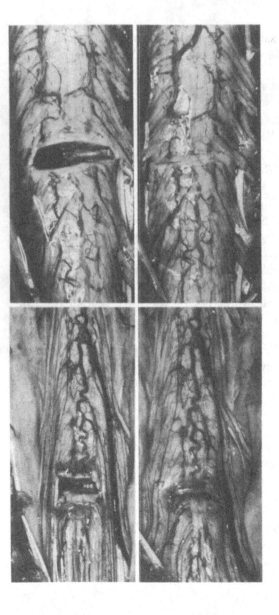

Abb. 2.18. Auswirkungen auf normale Spannung und Entspannung des Nervensystems nach einem querverlaufenden Einschnitt in das Rückenmark auf zervikaler Ebene *(links und rechts oben)* und lumbaler Ebene *(links* und *rechts unten)*. Die Dura wurde entfernt, kann aber noch Spannung übertragen. Links ist das Auseinanderklaffen der Wunde bei voller Nackenflexion auf den entsprechenden zervikalen und lumbalen Ebenen zu sehen. Rechts oben legen sich die Wundränder im zervikalen Abschnitt bei Bewegung aus der Nackenflexion in die Neutralposition wieder zusammen. Rechts unten berühren sich die Wundränder bei voller Nackenextension. Aus: Breig (1978)

oberen Extremitäten, behauptete, daß sogar Bewegungen des kontralateralen Arms und der SLR-Test Symptome, die in einem Arm aufgetreten waren, veränderten. Rubenach (1985) untersuchte Elveys erste These. Sie stellte folgendes fest: Wenn der Spannungstest für die obere Extremität ("Upper Limb Tension Test", ULTT) (Kap. 8) an einem Arm ausgeführt und die symptomprovozierende Stellung beibehalten wurde, bewirkte der zusätzlich an der anderen Seite vorgenommene Test eine Veränderung der genannten Symptomatik. Die Veränderungen wurden bei 77% der insgesamt 116 jungen asymptomatischen Versuchspersonen festgestellt, wobei die Mehrzahl von ihnen ein Nachlassen der Symptome angab. Spannung muß demzufolge im Nervensystem auch horizontal über die Neuraxis übertragen werden. Diese Studie gibt einen gewissen Einblick in die Beziehung von Gegenspannung und bilateralen Karpaltunnelsyndromen. Bell (1987) untersuchte Elveys zweite These. Siebenundsiebzig von 100 jungen asymptomatischen Versuchspersonen, bei denen der ULTT durchgeführt wurde, zeigten bei zusätzlich ausgeführten bilateralen SLR-Testen eine Veränderung ihrer Symptome, wobei 67 Personen über mehr und 10 Personen über weniger Symptomreaktionen berichteten. Diese Studien weisen nicht nur eine Verbindung zwischen den Extremitäten nach, sondern sie sind auch von Interesse im Hinblick auf Erkrankungen, bei denen der Patient über Symptome klagt, die auf einer Körperseite von einer Extremität auf die andere übergreifen.

Klinische Korrelationen

Breig (1978) bezeichnet Syndrome, bei denen der Patient beim SLR-Test sowohl Schmerzen im Bein als auch im Arm angibt, als „Ischias-Brachialgie". Torkildson (1956) beobachtete dieses Phänomen schon früher bei Patienten, die bei Nackenflexion über Ischiasschmerz klagten, und bezeichnete es als „brachialgischen Ischias". Physiotherapeuten, die regelmäßig mit Spannungstesten arbeiten, werden diese Symptomatik sehr häufig finden. Tumoren um das Foramen magnum sind oftmals mit tiefen Kreuz- und Ischiasschmerzen verbunden. Es können sogar die allerersten Symptome sein, die auf den Tumor hinweisen (Dodge et al. 1956). Klinisch gesehen sind das Ausmaß der Empfindlichkeit der sich bewegenden Gewebe und die mechanische Behinderung des Nervensystems die wichtigsten Kriterien. In einer Situation, in der z. B. die Dura in Höhe von T4 pathologisch fixiert ist, kann sich zeigen, daß die passive Nackenflexion (PNF) nur bis zu dieser Stelle Spannung gibt, während die Strukturen der Neuraxis unterhalb von T4 relativ unbehindert bleiben. Auch, wenn die Neuraxis und/oder ihre Membranen im Zustand erhöhter Irritation sind, kann die PNF sehr leicht lumbale Symptome auslösen. Es ist bei starken Verletzungen wie dem Schleudertrauma gar nicht ungewöhnlich, daß Dorsalflexion im Fußgelenk Nacken- und Kopfbeschwerden verstärkt und daß ein SLR-Test Schulter- und Ellenbogensymptome beeinflußt. Eine Erkrankung wie der Diabetes, der in allen Nerven den intrafaszikularen Druck erhöht, kann solche Fernsymptome begünstigen. Die Ausbreitung von Symptomen wird im nächsten Kapitel im Abschnitt über das „Double crush"-Syndrom" behandelt.

Die Amplitude von Spannung und die Verteilung von Bewegung

Im Nervensystem herrscht normalerweise ein gewisser Druck, und deshalb befindet es sich auch stets in einem Zustand von Spannung. Wenn das Nervensystem durchgeschnitten wird, ziehen sich die Enden von der Schnittfläche zurück, woraus Bewegung und Spannungsänderungen in anderen Abschnitten resultieren. Dies wurde in Versuchen an peripheren Nerven von Kaninchen gezeigt (Millesi et al. 1972), und es entspricht auch den Kenntnissen von Chirurgen (Breig 1978; Millesi 1986; Wilgis und Murphy 1986; Lundborg 1988). Tencer et al. (1985) zeigen, daß sich die Dura sogar bei Nackenextension zurückzieht, wenn sie durchgeschnitten wurde.

Die Ausbreitung von Spannung und Bewegung auf andere Bereiche des Nervensystems scheint jedoch nicht überall gleich zu sein. Wenn das Nervensystem einer Krafteinwirkung ausgesetzt wird, breitet sich diese Kraft nicht gleichmäßig im Nervensystem aus. McLellan und Swash (1976) berichten, daß Hand- und Fingerextension den N. medianus im Bereich des Handgelenks 2–4mal so stark bewegen wie in Oberarmmitte. Tencer et al. (1985) bemerkten bei passiver Nackenflexion mehr Bewegung in der zervikalen Dura als im lumbalen Abschnitt. Am Ort der eigentlichen Bewegung werden mehr Anpassungsmechanismen vom Nervensystem verlangt als anderswo. Beim SLR-Test treten z. B. in viel stärkerem Maß neurale Reaktionen am posterioren Anteil des Hüftgelenks und in der Lendenwirbelsäule auf als in der Wade. Je größer die Spannung ist, die an einer bestimmten Stelle aufgebaut wird, desto größer ist die Reichweite und das Ausmaß der Anpassungsmechanismen in andere/n Körperbereiche/n. Breig (1978) wendet jedoch das Gesetz von S. Venant über die Spannungsverteilung auf die Neuraxis und die Meningen an. Es besagt: Wenn eine Zugkraft am Rand eines elastischen Rohres angesetzt wird, dann wird diese Zugkraft gleichmäßig über eine Strecke des 2- oder 3fachen Durchmessers auf das Rohr verteilt. Klinisch scheint dies nicht zuzutreffen. Wäre es doch der Fall, müßte der SLR-Test, der thorakale Symptome auslöst, bei Anwendung auf der rechten und der linken Seite jeweils die gleiche Reaktion bewirken. Dies ist aber ein sehr seltener Befund. Ich habe bei Patienten mit zervikalen Symptomen und Kopfschmerzen, die scheinbar durch Gegenspannung entstehen, immer wieder beobachtet, daß entweder der linke oder der rechte SLR die Symptome reproduziert. Die Biomechanik der verschiedenen Strukturen, die das Nervensystem ausmachen, und die vielfältige Anordnung der Befestigungen zeigen deutlich, daß die gesamte Mechanik viel komplexer als bei einem elastischen Zylinder ist.

Zug und Druck sind in einer elastischen Struktur untrennbar miteinander verbunden. Bei Kompression und einer dadurch erhöhten Spannung wird jede Bewegung des Nervensystems eben diese Kompressionseinwirkung verstärken (Abb. 2.19)

Vertikale Bewegungen zur Berührungsfläche

Es wurde bereits erwähnt, daß Neuraxis und Meningen sich nicht einheitlich mit dem Rückenmarkskanal bewegen und auch, daß nicht alle Bewegungen in der longitudinalen Achse erfolgen. Bei Wirbelsäulenflexion erhöht sich einerseits der intradurale Druck, andererseits werden Neuraxis und Meningen auf dem kürzesten Weg in Richtung des anterioren Anteils des Spinalkanals gezogen (Jirout 1959, 1963; Breig 1978). Anhand von 40 Myelogrammen des Lumbalbereichs, die bei Wirbelsäulenflexions- und -extensionsbewegungen erstellt wurden, haben Penning und Wilmink (1981) jedoch gezeigt, daß sich der lumbale Duralsack bei Extension anterior und bei Flexion nach posterior bewegt (Abb. 2.20). Sie nahmen an, daß Verkürzungen und Knickungen des Ligamantum flavum zum Teil dafür verantwortlich sind.

In Extension wird jede anteriore Kompression entlastet, obwohl sich der AP-Durchmesser des Rückenmarks vergrößert (Parke 1988). Breig (1978) zeigte: Wenn der Spinalkanal sich in Richtung Extension bewegt, kann der Duralschlauch – nach dem Gesetz der Schwerkraft – seitlich im Spinalkanal liegen. Genauso können das Rückenmark oder die Cauda equina innerhalb der duralen Theka liegen. In manchen Situationen finden anteroposteriore Bewegungen des Rückenmarks, transversale Bewegungen und auch Bewegungskombinationen in Beziehung zur Theka und umgekehrt Bewegungen der Theka in Beziehung zum Rückenmark statt (Adams und Logue 1971; Louis 1981; Breig 1978). Der „Slump"-Test ist dafür ein gutes Beispiel. Obwohl hier im Rumpf und in den unteren Extremitäten maximale Spannung auf das gesamte Nervensystem ausgeübt wird, bewegen sich Neuraxis und Meningen auch nach

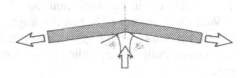

Abb. 2.19. Spannung und Druck sind gleichermaßen vorhanden in einer elastischen Struktur, die auf eine andere Struktur drückt. Erhöht sich der Druck, erhöht sich auch die Spannung. Erhöht sich die Spannung, wird sich auch der Druck erhöhen

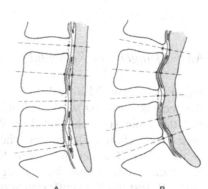

Abb. 2.20 A,B. Anteroposteriore Bewegungen des Duralsacks im Spinalkanal bei Lendenwirbelsäulenflexion (**A**) und Lendenwirbelsäulenextension (**B**). Nach: Penning und Wilmink (1981)

vorne im Spinalkanal und setzen dabei wahrscheinlich die dorsomediale Plica unter Zug.

Am Ellenbogengelenk gleitet der N. ulnaris beim Übergang von Ellenbogenextension zu -flexion in dorsomedialer Richtung (Apfelberg und Larsen 1973). Wo ein Nerv leicht durch Palpation zu spüren ist, wie die Verzweigungen des N. peroneus superficialis am Fußrist oder der N. medianus am Oberarm, kann der Nerv leicht gefunden und um 1 cm und mehr nach transversal verschoben werden. Diese Bewegung ist geringer, wenn der Nerv in einer Spannungsstellung mobilisiert wird.

Schwerkraft und Nervensystem

Innerhalb des Spinalkanals ist die Neuraxis wegen ihres Gewichts und des vorhandenen Raums bis zu einem gewissen Grad von der Schwerkraft abhängig. Die Neuraxis und die Meningen liegen bei Rückenlage auf dem posterioren Teil des Spinalkanals. Bei Seitlage liegen sie auf der unteren Seite und bei Bauchlage auf dem anterioren Teil des Spinalkanals (Breig 1978). Breig zeigte sehr deutlich, daß bei zusätzlicher Nackenflexion der lumbale Duralsack und die Cauda equina sehr schnell zum Zentrum des Rückenmarkkanals zurückkehren. Am Conus medullaris wurde weniger Bewegung beobachtet, weil er in der Theka durch die Ligamenta denticulata mehr zentral gehalten wird. Der Zustand der Entspannung ist von der Position der Extremitäten und von der Kopfstellung abhängig. Mehr Lockerung wird durch Positionen ohne Spannung ermöglicht, wie z. B. Knieflexion und ungefähr 30° Hüftgelenkflexion und Extension der Wirbelsäule. Eine Untersuchung von Miller (1987) mit 100 jungen, asymptomatischen Versuchspersonen zeigte, daß ein SLR-Test, in Rückenlage und danach in Seitlage ausgeführt, verschiedene Bewegungsausmaße ergab. In Seitlage war der untere SLR-Test mehr eingeschränkt, vielleicht weil die Wirbelsäule in Lateralflexion lag.

Weil die Berührungsflächen der angrenzenden Gewebe so nahe aneinander liegen, hat Schwerkraft eigentlich wenig Auswirkungen auf das periphere Nervensystem, außer durch indirekte Veränderungen der Neuraxis und der Meningen.

Auswirkungen der Reihenfolge von Testschritten und Körperstellung

Wenn bei einem SLR-Test zuerst das Hüftgelenk gebeugt und danach das Kniegelenk gestreckt wird, läuft die Neurobiomechanik anders ab, als wenn erst das Knie gestreckt und dann die Hüfte gebeugt wird. Klinisch ist dies ganz offensichtlich. Die flektorische Komponente im Hüftgelenk beansprucht bereits einen Teil der möglichen Spannung und des Bewegungsspielraums, bevor die Kniestreckung hinzugefügt wird. Dieser Sachverhalt kann vielleicht am SLR-Test mit Nackenflexion verdeutlicht werden. Das Ergebnis eines SLR-

Tests (Beweglichkeit und Schmerzreaktion) wird ohne bzw. mit Nackenflexion unterschiedlich ausfallen. Nackenflexion bringt das Nervensystem in eine Vorspannung, und deshalb ist das Verhältnis von Spannung und Bewegung in bezug auf die Berührungsflächen mit den angrenzenden Geweben während des SLR-Tests auch unterschiedlich (Abb. 2.21). Diese Merkmale sind für Untersuchung und Behandlung sehr wichtig. Wenn z. B. der SLR-Test ausgeführt wird, um einen genauen Wiederbefund zu erhalten, sollte der Test in genau der gleichen Weise wie beim ersten Mal mit dem Kopf des Patienten auf dem gleichen Kissen ausgeführt werden. Die Arme des Patienten sollten ebenfalls jedes Mal bei der Ausführung des SLR-Tests in genau gleicher Stellung liegen. Die Reihenfolge, in der zusätzliche Spannungskomponenten eingesetzt werden, wird auch die Wirkung einer Bewegungsbehandlung beeinflussen.

Diese wichtige klinische Beobachtung wurde kürzlich von Shacklock (1989) bestätigt. Er vergleicht die Symptomverteilung bei drei verschiedenen Anwendungssequenzen der gleichen Bewegungskomponenten des SLR-Tests mit Plantarflexion/Inversion des Fußes (SLR/PFI) anhand von Studiendaten von Mauhart (1989), Slater (1989) und Shacklock (1989). Angewandt wurden maximaler SLR mit zusätzlicher maximaler PFI (Slater 1989), maximale PFI mit maximalem SLR (Mauhart 1989) und minimale PFI mit zusätzlichem maximalen SLR (Shacklock 1989). Die Unterschiede in den Testfolgen wirkten sich signifikant auf die Symptomverteilung aus. Bei der ersten Bewegungskombination klagte eine höhere Prozentzahl von Versuchspersonen über Symptome.

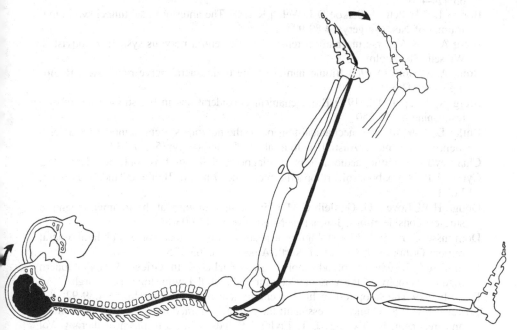

Abb. 2.21. Die Reaktion auf den SLR-Test ist unterschiedlich und hängt davon ab, ob Nackenflexion vor oder nach dem SLR angewandt wird

Shacklock (1989) schloß daraus, daß Reihenfolge und Größe der Bewegungsamplitude die Symptomreaktion besonders am Ende der Extremität beeinflussen. Deshalb ist anzuraten, daß bei Untersuchungen des Hüftgelenks und der Wirbelsäule besser erst die proximalen Bewegungskomponenten benutzt werden (z. B. Hüftgelenkbewegungen). Eine ähnliche Vorgehensweise ist auch bei der Untersuchung des Nervensystems im Fußbereich zu empfehlen, wobei die Fußkomponenten zuerst eingesetzt werden sollten.

Literatur

Adams C B T, Logue V 1971 Studies in cervical spondylotic myelopathy. Brain 94:557-568

Apfelberg D B, Larsen S J 1973 Dynamic anatomy of the ulnar nerve at the elbow. Plastic and Reconstructive Surgery 51:76-81

Babin E, Capesius P 1976 Etude radiologique des dimensions du canal rachidien cervical et de leurs variations au cours des epreuves fonctionelles. Annals of Radiology 19:457-462

Bell A 1987 The upper limb tension test – bilateral staight leg raising – a validating manoeuvre for the upper limb tension test. In: Dalziell B A, Snowsill J C (eds) Fifth biennial conference, Manipulative Therapists Association of Australia, Melbourne

Blikna G 1969 Intradural herniated lumbar disc. Journal of Neurosurgery 31:676-679

Bohannon R, Gajdosik R, LeVeau B F 1985 Contributions of pelvic and lower limb motion to increases in the angle of passive straight leg raising. Physical Therapy 65:474-476

Borges L F, Hallett M, Selkoe D J, Welch K 1981 The anterior tarsal tunnel syndrome. Journal of Neurosergery 54:89-92

Breig A 1978 Adverse mechanical tension in the central nervous system. Almqvist & Wiksell, Stockholm

Breig A, Marions O 1963 Biomechanics of the lumbosacral nerve roots. Acta Radiologica 4:602-604

Breig A, Troup J D C 1979 Biomechanical considerations in the straight leg raising test. Spine 4:242-250

Butler D 1989 Adverse mechanical tension in the nervous system: a model for assessment and treatment. Australien Journal of Physiotherapy 35:227-238

Charnley J 1951 Orthopaedic signs in the diagnosis of disc protrusion. Lancet 1:186-192

Cyriax J 1978 Textbook of orthopaedic medicine, 7th edn. Bailliere Tindall, London, Vol 1

Dodge H W, Love J G, Gottleib C M 1956 Benign tumours at the foramen magnum: surgical considerations. Journal of Neurosurgery 13:603-617

Dommisse G F 1975 Morphological aspects of the lumbar spine and lumbosacral region. Orthopaedic Clinics of North America: 6:163-175

Dommisse G F 1986 The blood supply of the spinal cord. In: Grieve G P (ed) Modern manual theraphy of the vertebral column. Churchill Livingstone, Edinburgh

Dyck P 1979 The stoop-test in lumbar entrapment radiculopathy. Spine 4:89-92

Edwards B E 1987 Clinical assessment: the use of combined movements in assessment and treatment. In: Twomey L T, Taylor J R (eds) Clinics in physical therapy, Vol 13, Physical therapy of the low back. Churchill Livingstone, New York

Edwards B E 1988 Combined movement of the cervical spine in examination and treatment. In: Grant R (ed) Clinics in physical therapy, Vol 17, Physical therapy of the cervical and thoracic spine. Churchill Livingstone, New York

Elvey R L 1980 Abnormal brachial plexus tension signs. In: Proceedings, Second biennial conference, Manipulative Therapists Association of Australia, Adelaide

Fahrni W H 1966 Observations on straight leg raising with special reference to nerve root adhesions. Canadian Journal of Surgery 9:44-48

Farfan 1975 Mechanical disorders of the low back. Lea & Febiger, Philadelphia

Goddard M D, Reid J D 1965 Movements induced by straight leg raising in the lumbosacral roots, nerves and plexuses and in the intra-pelvic section of the sciatic nerve. Journal of Neurology, Neurosurgery and Psychiatry 28:12-18

Haupt W, Stofft E 1978 Über die Dehnbarkeit und Reißfestigkeit der dura mater spinalis des Menschen. Nehr Anat Ges 72:139-142

Inman V T, Saunders J B 1942 The clinico-anatomical aspects of the lumbosacral region. Radiology 38:669-678

Jirout J 1959 The mobility of the cervical spinal cord under normal conditions. British Journal of Radiology 32:744-751

Jirout J 1963 Mobility of the thoracic spinal cord under normal conditions. Acta Radiologica (Diagn) 1:729-735

Liyang D et al 1988 The effect of flexion-extension motion of the lumbar spine on the capacity of the spinal canal. Spine 14:523-525

Louis R 1981 Vertebroradicular and vertebromedullar dynamics. Anatomica Clinica 3:1-11

Lundborg G, Rydevik B 1973 Effects of stretching the tibial nerve of the rabbit: a preliminary study of the intraneural circulation and barrier function of the perineurium. Journal of Bone and Joint Surgery 55B:390-401

Lundborg G 1988 Nerve injury and repair. Churchill Livingstone, Edinburgh

Macnab I 1971 The whiplash syndrome. Orthopaedic Clinics of North America 2:389-403

Macnicol M F 1980 Mechanics of the ulnar nerve at the elbow. Journal of Bone and Joint Surgery 62B:531-532

Maitland G D 1986 Vertebral manipulation, 5th edn. Butterworths, London. Deutsche Ausgabe:

Maitland G D 1994 Manipulation der Wirbelsäule, 2. Aufl. Rehabilitation und Prävention 24. Springer, Berlin, Heidelberg, New York

Mannen T 1966 Vascular lesions in the spinal cord of the aged. Geriatrics 21:151-160

Mauhart D 1989 The effect of chronic inversion ankle sprains on the plantarflexion/inversion straight leg raise. Unpublished thesis, South Australian Institute of Technology, Adelaide

McKenzie R A 1981 The lumbar spine: mechanical diagnosis and therapy. Spinal Publications, Waikenae

McLellan D L, Swash M 1976 Longitudinal sliding of the median nerve during movements of the upper limb. Journal of Neurology, Neurosurgery and Psychiatry 39:566-570

Miller A M 1987 Neuro-meningeal limitation of straight leg raising. In: Dalziel B A, Snowsill J C (eds) Manipulative Therapists Association of Australia, Fifth biennial conference. Melbourne

Millesi H 1986 The nerve gap: theory and clinical practice. Hand Clinics 2:651-663

Millesi H, Berger C, Meissl G 1972 Experimentelle Untersuchungen zur Heilung durchtrennter peripherer Nerven. Chirugica Plastica 1:174-206

Mooney V, Robertson J 1976 The facet syndrome. Clinical Orthopaedics and Related Research 115:149-156

Nathan H 1986 osteophytes of the spine compressing the sympathetic trunk and splanchnic nerves in the thorax. Spine 12:527-532

Ogata K, Naito M 1986 Blood flow of peripheral nerve: effects of dissection, compression and stretching. Journal of Hand Surgery 11B:11-14

Panjabi M M, Takata K, Goel V K 1983 Kinematics of lumbar intervertebral foramen. Spine 8:348-357

Parke W W 1988 Correlative anatomy of cervical spondylotic neuropathy. Spine 13:831-837

Parke W W, Watanabe R 1990 Adhesions of the ventral dura mater. Spine 15:300-303

Pechan J, Julis F 1975 The pressure measurement in the ulnar nerve: a contribution to the pathophysiology of cubital tunnel syndrome. Journal of Biomechanics 8:75-79

Penning L, Wilmink J T 1981 Biomechanics of the lumbosacral dural sac. Spine 6:398-408

Reid J D 1960 Effects of flexion-extension movements of the head and spine upon the spinal cord and nerve roots. Journal of Neurology, Neurosurgery and Psychiatry 23:214-221

Rubenach H 1987 The upper limb tension test. In: Proceedings World Congress of Physiotherapy, Sydney

Rydevik B, Lundborg G, Bagge U 1981 Effects of graded compression on intraneural blood flow, an in-vivo study on rabbit tibial nerve. Journal of Hand Surgery 6:3-12

Schneider R C, Schemm G W 1961 Vertebral artery insufficiency in acute and chronic spinal trauma with special reference to the syndrome of acute central cervical spinal injury. Journal of Neurosurgery 18:348-360

Selvaratnam P J, Glosgow E F, Matyas T 1989 Differential strain produced by the brachial plexus tension test on C5 to T1 nerve roots. In: Jones H M, Jones M A, Milde M R (eds) Sixth biennial conference proceedings. Manipulative Therapists Assiciation of Australia

Shacklock M 1989 The plantarflexion/inversion straight leg raise. Unpublished thesis. South Australian Institute of Technology, Adelaide

Slater H 1989 The effect of foot and ankle position on the response to the SLR test. In: Jones H M, Jones M A, Milde M R (eds) Sixth biennial conference proceedings. Manipulative Therapists Association of Australia

Smith C G 1956 Changes in length and posture of the segments of the spinal cord with changes in posture in the monkey. Radiology 66:259-265

Sunderland S 1978 Nerves and nerve injuries, 2nd edn. Churchill Livingstone, Edinburgh

Tencer A N, Allen B L, Ferguson R L 1985 A biomechanical study of thoraco-lumbar spine fractures with bone in the canal, Part 111, Mechanical properties of the dura and its tethering ligaments. Spine 10:741-747

Torkildsen A 1956 Lesions of the cervical nerve roots as a possible source of pain simulating sciatica. Acta Psychiatrica Scandinavica 31.333-344

White A A, Panjabi M M 1978 Clinical biomechanics of the spine. Lippincott, Philadelphia

Wilgis E F S & Murphy R 1986 The significance of longitudinal excursion in peripheral nerves. Hand Clinics 2:761-766

3 Pathologische Prozesse

Verletzungen des Nervensystems

Die Bezeichnung „Trauma" vermittelt zwar die Vorstellung einer schweren Verletzung, aber sie beinhaltet doch ein sehr weites Spektrum. Dieses Kapitel beschäftigt sich mit pathologischen Prozessen, die als Folge von Unfällen im Nervensystem entstehen können. Die Betonung wurde dabei auf die weniger schweren Traumen gelegt. Die Physiotherapie spielt hier eine ebenso wichtige Rolle wie in den Fällen, wo sie als Teil der Behandlung im Rehabilitationsprozeß bei Patienten mit schweren Verletzungen des Nervensystems nach einem Unfall eingesetzt wird.

Im ersten Kapitel wurden die funktionelle Anatomie und einige Gesichtspunkte der Physiologie des Nervensystems besprochen; dazu gehörte auch die Mikroanatomie. Gleichzeitig mit den offensichtlicheren Veränderungen der Grobanatomie treten nach Unfällen auch Veränderungen in der Mikroumgebung des Nervensystems auf, die zu berücksichtigen sind.

Gegenspannung im Nervensystem, wie sie hier verstanden wird, kann wie folgt definiert werden:

„Die Strukturen des Nervensystems reagieren physiologisch und mechanisch abnormal, wenn ihre normale Beweglichkeit und Dehnfähigkeit getestet werden."

In den zwei vorhergehenden Kapiteln wurden die enorme Beweglichkeit des Nervensystems und seine Dehnfähigkeit (Spannung) beschrieben. Die Bezeichnung „neurale Gegenspannung" schließt Bewegung und Spannung ein.

Lokalisation der Verletzung

Bei Unfällen kann kein Anteil des Nervensystems von einer eventuellen Verletzung ausgeschlossen werden. Bei Nervenverletzungen, auch bei schweren Traumen, gibt es jedoch bestimmte klinische Muster im Beschwerdebild. Diese Muster beruhen teilweise auf empfindlichen anatomischen Stellen, an denen eine Verletzung des Nervensystems sich mit größter Wahrscheinlichkeit auswirken oder sich zeigen wird, obwohl das Nervensystem an einer ganz anderen Stelle verletzt wurde. Diese Stellen sind folgende:

1. Weichteilgewebe, knöcherne oder fibrös knöcherne Tunnel. Der N. medianus im Karpaltunnel, der spinale Nerv im Foramen intervertebrale und der N. interosseus posterior im Frohse-Bogen sind Beispiele für den Verlauf des Nervensystems in Tunneln, wo die Wände aus verschiedenartigen Geweben bestehen. Im Bereich eines Tunnels, und besonders, wenn dieser unnachgiebige Wände hat, wird der räumliche Kompromiß für die eingebetteten Strukturen größer sein müssen als woanders. Innerhalb eines Tunnels kann das eingeschlossene Nervensystem auch stets mit den Tunnelstrukturen in Kontakt kommen, was Reibung bewirkt.

2. Stellen, wo sich das Nervensystem verzweigt. Dies gilt besonders für Nervenäste, die den Hauptnerv in einem spitzen Winkel verlassen. Bei Verzweigungen verliert der Nerv etwas an Gleitfähigkeit und kann deshalb leichter Verletzungen ausgesetzt sein. Die meisten Verzweigungen sind dort zu finden, wo das Nervensystem nur wenig oder gar keine Beweglichkeit gegenüber seinen Berührungsflächen mit anderen Strukturen hat. Als Beispiel für empfindliche Aufzweigungen kann die Vereinigung der lateralen und medialen Plantarnerven genannt werden, die den N. plantaris digitalis communis bildet bis hin zum Zehenspanngewebe der 3. und 4. Zehe. Die Zehennerven zu den anderen Zehen können viel freier als der N. digitalis communis gleiten. Wird er durch gewaltsame Extension der Metatarsophalangealgelenke traumatisiert, wie z. B. durch ständiges Tragen hoher Absätze, kann sich ein Neurom bilden. Das Morton-Neurom wird in Kap. 12 beschrieben.

3. Stellen, wo das System relativ fest verankert ist. Beispiele dafür sind der N. peroneus longus am Fibulaköpfchen, die Dura mater am 4. lumbalen Segment, die Befestigung des N. radialis am Radiusköpfchen und der N. suprascapularis an der Schulterblatteinkerbung. Auch neurovaskuläre Bündel können das Nervensystem wie z. B. in der Fossa poplitea bis zu einem gewissen Maße fixieren.

4. Wenn das Nervensystem nahe an den sehr unnachgiebigen Berührungsflächen verläuft, kann es noch zusätzlich zu den Verhältnissen in Tunnelgebieten Reibungskräften ausgesetzt sein. Beispiele für diese Situation sind der Strang des Plexus brachialis, wenn er über die erste Rippe verläuft, der N. radialis in dem radialen Kanal des Humerus oder die duralen Hüllen, wenn sie nahe an den Pedikeln verlaufen. Faszien können als unnachgiebige Berührungsflächen angesehen werden, z. B. wo sich der große Okzipitalnerv durch die Faszie am Hinterkopf schlängelt oder der N. femoralis cutaneus lateralis durch die Faszie am vorderen Oberschenkel dringt. Alle Nerven am Fuß, die durch die Plantarfaszie verlaufen, sind ebenfalls unfallgefährdet.

5. Spannungspunkte. Sie sind zum Teil in den bereits genannten Kategorien enthalten. Andere Bereiche des Nervensystems wie die Wirbelsäulenhöhe T6 und der N. tibialis an der Knierückseite scheinen bei Gegenspannungssyndromen ebenfalls empfindlich zu sein. Die Neurobiomechanik wird hier noch nicht völlig verstanden. Im Nervensystem ist sie deshalb komplex, weil ihre verschiedenen Komponenten voneinander abweichende Formen der Biomechanik haben, und weil deren Befestigungen zu benachbarten Strukturen unterschiedlich lang und stark sind.

Die meisten dieser verletzungsanfälligen Stellen weist der N. radialis mit seinen Verzweigungen auf (s. Abb. 3.1). Manche Bereiche des Nervensystems zeigen besonders viele empfindliche Eigenschaften, so z. B. der N. tibialis posterior am medialen Malleolus im hinteren Anteil des Tarsaltunnels und Zweige, die noch innerhalb des Tunnels in die lateralen und medialen Plantarnerven einmünden. In Höhe von C6/5 befindet sich ein Zentrum für viele Aufzweigungen; hier ist der Spinalkanal am engsten.

Gebiete, in denen das Nervensystem vorher schon einmal verletzt wurde, scheinen für weitere Traumen und Irritationen außerordentlich empfindlich zu sein. Sogar wenn das Nervensystem durch eine Verletzung nicht direkt geschädigt wurde, kann es doch dadurch zu einem späteren Zeitpunkt für Verletzungen prädisponiert sein. Eine alte Fraktur ist dafür ein gutes Beispiel. Der Begriff der „subklinischen Einklemmung", wobei eine bestehende Verletzung sich subklinisch verhalten kann, um dann bei einem weiteren Trauma irgendwo innerhalb des Nervensystems klinisch aktiv zu werden, wird später in diesem Kapitel besprochen. Klinisch gesehen kann ein Patient eine Verletzung, die sich subklinisch verhält, jahrelang mit sich herumtragen. Symptome einer alten Verletzungsstelle können bei wiederholter Verletzung oder durch ein nochmaliges Trauma mechanisch sensibilisiert und aktiviert werden.

Sogar Unfälle in relativ unempfindlichen Abschnitten des Nervensystems können Auswirkungen auf empfindlichere Stellen haben. Torsionen und Frakturen des Fußgelenks sind gute Beispiele dafür. Bei dieser Art von Verletzungen kann der N. peroneus besonders an seiner Befestigung am Fibulaköpfchen beschädigt werden (Meals 1977; Davies 1979) oder auch an der Ischiasbifurkation im unteren Teil des Oberschenkels (Nobel 1966). In diesen Situationen fand zwar keine direkte Verletzung am Fibulakopf statt, aber durch seine anatomische Schwäche reagiert dieses Gebiet auf Verletzungen sehr empfindlich. Das Wissen

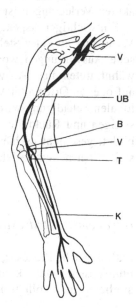

Abb. 3.1. Die empfindliche Anatomie des N. radialis. *B* Befestigung, *V* Verzweigung, *UB* unnachgiebige Berührungsfläche, *T* Tunnel, *K* der Nerv wird kutan. Nach: Lundborg (1988)

um Schwachstellen ist bei der Untersuchung unerläßlich für das Verständnis und natürlich auch für die Behandlung von Spannungssyndromen.

Art der Verletzung

Die meisten alltäglichen Nervenverletzungen, die von Physiotherapeuten behandelt werden, sind mechanische oder physische Auswirkungen von Reibung, Kompression, Dehnung und gelegentlich auch Erkrankungen. Traumen müssen nicht einmal schwer sein – unphysiologische Bewegungen, Körperhaltungen und wiederholte Muskelkontraktionen können auch zu Nervenverletzungen beitragen (Lundborg und Dahlin 1989). Es muß auch nicht immer eine direkte Verletzung des Nervensystems sein. Es kann sich durchaus auch um eine sekundäre Schädigung des Nervensystems handeln als Folge von Blut- und Ödemansammlungen bei verletzten oder verformten Berührungsflächen.

Das klinische Erscheinungsbild bei akuten und chronischen Verletzungen des Nervensystems kann sehr unterschiedlich sein. Bei der Entwicklung von chronischen Schädigungen wie z. B. bei den Einklemmungssyndromen kann das Nervensystem wenigstens einige Anpassungen vornehmen, so daß die Leitungsleistung nur wenig beeinflußt wird. Schleichende Auswirkungen, die sich aus gestörtem axonalem Transport ergeben, sollten auch bedacht werden, was später in diesem Kapitel angesprochen wird.

Bei akuten Verletzungen wie z. B. einer Kompression des N. radialis bei der „Parkbank-Lähmung" oder bei einem epiduralen Hämatom können die Auswirkungen infolge sehr plötzlicher Veränderung im Blut- und Axoplasmafluß bei gleichzeitiger Deformierung der Nervenfasern schwerwiegender sein. Das Nervensystem hat dann keine Möglichkeit bzw. keine Zeit, Schutzmechanismen wie Bewegung und/oder Reserveblutzufuhr zu aktivieren. Die Behandlung der akuten Verletzungen ist dann dringlicher.

Ein wichtiger Aspekt liegt für Physiotherapeuten in der Erkenntnis, daß die Verletzung an einer Stelle des Nervensystems sehr wahrscheinlich auch klinische Auswirkungen woanders im Nervensystem haben wird. Wie bereits erwähnt, treten diese Auswirkungen an empfindlichen Stellen des Nervensystems auf oder an Orten alter Verletzungen. Eine Untersuchung und Behandlung einer lokalen Schädigung wird selten ausreichen, um Symptome und Zeichen zu beseitigen und Rückfälle zu vermeiden. Weil das Nervensystem ein Kontinuum bildet, geschieht es häufig, daß sich alte und klinisch stumme Schädigungsstellen bei neuen Verletzungen wieder verschlimmern.

Intraneurale und extraneurale Pathologie

Pathologische Prozesse, die zu Gegenspannungssyndromen und positiven Spannungstesten führen, können extraneural, intraneural oder auch beides sein. Physiotherapeuten sollten den Mut haben, nicht nur die eigentliche Stelle der Erkrankung, sondern das gesamte Ausmaß der pathologischen Prozesse in diesem Bereich zu ermitteln.

Intraneurale Pathologien beziehen Auswirkungen von Verletzungen an jeder beliebigen Struktur des Nervensystems ein. Die intraneurale Pathologie kann unter zweierlei Gesichtspunkten betrachtet werden. Einmal können die leitfähigen Gewebe durch Demyelinisierung, Neurombildungen oder hypoxische Nervenfasern betroffen sein. Zum anderen kann die Pathologie das Bindegewebe beeinträchtigen, wie etwa bei vernarbtem Epineurium, Arachnoiditis oder Irritationen der Dura mater. Bindegewebe und neurales Gewebe können dabei gleichermaßen beteiligt sein, z. B. an Stellen, wo sich ungenügend regenerierte Axone im vernarbten Endoneurium verfangen.

Extraneurale Pathologien betreffen das Nervenbett oder die mechanischen Berührungsflächen des Nerven mit anderen Strukturen. Beispiele dafür sind Blut im Nervenbett oder im epiduralen Raum, Epineurium, das an der Berührungsfläche festhängt, eine Dura, die in pathologischer Weise am Ligamentum longitudinale posterior klebt, und Schwellungen am Knochen oder an Muskeln unmittelbar neben einem Nervenstamm. Im engen Spinalkanal kommen häufig extraneurale Situationen vor, die zu einem Gegenspannungssyndrom führen können. Extraneurale und intraneurale Prozesse treten oftmals gleichzeitig auf. Die Behandlung wird je nach Befund durch den derzeit dominierenden Prozeß bestimmt. In manchen Situationen kann der optimale Behandlungserfolg erst dann erreicht werden, wenn beide Arten der Pathologie durch die Behandlung beeinflußt wurden.

Extraneurale und intraneurale Pathologien können mit den anpassenden Bewegungsmechanismen des Nervensystems in Zusammenhang stehen (Kap. 2). Wenn die Lokalisation der Pathologie extraneural ist, wird sie wahrscheinlich eher die großen Bewegungen des Nervensystems gegenüber seinen mechanischen Berührungsflächen beeinflussen. Bei einem intraneuralen pathologischen Prozeß wird die Elastizität des Nervensystems selbst beeinflußt, wobei das System aber frei beweglich bleiben kann. Damit kann nun eine umfassende Verbindung zwischen Neurobiomechanik und Neuropathologie hergestellt werden (Tabelle 3.1).

Wie bereits betont, wird in den allermeisten Fällen ein Prozeß den anderen überlagern. Zum Beispiel kann eine extraneurale Pathologie wie fibrosiertes Blut im peripheren Nervenbett vorherrschend sein. Sehr wahrscheinlich wird es jedoch auch eine geringgradige epineurale Schwellung geben und eventuell

Tabelle 3.1. Hypothetischer Zusammenhang zwischen Neurobiomechanik und Neuropathologie

Anpassungsmechanismen	Ort der Pathologie
Bewegung in Beziehung zu Berührungsflächen mit anderen Strukturen	Extraneural
Spannung	Intraneural

Entladungen der nozizeptiven Endungen der Nn. nervorum oder auch von Seiten der Nervenfasern in den außerhalb liegenden Faszikeln.

Klinisch können sich diese extra- und intraneuralen Prozesse pathologisch (d.h. als Symptome) oder pathomechanisch (d.h. als Verlust an Beweglichkeit und Elastizität) auswirken. Der Physiotherapeut sollten im Hinblick auf seine speziellen Behandlungsziele von den Konzepten der Pathologie und Pathomechanik Gebrauch machen (Kap. 10). Wenn kein direktes Trauma vorliegt, hat sich diese Störung eher aus einer pathophysiologischen Situation entwickelt, d.h. hier liegt eine veränderte Physiologie zugrunde, die zwar eine verzerrte Mechanik bedingt, jedoch keine Narbenbildungen oder strukturelle Veränderungen verursacht. Wenn ihr aber nicht genügend Aufmerksamkeit geschenkt wird, kann eine Pathophysiologie sich zur Pathomechanik entwickeln. Eine Überschneidung besteht deshalb, weil es sehr unwahrscheinlich ist, daß ein pathomechanischer Zustand ohne Pathophysiologie existiert. Beide Situationen können die Neurobiomechanik beeinflussen und sind durch angemessene Bewegungen zu behandeln. Die Terminologie „mechanische Gegenspannung im Nervensystem" (Breig 1978; Butler 1989; Butler und Gifford 1989) ist eigentlich nicht völlig korrekt. Sie bezeichnet die physiologischen Mechaniken, die bei Nervenverletzungen auftreten. In diesem Text bezieht sich „Gegenspannung" oder „Tension" entweder auf die Pathophysiologie oder auf die Pathomechanik, oder auch auf beide Prozesse.

Pathologische Prozesse

Zwei Hauptfaktoren können in der Entwicklung pathologischer Zustände im Nervensystem unterschieden werden: vaskuläre Faktoren und mechanische Faktoren. Besonders im Hinblick auf die frühen Stadien von Nervenkompression gibt es keine Einigung darüber, welcher Aspekt dominiert. Zur Zeit gelten die vaskulären Faktoren als vorherrschend (Sunderland 1978; Lundborg 1988; Mackinnon und Dellon 1988). In vielen Fällen werden beide Faktoren gleichzeitig vorhanden sein. Bei kleineren Verletzungen, auf die wir uns hier konzentrieren, sind vaskuläre Faktoren, verbunden mit veränderten Druckverhältnissen in den Geweben und Flüssigkeiten um den Nerven, vielleicht wichtiger (Powell und Myers 1986; Lundborg 1988; Lundborg und Dahlin 1989).

Vaskuläre Faktoren bei Verletzungen

Nervenfasern benötigen für ihre normale Funktion eine ununterbrochene Blutzufuhr (s. Kap. 1, Darstellung der komplexen Blutversorgung und der Mechanismen, die diese ununterbrochene Versorgung garantieren).

In den Nerven sowie in den Geweben und Flüssigkeiten um die Nerven finden sich Bereiche mit unterschiedlichen Druckgefällen. In der Medizin ist die Bedeutung dieser Druckgefälle bei der Entwicklung von Einklemmungsneuropathien bekannt (Sunderland 1976; Lundborg 1988; Lundborg und Dahlin 1989). Sunderland (1976) zeigte in einem Modell, das auf Fakten und Logik basierte, erstmals die Veränderungen im Druckgefälle als Grundlage für die Kompression des N. medianus im Karpaltunnel. Er meinte, daß ähnliche Prozesse auch in anderen Tunnelgebieten entstehen könnten. Verallgemeinert könnte diese These auch auf die Neuraxis und auf die Meningen anwendbar sein. Manche Tunnelgebiete sind kleiner und ihre Bauteile starrer als andere. Der Karpaltunnel ist ein perfektes Beispiel für dieses Modell (Abb. 3.2).

Nach Sunderland (1976) ist eine adäquate intrafaszikuläre Durchblutung und damit die neurale Funktion dadurch gewährleistet, daß der Druck in den Strukturen innerhalb des Tunnels in den epineuralen Arteriolen am größten ist, um dann schrittweise in den kapillaren Faszikeln, epineuralen Venulen und im Tunnel abzunehmen (Abb. 3.3a). Um den Ernährungsbedarf für einen Nerv zu decken, muß Blut in den Tunnel zur Nervenfaser hin und dann wieder aus dem Tunnel herausfließen können. Dafür muß ein Druckgefälle aufrechterhalten werden.

Wenn der Druck im Tunnel größer wird als in den Venen, wird die venöse Drainage geschädigt oder sie hört gänzlich auf (Abb. 3.3b). Diese Situation tritt bereits bei einem Druck von 20–30 mmHg auf (Rydevik et al. 1981, Ogata und Naito 1986). Rydevik et al. (1981) benutzten eine kleine durchsichtige Manschette über dem N. tibialis eines Kaninchens, um die Reaktion des intraneuralen Durchblutungsdrucks zu untersuchen. Ein Druck von 40 mmHg veränderte den Kapillarfluß, und bei 80 mmHg hörte die intraneurale Zirkulation auf. Jede Art Durchblutungsänderung war jedoch sofort reversibel, auch dann, wenn die Kompression zwei Stunden beibehalten worden war. Zu den Faktoren, die den Karpaltunneldruck beim Karpaltunnelsyndrom erhöhen, gehören verdickte Flexorensehnen, Hyperplasie des Synovialgewebes und Ödeme (Phalen 1970; Armstrong et al. 1984; Faithfull et al. 1985). An anderen Körperstellen kann ebenfalls eine verringerte venöse Drainage auftreten, wie z. B. durch Blut im Epiduralraum des Spinalkanals und auch in Situationen, wo Blut und Ödeme nach Zerrung der ischiokruralen Muskelgruppe ein Segment des N. tibialis umgeben. Erhöhter Druck in einem abgeschlossenen Raum, wie

Abb. 3.2. Der Karpaltunnel. Zu beachten sind die unterschiedlichen Berührungsflächen angrenzender Strukturen um den N. medianus. *DBM* Daumenballenmuskeln, *FPL* M. flexor pollicis longus, *NM* N. medianus, *LCT* Ligamentum carpi transversale, *DM* Muskeln der Daumenseite, *FDS* Sehne des M. flexor digitorum superficialis, *NU* N. ulnaris. Aus: Lundborg (1988)

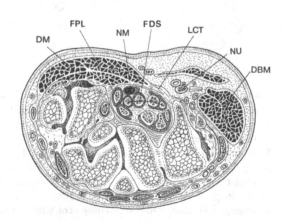

wir ihn beim anterioren Kompartmentsyndrom am unteren Teil des Beins vorfinden, kann ebenfalls eine Quelle für Verletzungen von Nerven sein, die sich innerhalb eines solchen abgeschlossenen Raumes befinden (Mubarak et al. 1989).

Sunderland (1976) unterscheidet drei deutlich erkennbare Stadien, die bei fortdauerndem Tunneldruck ablaufen: Hypoxie, Ödem und Fibrose (Abb. 3.3 B-D).

Venöse Stase und daraus folgende Hypoxie schädigt die Nervenfaserernährung. Neuroischämie kann leicht die Quelle von Schmerzen und anderen Symptomen wie z. B. Parästhesien sein. Große Nervenfasern leiden schneller als kleine Fasern unter Kompression und Ischämie (Gasser und Erlanger 1929, Ochoa 1980). Der daraus entstehende Faserzerfall kann zu einer abnormalen „Schaltung" im Rückenmark führen und damit als zentraler Schmerz interpretiert werden.

Einer anhaltenden Hypoxie folgen Schäden an den Endothelkapillaren, und dadurch tritt proteinreiches Ödem aus. Auch der mechanische Druck kann Kapillare verletzen (Rydevik et al. 1981). Die Blut-Nerven-Schranke – so er-

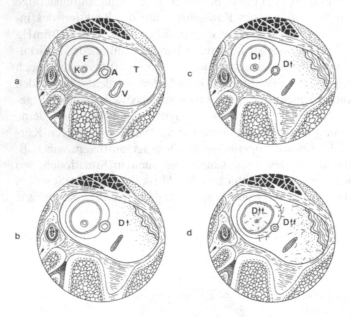

Abb. 3.3 A–D. Darstellung der Druckgradienten im Karpaltunnel und der Stadien, die der Veränderung der Druckgradienten folgen. Der Einfachheit halber wurde eine einzelne Nervenfaser in einem Faszikel dargestellt. *A* Arteriole, *C Kapillargefäß, F* Faszikel, *D* Druck, *T* Tunnel, *V* Venole. Nach: Sunderland (1976) **A** Normaler Tunnel. Für eine angemessene Ernährung der Nervenfaser muß der Druckgradient DA>DK>DF>DV>DT betragen **B** Hypoxie. Erhöhter Tunneldruck→die Venole kollabiert→venöse Stase→das Axon wird hypoxisch **C** Ödeme. Venöse Stase→Zerfall des kapillaren Endothels→Ödeme intrafaszikulärer Druck steigt **D** Fibrose. Intrafaszikuläre fibroblastische Aktivität→Narbengewebe↑Druckerhöhung, ↑ Hypoxie,→das Nervensegment wird zur fibrösen Schnur→Irritationszyklus

folgreich sie auch als Schutz des Nerven sein mag – ist in dieser Situation von Nachteil. Endoneuraler Flüssigkeitsdruck und intrafaszikulärer Druck erhöhen sich, und weil das Perineurium nicht von Lymphgefäßen überzogen ist, kann sich das Ödem nicht verteilen, sondern nur longitudinal entlang des Nervenstamms abfließen. Bei einer weiteren Erhöhung des intrafaszikulären Drucks können kleine Blutgefäße abgedrückt werden, die schräg durch das Perineurium verlaufen (Kap. 1). Der Nerv kann anschwellen, meistens proximal zur jeweiligen Schadensstelle oder in Bereichen, wo es keine einengenden Strukturen wie die Retinakula gibt.

Aus diesem ödematösen Stadium kann sich leicht eine fibroblastische Wucherung entwickeln, die durch das eiweißreiche Ödem verstärkt wird. Spielt es sich so ab, entstehen sowohl in epineuralen als auch in intrafaszikulären Geweben innerhalb des Nerven intraneurale Fibrosen. Das vergrößerte Volumen an Bindegewebe erhöht seinerseits wiederum den intraneuralen Druck, und so etabliert sich ein sich verstärkender Irritationskreis. Sunderland (1976) bezeichnet das betroffene Segment als „fibröses Mark", obwohl sich eine solche Entwicklung in nur einem Faszikel abspielt. Dieser Entwicklungsprozeß ist in Abb. 3.3 d zusammengefaßt. Wenn Nervenfasern in Bindegewebsentartungen eingeklemmt werden, kann ein abnormaler Mechanismus in der Impulserzeugung entstehen. Die klinischen Zeichen und Symptome sind eventuell deutlicher, wenn unfertige Axone oder ein Neurom im Narbengewebe eingeklemmt sind.

Ein vernarbtes Nervensegment kann sich auch so auswirken, daß an anderen Stellen im Verlauf des Nerventrakts – meistens in empfindlichen Tunnelgebieten – Nervenreibung entsteht. Sunderland (1978) zufolge sind „Friktionsfibrosen" (Reibungsfibrosen) schmerzhafter und richten mehr Schaden an, als die ursprüngliche Verletzung selbst. In dem Gebiet, wo eine Reibungsfibrose entsteht, kann sich die intraneurale Fibrose schließlich als Ergebnis eines ähnlichen Prozesses entwickeln wie an der ursprünglichen Schadensstelle. Die Ausbreitung von Symptomen ist klinisch häufig anzutreffen, und viele dieser Situationen können dem „Double-crush"-Syndrom („doppeltes Quetschungssyndrom") zugeordnet werden (Upton und McComas 1973), das später in diesem Kapitel ausführlich besprochen wird.

Die beschriebenen Gefäßmechanismen können als Kompression des Nerveninneren bezeichnet werden. Solche Situationen können durch extraneurale Verletzungen an den Blutgefäßen andauern. Ein extraneurales Gefäß kann z. B. durch eine unphysiologische Bewegung gedehnt oder geknickt oder auch in einem extraneuralen Vernarbungsprozeß eingeklemmt sein. Eine Blutansammlung um den Nerv durch einen Gefäßriß kann eine akute Kompression nach sich ziehen, der eine ischämische Blockierung mit Verlust an Nervenfunktion folgt (Sunderland 1978). Verletzungen des Nervs durch Dehnung (Nobel 1966; Meals 1977) können Blutgefäße, die einen bestimmten Nerv versorgen, durchaus verletzen. Ein ähnlich traumatisches Aneurysma kann auch leicht mit einer eindringenden Wunde auftreten. Irritationen des sympathischen Stamms bewirken vasokonstriktive Prozesse. Perineurium und Epineurium sind autonom versorgt (Lundborg 1970, Selander et al. 1985). Selander et al. (1985) untersuchten die Blutzufuhr im Ischiasnerv bei einem Kaninchen und fanden, daß durch Stimulation des lumbalen sympathischen Strangs der Blutfluß bis auf 10% der Normalwerte verringert werden kann. Eine Injektion in die Aorta mit Noradrenalin reduzierte die Blutzufuhr um 40%. Lundborg (1988) vermutete, daß dieser Mechanismus bei manchen chronischen Schmerzsyndromen eine Rolle spielen dürfte. Patienten mit chronischen Schmerzsyndromen nehmen oft eine Haltung ein, die den sympathischen Grenzstrang spannt (Kap. 2) oder haben Unfälle wie z. B. ein Schleudertrauma erlitten, die den Grenzstrang verletzt haben.

Oftmals gehen mit vaskulären Veränderungen gleichzeitig Prozesse wie extraneurale Narbenbildungen oder Verklebungen an den angrenzenden Strukturen einher. Diese können an der ursprünglichen Verletzungssstelle auftreten oder auch weiter entfernt am Nerv im Bereich der Reibungsfibrose. Weil der Nerv seine longitudinale Bewegung verliert und die Kräfteverteilung nur lokal stattfinden kann, vergrößern sich, so vermutet Millesi (1986), die Möglichkeiten zu weiterer Nervenverletzung und Symptomatologie mehr als durch den örtlichen intraneuralen Prozeß selbst. Die Art einer Verletzung muß nicht nur in bezug auf die Symptomatologie bedacht werden, sondern auch im Hinblick auf die langfristigen Möglichkeiten einer Faserregeneration. Dabei kann ein intraneuraler Prozeß für den Patienten eine schlechtere Prognose bedeuten.

Rydevik et al. (1989) spekulierten, daß die feste Kapsel der dorsalen Wurzelganglien (DWG) auch ein endoneurales Ödem einschließen und unter einen sich aufbauenden Druck setzen kann. Sie haben an Ratten gezeigt, wie leicht endoneuraler Flüssigkeitsdruck in den DWG zu erhöhen ist und behaupteten, daß diese Druckerhöhung Blutzufuhr zu den Zellkörpern vermindert und dadurch einer ischämischen Situation in einem geschlossenen Kompartmentsyndrom Vorschub geleistet wird. In einer umfangreichen Studie an Leichen beschrieb Nathan (1986) pathologische Veränderungen aufgrund von anterior gelegenen Osteophyten, die die sympathischen Ganglien und Nerven irritierten. Bei 65,5% von 1000 Leichen waren Veränderungen wie Fibrose, Ganglieninfiltrationen und pathologische Adhäsionen an benachbarten Knochen nachweisbar.

Die Beziehungen zwischen vaskulären und mechanischen Faktoren in Neuraxis und Meningen werden noch kaum verstanden. Eine epidurale Schwellung oder ein Hämatom, wie es Pan et al. (1988) beschrieben haben, könnte letztlich zu fibrösen Reaktionen und Verkalkungen führen, die den Auswirkungen gar nicht unähnlich sind, wie wir sie nach Blutansammlung in einem peripheren Nerven kennen. Die Rückenmarksfunktionen könnten entweder durch veränderte Kraftverteilung in Neuraxis und Meningen betroffen sein oder auch durch die veränderte Fähigkeit des Liquor cerebrospinalis, durch den subarachnoidalen Raum zu fließen. Ein ununterbrochener Liquor-Fluß ist absolut notwendig, um subarachnoidale Narbenbildungen und Rückenmarkdruck nach der Verletzung so gering wie irgend möglich zu erhalten (Oiwa 1983). Es gibt Situationen, in denen das Rückenmark festklebt und veränderte oxidative Mechanismen abnormale Rückenmarksfunktionen nach sich ziehen (Pang und Wilberger 1982). Veränderungen in der Blutversorgung des Rückenmarks in Verbindung mit chondro-ossären Sporenbildungen und zusätzlich einem verengten Rückenmarkkanal werden als wichtige Komponenten bei der Entwicklung von spondylitischen Myelopathien der Halswirbelsäule angesehen (Robinson et al. 1977). Rückenmarksdehnung bei Wirbelsäulenflexion dehnt auch die intrinsischen Gefäße. Die Gefäßverarmung wird durch den engen Spinalkanal verstärkt. Dies gilt auch für die Neuraxis, wenn sie über einen Sporn oder einen Knochenvorsprung hochgehoben wird (Turnbull 1971; Doppman 1975; Gooding und Hoff 1975; Breig 1978). Bolman und Emery (1988) geben eine Literaturübersicht zu diesem Thema.

Experimente mit dem Docht-Katheter (Szabo et al. 1983) unterstreichen die Bedeutung der vaskulären Faktoren bei Nervenverletzungen. Bei diesen Versuchen wurde bei gesunden Versuchspersonen ein Docht-Kathether in den Karpaltunnel zwischen der Sehne des M. flexor carpi radialis und dem N. medianus geschoben. Danach wurden mithilfe einer modellierten Schablone unterschiedliche Druckstärken in den Karpaltunnel gegeben (Abb. 3.4). Dies erlaubte bei variierendem Flüssigkeitsdruck im Gewebe einen genauen Vergleich zwischen subjektiven Reaktionen und verzögerten motorischen und sensiblen Reaktionen. Bei ungefähr 40 mmHg begann motorischer und sensibler Funktionsverlust, und bei 50 mmHg setzten die Reaktionen völlig aus. In der hypotensiven Gruppe begann der Funktionsverlust bei 60 mmHg. Bei den normotensiven und hypertensiven Versuchspersonen hielt sich die Gewebsdruckschwelle durchweg bei 30 mmHg, also unter dem diastolischen Blutdruck. Nachtschmerz bei Nerveneinklemmungen ist möglicherweise auf den tieferen Blutdruck während der Nacht zurückzuführen.

Mechanische Faktoren bei Nervenverletzungen

Das Nervensystem kann durch physische Krafteinwirkung verletzt werden, und sowohl das Bindegewebe als auch das Nervengewebe sind dabei gefährdet. Studien von Haftek (1970) und Sunderland (1978) haben gezeigt, daß das

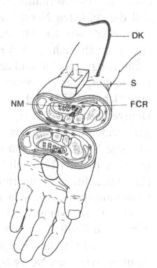

Abb. 3.4. Die modellierte Gummischablone. Die Schablone erzeugt Druck über dem N. medianus. Der Dochtkatheter ist neben der Sehne des M. carpi radialis eingeführt. FCR Sehne des M. flexor carpi radialis, NM N. medianus, S Schablone, DK Dochtkatheter. Aus: Gelberman et al. (1986)

Bindegewebe eines peripheren Nerven nur bei großer Krafteinwirkung reißt. Diese Studien sind hier weniger relevant, weil wir über die „Mini-Verletzungen" sprechen, die von Physiotherapeuten behandelt werden.

Das epineurale Gewebe ist leicht zu verletzen, und es ist auch ein besonders empfindliches Gewebe. Kleine Traumen, wie z. B. etwas Kompression oder Reibung, können zu epineuralen Ödemen führen (Train und Luttges 1982, Rydevik et al. 1984). Wird ein Nerv leicht gerieben oder mit warmer physiologischer Kochsalzlösung injiziert, beginnen Blutgefäße, die zuvor nicht aktiv waren, sich zu dilatieren (Lundborg 1970). Bei Fußgelenkverstauchungen bilden sich häufig epineurale Tropfen (Nitz et al. 1985). Aufgrund der epineuralen Diffusionsschranke ist es unwahrscheinlich, daß epineurale Verletzungen die Leitungsfunktion in einer eingebetteten langen Nervenfaser beeinflussen – es sei denn, es werden genügend starke Kompressionen auf die Faszikel und noch tiefergehend auf das innere Epineurium ausgeübt (Rayan et al. 1988).

Es scheint, daß Symptome weiter gestreut und intensiver sind, wenn Zug auf die Bindegewebe ausgeübt wird, als wenn Kompression angewandt wird. Zug beeinflußt das Gewebe und die nozizeptorischen Endungen der Nn. nervorum viel mehr, und besonders dann, wenn die Endungen in Narbengewebe eingeklemmt sind (Sunderland 1989). Ein ähnliches Prinzip könnte bei Zug auf die Dura mater gelten. Die Dura ist ähnlich dem Epineurium sehr reich innerviert und mit Gefäßen versorgt. Aufgrund der Organisation der kollagenen Fasern ist die Dura bei transversalen Kräfteeinwirkungen auf den Duralsack sehr viel weniger widerstandsfähig, als wenn solche Kräfte auf ihre Longitudinalachse einwirken.

Bereits bei der Betrachtung vaskulärer Faktoren, die an einer Nervenverletzung beteiligt sein können, besteht die Schwierigkeit, vaskuläre Gesichtspunkte sauber von mechanischen zu trennen. Die Wahrscheinlichkeit mechanischer Formveränderungen an Nervenfasern könnte in der Pathophysiologie von Kompressionsphänomenen ein wichtiger Faktor sein, wie Fowler et al. (1972) und Ochoa et al. (1972) im Zusammenhang mit ihren Nervenkompressionsversuchen bei Affen vermuteten. Sie benutzten Druckmanschetten und beobachteten, daß die stärksten Nervenfaserverletzungen am Rande dieser Druckmanschette entstanden, wo die Abscherkräfte am stärksten waren. Bei genauer Untersuchung ergab sich, daß die Myelinschicht auf der einen Seite des Ranvier-Schnürrings gedehnt und auf der anderen Seite eingestülpt und verschoben war in Richtung der Nervenanteile, die nicht unter Kompression standen (Fowler und Ochoa 1975, Ochoa 1980) (Abb. 3.5). Dieser Verschiebung folgte eine Demyelinisierung. Es ist hier wiederum schwierig, die vaskulären Faktoren ganz außer acht zu lassen. Powell und Myers (1986) benutzten bei Ratten aufblasbare Manschetten, um die Abscherkräfte am Druckrand auszulösen; sie bemerkten, daß der Demyelinisierung die Nekrose der Schwann-Zelle vorausgeht. Die einleuchtende Folgerung daraus war, daß lokale Ischämie Teil des Demyelinisierungsprozesses sein muß. Rydevik et al. (1987) meinten, daß die Abscherkraft am Manschettenrand Blutgefäße verletzt und die longitudinal einwirkenden Kräfte das Myelin verformen.

Alle Gewebe des Körpers stehen unter einem gewissen Druck. In einer Struktur wie dem Nervensystem ist ein gleichmäßiger Druck nicht schädlich,

Deshalb kann ein Tiefseetaucher auch unter Druckverhältnissen sicher arbeiten, die normalerweise, wenn dieser Druck örtlich auf ein Nervensegment angewandt würde, Verletzungen wie Myelinverschiebung und nodale Zerrungen auslösen würden (Gilliat 1981).

Bei physischen Verletzungen ist die perineurale Diffusionsschranke betroffen. Quetschverletzungen des Ischiasnerven bei Mäusen können an der verletzten Stelle eine erhöhte Durchlässigkeit in der perineuralen Diffusionsbarriere bewirken (Ollson und Kristensson 1973).

Auch mechanische Belastungen können durch Ruptur der intraneuralen und extraneuralen Blutgefäße Nervenverletzungen auslösen. Nobel (1966) berichtete von zwei Fällen, in denen starke Beanspruchungen durch Plantarflexion/Inversion am Fußgelenk intraneurale Blutgefäße im M. peroneus longus oberhalb des Kniegelenks zerrissen. Nobel (1966) zufolge sind intraneurale Hämatome häufiger als gemeinhin vermutet wird.

Bei Verletzungen treten meistens mechanische und vaskuläre Faktoren gemeinsam auf. Es scheint jedoch, daß ischämische Faktoren einen Teil der mechanischen Schädigung bilden (sie könnten bereits vorher bestanden haben), und wenn kein direktes Trauma vorliegt, sollten sie als die eigentliche neuronale Pathologie angesehen werden. Das Spektrum von Art und Ausmaß mechanischer Verletzungen ist sehr groß, und vaskuläre Veränderungen sind in diesem Zusammenhang immer unvermeidlich.

Gewöhnlich ist das periphere Nervensystem leichter zu untersuchen als das zentrale Nervensystem. Auch sind die mechanischen Einflüsse auf pathologische Veränderungen an der Neuraxis weniger klar. Axone der Neuraxis sind aber wahrscheinlich besser geschützt als im peripheren Nervensystem. Eine Dehnung von Axonen bei Bewegung passiert hier eigentlich nur, wenn bereits vorhandene pathologische Prozesse wie z. B. stenosierende Knochenvorspünge im Spinalkanal oder pathologische Rückenmarksverklebungen bestehen. Korbrine et al. (1978) hatten bei ihren Tierversuchen zu zervikalen Spondylomyelopathien den Eindruck, daß mechanischer Druck sich auf das Rückenmark der Halswirbelsäule stärker auswirkt als vaskuläre Faktoren bei zervikalen Spondylomyelopathien. Es scheint schwierig zu sein, diese beiden Faktoren voneinander zu trennen. Breig (1978) zeigt, daß sowohl mechanische als auch vaskuläre Faktoren zu mechanischen Gegenspannungsphänomenen im zentralen Nervensystem führen. Die hochsignifikanten Auswirkungen von spinalem Zug auf die Blutzirkulation im Rückenmark wurde von Cusick et al. (1982) bei Affen und von Dolan et al. (1980) bei Katzen gezeigt.

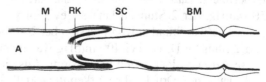

Abb. 3.5. Nodale Unterbrechung. Das Myelin wird auf der einen Seite des Knotens gedehnt, das Myelin auf der anderen Seite stülpt sich ein. Verlagerung der Ranvier-Schnürringe weg von der Druckstelle. *A* Axon, *BM* Basalmembran, *M* Myelinschicht, *SC* Schwann-Zelle, *RK* Ranvier-Schnürringe. Nach: Ochoa et al. (1973)

Verletzungen und Axoplasmafluß

In Kap.1 wurden die grundlegenden axonalen Transportsysteme, wie sie in jedem Neuron vorhanden sind, dargestellt. Für Physiotherapeuten sind Veränderungen im Axoplasmatransportsystem infolge von Verletzungen des Nervensystems von großer Bedeutung. Die Auswirkungen eines veränderten Axoplasmaflusses können als trophische Störungen in dem zu behandelnden Gewebe (z. B. Muskeln oder Haut) und als Schäden am Zellkörper und am Axon auftreten. Vielleicht lassen sich Verletzungen wie ein Tennisellenbogen oder eine Achillessehnenruptur teilweise durch ein besseres Verständnis des Neuroplasmaflusses erklären.

Schwere Traumen beeinflussen eindeutig den Axoplasmafluß. In Querschnittansichten oder bei schweren Verletzungen tropft Axoplasma sogar aus dem abgeschnittenen Nerv. Viel wichtiger aber sind die jüngsten Forschungsergebnisse, die zeigen, daß nur eine kleine Nervenverletzung zusammen mit Veränderungen in der Mikroumgebung eines Nerven Einfluß auf Geschwindigkeit und Qualität des Axoplasmaflusses hat (Rydevik et al. 1980; Dahlin et al. 1984; Dahlin und McLean 1986; Dahlin et al. 1986).

Ähnlich wie das Aktionspotential erfordert die Bewegung der intrazellulären Materialien eine Energiezufuhr, die ausschließlich durch das Blut möglich ist. Der Axoplasmafluß wird langsamer, wenn die Blutzufuhr zum Neuron beeinträchtigt ist. Verlangsamt wird er aber auch durch physische Einengung wie z. B. ein festes Band. Schwellungen auf beiden Seiten dieser Einengung belegen, daß das Transportsystem in Vor- und Rückwärtsrichtung fließt (Mackinnon und Dellon 1988). Derartige Einengungen beeinflussen auch die Blutversorgung.

Die rückwärts und vorwärts gerichteten Transporte können durch leichte Kompressionen von 30–50 mmHg unterbrochen werden (Rydevik et al. 1980; Dahlin et al. 1984; Dahlin und McLean 1986; Dahlin et al. 1986). Dahlin und McLean (1986) zeigten, daß schneller axonaler Transport bei einem Kompressionsdruck von 20 mmHg über 2 Stunden angewandt, unverändert blieb, obwohl nach 8 Stunden am Kompressionsort eine Akkumulation auftrat. Ein Druck von 30 mmHg, der 2 Stunden lang einwirkte, führte jedoch zu einer deutlichen Verlangsamung. Diese Druckstärken sind vergleichbar mit denen, die bei Menschen mit Karpaltunnelsyndromen für die Symptombildung verantwortlich sind, bzw. sogar geringer als diese (Gelberman et al. 1981).

Ein zum Stillstand gebrachter Axoplasmafluß ist zumindest in Laborversuchen reversibel. Dahlin und McLean (1986) zeigten in dem oben beschriebenen Experiment, daß eine axonale Transportblockierung bei einem Druck von 50 mmHg, der 2 Stunden lang angewandt wird, sich nach 24 Stunden völlig auflöste. Zwei Stunden Kompression bei 200 mmHg war in 3 Tagen reversibel, und 2 Stunden Druck bei 400 mmHg war innerhalb einer Woche normalisiert. Diese Art der Blockierung hat dosierte Auswirkungen, proportional zu Stärke und Dauer des Drucks. Die Erkenntnis, daß Axoplasmatransport ohne strukturelle Verletzungen für Nervenfasern verändert werden kann, ist wichtig.

Es scheint einen Zusammenhang zwischen verlangsamtem Axoplasmatransport und Veränderungen im Aktionspotential zu geben. In einem geschädigten Nerv hören Aktionspotentiale und Axoplasmafluß etwa nach 15 Minuten auf (Ochs 1975). Ernährungsstörungen im dazugehörigen Gewebe sind die Folge von gestörtem Axoplasmafluß. Korr (1985) führt ein Beispiel für eine derartige Entwicklung in einem Rückenmarksegment mit intervertebraler Schädigung an. Hier erhöhen afferente Reizungen in hoher Geschwindigkeit von den Nervenendigungen den Bedarf an Energie in den betroffenen Neuronen, und zwar zum Nachteil für den Axoplasmafluß. In dem so geschwächten Segment können deshalb anhaltende afferente Reizungen zu trophischen Störungen führen.

Die strukturelle Integrität eines Axons leidet, wenn der langsame Transport beeinträchtigt wird, weil dann die zytoskeletale „Instandhaltung" versagt. Das gilt auch für die Qualität des Austausches an der Synapse, denn Transmittermaterialien kommen dann entweder gar nicht oder in zu geringer Menge an, um die Synapsenfunktion zu gewährleisten. Schließlich – und dieser Aspekt wird meistens übersehen – scheint der Nukleus seine Funktion, die im Sammeln mechanischer Informationen über das Zielgewebe und über sein neuronales Umfeld besteht, zu verlieren. Dadurch wird seine Fähigkeit vermindert, die richtigen Neurotransmitter und die zytoskeletalen Elemente für die Neurone zu produzieren.

Weitere Auswirkungen bei Nervenverletzungen

Fibrose

Bei den meisten Verletzungsmechanismen ist neurale Fibrose das Endstadium. Einige Beispiele für pathologische Situationen, in denen neurale Fibrose vorliegt, sind Arachnoiditis, die Entwicklung eines fortwährend impulserzeugenden Mechanismus oder eine ausgeprägte Spinalstenose, die einen Teil des Subarachnoidalraumes einnimmt. Es kann auch entsprechende Entwicklungen an der Verletzungsstelle selbst und an anderen Orten im Nervensystem geben. An der ursprünglichen Verletzungsstelle können je nach den Gegebenheiten die pathologischen Veränderungen entweder zusätzlichen Gewebsschäden Vorschub leisten oder aber eine Art Puffer gegen jede zusätzliche Verletzung bilden. Zum Beispiel kann ein verdickter Epineuralabschnitt Dehnung verhindern und auch ektopische Impulserzeugung von Seiten anderer sich regenerierender Axone, die im Narbengewebe eingeklemmt sind. Bei Mäusen vergrößert ein geschädigter peripherer Nerv seine Stärke und Steife sehr schnell und zeigt Elastizitätsverlust (Beel et al. 1984). Nach Millesi (1986) verhält sich ein geschädigter peripherer Nerv beim Menschen sehr ähnlich. Wie bereits erwähnt, können solche Veränderungen im Nerven selbst einer pathologischen Situation, in der die Umbildung von Druckgefällen erhalten bleibt, Vorschub leisten.

Die Entwicklung von Symptomen an anderen Stellen des Nervensystems, und zwar abseits der ursprünglichen Verletzungsstelle, ist ebenfalls möglich. Die Grundlagen für diese Symptome können wie folgt zusammengefaßt werden:

1. Mechanische Veränderungen in einem Abschnitt des Nervensystems verändern die Spannung im gesamten Nervensystem.
2. Vaskuläre Veränderungen gehen mit diesen mechanischen Umgestaltungen einher.
3. Abgeschwächter Axoplasmafluß in einem Teil wird sich auf das gesamte Neuron auswirken. Dahlin und McLean (1986) verweisen dabei auf das „kranke Neuron" mit Auswirkung auf alle Neuronanteile und seine Zielgewebe.
4. Vorhandene ektopische Impulserzeugung kann anderswo zu veränderter neuronaler Entladung führen, wie z. B. im Hinterhornganglion oder in neuronalen Räumen der Neuraxis.

Forscher, die Gelegenheit zur Untersuchung und zum Nachdenken über den Einfluß veränderter Neurobiomechanik bei Tieren und Menschen hatten, betonen stets, daß Veränderungen mechanischer Eigenschaften in einem Bereich des Nervensystems, die eine veränderte Beziehung zu angrenzenden Gewebsstrukturen nach sich ziehen, zu weiteren Schädigungen des gesamten Nerven und seiner mechanischen Berührungsgewebe führen können (McLellan und Swash 1976; Louis 1981; Beel et al. 1984). Für die regelmäßig bei „Brachialneuritis" auftretenden Symptome im Verlauf des Nervenstamms (Triano und Luttges 1982) fanden Lishman und Russel (1961) eine ähnliche Erklärung. Untersuchungen des Ischiasnervs bei Mäusen legen nahe, daß intermittierende mechanische Reizung bei longitudinalem Gleiten der Nerven über eine irritierende Querformation den Hauptfaktor bei entzündlichen Prozessen darstellen. Nervenirritationen wurden bisher noch nicht in dem Umfang wissenschaftlich abgeklärt, wie es aus klinischer Sicht notwendig wäre. Die meisten Forschungsarbeiten befassen sich mit Kompressionsphänomenen, vor allem mit starker Kompression und Waller-Degeneration.

Neuromatöse Verdickung ist eine Folge von Fibrose und tritt bei chronischen Nerveneinklemmungen meistens proximal zur Einklemmungsstelle auf (Galliat und Harrison 1984). Alle Bindegewebsformationen scheinen zu dieser Verdickung beizutragen. An der Einklemmungsstelle werden in erhöhtem Maße „Renaut-Körperchen" (kleine bindegewebige Einkapselungen) gefunden (Asbury 1973, Jefferson et al. 1981, Ortman et al. 1983). Siqueira et al. (1983) nennen als Gründe für das sog. „failed-back-syndrome" (heterogene Gruppe chronischer Rückenschmerzpatienten, die trotz Bandscheibenoperation weiterhin oder wieder unter Schmerzen leiden) Veränderungen in der Dura mater, die Fibrose und vermehrtes Kollagen beinhalten. Derartige Veränderungen können die intrinsischen Sinuvertebralnerven einklemmen, die dadurch ihre bewegungsanpassenden Mechanismen verlieren und folglich die mechanische Empfindlichkeit erhöhen.

Chirurgen haben bei Operationen häufig Gelegenheit, fibröse Reaktionen um die Nervenwurzeln zu untersuchen. Leyshon et al. (1981) beschrieb anhand von 50 operierten Patienten zwei verschiedene Arten von beteiligten Nervenwurzeln. Der erste Typus von Nervenwurzeln war „hart, dünn, weiß und fibrös".

Der zweite war „weich und rosa"; solche ödematösen Nervenwurzeln reagierten besonders empfindlich auf den Eingriff. Die Symptomatologie ist beim ersteren durch Pathomechanik gekennzeichnet und beim zweiten Typus durch Pathophysiologie.

Das sogenannte „Double-crush"-Syndrom („Quetschungs-Syndrom")

Die Bezeichnung „crush" (Quetschung) für die im folgenden beschriebenen Symptome könnte verbessert werden. Die symptomatische Fehlfunktion, mit der wir uns hier beschäftigen, muß nicht unbedingt ein „crush", d.h. ein „Zerdrücken" oder „Quetschen" sein, sondern kann durchaus auch eine irritierende Verletzung beinhalten. Die Bezeichnung „crush" begrenzt die Vorstellung zu sehr auf Kompression.

In der Masse von Literatur über Nerveneinklemmungen und andere Formen von Nervenwurzelverletzungen äußern sich die Autoren oftmals über die Schwierigkeiten, die Entwicklung von Symptomen zu erklären, die an ganz anderen Stellen im Körper oder auch im Nervensystem auftreten. Allerdings gibt es viele Literaturbelege zum „Double-crush"-Phänomen, das erstmals von Upton und McComas (1973) dargestellt wurde. Die Autoren untersuchten 115 Patienten mit einem Karpaltunnelsyndrom oder einer Schädigung des N. ulnaris am Ellenbogen. Sie fanden heraus, daß 81 Patienten elektrophysiologische und klinische Zeichen einer neurologischen Schädigung im Nackenbereich hatten. Upton und McComas (1973) und McComas et al. (1974) meinten, daß kleine serienmäßige Einklemmungen entlang des peripheren Nerven vorlägen, die distal eine Einklemmungsneuropathie bewirkten. Den Grund für die distal entstandenen Neuropathien sahen sie in einem veränderten Axoplasmafluß. Klinisch läßt sich dieses Denkmodell hinreichend abstützen. Dyro (1983) fragte sich, warum bei einer Gruppe junger Patienten (N = 50) mit Schädigungen des Plexus brachialis sich in 27% der Fälle Karpaltunnelsyndrome entwickelten. Elektophysiologisch nachweisbare Abnormalitäten wurden am N. ulnaris im Bereich des Handgelenks bei 46% (N = 63) der Patienten mit einem einseitigen Karpaltunnelsyndrom gefunden und bei 88 % (N = 185) mit beidseitigem Karpaltunnelsyndrom. Einen ähnlichen prozentualen Anteil stellten Bendler et al. (1977) fest. In einer Analyse von 1000 chirurgischen Eingriffen am Karpaltunnelsyndrom zeigten 32% bilaterale Karpaltunnelsyndrome (Hurst et al. 1985). Diese sehr umfassende Studie ist besonders aufschlußreich. Patienten mit Zervikalarthrose (durch klinische Zeichen, Symptome und Röntgenaufnahmen diagnostiziert) zeigten eine signifikante Korrelation mit den Patienten, die unter einem doppelseitigen Karpaltunnelsyndrom litten. Ein Anteil von 1,7% der Bevölkerung hat Diabetes, und der Studie von Hurst et al. zufolge leiden 7% der Patienten mit unilateralem und 34% der Patienten mit bilateralem Karpaltunnelsyndrom unter Diabetes. Das Karpaltunnelsyndrom mit gleichzeitiger Wirbelsäulenschädigung ist das meistuntersuchte „Double-crush"-Syndrom. Diese beiden Erkrankungen treten sehr häufig gleichzeitig auf (Guyon und Honet 1977, Massey et al. 1981, Pfeffer und Osterman 1986). Mir selbst ist aufgefallen, daß z. B. unerklärliche Hand- und Fingerschmerzen, Schmerzen im M. trapezius mit schmerzhaftem erstem Metakarpalgelenk bei gleichzeitigen Symptomen der Halswirbelsäule viel häufiger sind als ein eindeutiges Karpaltunnel-Zervikal-Syndrom.

Das „Double-crush"-Syndrom stützt die Hypothesen, die in Kap. 2 dargelegt wurden, und läßt sich mit der Vorstellung von empfindlichen Bereichen des Nervensystems, die in diesem Kapitel bereits besprochen wurden, in Einklang bringen. Lundburg (1988) beobachtete sowohl das „Double -crush"- Syndrom als auch das sogenannte „Reversed-crush"-Syndrom, das klinisch eindeutig ist. Hierbei befindet sich die ursprüngliche Verletzung distal wie z. B. ein Karpaltunnelsyndrom, und der nächste Herd („crush") liegt dann proximal wie z. B. eine Einklemmung des N. medianus am Ellenbogen. Cherington (1974) stellte 72 Patienten (90 Extremitäten) mit Karpaltunnelsyndromen vor, die über Symptome proximal vom Handgelenk klagten. Von den 49 Patienten, bei denen eine chirurgische Entlastungsoperation des Karpaltunnels durchgeführt wurde, verloren 46 ihre Symptome. Lundborg (1988) vermutet, daß aufgrund von Veränderungen im retrograden Axoplasmafluß kein synthetisiertes Material zum Zielgewebe gebracht werden kann. Es gibt auch Berichte über dreifache („triple") und mehrfache („multiple") „Crush"-Syndrome (Mackinnon und Dellon 1988). Die sog. „Crush"-Erkrankungen und viele ihnen ähnliche Beschwerden sind in der physiotherapeutischen Praxis häufig anzutreffen, vor allem, wenn es um die Behandlung von chronischen Erkrankungen geht. Die Symptome sind wahrscheinlich alle neurogenen Ursprungs; sie können durch Tensionsteste reproduziert werden, die später besprochen werden. Durch die Chirurgie werden zusätzlich klinisch relevante Belege für die Beziehungen solcher Symptome zueinander gebracht. Doppelte „Crush"-Syndrome bieten eine Basis für Beobachtungen bei chirurgischen Eingriffen, wonach bei manchen Patienten mit Karpaltunnelsyndrom sowohl eine proximale als auch eine distale Dekompression erforderlich ist (Mackinnon und Dellon 1988).

Für das „Double-crush"-Syndrom,, wird oft eine "zugrundeliegende subklinische Neuropathie" verantwortlich gemacht (Sedal et al. 1973, Neary et al. 1975, Silver et al. 1973). Upton und McComas (1973) vermuteten, daß diese zugrundeliegenden Mechanismen auf einem veränderten Axoplasmafluß an einer bestimmten Stelle beruhen und dadurch das Axon für Einklemmungen empfänglich machen. Dieser Aspekt eines „kranken Neurons", das andere Bereiche des Nervensystems für Verletzungen anfällig macht, wird in der Literatur immer wieder betont. Er wurde in gewissem Umfang durch Experimente bestätigt, bei denen der Ischiasnerv von Ratten zusammengeschnürt wurde (Seiler et al. 1983). Diese Autoren zeigten, wie beim Zusammenschnüren des proximalen Anteils von Nerven mit einer Druckkomponente, die die elektrische Aktivität nicht verändert, der Nerv für distale Kompressionseinflüsse anfälliger wurde. Ein ähnliches Experiment (Mackinnon und Dellon 1988) zeigt, wie distale Druckabschnürungen die proximalen Anteile des Nerven für Einklemmungen empfindlicher machen. Die veränderten Axoplasmaflußmechanismen für das „Double-crush"-Syndrom sind in Abb. 3.6 zusammengefaßt.

Neben den Hypothesen in bezug auf einen veränderten Axoplasmatransport sollte auch die Möglichkeit des Verlusts der normalen Mechanik des Nerven-

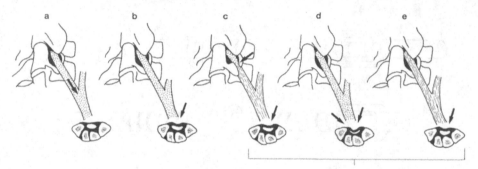

Abb. 3.6 a–e. Das „Double-crush"-Syndrom entsteht durch die veränderten axonalen Transportsysteme. **a** Normale Halswirbelsäule, N. medianus und Karpaltunnel. Der Pfeil zeigt den antegraden Axoplasmafluß. **b** Die Symptomreizschwelle ist noch nicht erreicht, obwohl ein milder Druck am Karpaltunnel besteht. **c** Einklemmung einer zervikalen Nervenwurzel mit Karpaltunnelkompression. Die periodische Kompression wirkt sich in einer Symptombildung mit Denervation aus, weil die Symptomreizschwelle überschritten wurde. **d** Normale Halswirbelsäule, aber schwere Karpaltunnelkompression wirkt sich in einem symptomatischen Karpaltunnel aus. **e** Wenig Karpaltunnelkompression in Verbindung mit Diabetes mellitus bewirkt eine Symptomatologie. Aus: Hurst et al. (1985)

systems Beachtung finden, der sich in einer andersartigen oder zumindest inkongruenten Beziehung mit angrenzenden Strukturen auswirkt. In Abb. 3.7 habe ich versucht, den möglichen Mechanismus bei einem „Double-crush"-Syndrom darzustellen. Dabei könnte ein geschädigter Axoplasmafluß auch die Folge von mechanischen Schädigungen sein oder bestimmte Bereiche für derartige Fehlentwicklungen vorbereiten. Dieses Konzept paßt zu der eher vaskulär orientierten Auffassung, die bereits erläutert wurde (Sunderland 1979), wobei eine Einklemmung an einer Stelle des Nerven potentiell „Friktionsfibrose" an einer anderen bewirken kann. Lundborg (1988) spekulierte, daß eine isolierte Nerveneinklemmung zu weniger Gebrauch dieser Extremität führen und so zur Ödembildung beitragen könnte, was dann den Nerv für Einklemmungen viel empfindlicher machen würde. Auch besteht die Möglichkeit einer allgemeinen, vielleicht nur subklinischen Neuropathie, wie beim Diabetes. Solche Erkrankungen erhöhen den intrafaszikulären Druck im gesamten Körper (Myers und Powell 1981) und können das gesamte Nervensystem für Einklemmungen sensibilisieren. Die meisten Studien über Einklemmungen verlassen sich auf die Elektrodiagnose, wenn es um den Nachweis der Neuropathiearten geht. Ich würde denken, wenn eine veränderte Leitungsfähigkeit vorliegt, treten wahrscheinlich auch pathologische Umbildungen im Bindegewebe auf, denen neurophysiologische Veränderungen folgen könnten. Die jüngsten Experimente auf diesem Gebiet mit Mäusen lassen aufhorchen. Luttges et al. (1976) fanden bei Nerveneinklemmungen auf einer Seite gleichzeitig strukturelle Proteinveränderungen auf der anderen Seite. Der Nerv der gleichen Seite zeigt ebenfalls eine Veränderung in seiner Biomechanik (Beel et al. 1984). Keine dieser Veränderungen der Biomechanik oder Struktur konnten bei austretenden Nerven-

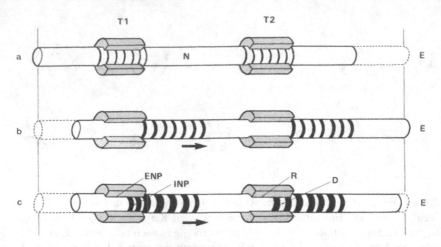

Abb. 3.7 a–c. Das „Double-crush"-Syndrom ist nach einer Verletzung mechanisch bedingt an der Entwicklung von Symptomen irgendwo im Verlauf der Nerventrakte beteiligt. *ENP* extraneurale Pathologie, *INP* intraneurale Pathologie, *N* Nerv, *T1* Tunnel 1, *T2* Tunnel 2, *E* vermutetes Ende der Nervenbewegung, *D* Druck, *R* Reibung. Der *gestreifte Bereich* stellt die Oberfläche des Nervs dar, die mit dem Tunnel bei Bewegung in Kontakt bleibt, d.h. er hat Verbindung mit der Berührungsfläche. **a** Neutral. **b** Der Nerv wurde zur rechten Seite gezogen. Der gestreifte Bereich bewegt sich in Beziehung zur Berührungsfläche, und es entsteht Spannung im Nerv. **c** Bei einer Pathologie in T1 (intraneural oder extraneural) muß sich der Nerv an die gleiche Bewegung wie in **b** anpassen; in T2 entwickelt sich mehr Druck (D), ein Nervenabschnitt kann den T2 nicht verlassen und bewirkt deshalb einen Bereich erhöhter Reibung (*R*).

wurzeln (Beel et al. 1986, Stodieck und Luttges 1986) oder beim Rückenmark (Sodiek und Lütges 1983) nachgewiesen werden. Besonders bei sehr leichten Verletzungen besteht die Möglichkeit, daß geringfügige Veränderungen an Nervenfasern elektrodiagnostisch nicht als abnormal registriert werden. Eine Neuropathie kann sich auch nur an einem Faszikel manifestieren; die Elektrodiagnose ist jedoch nicht faszikelspezifisch (Mackinnon und Dellon 1988). Obwohl das asymptomatische Handgelenk eines Patienten beim Karpaltunnelsyndrom normale elektromyographische Werte aufweisen kann, liegen sie, wie Hurst et al. (1988) zeigten, aber doch im oberen Bereich der Norm.

Das „Double-crush"-Syndrom ist mittlerweile sehr gut dokumentiert – aber wie steht es mit der Neuraxis, in der auch solche Syndrome auftreten können? Nach Verletzungen der Bandscheibe zeigen Patienten häufig ein Beschwerdebild mit Symptomen im Lendenwirbelsäulenbereich und wahrscheinlich bestehenden Spinalkanaleinengungen. Nach einiger Zeit klagen sie über Schmerzen im Bereich von T6 und eventuell sogar über Nackensymptome. Nach Schleudertraumen der Halswirbelsäule sprechen Patienten von thorakalen und lumbalen Symptomen, die oftmals im Bereich um die Tensionspunkte liegen. Diese Bereiche scheinen auch bei Verletzungen peripherer Nerven empfindlich zu sein.

Abnormale Mechanismen bei der Impulserzeugung

Zusätzlich zu den Stellen im Nervensystem, die durch die Eigenart des anatomischen Umfelds besonders empfindsam reagieren, gibt es im Nervensystem auch Bereiche, von denen Symptome ausgehen können. Dies sind die impulserzeugenden Orte, wie z. B. die Ganglien der Hinterwurzel, Ganglien des autonomen Nervensystems, neurale Räume im Rückenmark und neuromuskuläre Knotenpunkte. Der größte Anteil des Nervensystems ist für die Übertragung, aber nicht für die Erzeugung von Impulsen angelegt. Wenn ein Abschnitt des Nervensystems wie z. B. der mittlere Bereich eines peripheren Nervenstamms oder der mittlere Abschnitt des Rückenmarks zum Impulserzeuger wird, müssen pathologische Veränderungen in den Nervenfasern und in endoneuralen oder perineuralen Bindegeweben vorliegen. Der genaue Grund für diese pathologische Entwicklung ist noch unbekannt, muß aber auf einer Verbindung von mechanischen und vaskulären Mechanismen beruhen, die bereits zu Beginn dieses Kapitels dargestellt wurden. Erinnern wir uns, daß die Nn. nervorum im epineuralen oder die Sinuvertebralnerven in duralem Nervengewebe festsitzen und daß die primären Nervenfasern zusätzlich im Bindegewebe eines abnormal veränderten Umfelds eingefangen werden können. Geringfügige Demyelinisierungen (Calvin et al. 1982) ebenso wie empfindliche, nicht voll entwickelte Axone und Neurome (Wall und Gutnik 1974) und auch hypoxische Nervenfasern (Howe et al. 1976/1977) können Symptome bewirken. Der auslösende Stimulus zur ektopischen Impulserzeugung könnte mechanischer Art sein, obwohl auch eine spontane Erzeugung möglich wäre. Es könnte eine abnormale Chemosensibilität gegenüber sympathischen afferenten Entladungen und anderen freigewordenen chemischen Substanzen in diesem Bereich bestehen. Solche Vorgänge erhöhen die Mechanosensibilität auf abnormale Impulserzeugung (Devor 1983).

Ein Einblick in gleichgeartete abnormale Impulserregungsmechanismen in der Neuraxis kann anhand der Folgen der multiplen Sklerose vermittelt werden, wo häufig als Reaktion auf Bewegungen sensible Erregungen erfolgen. Smith und McDonald (1980) setzten bei neun Katzen eine demyelinierende Läsion an der Wirbelsäule und fanden dann dort kleine Umbildungen von weniger als 1 mm, die die Entladungsrate von normalerweise spontan aktiven Einheiten erhöhten und zugleich sonst stille Einheiten rekrutierten. Sie erwogen auch, ob eine solche Schädigung nicht eventuell der Grund für eine vorübergehende Paraplegie bei Nackenflexion sein könnte.

Kontrakturen des Nervensystems

Als eine weitere Folge neuraler Fibrose, die Fehlfunktionen nach sich zieht, kann es im Bindegewebe und auch im neuralen Gewebe des Nervensystems zu Kontrakturenbildung kommen. Obwohl Seddon (1975) keinen Zweifel daran läßt, daß solche Prozesse nach schweren Traumen oder erfolglosen chirurgischen Eingriffen auftreten können, ist dieser Gedanke kaum in der Literatur thematisiert worden.

Kontrakturen der Strukturen innerhalb des Spinalkanals können sich nach schweren Verletzungen und chirurgischen Eingriffen ausbilden. Der „Rattenschwanz", der bei schwersten stenotischen und vernarbten Spinalkanälen auf Myelogrammen zu sehen ist, gehört zu dieser Gruppe von Kontrakturen. Erhöhter Tonus und Syndrome wie die „eingefrorene Schulter" („frozen shoulder") können auch zu Nervenkontrakturen führen. Bei diesen Erkrankungsbildern ist die Reversibilität von Symptomen und Zeichen durch manuelle Therapie außerordentlich begrenzt.

Geringfügige Nervenverletzungen

Subklinische Einklemmung

Fibrosen und Kontrakturen des Nervensystems liegen sozusagen am „schwerwiegenden" Ende des möglichen Spektrums; am anderen Ende liegen die subklinischen Einklemmungen. Bevor ein Patient über Symptome klagt, haben sich im Nervensystem bereits pathologische Prozesse abgespielt; der Beweis für diese These steht allerdings noch aus. Neary et al. (1975) untersuchten an 12 Leichen Gewebsproben des N. medianus und des N. ulnaris, die keinerlei medizinische oder neurologische Prozesse im peripheren Nervensystem durchgemacht hatten. Die normale Anatomie hatte sich deutlich verändert; gefunden wurden z. B. pathologische Verzerrungen der Bindegewebselemente, Myelinverschiebungen, Demyelinierung und vermehrte Renaut-Körperchen. Chang et al. (1963), die den N. ulnaris am Ellenbogen untersuchten, berichteten über der Neary-Studie sehr ähnliche Befunde; ebenso auch Nathan (1960) über den N. lateralis cutaneus femoris am Oberschenkel und Castelli et al. (1980) über den N. medianus im Karpaltunnel. Es gibt keine Beweise dafür, daß sich ähnliche Prozesse nicht auch an der Neuraxis und den Meningen abspielen könnten. Durchaus möglich ist auch, daß manche dieser Veränderungen durch einen normalen Alterungsprozeß entstehen.

Wird das Nervensystem durch Bewegungen untersucht, sind wahrscheinlich bereits pathologische Prozesse im Bindegewebe oder im neuralen Gewebe abgelaufen, bevor die Spannungsteste positiv sind. Geschickte Handhabung und Erfahrung in der Interpretation sind deshalb notwendig und werden sehr empfohlen (Teil II). Ich glaube, daß durch geschickt ausgeführte Tensionsteste – mehr als durch alle anderen Teste – Veränderungen in der Mechanik des Nervensystems aufgefunden und dann viel früher als Neuropathien eingestuft werden können. Oft wird eine subklinische Einklemmung in Betracht gezogen, wenn Patienten nach erneuten Verletzungen wieder über alte reaktivierte Symptome klagen.

Der Begriff potentieller Einklemmungserscheinungen verdient Beachtung, denn unterschiedliche Situationen wie erhöhter Kompartmentdruck, Ödeme um einen Nerv und alle Arten von Gipsen können Beispiele für potentielle Verletzungsmöglichkeiten des Nervensystems sein. Diese Themen werden in Kap. 9 ausführlicher besprochen.

Hypersensibilität infolge von Denervation

Gunn (1980) beschreibt das interessante Phänomen der „Präspondylose" oder des „Spondylose-Vorläufers" und gibt einige Erläuterungen zu diesem interessanten Thema. Mit der Bezeichnung „Präspondylose" werden die frühen schleichenden Auswirkungen einer spondylarthrotischen Zermürbung peripherer Nerven beschrieben. Dieser Zustand ist meistens schmerzlos; gerade bei vielen jungen Menschen können sich bereits frühe und sehr feine Veränderungen zeigen.

Eine weitere Entwicklung der Denervierung sind die Hypersensibilität der Rezeptoren der Zielgewebe und die überschießende Freisetzung von Transmittersubstanzen aus den Vesikeln der Nervenendigungen.

Durch die oben angesprochenen Studien wurden die von Gunn erstellten Hypothesen, die zunächst nur teilweise abgestützt waren, zusätzlich bestätigt; denn sie zeigten, daß der Axoplasmafluß durch nur sehr geringe Verformungen des peripheren Nervs verändert werden kann. Sowohl trophische Störungen in Zielgeweben als auch erhöhte Empfindungsfähigkeit in autonomen Bahnen können den Tonus der Blutgefäße erhöhen und dadurch Strukturen unterversorgen und sie schwächen. Ich glaube, daß durch geschicktes Testen von Spannung diese „präspondylotischen" Zustände in vielen Fällen aufgedeckt werden können.

Andere Faktoren bei Gegenspannungsprozessen

Anomalien und Gegenspannung

Wie bei allen anderen Strukturen ist auch beim Nervensystem die Anatomie selten so gestaltet, wie es in den Lehrbüchern steht. Deshalb sind Anomalien in der Neuroanatomie und in den Innervationsfeldern, in der Blutversorgung und in bezug auf die mechanischen Berührungsflächen wichtige Gesichtspunkte. Es gibt einige Beweise und es liegt auch im Bereich logischer Überlegungen, daß Anomalien im Nervensystem und/oder an seinen Berührungsflächen mit anderen Geweben zu Gegenspannungssyndromen wie Einklemmungen oder Irritationen führen können. Verletzungen in Bereichen mit normaler Anatomie können klinisch weniger relevant sein als solche in Gebieten, die eine Anomalie aufweisen.

Eine abnormale Anatomie ist mit größerer Wahrscheinlichkeit mit einer bizarren Symptomatologie verbunden, was die Interpretation erschwert. Es ist auch anzunehmen, daß die Prognose bei Patienten mit neuropathischen Störungen in anatomisch abnormalen Bereichen nicht so günstig ist. Ohne elektrodiagnostische Abklärungen ist es schwierig, Anomalien überhaupt wahrzunehmen, und der Physiotherapeut kann dann in den meisten Fällen nur Vermutungen anstellen. Palpationstechniken können hier etwas weiterhelfen (Kap. 9). Behandlungstechniken sind unter Umständen weniger erfolgreich, besonders dann, wenn sie sich allein an der Anatomie und Biomechanik orientieren anstatt an Symptomen und Zeichen.

Anomalien am Nervensystem sind ziemlich häufig; die Schätzungen, was ihre Häufigkeit betrifft, variieren. Durch viele Studien wurde belegt, daß mindestens 10% der Bevölkerung einfache Anomalien zu haben scheinen. Es wäre interessant zu wissen, ob diese eine besonders hohe Repräsentanz in der Gruppe von Betroffenen haben, die zu Behandlungen gehen. Eine dieser Anomalien ist die Martin-Gruber-Anastomose, bei der motorische und sensible Verbindungen im N. ulnaris und im N. medianus am Unterarm bestehen. Bis zu 25% der Bevölkerung weisen diese Anomalie auf (Piersol 1907, Guttman 1977) (Abb. 3.8).

Ungefähr 15% der Bevölkerung haben abnormale lumbosakrale Nervenwurzeln (Kadish und Simmons 1984) (Abb. 3.9). Die häufigsten Anomalien bei lumbalen Nervenwurzeln sind dieser Studie zufolge gemeinsame durale Scheiden für zwei Nervenwurzeln und Fälle, wo zwei Nervenwurzeln gemeinsam ein Foramen verlassen. Merzo et al. (1987) fand in der Halswirbelsäule derart häufig zwei intradurale Verbindungen zwischen benachbarten Wurzeln, daß er

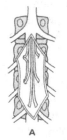
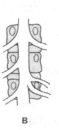
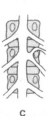

Abb. 3.8. Die Anastomose nach Martin Gruber. *NM* N. medianus, *NU* N. ulnaris, *MGA* Martin-Gruber-Anastomose. Aus: Sunderland S (1978)

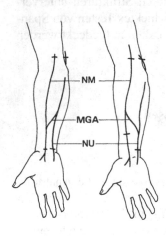

Abb. 3.9 A–C. Beispiele für Anomalien der lumbosakralen Nervenwurzeln. **A** Intraneurale Verbindung, **B** eng aneinander anliegende Nervenwurzeln, **C** extradurale Aufzweigung. Aus: Kadish und Simmons (1984)

sie eher als eine normale Variante und nicht als Anomalie betrachtete. Dem Furkalnerv, einem Nerven, der von den Wurzeln L4 und L5 ausgeht, wurde bisher wenig Aufmerksamkeit gewidmet; er wirkt aber am N. femoralis, am N. obturatorius und am lumbosakralen Stamm mit und könnte sehr interessant sein, wenn es um Überlegungen zu atypischen Sensibilitätsverlusten und Symptombildungen in diesen Bereichen geht (Kikuchi et al. 1984).

Zwei Beispiele für Anomalien im Bereich der mechanischen Berührungs-flächen sind die transforaminalen Ligamenta (Golub und Silverman 1989) (Abb. 3.10 a,b) und Variationen in Größe und Stärke der lumbosakralen Bänder (Nathan et al. 1982).

Es gibt einige Belege für die Behauptung, daß Menschen, deren Nervensystem Anomalien aufweist, dadurch für Unfälle prädisponiert sind. Werner et al. (1985) zeigten an neun Patienten, daß das Pronator-Syndrom (der N. medianus steht oben/proximal unter Druck) viel häufiger auftrat, wenn der N. medianus durch den humeralen Kopf des M. pronator teres hindurchdrang, anstatt seinem normalen Weg zwischen den humeralen und ulnaren Muskelköpfen zu folgen.

Zeitfaktoren bei Nervenverletzungen

Der Zeitraum nach einer Verletzung des Nervensystems ist für die pathologischen Prozesse und für das klinische Erscheinungsbild entscheidend. An einem Ende der Skala paßt sich das Nervensystem an langanhaltende Spannung oder andauernden Druck ohne Verluste sehr gut an oder zeigt ein nur sehr minimales Funktionsdefizit. Besonders das periphere Nervensystem scheint eine ungeheuere Plastizität zu besitzen und deshalb auch die Fähigkeit der Anpassung über lange Zeiträume. Nervenwurzeln können in stenotischen Foramina zu Bändern abflachen und doch noch leiten. Beobachtungen zeigen, daß eine Spinalstenose und ein stenotischer Wurzelkanal trotz offensichtlicher schwerer Nervenwurzelschäden (bis zu 25% Einengung des normalen Durchmessers) ein nur geringfügiges neurologisches Defizit verursachen (Watanabe und Parke 1986). Am anderen Ende der Skala kann das Nervensystem bei sehr plötzlichen

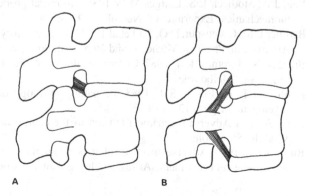

Abb. 3.10 A,B. Beispiele für transforaminale Bänder. Aus: Bogduk und Twomey (1987)   A   B

Verletzungen schwere Schäden aufweisen. Abscherkräfte wie sie sich bei schnellen Nervenverformungen entwickeln, sind weniger stark beim langsamen Auftreten von Druck (z. B. 20 Sekunden) (Olmarker et al. 1989), weil keine Zeit dafür bleibt, die Entwicklung von Spannungsmechanismen und vaskulären Ersatzkanälen abzurufen. Ein extremes Beispiel dafür ist die Schußverletzung. Wenn eine Kugel durch eine Extremität hindurchgeht, ohne dabei einen dort liegenden Nerven zu berühren, können die Kräfte und Druckwellen, die diese Kugel im umgebenden Gewebe auslöst, doch zu schweren Schädigungen dieses Nerven führen (Seddon 1975; Sunderland 1978). Natürlich gibt es auch indirekte Verletzungen an den anderen Strukturen um den Nerven herum. So gesehen ist ein Schleudertrauma eine Verletzung, die mit sehr hoher Geschwindigkeit Veränderungen bewirkt. Die klinischen Konsequenzen nach so einem Trauma sind oftmals sehr folgenschwer.

Bei langsamen Prozessen gewähren die Bindegewebe des Nervensystems den eingebetteten Nervenfasern viel mehr Schutz. Es dauert eine gewisse Zeit, bis das Perineurium durchbrochen ist und eine Reaktion dann intrafaszikulär wird. Hier stellt sich auch die Frage, ob ein Zustand irreversibel bleiben wird. Hat sich eine intraneurale Fibrose erst einmal gebildet, kann sie eine unabänderliche Komponente für die Schädigung darstellen und die Behandlung erschweren. Diese mögliche Irreversibilität ist bei Nervenwurzeln (Murphy 1977) und Nervenstämmen (Ford und Ali 1985) zu beachten. Fernandez und Pallini (1986) zeigten an Mäusen die intradurale Aussprossung von Bindegewebe, wenn ein Entzündungsprozeß Zugang zur Dura mater gefunden hatte.

Literatur

Armstrong T J, Castelli W A, Evans F G et al 1984 Some histological changes in carpal tunnel contents and their biomechanical implications. Journal of Occupational Medicine 26:197-200

Asbury A K 1973 Renaut bodies: a forgotten endoneurial structure. Journal of Neuropathology and Experimental Neurology 32:334-343

Beel J A, Groswald D E, Luttges M W 1984 Alterations in the mechanical properties of peripheral nerve following crush injury. Journal of Biomechanics 17:185-193

Beel J A, Stodieck L S, Luttges M W 1986 Structural properties of spinal nerve roots: biomechanics. Experimental Neurology 91:30-40

Bendler E M, Greenspun D O, Yu J et al 1977 The bilaterality of carpal tunnel syndrome. Archives of Physical Medicine and Rehabilitation 58:362-368

Bogduk N, Twomey L T 1987 Clinical anatomy of the lumbar spine. Chruchill Livingstone, Melbourne

Bohlmann H H, Emery S E 1988 the pathophysiology of cervical spondylosis and myelopathy. Spine 13:843-846

Breig A 1978 Adverse mechanical tension in the central nervous system. Almqvist & Wiksell, Stockholm

Butler D S 1989 Adverse mechanical tension in the nervous system: a model for assessment and treatment. Australian Journal of Physiotherapy 35:227-238

Butler D S, Gifford L S 1989 The concept of adverse mechanical tension in the nervous system, Part 1, Testing for 'dural tension'. Physiotherapy 75:622-629

Calvin W H, Devor M, Howe J F 1982 Can neuralgias arise from minor demyelination? Spontaneous firing, mechanosensitivity and afterdischarge from conducting axons. Experimental Neurology 75:755-763

Castelli W A, Evans F G, Diaz-Perez R et al 1980 Intraneural connective tissue proliferation of the median nerve in the carpal tunnel. Achives of Physical Medicine and Rehabilitation 60:418-422

Cassvan A, Rosenberg A, Rivers L F 1986 Ulnar nerve involvement in carpal tunnel syndrome. Archives of Physical Medicine and Rehabilitation 67:290-292

Chang K S F, Low W D, Chan S T et al 1963 Enlargement of the ulnar nerve behind the medial epicondyle. Anatomical Record 145:149-153

Cherington M 1974 Proximal pain in carpal tunnel syndrome. Archives of Surgery 108:69

Cusick J F, Mycklebust J, Zyvoloski M et al 1982 Effects of vertebral column distraction in the monkey. Journal of Neurosurgery 57:661-659

Dahlin L B, Rydevik B, McLean W G et al 1984 Changes in fast axonal transport during experimental nerve compression at low pressures. Experimental Neurology 84:29-36

Dahlin L B, McLean W G 1986 Effects of graded experimental compression on slow and fast axonal transport in rabbit vagus nerve. Journal of the Neurological Sciences 72:19-30

Dahlin L B, Sjostrand J, McLean W G 1986 Graded inhibition of retrograde axonal transport by compression of rabbit vagus nerve. Journal of the Neurological Sciences 76:221-230

Davies J A 1979 Peroneal compartment syndrome secondary to rupture of the peroneus longus. Journal of Bone and Joint Surgery 61A:783-784

Devor M 1983 Nerve pathophysiology and mechanisms of pain in causalgia. Journal of the Autonomic Nervous System 7:371-384

Dolan E J, Transfeldt E E, Tator C H et al 1980 The effect of spinal distraction on regional spinal cord blood flow in cats. Journal of Neurosurgery 53:756-764

Doppmann J L 1975 The mechanism of ischemia in anteroposterior compression of the spinal cord. Investigative Radiology 10:543-551

Dyro F M 1983 Peripheral entrapments following brachial plexus lesions. Electromyography and Clinical Neurophysiology 23:251-256

Faithfull D K, Moir D H, Ireland J 1985 The micropathology of the typical carpal tunnel syndrome. Journal of Hand Surgery 11B:131-132

Fernandez E, Pallini R 1986 Connective tissue scarring in experimental spinal cord lesions: significance of dural continuity and the role of epidural tissues. Acta Neurochirurgica 76:145-148

Ford D J, Ali M S 1985 Acute carpal tunnel syndrome. The Journal of Bone and Joint Surgery 65B:758-759

Fowler T J, Danta G, Gilliat R W 1972 Recovery of nerve conduction after a pneumatic tourniquet: observations on the hind limb of the baboon. Journal of Neurology, Neurosurgery and Psychiatry 35:638-647

Fowler T J, Ochoa J 1975 Unmyelinated fibres in normal and compressed peripheral nerves of the baboon: a quantitative electron microscopic study. Neuropathology and Applied Neurobiology 1:247-265

Gasser H S, Erlanger J 1929 the role of fibre size in the establishment of a nerve block by pressure or cocaine. American Journal of Physiology 88:581-591

Gelberman R H, Hergenroeder P T, Hargens A R et al 1981 The carpal tunnel syndrome: a study of carpal canal pressures. The Journal of Bone and Joint Surgery 63A:380-383

Gilliatt R W 1981 Physical injury to peripheral nerves: physiologic and electrodiagnostic aspects. Mayo Clinic Proceedings 56:361-370

Golub B S, Silverman B 1969 Transforaminal ligaments of the lumbar spine. Journal of Bone and Joint Surgery 51A:947-956

Gooding M R, Wilson C B, Hoff J T 1975 Experimental cervical myelophaty: effects of ischaemia and compression of the cervical spinal cord. Journal of Neurosurgery 43:9-17

Gunn C C 1980 Prespondylosis and some pain syndromes following denervation supersensitivity. Spine 5:185-192

Guttman L 1977 Median-ulnar nerve communications and carpal tunnel syndrome. journal of Neurology, Neurosurgery and Psychiatry 40:982-986

Guyon M A, Honet J C 1977 CTS or trigger finger associated with neck injury in automobile accidents. Archives of Physical Medicine and Rehabilitation 58:325-327

Haftek J 1970 Stretch injury of peripheral nerve: acute effects of stretching on rabbit nerve. Journal of Bone and Joint Surgery 52B:354-365

Howe J F, Calvin W H, Loeser J D 1976 Impulses reflected from dorsal root ganglia and from focal nerve injuries. Brain Research 116:139-144

Howe J F, Loeser J D, Calvin W H 1977 Mechanosensitivity of dorsal root ganglia and chronically injured axons: a physiological basis for the radicular pain of nerve root compression. Pain 3:25-41

Hurst L C, Weissberg D, Carroll R E 1985 The relationship of double crush to carpal tunnel syndrome (an analysis of 1.000 cases of carpal tunnel syndrome). Journal of Hand Surgery 10B:202-204

Jefferson D, Neary D, Eames R A 1981 Renaut body distribution at sites of human peripheral nerve entrapment. Journal of the Neurological Sciences 49:19-29

Kadish L J, Simmons E H 1984 Anomalies of the lumbosacral nerve roots. Journal of Bone and Joint Surgery 66B:411-416

Kikuchi S, Hasue M, Nishiyama K, Tsukasa I 1984 Anatomic and clinical studies of radicular symptoms. Spine 9:23-30

Kobrine A I, Evans D E, Rizzoli H 1978 Correlation of spinal cord blood flow and function in experimental compression. Surgical Neurology 10:54-59

Korr I M 1985 Neurochemical and neurotrophic consequences of nerve deformation. In: Glasgow E F et al (eds) Aspects of manipulative therapy, 2nd edn. Churchill Livingstone, Melbourne

Leyshon A, Kirwan E O G, Wynn Parry C B 1981 Electrical studies in the diagnosis of compression of the lumbar root. Journal of Bone and Joint Surgery 63B:71-75

Lishman W A, Russel W K 1961 The brachial neuropathies. Lancet 2:941-947

Louis R 1981 Vertebroradicular and vertebromedullar dynamics. Anatomica Clinica 3:1-11

Lunborg G 1970 Ischemic nerve injury: experimental studies on intraneural microvascular pathophysiology and nerve function in a limb, subjected to temporary circulatory arrest. Scandinavian Journal of Plastic and Reconstructive Surgery (Suppl) 6:1-113

Lundborg G 1988 Nerve injury and repair. Churchill Livingstone, Edinburgh

Lundborg G, Dahlin L B 1989 Pathophysiology of nerve compression syndromes. Slack, Thorofare

Luttges M W, Kelly P T, Gerren R A 1976 Degenerative changes in mouse sciatic nerve: electrophoretic and electrophysiological characterisations. Experimental Neurology 50:706-33

Mackinnon S E, Dellon A 1988 Surgery of the peripheral nerve. Thieme, New York

Marzo J M, Simmons E H, Kalen F 1987 Intradural connections between adjacent cervical nerve roots. Spine 12:964-968

Massey E W, Reley T L, Pleet A B 1981 Coexistant carpal tunnel syndrome and cervical radiculophathy (double crush syndrome). Southern Medical Journal 74:957-959

McComas A J, Jorgensen P B, Upton A R M 1974 The neuropraxic lesion: a clinical contribution to the study of trophic mechanisms. The Canadian Journal of Neurological Sciencs 1:170-179

McLellan D C, Swash M 1976 Longitudinal sliding of the median nerve during movements of the upper limb. Journal of Neurology, Neurosurgery and Psychiatry 39:556-570

Meals R A 1977 Peroneal nerve palsy complicating ankle sprain. Journal of Bone and Joint Surgery 59A:966-968

Millesi H 1986 The nerve gap. Hand Clinics 2:651-663

Mubarak S J, Pedowitz R A, Hargens A R 1989 Compartment syndromes. Current Orthopaedics 3:36-40

Murphy R W 1977 Nerve roots and spinal nerves in degenerative disc disease. Clinical Orthopaedics and Related Research 129:46-60

Myers R, Powell H 1981 Endoneurial fluid pressure in peripheral neuropathies. In: Hargnes A (ed) Tissue fluid pressure and composition. Williams & Wilkins, Baltimore

Nathan H 1960 Gangliform enlargement on the lateral cutaneous nerve of the thight. Journal of Neurosurgery 17:843-849

Nathan H 1986 Osteophytes of the spine compressing the sympathetic trunk and splanchnic nerves in the thorax. Spine 12:527-532

Neary D, Ochoa J, Gilliat R W 1975 Sub-clinical entrapment neuropathy in man. Journal of the Neurological Sciences 24:283-298

Nitz A J, Dobner J J, Kersey D 1985 Nerve injury and gerade II and III ankle sprains. The Americal Journal of Sports Medicine 13:177-182

Novel W 1966 Peroneal palsy due to haematoma in the common peroneal nerve sheath after distal torsional fractures and inversion ankle sprains. Journal of Bone and joint Surgery 48A:1484-1495

Ochoa J, Fowler T J, Gilliat R W 1972 Anatomical changes in peripheral nerves compressed by a pneumatic tourniquet. Journal of Anatomy 113:433-455

Ochoa J 1980 Nerve fibre pathology in acute and chronic compression. In: Omer G E, Spinner M (eds) Management of peripheral nerve problems. Saunders, Philadelphia

Ochs S 1975 Axoplasmic transport. In: Tower D (ed) The nervous system. Raven Press, New York, vol 1

Ogata K, naito M 1986 Blood flow of peripheral nerve: effects of dissection, stretching and compression. Journal of Hand Surgery 11B:10-14

Oiwa T 1983 Experimental study on post laminectomy deterioration in cervical spondylotic myelopathy-influences of the meningeal treatment of persistent spinal cord block. Nippon Seikeigeka Gakki Zashi 57:577-592

Olsson Y, kristensson K 1973 The perineurium as a diffusion barrier to protein tracers following trauma to nerves. Acta Neuropathologica 23:105-111

Olmarker K, Rydevik B, Holm S 1989 Edema formed in spinal nerve roots induced by experimental graded compression. Spine 14:569-573

Ortman J A, Zarife S, Mendell J R 1983 The experimental production of renaut bodies in response to mechanical stress. Journal of the Neurological Sciences. 62:233-241

Pan G, Kulkarni M, macDougall D J, Miner M W 1988 Traumatic epidural haematoma of the cervical spine: diagnosis with magnetic resonsnce imaging. Journal of Neurosurgery 68:798-801

Pang D, Wilberger J E 1982 Tethered cord syndrome in adults. Journal of Neurosurgery 57:32-47

Pfeffer G, Osterman A L 1986 Double crush syndrome: cervical radiculophaty and carpal tunnel syndrome (abstract). Journal of Hand Surgery 11A:766

Phalen G S 1970 Reflections on 21 years experience with the carpal tunnel syndrome. Journal of the American Medical Assosiation 212:8:1365-1367

Piersol G A 1907 Human anatomy, 3rd edn. Lippincott, Philadelphia

Powell H C, Myers R R 1986 Pathology of experimental nerve compression. Laboratory Investigations 55:91-100

Rayan G M, Pitha J V, Wisdom P et al 1988 Histologic and electrophysiologic changes following subepineurial haematoma induction in rat sciatic nerve. Clinical Orthopaedics and Related Research 229:257-264

Robinson R A et al 1977 Cervical spondylotic myelopathy: etiology and treatment concepts. Spine 2:89-99

Rydevik B et al 1980 Blockage of axonal transport induced by acute graded compression of the rabbit vagus nerve. Journal of Neurology, Neurosurgery and Psychiatry 43:690-698

Rydevik B, Lundborg G, Bagge U 1981 Effects of graded compression on intraneural blood flow. Journal of Hand Surgery 6:3-12

Rydevik B, Brown M D, Lundborg G 1984 Pathoanatomy and pathophysiology of nerve root compression. Spine 9:7-15

Rydevik B L, Myers R R, Powell H C 1989 Pressure increase in the dorsal root ganglion following mecanical compression. Spine 14:574-576

Seddon H 1975 Surgical disorders of the peripheral nerves, 2nd edn. Churchill Livingstone, Edinburgh

Selander D, Mansson L G, Karlsson L et al 1985 Adrenergetic vasoconstriction in peripheral nerves in the rabbit. Anesthesiology 62:6-10

Sedal L, McLeod J G, Walsh J C 1973 Ulnar nerve lesions associated with the carpal tunnel syndrome. Journal of Neurology, Neurosurgery and Psychiatry 36:118-123

Selier W A et al 1983 The double crush syndrome: experimental model in the rat. Surgical Forum 34:596-598

Silver M A, Gelberman R H, Gellman H et al 1985 Carpal tunnel syndrome: associated abnormalities in ulnar nerve function and the effect of carpal tunnel release in these abnormalities. journal of Hand Surgery 10A:710-713

Siqueira E B, Kanzler L I, Dhakar D P 1983 Fibrosis of the dura mater: a cause of failed back syndrome. Surgical Neurology 19:168-70

Smith K J, McDonald W I 1980 Spontaneous and mechanically evoked activity due to central demyleniating lesion. Nauture 286:154-155

Stodieck L S, Luttges M W 1983 Protein composition and synthesis in the adult mouse spinal cord. Neurochemical Research 8:599-619

Stidieck L S, Luttges M W 1986 Structural properties of spinal nerve roots: protein composition. Experimental Neurology 19:41-51

Sunderland S 1976 The nerve lesion in carpal tunnel syndrome. Journal of Neurology, Neurosurgery and Psychiatry 39:615-626

Sunderland S 1978 Nerves and nerve injuries, 2nd edn. Churchill Livingstone, Edinburgh

Sunderland S 1989 The mischievous fibroblast. friction trauma, fibrosis and adhesions. In: Jones H M, Jones M A, Milde W R (eds) Sixth biennal conference proceedings, Manipulative Therapies Association of Australia, Adelaide

Szabo R M, Gelberman R H, Williamson R V et al 1983 Effects of systemic blood pressure on the tissue fluid threshold of peripheral nerve. Journal of Orthopaedic Research. 1:172-178

Triano J J, Luttges M W 1982 Nerve irritation: a possible model of sciatic neuritis. Spine 7:129-136

Turnbull I M 1971 Micro vasculature of the human spinal cord. Journal of Neurosurgery 35:141-147

Upton A R M, McComas A J 1973 The double crush in nerve entrapment syndromes. Lancet 2:359-362

Wall P D, Gutnik M 1974 Properties of afferent nerve impulses originating from a neuroma. Nature 248:740-743

Werner C O, Rosen I, Thorngren K G 1985 Clinical and neurophysiological characteristics of the pronator syndrome. Clinical Orthopaedics and Related Research 197:231-236

Watanabe R, Parke W W 1986 Vascular and neural pathology of lumbosacral spinal stenosis. Journal of Neurosurgery 64:64-70

4 Verletzungen des Nervensystems und ihre Folgen

Woher der Schmerz kommen kann

Bevor eine Liste möglicher Symptome und Zeichen, die bei einer Beteiligung des Nervensystems an Gegenspannungssyndromen auftreten können, diskutiert wird, sollten zuerst Antworten gegeben werden auf die Frage: „Wenn das Nervensystem verletzt ist, woher kommen die Schmerzreaktionen?". Aus verschiedenen Gründen ist es schwierig, diese Frage zu beantworten:

1. Im Vergleich zum normalen Nervensystem gibt es viel weniger Studien über das verletzte Nervensystem.
2. Die meisten Studien berichten über Tierversuche.
3. Die meisten Studien haben Kompressionen auf das Nervensystem untersucht und nur einige wenige Dehnungen und Irritatationen des Nervensystems.
4. Eine Verletzung des Nervensystems wird unweigerlich umgebende Gewebe mitschädigen. Zum Beispiel kann ein Schmerzmuster, das von einer verletzten Nervenwurzel stammt, auch Komponenten von einem geschädigten Zwischenwirbelgelenk einbringen. Letztlich wird ein verletztes Nervensystem Schäden in nichtneuralem Gewebe bewirken, weil dieses von geschädigten Nervenabschnitten innerviert wird.
5. Eine Verletzung des Nervensystems wird sich selten nur auf einen Abschnitt oder auf eine bestimmte Struktur beschränken. Bindegewebe und Leitgewebe stehen in engster Beziehung zueinander. Deshalb kann eine Verletzung physiologische und letztlich mechanische Auswirkungen an anderen Stellen des Nervensystems mit sich bringen.
6. Ausschlaggebend ist, daß manche Nervenverletzungen schmerzhaft sind und andere nicht; warum das so ist, wissen wir nicht.

Schmerz, der vom Nervensystem kommt, kann bezüglich physiologischer Mechanismen in drei Kategorien eingeteilt werden, d.h. in zentralen, neurogenen und nozizeptiven Schmerz. *Zentraler* Schmerz wird von Neuronen 2. Grades im Zentralnervensystem erzeugt; *neurogener* Schmerz wird von einem Prozeß ausgelöst, der periphere Fasern beeinflußt und erregt. Schmerz, der durch *Nozizeptoren ausgelöst wird, entsteht aus der Stimulation peripherer Nerven* (*Bo*gduk 1989).

Aus der Betrachtung der Bindegewebs- und Übertragungselemente des Nervensystems können die Fragen nach der Schmerzquelle am besten beantwortet werden.

Die Bindegewebe des Nervensystems

In Kap. 1 wurde die Innervation des Bindegewebes dargestellt. Auf die Art der Symptome, die von dieser Innervation stammen, kann nur anhand von klinischen Beobachtungen und einigen wenigen Studien geschlossen werden. Das bekannteste Symptom ist Schmerz, der – vorausgesetzt, daß keine Verletzung der leitenden Elemente des Nervensystems vorliegt – als nozizeptiver Schmerz bezeichnet werden könnte.

Duraler Schmerz

Das Konzept des duralen Schmerzes wurde von Cyriax (1942) eingeführt und in seinem vielfach neu aufgelegten Lehrbuch „Textbook of Orthopaedic Medicine" (1982) weiterentwickelt. Die Gedanken basieren auf seinen Literaturstudien und auf vielen Jahren klinischer Erfahrungen. Auch Edgar und Nundy (1966), Murphy (1977), Bogduk (1983) und Cuatico et al. (1988) folgerten, daß die Dura mater, da sie durch den N. sinuvertebralis innerviert wird, primäre Schmerzen erzeugen kann. Einige Experimente stützen dieses Konzept. Smith und Wright (1958) setzten bei Menschen Wundnähte in die duralen Hüllen lumbaler Nervenwurzeln während einer Laminektomie. Beim Ziehen an diesen Nähten traten Rückenschmerzen und Schmerzen im Oberschenkel auf. Die Dura reagiert sowohl auf mechanische als auch auf chemische Reize. Wird die Dura mit hypertonischer Kochsalzlösung umspült, kann Rückenschmerz

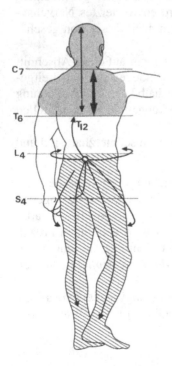

Abb. 4.1. Extrasegmental geleitete Schmerzen von der Dura mater nach Cyriax (1982). Cyriax hielt es für möglich, daß tiefe lumbale durale Schmerzen in die Beine, in den Bauchraum und zur mittleren Brustwirbelsäule ausstrahlen können. Die zervikale Dura mater könnte Schmerzreaktionen zum Kopf und zur mittleren Brustwirbelsäule aussenden. Nach: Cyriax (1982)

ausgelöst werden (El Mahdi et al. 1981), und durch Verabreichung von Xylocain können Schmerzen zum Abklingen gebracht werden.

Cyriax entwickelte eine Körpertabelle (Abb. 4.1), die das Ausmaß duraler Schmerzleitung darstellt. Wenn dies auch der einzige Versuch in der Literatur ist, bestimmte Eigenarten duraler Schmerzen zu beschreiben, sollten hier doch einige Komponenten dieses Konzepts konstruktiv kritisiert werden.

1. Die Bezeichnung „duraler Schmerz" ist unglücklich. Sie hat sich im Sprachgebrauch der Physiotherapeuten durchgesetzt, kann aber insofern irreführend sein, als sie die Auffassung stützt, daß Tensionsteste ausschließlich Teste sind, die die Mechanik der Dura beeinflussen. Dies würde bedeuten, daß Symptome, die von Strukturen innerhalb des Spinalkanals kommen, ausschließlich auf die Dura zurückzuführen wären. Es ist durchaus möglich, daß Schmerzen von duralen Befestigungen und anderen Strukturen innerhalb des Kanals entstehen können, wie z. B. von Blutgefäßen, der Pia mater, den Ligamenta denticulata oder durch das Rückenmark.
2. Es kann zu Mißverständnissen kommen, weil Teste wie z. B. SLR und passive Nackenflexion, die von Cyriax benutzt wurden, andere Symptome von ganz unterschiedlichen Strukturen bewirken können. Ein Test wie passive Nackenflexion könnte über gesunde Meningenspannung und Bewegung an einem irritierten Abschnitt des Ligamentum longitudinale posterior oder am posterioren Anteil des Annulus fibrosus Symptome auslösen. Um nur eine einzige Struktur verantwortlich machen zu können, besteht noch zuviel Unsicherheit über die Art der so erregten Symptome von ganz unterschiedlichen Strukturen.
3. Die Bezeichnung „duraler Schmerz" ist auch deshalb mißverständlich, weil sie glauben macht, daß Schmerz als einziges Symptom vom Rückenmark und seinen Membranen kommen kann. Klinische Studien zeigen, daß Symptome wie Muskelspannungen, Parästhesien und Empfindungen von warm und kalt durch paravertebrale Blocks über das 3. lumbale Ganglion des sympathischen Grenzstrangs verändert (meistens erleichtert) werden konnten (El Mahdi et al. 1981). Dazu kommt, daß sinuvertebrale Nerven eine sympathische Komponente enthalten, so daß ein irritiertes oder komprimiertes autonomes Nervensystem durchaus für Komponenten anderer Syndrome verantwortlich sein kann. El Mahdi et al. (1981) beziehen sich auf diesen Aspekt und berichten, daß Rückenmarkschmerzen, die durch SLR ausgelöst wurden, als dumpf, vage und schwer zu lokalisieren angegeben wurden. Sie beschreiben auch, daß die Höhe eines Bandscheibenvorfalls bei chirurgischen Eingriffen mit einer Schmerzverteilung im Dermatom unter 50% korreliert (Lansche und Ford 1960; Edgar und Park 1974). Dies wird als Beweis für eine autonome Schmerzkomponente angeführt. Eine gewisse Bestätigung dafür kommt von Meglio et al. (1981), die elektrische epidurale Stimulation erfolgreich bei vaskulären Störungen anwandten. Aufgrund meiner klinischen Beobachtungen habe ich eher den Eindruck, daß von der Dura mater ein Empfinden von Steifheit ausgelöst wird.

Die Körpertabelle von Cyriax bezieht die Füße, aber nicht die Arme und Hände ein. Klinisch ist dies schwer zu akzeptieren, und es gibt auch keinerlei neurologische Grundlage dafür, daß nur die eine Extremität und nicht die andere einbezogen werden sollte.

Für Befundaufnahme und Behandlung sind dennoch viele der Interpretationen, die Cyriax über durale Schmerzen anstellte, aktuell und nützlich. Cyriax (1982) beobachtete, daß die Dura sich nicht an die Regeln segmentaler Referenzen hält; d.h. sie folgt nicht der uns vertrauten Ausbreitung der Symptome und Zeichen im Dermatom oder Myotom. Cyriax erweitert seine Feststellung dahingehend, daß „... die falsche Lokalisation von Symptomen sehr häufig ist". Er schlägt vor, daß der Dura dann größere Aufmerksamkeit geschenkt werden soll, wenn Schmerzen, wie sie vom Patienten beschrieben werden, „theoretisch unmöglich" erscheinen. Das ist ein ausgezeichneter Ratschlag, der vielleicht folgendermaßen fortgeführt werden sollte: Das Nervensystem könnte, mehr als die Dura, als eine mögliche Quelle von Symptomen verantwortlich gemacht werden, wenn die Symptome des Patienten keine sinnvollen Hinweise für eine Lokalisation ergeben. Cyriax (1982) beobachtete auch, daß die Schmerzen meistens dorsal am Rumpf zentral oder auch seitlich auftraten.

Aufgeschlossenheit ist bei Strukturen angezeigt, die keine – oder eine noch unentdeckte – Innervation besitzen. Die Glia, die Pia mater, die Ligamenta denticulata, durale Ligamente und subarachnoidale Trabekel sind gute Beispiele dafür. Sogar eine Struktur, die keinerlei Nervenendigungen hat, kann dennoch zur Symptombildung beitragen. Zum Beispiel kann ein posterior gelegener und vernarbter Anteil der Dura mater die Biomechanik der reicher innervierten ventralen Dura beeinflussen, oder Axone des Rückenmarks können sich im Narbengewebe der Glia verfangen.

Die typischen duralen Schmerzen sind sicherlich teilweise auf die charakteristische Innervation der sinuvertebralen Nerven zurückzuführen; das gilt zumindest für die weitreichende Ausbreitung von Schmerzen und das Überlappen individueller Nerven mit ihren somatischen und autonomen Komponenten (Kap. 1).

Schmerzen vom peripheren Trunkus

Aus der Innervation der Nn. nervorum kann geschlossen werden, daß Verletzungen oder Irritationen an den Hüllen und Kapseln des peripheren Nervensystems Symptome auslösen. Diese Möglichkeit wurde von Autoren wie Sunderland (1978), Thomas (1982) und Pratt (1986) beschrieben.

Asbury und Fields (1984) stellten eine interessante Hypothese auf. Diese Neurologen unterschieden zwei verschiedene Arten von Schmerz, die durch Störungen im peripheren Nervensystem ausgelöst werden: dysästhetischer Schmerz von den Nervenfasern und Schmerzen vom Nerventrunkus. Sie behaupteten, daß Schmerzen vom Nerventrunkus durch das innervierte Bindegewebe entstehen. Die Tabelle 4.1 faßt die klinischen Beobachtungen der Autoren zusammen. Diese Tabelle kann als Rarität in der Literatur angesehen werden, weil sie versucht, Symptome mit Pathoanatomie zu verbinden. Obwohl diese Hypothesen der Überprüfung bedürfen, sind sie für Physiotherapeuten, die Spannungsteste benutzen und dadurch die Symptome der Patienten zu in-

Tabelle 4.1 Charakteristische Eigenschaften der zwei wesentlichen Formen neurogener Schmerzen (überarbeitet nach Asbury und Fields 1981)

	Dysästhetischer Schmerz	Schmerzen durch den Trunkus
Beschreibung	brennend, juckend, roh, sengend, krabbelnd, ziehend, elektrisch	weh, schneidend, empfindlich
Vorkenntnis	unbekannt, nie zuvor gespürt	bekannt, wie „Zahnschmerzen"
Verteilung	kutan oder subkutan in Bereichen, die von Nerven innerviert sind	tief, entlang dem Trunkus
Dauer	variabel, stoßartig intermittierend, einschießend, einschneidend	meistens anhaltend, an- und abschwellend
Verschlimmerung/ Erleichterung	Aktivitäten verschlimmern; schwierig zu erleichtern	schlimmer bei Bewegung, Dehnung, Palpation; Erleichterung durch Ruhe und Lagerung
Beispiele	Kausalgie, Neuropathie kleiner Fasern (z.B. Diabetes), Neuralgie nach Herpes zoster	Nervenwurzelkompression, Brachialneuritis, Lepraneuritis

terpretieren versuchen, sehr hilfreich und stimmen mit den Ergebnissen überein, die sie klinisch finden. Nützlich wäre vielleicht ein Denkansatz, bei dem Symptome, die von Bindegeweben ausgelöst werden, und solche, die von innervierten Bindegeweben auch überall anderswo im Körper ausgelöst werden, als gleichartig eingestuft würden. Andererseits aber wird der Patient über andersartige, unbekannte und vielleicht bizarre Symptome wie z. B. „Brennen" oder „Kribbeln" klagen, wenn die primären Neurone beteiligt sind. Es ist schwierig, Symptome zu klassifizieren. Schmerzen vom Trunkus können als nozizeptiv bezeichnet werden und Symptome von Nervenfasern als neurogen, obwohl ich in diesem Buch die Bezeichnung „neurogen" als für beide gleichermaßen zutreffend gebrauche.

Die Möglichkeit einer Schmerzleitung, die vom Bindegewebe des peripheren Nervensystems ausgehen könnte, sollte in Betracht gezogen werden. Es gibt zwischen der Innervation von Bindegewebe der peripheren Nerven und der Dura bestimmte Ähnlichkeiten; beide haben sympathische und somatische Innervationen. Geleitete Schmerzen von der Dura sind allgemein akzeptiert. Es besteht kein Grund dafür, daß die bindegewebigen Hüllen keine Symptome leiten sollten, sei es durch Irritation oder durch mechanische Verformungen der Nn. nervorum, wenn sie im Nervengewebe festsitzen. In Analogie zur extrasegmentalen Schmerzleitung von der Dura mater scheint es einsichtig, daß solche geleiteten Symptome auch extrasegmental auftreten können und zwar nicht in Dermatomen, sondern in uns völlig unvertrauten Mustern. Als mögliche Quelle von Symptomen müssen auch die bindegewebigen Kapseln der autonomen Trunki und der Ganglien beachtet werden. Die Natur dieser möglichen Symptome ist noch unbekannt, aber es gibt eine Menge bislang noch unerklärlicher Schmerzphänomene in der Symptomatologie. Manche Patienten mit Gegenspannungssyndromen klagen über „Schmerzlinien", manchmal entlang eines Nerven, z. B. wie am inneren Arm, oder auch mehr parallel zum Trunkus. Häufige Beispiele von Schmerzmustern sind auch Schmerzlinien über den Deltamuskeln, im Gesäß von einer umschriebenen Stelle an der Lendenwirbelsäule, oberhalb des Handgelenks und den M. trapezius entlang. Da diese Symptome oftmals bei positiven Spannungstesten auftreten, denke ich, daß sie ein Beispiel für geleiteten Schmerz von den Bindegeweben peripherer Nerven sein könnten.

Die neuralen Gewebe

Die Schmerzmechanismen, die durch impulsleitende Gewebe des Nervensystems entstehen, sind viel komplexer. Dem Leser wird empfohlen, die einschlägigen Kapitel im „Textbook of Pain" von Walsh und Melzack (1985) und die Übersichtsarbeiten von Sweet (1987) und Wolff (1987) zu lesen.

Es gibt eine Anzahl von Hypothesen, die besagen, daß die Nervenfaser eine Quelle von Schmerzen sein könnte, wenn die Verletzung „sich gleichmäßig fortsetzt", was bedeutet, daß der Nerv sich nicht abgesondert hat. Diese Mechanismen werden im folgenden aufgelistet:

1. „Ektopische Impulse, durch Kompression, Zug oder vaskuläre Insulte ausgelöst" (Howe et al. 1976, 1977). Dies kann von lokalisierten Abschnitten kommen, oder der ganze Nerv kann zu einem „ektopischen Generator" werden (Ochoa und Torebjork 1981). Die Symptome sind jeweils von der Art (sensibel, motorisch oder autonom) und Größe der Nervenfaser abhängig. Wenn es sich um eine kontinuierliche ektopische Impulsgeneration handelt, muß irgendeine Verletzung vorliegen.
2. „Spontane Entladung, von Neurombildungen ausgehend" (Wall und Gutnik 1974). Neurome sind mechanisch und chemisch sensibel. An einer Neurombildung können lange Nervenabschnitte beteiligt sein. Devor (1985) deutet an, daß einzelne Axone „Mikroneurome" bilden und im ganzen Trunkus herumstreuen. Im Neurom wurden unterentwickelte Aussprossungen des Axons als Grund für die Entladung gefunden (Wall und Gutnik 1974), obwohl kleinste Demyelinierungsherde eine andere mögliche Ursache sind (Calvin et al. 1982).
3. Wo die langen Fasern durch eine Schädigung betroffen sind, kann ein Übermaß an C-Faseraktivität oder ein Überschuß an C-Fasern zur „fibrösen Abspaltung" führen. Dies ist ein Teilaspekt der jetzt widerlegten „gate control theory" (Noorenbos 1959; Melzack und Wall 1965).
4. Wenn die endoneuralen Röhren und der Schwann-Myelin-Komplex benachbarter Axone auseinanderreißen, kann es zur Bildung abnormaler und aphatischer Synapsen kommen (Granit und Skoglund 1945). Mit diesen falschen

Synapsen – wenn z. B. eine sensible Phase an einer autonomen sich synaptisch entlädt – kann möglicherweise eine bizarre Symptomatologie ausgelöst werden. Dieser Prozeß ist unter dem Begriff „crosstalk" („Überkreuzkontakt") bekannt.

Diese Mechanismen und ihre Kombinationen können sich vermutlich bilden und – in Verbindung mit vernarbten Gewebshüllen – zur Entwicklung von Stellen mit abnormaler Impulsgeneration am Schadensort beitragen (in Kap. 3 bereits besprochen). Beispielsweise können nicht ausgebildete Aussprossungen eines Axons in einer endoneuralen Narbe eingeklemmt sein. Solche Herde können überall im Nervensystem entstehen, auch im zentralen Nervensystem. Smith und McDonnald (1980) setzten eine demylinierende Läsion im Rückenmark von Katzen. Sie zeigten, daß kleine Mißbildungen an der Schadensstelle die Entladungsquote normaler spontan aktiver Einheiten erhöhten und zwar zusammen mit sonst stillen Einheiten. Es gibt auch Belege für eine mechanische Empfindlichkeit des Nervensystems bei Demyelinierungserkrankungen wie der multiplen Sklerose.

Abnormale Mechanismen der Impulsgeneration können nicht nur in großen Trunki, Nervenwurzeln oder der Neuraxis auftreten, sondern überall im Nervensystem. Beispielsweise kann ein sinuvertebraler Nerv an der Endverzweigung eines Hautnerven gerade vor einem Rezeptororgan in einem sympathischen Ganglion oder in einem Kranialnerv verletzt werden. Natürlich weist ein mechanisch geschädigter Abschnitt des Nervensystems gleichzeitig einen vaskulären Schaden auf, und aus dieser Ernährungsminderung können Symptome entstehen.

Andere klinische Folgen bei Nervenverletzungen

Das Hauptinteresse gilt hier zwar den direkten Verletzungen des Nervensystems, aber klinisch gesehen interessieren auch andere Aspekte. Bestehen Schäden an Übertragungsgeweben des Nervensystems, werden Informationen zu und von nichtneuralen Strukturen mitbetroffen. Dies ist ein wichtiger Aspekt für einen symptomorientierten Zugang, wie ihn die Physiotherapie praktiziert. Wenn beispielsweise der verletzte Fuß eines Patienten passiv mobilisiert wird, und der Physiotherapeut seine Behandlung den Symptombeschreibungen des Patienten entsprechend ausrichtet, wäre diese Beschreibung eventuell nicht ganz stimmig, wenn aufgrund einer Schädigung an irgendeiner Stelle des Nervensystems eine verzerrte Information geleitet würde. Der Behandlungserfolg kann dadurch sogar negativ beeinflußt werden. Die andere wichtige Schlußfolgerung daraus wäre, daß trophische Schäden in den Zielgeweben eines geschädigten Nerven Symptome und Zeichen erregen könnten. Dieser Aspekt wurde in Kap. 3 besprochen; es wurde auch betont, daß selbst geringfügige Verletzungen des Nervensystems zu Veränderungen im axonalen Transportsystem führen können.

Symptome und Zeichen nach Nervenverletzungen

Wird das Nervensystem schwer verletzt, wie z. B. durch Quetschungen oder durch Schnitte, ist offensichtlich ein neuropathologischer Befund für Schmerzen vorhanden und leicht zu beweisen, obwohl auch in solchen Fällen die genauen Mechanismen für den Schmerz nicht bekannt sein mögen. Im Gegensatz dazu ist die Symptomatologie bei geringfügigen Verletzungen, auf die sich meine Ausführungen hier beziehen, weniger klar, bisher nur in geringem Maße erforscht und deshalb für jede Art von Erörterung offen. Die Aussage, daß Symptome neurogenen Ursprungs sind, ist keineswegs so leicht zu belegen.

Dieses Kapitel ist eine Sammlung von Berichten und Ergebnissen aus klinischen Beobachtungen, die von mir selbst und anderen gemacht wurden bei Patienten mit physischen Zeichen einer veränderten Mechanik des Nervensystems – d.h. mit positiven Tensionstesten (Kap. 7 und 8).

Ich glaube, daß Physiotherapeuten, die geschickt sind im Befragen von Patienten und erfahren in der praktischen Handhabung der Techniken, und die zusätzlich physische Befunde den subjektiven Beschwerden des Patienten zuordnen können, auf diesem Gebiet viel beizutragen haben. Der Prozeß klinischer Beweisführung, der eng mit dem Maitland-Konzept verknüpft ist (Maitland 1986; Grant et al. 1988, s. Kap. 4), hat es ermöglicht, subjektive Informationen zu pathoanatomischen Hypothesen in Beziehung zu setzen. Er ermöglichte auch verläßliche Aufzeichnungen über vorher nicht belegte, sondern lediglich vermutete neuropathische Symptome. Solche Belege sollten aber mit jeder neuen Information und mit jeder abweichenden Überlegung immer wieder hinterfragt werden.

Allgemeines

Die Patienten vermitteln stets eine Anzahl subjektiver und physischer Anhaltspunkte, die dem Untersucher sagen, ob das Nervensystem mechanisch oder physiologisch am Geschehen beteiligt ist. Darüberhinaus können diese Anhaltspunkte interpretiert werden, so daß der Physiotherapeut Informationen erhält über:

1. die Höhe des Geschehens (z. B. oberes motorisches Neuron, unteres motorisches Neuron, segmentale Höhe),
2. die Schwere des Geschehens,
3. Komponenten der Gewebsbeteiligungen am Geschehen (neurale Gewebe oder Bindegewebe des Nervensystems),
4. ob der Prozeß vom lokalen Geschehen ausgeht oder von entfernt gelegenen Abschnitten,
5. ob es sich um einen intraneuralen oder extraneuralen Prozeß handelt,
6. den Zustand der Schädigung (akut/chronisch),
7. die Entwicklung der Schädigung.

Das klinische Spektrum

In den letzten Jahren hat sich immer mehr gezeigt, daß neurale Gegenspannung eine Komponente der meisten Schädigungen ist, die von Physiotherapeuten behandelt werden. In welchem Ausmaß sie jeweils beteiligt ist und welche klinische Bedeutung diese Komponente hat, wissen wir noch nicht genau. Den ursprünglich sehr kurzen und auch nicht aufgezeichneten Befunden von Praktikern, die für ihre Patienten bessere Behandlungsresultate erzielen wollten, sind erst allmählich klinische Studien gefolgt. Es gab normative Studien über Spannungsteste (Kap. 7 und 8), und neuerdings erscheinen klinische Studien und Fallbesprechungen, die positive Tensionsteste mit unterschiedlichen Störungen wie z. B. Riß in der ischiokruralen Muskelgruppe (Kornberg und Lew 1989), wiederholte Zerrungsverletzungen (Elvey et al. 1986), Schleudertraumen (Quintner 1989) und Handüberempfindlichkeit nach Chirurgie oder Trauma (Sweeney und Harms 1990) in Verbindung bringen. Die Einführung von Spannungstesten hat viele Physiotherapeuten dazu angeregt, die strukturellen Grundlagen mancher Schädigungen, die sie behandeln, zu hinterfragen. Beispiele dafür sind der Tennisellenbogen, die Quervain-Tendosynovitis oder auch Symptome infolge von Bandscheibendegeneration. Jede Art von Störung mit der angehängten Bezeichnung „Syndrom" ist sofort zu hinterfragen. Aber nicht nur Physiotherapeuten hinterfragen, sondern auch Neurochirurgen. Die Quervain-Tendosynovitis ist ein gutes Beispiel dafür. Saplys et al. (1987) behandelten 71 Patienten mit Einklemmungen des sensiblen Anteils des N. radialis und 82 Patienten mit Neuroma des lateralen antebrachialen und sensiblen radialen Nerven. In der ersten Gruppe waren 17 Personen mit Quervain-Erkrankung diagnostiziert worden und in der zweiten Gruppe 24. Eine Entlastung des ersten Extensorkompartements blieb erfolglos, und es entwickelten sich Neurome in einem der dorsoradialen sensiblen Nerven. Saplys et al. und andere Autoren wie Mackinnon und Dellon (1988), Kopell und Thompson (1963), Sunderland (1978) und Loeser (1985) betonen ausdrücklich, daß Verletzungen der peripheren Nerven unterschätzt werden. Das Spektrum kann bis hin zur Neuraxis erweitert werden. Hier werden „Minischäden" – im Vergleich zu kleinen Verletzungen im peripheren Nervensystem – kaum beachtet. Der Begriff neurapraxischer Rückenmarkläsionen kam erst kürzlich auf (Torg et al. 1986). Obwohl das Rückenmark sehr gut geschützt ist, besteht doch die Möglichkeit kleinster Verletzungen, die von Ärzten und Physiotherapeuten mit Bewegung behandelt werden, weil sie diese Verletzungen nicht wahrnehmen. Ich habe das Gefühl, daß veränderte Spannungen im zentralen Nervensystem unterschätzt werden; es lohnt sich, dazu Breigs Kommentar (1978) nachzulesen:

> „Ich habe festgestellt, daß viele neurologische Störungen, bei denen keine mechanische Komponente vermutet wurde, doch ihren Ursprung in einer Spannung der neuralen Gewebe hatten. Zur Zeit beginnen wir erst, die histologischen und neurophysiologischen Folgen dieser Spannungen zu erkennen."

Befundaufnahme und Behandlungsreaktionen legen es nahe, daß viele bizarre und unerklärliche Syndrome, selbst Schmerzpunktschmerzen, ihren Ursprung in einer veränderten Physiologie und/oder Mechanik des Nervensystems haben.

Dies trifft sogar auf die bekannten und wichtigen Komponenten von Syndromen wie akuten und chronischen Nervenwurzelsyndromen und Nerveneinklemmungssyndromen zu. Viele dieser Störungen werden in Teil IV dieses Buchs besprochen.

Ich halte das Denken in Symptommustern für sehr wichtig. Wenn der Physiotherapeut ein bestimmtes Muster im Symptomverhalten erkennen kann, wird die klinische Beweisführung (Kap. 5), die stets Teil der Untersuchung sein sollte, viel leichter. Hypothesen können bewiesen oder verworfen werden.

Symptombereiche

Wenn eine Schädigung des Nervensystems vorliegt, wird aufgrund der vielfältigen netzartigen Hüllen und Schichten des Nervensystems und seiner potentiellen Symptomleitung kein Bereich im Körper von der Symptombildung ausgespart.

Es gibt allerdings einige Muster der Ausbreitung von Symptomen, die wertvolle Hinweise auf die Art der Schädigung geben. Manche Muster können bestimmten pathologischen Prozessen zugeordnet werden wie beispielsweise dem „Double-crush"-Syndrom, das in Kap. 3 besprochen wurde. Selbstverständlich sollte der Untersucher – wenn er sich an der Symptomatologie des Patienten orientiert – dem Patienten glauben, was dieser beschreibt; auch sollte er sich nach möglichen Symptomen erkundigen, die vom bekannten Ausstrahlungsgebiet weiter entfernt sind.

1. Zu dieser Art von Symptomen gehören auch solche, die in empfindlichen Gebieten des Nervensystems wie dem Karpaltunnel, dem Fibulaköpfchen, den intervertebralen Foramina und dem Bereich um T6 lokalisiert sind. In Kap. 3 wurden die Gebiete des Nervensystems beschrieben, die besonders empfindlich sind.
2. Auch Symptome, die nicht zu bekannten Mustern wie der Ausbreitung in Dermatom oder Myotom passen, sind wichtig. Die meisten Physiotherapeuten kennen sich gut mit den Mustern von Symptomen aus, die von Gelenken und Muskeln kommen. Die Idee von Symptombildern, die vom Nervensystem ausgehen, ist ziemlich neu und deshalb weniger vertraut. Es lohnt sich, an eine Aussage von Cyriax (1982) zu denken, die seiner großen klinischen Erfahrung entsprang: „Mißtraue der Dura mater, wenn die Symptome im Hinblick auf die Lokalisation keinen Sinn ergeben." Damit bezog sich Cyriax auf die extrasegmentalen Schmerzleitungsmuster der Dura. Diese Äußerung kann auf das gesamte Nervensystem ausgedehnt werden, da dort ebenfalls Mißtrauen angebracht ist, wenn Symptome keinen Sinn ergeben, was die Lokalisation betrifft. Es ist ein sehr guter Ratschlag, an das Nervensystem zu denken, wenn klinische Eigenschaften neurogener Schmerzphänomene sich nicht klar darstellen lassen oder Symptome unverständlich bleiben. Wenn Symptome nicht in vertraute Muster passen, verlieren manche Kliniker das Interesse und beginnen dann der Glaubwürdigkeit der Patientenaussage zu mißtrauen.

3. Symptome, die mit der Neuroanatomie übereinstimmen, sind wichtig. Das trifft auch für Symptome zu, die im Bereich der Hautversorgung durch einen Nerv im Dermatom oder entlang des Nerventrunkus auftreten. Wenn Symptome im Feld einer Innervation auftreten, ist es nur folgerichtig, daß die Leitungsgewebe in irgendeiner Weise geschädigt sind oder abnormal reagieren.

4. Symptome können auch nacheinander auftreten, wie z. B. bei bestimmten „Double-crush"-Syndromen, wobei die Symptomatik eines Tennisellenbogens einem Karpaltunnelsyndrom vorausgeht, oder bei bilateralen Symptomen wie einem beidseitigen Karpaltunnelsyndrom oder auch bei dem Gefühl von bilateralen „Schienbeinpolstern". Diese Art Symptomatologie sollte sofort den Verdacht auf eine veränderte Mechanik des Nervensystems lenken. Ein schwerwiegendes Verdachtsmoment ist bei bereits bestehenden Symptomen im unteren Halswirbelsäulen- und mittleren Brustwirbelsäulenbereich gegeben, wenn Handgelenksschmerzen zur Schulter hoch- oder Schulterschmerzen zum Handgelenk hinunterziehen. Wenn der Begriff des „Double-crush"-Phänomens einmal verstanden wird, ist es bei vielen Patienten, die zur Physiotherapie kommen, leicht zu erkennen. Auch dem Patienten mit mehrfachen „Crush"-Symptomen sollte heutzutage mehr klinische Aufmerksamkeit geschenkt werden, als ihm bisher zuteil wird.

Symptomzusammenhänge wie die hier angesprochenen können sich auf zweierlei Weise manifestieren: erstens mehr im Sinne von Symptomverhalten, wenn die Symptome bei bestimmten Tätigkeiten auftreten oder auch, wenn der Patient von einem Symptom berichtet, das sich nur in Abwesenheit des anderen zeigt; zweitens kann ein geschichtlicher Zusammenhang zwischen einer Reihe von Symptomen bestehen. Der Patient bemerkt, daß das eine Symptom etwa gleichzeitig mit dem anderen beginnt oder auch nach einer neuerlichen Verletzung im ursprünglichen Problembereich. Es gibt auch ein Muster, bei dem die Symptome von einem Ort zum anderen „springen": z. B. spürt der Patient sie an einem Tag in der Lendenwirbelsäule und am anderen Tag im Knie. Bei solchen Patienten kommen oftmals Zweifel an der Existenz einer organischen Grundlage ihrer Symptome auf. Aber mit weiterverfolgenden Fragen, vielleicht sogar über mehrere Therapien, kristallisiert sich doch deutlich ein – wenn auch komplexes – Muster in der Symtomdarstellung heraus.

Es bleibt zu hoffen, daß der Praktiker – hat er erst einmal ein Gefühl für Gegenspannungssyndrome entwickelt – die vertrauten Muster dann auch erkennt, ähnlich wie die anerkannten Muster für Gelenkverletzungen (Cyriax 1982; Maitland 1986) und Muskelschädigungen (Janda 1978, 1986). Manche der Muster sind zu Dogmen geworden, aber die Muster, die aus dem Nervensystem entstehen, könnten manche dieser Dogmen in Frage stellen.

5. Es können „Linien" und „Inseln" von Schmerz oder von Symptomen auftreten. Diese Eigentümlichkeit wird bei Patienten oft beobachtet und sollte Mißtrauen wegen einer möglichen Verbindung mit einer Form von Neuropathie erregen. Solche Überlegungen wären auch klinisch nützlich, um die eher bizarren Formen von Symptomen klarer zu erfassen. Bei Patienten, die über bestimmte Schmerzlinien klagen, verlaufen diese oftmals entlang der

peripheren Nerven. Häufige klinische Beispiele dafür sind die linienartigen Schmerzen am Unterarm bei einem Karpaltunnelsyndrom oder Schmerzen in einer Linie entlang der ischiokruralen Muskelgruppe bei Ischämie. Diese Linien werden oft als „wie an einem Faden ziehend" beschrieben, und eine Befragung des Patienten ergibt, daß diese Linien oft nur 1–2 cm breit sind. „Inseln" oder „Anhäufungen" von Schmerzen tauchen überwiegend im Gelenk oder in Spannungspunkten auf, wobei der Bereich oft nur vage beschrieben wird; der Patient legt seine ganze Hand auf den Schmerzbereich oder beschreibt ihn als einen Brennpunkt der Symptome. Manchmal existieren Schmerzen in Linien und in „Inselformationen" nebeneinander. Die Abb. 4.2 a, b zeigt ein Beispiel aus meinen Fallaufzeichnungen. Der Patient litt unter einer Schädigung des oberen Extremitätenbereichs infolge eines Übergebrauchs; die Schmerzen stellten sich in Linien und „Inseln" dar.

Art der Symptome

Neben bestimmten Verhaltensmustern gibt es auch gewisse Arten von Symptomen, die für das Nervensystem charakteristisch sind.

Vergessen wir nicht, daß Schmerz und unangenehme Empfindungen für die Patienten nicht leicht zu beschreiben sind und daß ihre Beschreibungen stets auch von anderen Faktoren als der aktuellen Verletzung selbst beeinflußt sind. Schmerz ist nicht unbedingt ein Symptom. Eine ausschließlich schmerzorientierte Situation könnte von der Dura oder vom Epineurium kommen. Bei Irritation oder Kompression der nozizeptiven Axone gibt es keinen Mechanismus, der nicht auch Fasern beeinflussen könnte, die andere Empfindungen

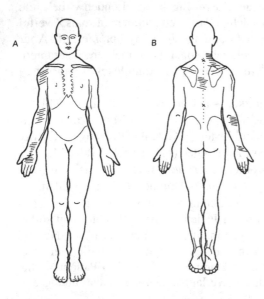

A   B

Abb. 4.2. Ein Beispiel aus Fallaufzeichnungen, die Schmerzlinien und Schmerzgruppierungen zeigen. Der Patient litt an den Auswirkungen eines „Überbelastungssyndroms", das 6 Monate andauerte. Die Symptombereiche beschränkten sich auf den rechten Arm und auf die Wirbelsäule, obwohl der Patient bei der ersten Befundaufnahme auch über einschießende Schmerzen auf der gegenüberliegenden Seite klagte

übermitteln. Obwohl Schmerz meistens das dominierende Symptom ist, können auch Schwäche, Lähmung, Parästhesien und Anästhesien hinzukommen. Klagen über Schmerzen bedürfen der Abklärung. Vom Patienten kann Schmerz unter anderem als „Wehtun", „Ermüdung" oder „Zerren" empfunden werden. Die Auswirkung des Hauptsymptoms könnte sich auch als eine Veränderung der normalen Bewegung zeigen (z. B. nicht mehr richtig zugreifen können), was eventuell auf eine Lähmung des N. interosseus anterior im Unterarm hinweisen würde.

1. Zur Beschreibung vermuteter neuropathische Schmerzen benutzen die Patienten ein vielfältiges Vokabular; der Schmerz wird von ihnen als „vage", „tief", „brennend" oder als „Schwere", „Weh", „Sengen" und mit vielen anderen Ausdrücken beschrieben. Schmerzen können sich in der gesamten Extremität äußern oder auch nur in einem einschießenden oder schmerzhaften Bogen während einer Bewegung. „Brennen" ist eine häufige Beschreibung, wenn das Nervensystem beteiligt ist. Es gibt auch bizarre Beschwerdeformen wie das „Ziehen wie an einem Faden", oder Symptome, die als „strangulierend", „hölzern" oder „wie tot" empfunden werden. Ich erinnere mich an eine Patientin mit einem Syndrom infolge von Überbeanspruchung der oberen Extremität, die erklärte: „Mein Arm fühlt sich wie eingepökelt an". Die Beschreibung von Symptomen durch den Patienten ist eine große Hilfe bei der Behandlung – sie gibt Anhaltspunkte dafür, inwieweit die Beschwerden einer Veränderung bedürfen; gerade dies könnte einen Teil des Behandlungserfolgs ausmachen. Die Art der beschriebenen Symptome kann auch dazu beitragen, die dazugehörige Verletzungsstelle im Nervensystem zu finden. Einige mögliche Symptome sind in Tabelle 4.1 dargestellt. Eine weitergehende Analyse im Hinblick auf die extraneurale und intraneurale Pathologie wird in Kap. 9 vorgenommen.
Die Unterscheidung, ob Symptome konstant oder intermittierend sind, ist außerordentlich wichtig. Konstant anhaltende Symptome könnten auf eine entzündliche Komponente hindeuten oder auf einen Prozeß, der sich einen Zugang tief in den Nerv hinein geschaffen hat und entweder zu erhöhtem intrafaszikulärem Druck beiträgt oder diesen unterhält.

2. Empfindungen von Schwellung, besonders im Bereich der Füße, der Metakarpophalangealreihe und der Daumen-Zeigefinger-Spanne, sind gar nicht selten. Bei der Untersuchung scheint oft gar nicht genügend Schwellung vorhanden zu sein, um diese Beschreibung zu rechtfertigen. Selbst wenn tatsächlich eine Schwellung vorhanden ist, klagt der Patient doch bei kleineren Verletzungen viel eher über ein *Gefühl* von Schwellung. Dies ist eventuell ein Hinweis auf eine Beteiligung des autonomen Nervensystems an der Schädigung, die durch Irritation oder Verlust an normaler Bewegung im sympathischen Grenzstrang und in den Ganglien entstehen kann. Der Therapeut sollte dann die Wirbelsäule untersuchen, weil eine solche Symptomatik einen Hinweis auf diesen Bereich enthalten könnte ebenso wie auf das Vorhandensein eines Gegenspannungssyndroms.

3. Parästhesien und Anästhesien sind zwei Symptome, die sofort auf eine Beteiligung des Nervensystems schließen lassen. Diese Symptome können mit

und ohne Schmerzen auftreten. Macnab (1972) berichtete, daß eine experimentell ausgeführte Kompression auf normale lumbale Wurzeln durch Einführen eines Katheters in das intervertebrale Foramen keinen Schmerz, sondern Parästhesien und Taubheit auslöste.

Die Verteilung dieser Empfindung kann für die Lokalisation der Schädigungsquelle hilfreich sein. Bilddarstellungen von Dermatomen und Hautbereichen der Innervation werden in Kap. 6 gezeigt. Bei Anomalien mit gleichzeitiger Pathologie im Nervensystem sind jedoch selten säuberlich gezeichnete anatomische Innervationsfelder zu erkennen, wie wir sie in Lehrbüchern finden. Einen Bereich mit Sensibilitätsverlust eindeutig zu identifizieren kann erschwert werden, wenn dieses Gebiet durch Schmerz von einer anderen Quelle im Nervensystem beeinflußt wird.

4. „Schwäche" kann aus mehreren Gründen als Symptombeschreibung angegeben werden. Es kann sich um einen Hinweis auf eine Lähmung handeln, wobei efferente Impulse geschädigt sind. Aber auch eine Schmerzhemmung wäre möglich. Dabei wird der Muskel nicht mehr benutzt, oder der Patient vermeidet es auf kortikaler Ebene, die notwendige Bewegung auszuführen, weil er weiß, daß sie schmerzt.

5. Symptome können sich nachts verschlimmern. Dies ist ein bekanntes Symptomverhalten bei peripheren Einklemmungssyndromen (Dawson et al. 1983), das aus dem nächtlichen Absinken des Blutdrucks entstehen kann, vielleicht in Verbindung mit bestimmten Liegepositionen. Zum Beispiel kann beim Liegen mit einem Schultergürtel in Protraktion der N. suprascapularis gedehnt werden; oder eine Handgelenkbeugung, die bei manchen Leuten zur Schlafposition gehört, kann die Symptome des Karpaltunnels verschlechtern, weil der Druck innerhalb des Karpaltunnels steigt. Patienten, die unter einem fest in das Bett gestopften Leintuch schlafen, das die Füße in Plantarflexion mit Inversion festhält, laufen Gefahr, den N. peroneus zu verletzen. Ein anderer Gesichtspunkt ist, daß die Neuraxis und die Meningen bei Seitlage auf der unteren Seite im Spinalkanal liegen. In manchen Situationen kann Bewegung, eventuell durch eine irritierte Dura, die auf einem Osteophyten aufliegt, Symptome auslösen.

6. Symptome können sich auch am Ende des Tages verschlimmern, was eine häufige Eigenart chronischer Nervenwurzelirritationen ist. Dieses Phänomen kann durch Muskelschwäche, Dauerpositionen übertags oder auch ganz einfach durch Überbeanspruchung entstehen.

Thomas (1982) bietet eine Zusammenfassung der zu erwartenden und zu beobachtenden Symptomatologie bei verschiedenen Neuropathien, die an Erkrankungsprozessen beteiligt sind.

Geschichte

Sehr nützlich sind Informationen über die Geschichte der Unfallmechanismen, frühere Verletzungen, frühere Behandlungen, andere am Geschehen beteiligte Faktoren und die Entwicklung der Schädigung seit der ersten Verletzung.

Manchmal geben diese Informationen dem Untersuchenden Aufschluß darüber, ob das Nervensystem als Quelle von Symptomen in Frage kommt.

Frühere Geschichte und prädisponierende Faktoren

Ich habe den Eindruck, daß das Nervensystem nie eine Verletzung „vergißt". Viele Patienten mit Gegenspannungssyndromen geben eine Geschichte an, in der bereits eine Verletzung des Nervensystems vorkommt. Diese kann vor vielen Jahren geschehen sein, und zwar häufig im Zusammenhang mit einem Autounfall oder einem Unfall mit hoher Fall- oder Aufprallgeschwindigkeit (beispielsweise einem Sturz vom Pferd oder von einem Baum). Es wird vermutet, daß dies zu erhöhter Spannung im Nervensystem führen kann und daß dadurch Symptomentwicklungen viel früher als bei Personen mit wenig oder keiner Gegenspannung in Gang gesetzt werden. Manche Patienten üben beruflich eine Schreibtätigkeit, z. B. am Computer, aus oder spielen ein Instrument, wie z. B. Geige, was in beiden Fällen sich wiederholende Bewegungen bei statischer Haltung anderer Körperteile beinhaltet. Wenn sich erst einmal Spannung in einem Teil des Nervensystems aufbaut, kann sich auch leicht weitere Spannung in anderen Teilen des Systems entwickeln. Dieser Aspekt wurde in Kap. 3 angesprochen.

Der chronische Charakter von Symptomen

Die Beständigkeit der Schädigungen scheint eine besondere Eigenart der Gegenspannungssyndrome zu sein. Dafür gibt es mehrere Gründe. Erstens besteht, wenn das Nervensystem verletzt wurde, und besonders, wenn die Verletzungsreaktionen tief in den Nerv oder in das Rückenmark eingedrungen sind, eine potentielle Irreversibilität. Zweitens habe ich das Gefühl, daß Veränderungen in Mechanik und Physiologie eines Nerven nicht früh genug erkannt werden, um angemessen behandelt zu werden. Wenn ein Patient zum Physiotherapeuten kommt, kann es sich in vielen Fällen zeigen, daß eine wichtige Komponente der Schädigung bereits nicht mehr rückgängig zu machen ist, und eine Operation ist dann unumgänglich. Das Karpaltunnelsyndrom ist dafür ein besonders gutes Beispiel. Drittens gehen die meisten Praktiker ein neuro-orthopädisches Problem über eine Struktur (meistens über Gelenkgewebe) an. Ein solcher Ansatz erreicht die beteiligten Strukturen unter Umständen überhaupt nicht. Patienten geben oft eine Geschichte an, die viele unterschiedliche Behandlungsarten umfaßt wie Elektrotherapie, Chiropraktik und Gelenkmobilisationen, wobei diese Behandlungen nur teilweise oder gar nicht geholfen haben. Das Nervensystem wurde dabei einfach nicht angemessen einbezogen.

Haltungs- und Bewegungsmuster

Bewegungsmuster in Verbindung mit Symptomreproduktion bei Spannungstesten werden in Kap. 7 und 8 beschrieben.

Haltungsmuster

Verliert eine Person die normale Mechanik des Nervensystems, entwickeln sich bestimmte dynamische und statische Haltungsmuster, die es dem Patienten in bestmöglicher Weise erlauben, mit dem Verlust an neuraler Bewegung fertig zu werden.

Eine antalgische (dem Schmerz ausweichende) Haltung des Nervensystems ist deutlich zu erkennen. Ein extremes Beispiel dafür ist in Abb. 4.3 zu sehen. Hier werden alle möglichen Bewegungen kombiniert, um von dem Druck des Nervensystems wegzukommen. Die Geschichte dieser Patientin stammt aus meinen Fallaufzeichnungen. Sie fiel rückwärts mit ihrer Lendenwirbelsäule auf ein 6 cm dickes Rohr; gleichzeitig hatte sie ein Gewicht von über 15 kg in ihren Armen. Bei der Untersuchung gab es keine neurologischen Zeichen, die auf eine veränderte Leitung hindeuteten. Die Stellung, die dieser Patientin die wenigsten Schmerzen verursachte, wird in der Abbildung gezeigt: ihr Fuß stand neutral in Richtung Plantarflexion, das Knie war gebeugt, ihr rechtes Hüftgelenk war abduziert und außenrotiert und die Wirbelsäule war zur schmerzhaften Seite geneigt. Wenn ich den Fuß auch nur etwas in Dorsalflexion brachte, vergrößerte sie sofort die Seitneigung ihrer Halswirbelsäule. Alle Stellungen waren gegen die Spannung ausgerichtet. Dies ist ein extremes Beispiel. Ein anderes Beispiel für eine schmerzfreie Position des Nervensystems zeigt

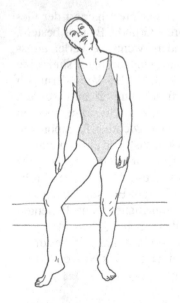

Abb. 4.3. Beispiel einer neuralen spannungsausweichenden Haltung. Zu beachten sind die Füße in Neutralstellung bzw. Richtung Plantarflexion, außerdem Kniebeugung, Hüftflexion, Abduktion und Außenrotation; die Halswirbelsäule wird in Lateralflexion zur schmerzhaften Seite gehalten

der Patient, der seinen Arm über den Kopf hält, um Spannung an den mittleren Zervikalwurzeln zu vermeiden.

Dezentere antalgische Haltungsvarianten sind häufiger zu sehen: etwa ein hochgezogener Schultergürtel oder eine Hüfte, die in Außenrotation gehalten wird. Wenn der Patient geht, sind die Stellungen der unteren Extremitäten sehr genau zu überprüfen. Das „vorgeschobene Kinn" kann z.T. antalgisch für das Nervensystem sein, weil diese Position durch Extension in der oberen Halswirbelsäule etwas Spannung wegnehmen kann und vielleicht Symptome erleichtert (Abb. 4.4). Ich habe auch schon eine Sitzhaltung angetroffen, wobei der Patient sich auf gestrecktem Ellenbogen und gebeugtem Handgelenk nach hinten zurücklehnt, während die Schulter außenrotiert ist und er mit dem Körpergewicht eine Elevation im Schultergürtel forciert. Die üblichen Zeichen sind bei diesen Patienten abnormale Neurotension im thorakalen Bereich mit auftretenden sympathischen „Epiphänomenen". Eine Skoliose kann auch eine antalgische Position des Nervensystems sein (Boyling 1988). Bei Patienten mit thorakalem Spannungsgeschehen ist oft eine flache oder sogar lordotische Brustwirbelsäule zu beobachten.

Ein weiterer Aspekt ist die Auswirkung bestimmter erzwungener Haltungen auf das Nervensystem, wenn nämlich starke Deformationen von angrenzenden Strukturen auf das Nervensystem einwirken. Breig (1978) berichtete beispielsweise über Mechanismen, wobei Zug und eine Verschiebung des Rückenmarks und der Meningen nach vorne, die durch eine Thoraxkyphose verursacht werden, Gegenspannung erzeugen. Nach Breig (1978) lösen Skoliosen alleine sehr selten neurologische Manifestationen aus.

Morgentliche Steifigkeit scheint als Symptom mit einer veränderten Mechanik des Nervensystems zusammenzuhängen. Es gibt Patienten, die morgens beim Erwachen und bei den ersten Schritten Zeit brauchen, bevor sie ihre

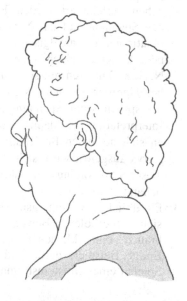

Abb. 4.4. Nach vorne fixierte Kopfhaltung

Ferse auf den Boden setzen können. Die Spannungsteste, die den Fuß miteinbeziehen, sind bei diesen Patienten oft positiv.

Bewegungsmuster

1. Die Symptome werden durch bestimmte spannungserhöhende Bewegungen meistens schlechter, wie z. B. mit ausgestreckten Beinen im Bett sitzend lesen („straight-leg-raise", SLR-Position), in ein Auto einsteigen („Slump"- und SLR-Position), sich nach einer Wäscheleine ausstrecken (Abduktion in der Schulter mit Ellenbogenextension), Schultergürteldepression. Nordin et al. (1984) berichten über fünf Patienten, deren Parästhesien sich bei Bewegungen verschlechterten. Die Zunahme dieser Symptome war mit abnormalen ektopischen Impulsen verbunden, die durch Mikroelektroden in den Faszikeln des Hautnerven gemessen wurden. In den fünf Fällen zeigten sich Reaktionen,

   • wenn bei einem Patienten mit Einklemmung des N. ulnaris am Ellenbogen das Tinel-Zeichen ausgelöst wurde;
   • wenn bei einem Patienten, der Symptome eines „thoracic-outlet-syndroms" zeigte, Parästhesien durch Armhebung auslösbar waren;
   • während der Handhabung von passiver Nackenflexion bei einem Patienten mit einem S1-Syndrom infolge einer Diskushernie;
   • während eines SLR-Tests bei einem Patienten mit einem S1-Syndrom infolge einer Wurzelfibrose;
   • beim Auslösen des Lhermitte-Zeichens (Kap. 5) bei einem Patienten mit multipler Sklerose.

   Bei allen fünf Beispielen ging es um Untersuchungen, durch die die Spannung erhöht wurde.

2. Symptome können meistens mit Positionen, die „aus der Spannung herausgehen", erleichtert werden. Ebenso, wie bestimmte Bewegungskombinationen Spannung auf das Nervensystem geben, gibt es auch Bewegungskombinationen, die antalgisch sind, wie im Abschnitt über Haltungen beschrieben. Es gibt jedoch auch Ausnahmen. Bei einigen Formen chronischer Nervenschmerzen mit spontaner Impulsgeneration kann keine Erleichterung herbeigeführt werden. Es gibt auch eine Gruppe von Patienten, die Schmerzen spüren, wenn Spannung nachläßt, z. B. beim Loslassen des SLR. Meine Interpretation geht dahin, daß dieser Schmerz durch eine Anomalie in einer an sich normalen Beziehung zu den angrenzenden Berührungsflächen des Nervs ausgelöst wird, sich aber nur in einer Richtung äußert (Abb. 4.5). In dieser Situation müssen wahrscheinlich die Strukturen um das Nervensystem behandelt werden.

3. Ein übliches Bewegungsmuster, das mit Symptomen einhergeht, sind kleine sich wiederholende Bewegungen oder ein Phänomen, das ich als „Übergebrauch" eines kleinen Bewegungsabschnitts im Nervensystem bezeichne. Einige Beispiele dafür sind Tätigkeiten an der Schreibmaschinentastatur, Spielen eines Musikinstruments oder bestimmte häufig wiederholte Bewe-

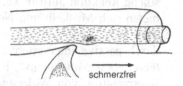

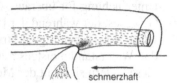

Abb. 4.5. Eine hypothetische Situation: ein vernarbtes Epineureumsegment wird nur dann symptomatisch, wenn sich der Nerv in eine der pathologischen Berührungsfläche entgegengesetzten Richtung bewegt

gungsabläufe im Sport. In allen diesen Situationen besteht offenbar eine besondere Beziehung des Nerven zu seinen Berührungsflächen mit anderen Strukturen, die Symptome zu provozieren scheint. Diese Patienten berichten, daß etwa eine halbe Stunde Arbeit an der Tastatur oder Üben mit einem Musikinstrument ausreicht, um die Symptome zu reproduzieren. Sie können jedoch ohne Beschwerden Bewegungen ausführen, bei denen das Nervensystem durch große Bewegungsausschläge, durch verschiedenartige Bewegungen oder sogar durch ziemlich kraftvolle Aktivitäten geführt wird. Ich bezeichne derartige Situationen als „mechanische Empfindlichkeit bei spezifischen Aktivitäten".

4. Die Bewegungsmuster können von einer Pathologie der mechanischen Berührungsflächen beeinflußt sein. Eine sich vorwölbende Bandscheibe kann beispielsweise den spinalen Kanal während Flexion verengen. Ein zervikales Zwischenwirbelgelenk kann sich bei Rotation oder Lateralflexion zur gleichen Seite hin verschließen, oder der Querschnittbereich des kubitalen Tunnels kann bei Ellenbogenflexion kleiner werden.
In diesem Zusammenhang erhebt sich die Frage nach der Bedeutung statischer Kontraktionen gegen Widerstand. Eine Muskelkontraktion kann einen irritierten Nerv quetschen und damit Symptome von diesem Nerv auslösen. Dieser Mechanismus kann auch die erfolgreiche Kontraktion des Muskels selbst hemmen.
Einige Gebiete des Körpers haben zum Nervensystem eine besonders wichtige Beziehung, z. B. das obere Tibiofibulargelenk, der L4-, T6- und C6-Bereich, die erste Rippe, das radiohumerale Gelenk, die Ligamenta transversa der Hand, die Mm. scaleni und der M. supinator. Dies sind empfindliche Gebiete, was das Nervensystem betrifft.

5. Wird das Modell kombinierter Bewegungen von Edwards (1987, 1988) angewandt, könnten die irregulären Bewegungsmuster mit Symptomauslösung andeuten, daß andere Strukturen als Gelenke beteiligt sind. Die Bewegungen können bei einer gekoppelten Bewegung „aus dem Muster herausfallen". Wenn z. B. zervikale Rotation Nackenschmerzen auslöst, ist eine ähnliche Reaktion bei Lateralflexion zur gleichen Seite hin zu erwarten. Wenn keine

solche Reaktion auftritt, könnten andere Strukturen beteiligt sein, und hier bieten sich Muskeln und Nerven an.

6. Maitland (1986) mißt der Untersuchung von intervertebralen Bewegungen durch passive intervertebrale Zusatzbewegungen („Passive Accessory Intervertebral Movements", PAIVM) große Bedeutung zu. Sie erlauben die Interpretation von Widerstand durch die Bewegungsmöglichkeit hindurch und seiner Beziehung zu den Symptomen. Auch ich halte diesen Teil der Untersuchung für überaus wichtig. Ich denke aber, daß der Widerstand des Gewebes, der während der Untersuchungstechniken vorgefunden wird, Hinweise auf die beteiligten Strukturen geben kann. „Gelenkgefühl" beinhaltet, daß Widerstand meistens mit Symptomen in Verbindung gebracht wird, und diese ändern sich mit der Mobilisation. Sind andere Strukturen an der Schädigung beteiligt, die auch gleichzeitig die Gelenkbeweglichkeit beeinflussen, ist bei der Palpation „gummiartiger/elastischer Widerstand" zu spüren; es besteht Steifigkeit durch die Beweglichkeit hindurch, aber sie ändert sich durch die Mobilisation nicht. Um diese Gedanken besser umsetzen zu können, sollte der Leser über ein gewisses Maß an Geschicklichkeit in der Palpation verfügen, wie sie für das Maitland-Konzept erforderlich ist.

7. Ist das Nervensystem verletzt oder sensibilisiert, kann es auf Palpation abnormal reagieren. Dies ist eine wichtige Fähigkeit des Nervensystems. In Kap. 9 werden Nutzen und Analyse der Palpationsbefunde über das Nervensystem besprochen.

Literatur

Asbury A K, Fields H L 1984 Pain due to peripheral nerve damage: an hypothesis. Neurology (Cleveland) 34:1587-1590

Bogduk N 1983 The innervation of the lumbar spine. Spine 8:286-293

Bogduk N 1989 The anatomy of headache. In: Dalton M (ed) Proceedings of headache and face pain symposium. Manipulative Physiotherapists Association of Australia, Brisbane

Boyling J 1988 Idiopathic scoliosis: a study of mobility, muscle length and neural tissue tension. In: Proceedings, International Federation of Orthopaedic Manipulative Therapists Congress Cambridge

Breig A 1978 Adverse mechanical tension in the central nervous system. Almquist & Wiksell, Stockholm

Calvin W H, Devor M, Howe J F 1982 Can neuralgias arise from minor demyelination? Spontaneous firing, mechanosensitivity and afterdischarge from conducting axons. Experimental Neurology 75:755-763

Dawson D M, Hallett M, Millender L H 1983 Entrapment neuropathies. Little, Brown, Boston

Ciation W, Parker J C, Pappert E et al 1988 An anatomical and clinical investigation of spinal meningeal nerves. Acta Neurochirurgica 90:139-143

Cyriax J 1942 Perineuritis. British Medical Journal 570-580

Cyriax J 1982 Testbook of Orthopaedic Medicine, 8th edn. Bailliere Tindall, London, vol 1

Devor M 1985 The pathophysiology and anatomy of damaged nerve. In: Wall P D, Melzack R (eds) Textbook of pain. Churchill Livingstone, Edinburgh

Edgar M A, Nundy S 1966 Innervation of the spinal dura mater. Journal of Neurology, Neurosurgery and Psychiatry 29:530-534

Edgar M A, Park W M 1974 Induced pain patterns on passive straight leg raising in lower lumbar disc protrusion. Journal of Bone and Joint Surgery 56B:658-667

Edwards B E 1987 Clinical assessment: the use of combined movements in assessment and treatment. In: Twomey L T & Taylor J R (eds) Clinics in physical therapy, Vol 13, Physical therapy of the low back. Churchill Livingstone, New York

Edwards B E 1988 Combined movement of the cervical spine in examination and treatment. In: Grant R (ed) Clinics in physical therapy, Vol 17, Physical therapy of the cervical and thoracic spine. Churchill Livingstone, New York

El Mahdi M A, Latif F Y A, Janko M 1981 The spinal nerve root innervation, and a new conept of the clinicopathological interrelations in back pain and sciatica. Neurochirurgia 24:137-141

Elvery R, Quintner J L, Thomas A N 1986 A clinical study of RSI. Australian Family Physician 15:1314-1319

Granit R, Skoglund C R 1945 Facilitation, inhibition and depression at the artificial synapse formed by the cut end of a mammalian nerve. Journal of Physiology 103:435-448

Howe J F, Calvin W H, Loeser J D 1976 Impulses reflected from dorsal root ganglia and from focal nerve injuries. Brain Research 116:139-144

Howe J F, Loeser J D, Calvon W H 1977 Mechanosensitivity of dorsal root ganglia and chronically injured axons: a physiological basis for the radicular pain of nerve root compression. Pain 3:25-41

Janda V 1978 Muscles, central nervous regulation and back problems. In: Korr I M (ed) Neurobiologic mechanisms in manipulative therapy. Plenum, New York.

Janda V 1986 Muscle weakness and inhibition (pseudoparesis) in low back pain syndromes. In: Grieve G P (ed) Modern manual therapy of the vertebral column. Churchill Livingstone, Edinburgh

Kopell H P, Thompson W A L 1963 Peripheral entrapment neuropathies. Williams & Wilkins, Baltimore

Kornberg C, Lew P 1989 The effect of stretching neural structures on grade I hamstring injuries. The Journal of Orthopaedic and Sports Physical Therapy. June: 481-487

Lansche W E, Ford L T 1960 Correlation of the myelogram with the clinical and operative findings in lumbar disc lesions. Journal of Bone and Joint Surgery 42A:193-206

Loeser J D 1985 Pain due to nerve injury. Spine 10:232-235

Mackinnon S E, Dellon A L 1988 Surgery of the peripheral nerve. Thieme, New York

Macnab I 1972 The mechanism of spondylogenic pain. In: Hirsch E, Zottermann Y (eds) Cervical pain. Pergamon, Oxford

Maitland G D 1986 Vertebral Manipulation, 5th edn. Butterworths, London.
Deutsche Ausgabe:
Maitland G D 1994 Manipulation der Wirbelsäule, 2.Aufl. Rehabilitation und Prävention 24. Springer, Berlin, Heidelberg, New York

Maitland G D 1990 Peripheral manipulation, 3rd edn. Butterworths, London.
Deutsche Ausgabe:
Maitland G D 1994 Manipulation der peripheren Gelenke, 2. Aufl. Rehabilitation und Prävention 20. Springer, Berlin, Heidelberg, New York

Meglio C, Cioni B, Del Lago A et al 1981 Pain control and improvement of peripheral blood flow following spinal cord stimulation. Journal of Neurosurgery 54:821-823

Melzack R, Wall P D 1965 Pain mechanisms: a new theory. Science 150:971-978

Murphy R W 1977 Nerve roots and spinal nerves in degenerative disc disease. Clinical Orthopaedics and Related Research 129:46-60

Noordenbos W 1959 Pain. Elsevier, Amsterdam

Nordin M, Nystrom B, Wallin U et al K 1984 Ectopic sensory discharges and paresthesiae in patients with disorders of peripheral nerves, dorsal roots and dorsal columns. Pain 20:231-245

Ochoa J, Torebjork H W 1981 Paraesthesiae from ectopic impluse generation in human sensory nerves. Brain 103:835-853

Pratt N E 1986 Neurovascular entrapments in the regions of the shoulder and posterior triangle of the neck. Physical Therapy 66:1894-1900

Quintner J L 1989 A study of upper limb pain and paraesthesiae following neck injury in motor vehicle accidents: assessment of the brachial plexus tension test of Elvey. British Journal of Rheumatology 28:528-533

Saplys R, Mackinnon S E, Dellon A L 1987 The ralationship between nerve entrapment versus neuroma complications and the misdiagnosis of de Quervain's disease. Contemporary Orthopaedics 15:51-57

Smith K J, McDonald 1980 Spontaneous and mechanically evoked activity due to central demyelinating lesion. Nature 286:154-155

Smyth M J, Wright V 1958 Sciatica and the intervertebral disc: an experimental study. The Journal of Bone and Joint Surgery 40A:1401-1418

Sunderland S 1978 Nerves and nerve injuries. Churchill Livingstone, Edinburgh

Sweeney J E, Harms A D 1990 Hand hypersensitivity and the upper limb tension test: another angle. Pain (Suppl) 5, S466

Sweet W H 1988 Deafferentation pain in man. Applied Neurophysiology 51:117-127

Thomas P K 1982 Pain in peripheral neuropathy: clinical and morphological aspects. In: Culp W J, Ochoa J (eds) Abnormal nerves and muscles as impulse generators. Oxford University Press

Torg J S, Pavlov H, Genuario S E et al 1986 Neuropraxia of the cervical spinal cord with transient quadriplegia. The Journal of Bone and Joint Surgery 68A:1354-1370

Wall P D, Gutnik M 1974 Properties of afferent nerve impulses originating from a neuroma. Nature 248:740-743

Wall P D, Melzack R 1985 Textbook of pain. Churchill Livingstone, Edingburgh

Wolff C J 1987 Physiological, inflammatory and neuropathic pain. Advances in Technical Standards in Neurosurgery 15:39-62

Teil II

Untersuchung

5 Die klinische Schlußfolgerung („Clinical Reasoning")

Mark Jones und David Butler

Einleitung

Häufig wird nur Untersuchungs- und Behandlungstechniken Aufmerksamkeit geschenkt, ohne daß entsprechende Schlußfolgerungen daraus gezogen werden. Überlegungen darüber, wo Techniken genau hinpassen, wann Routineverfahren variiert werden sollten und wie die erhaltenen Informationen zu verwerten sind, werden heute vernachlässigt. Physiotherapeuten lernen in ihrer Ausbildung ein routinemäßiges Vorgehen für die Untersuchung und sollen dieses durch Erfahrung und Lernen weiterentwickeln. Eine Routineuntersuchung aber, die nur Informationen sammelt, ohne daß nach Schlußfolgerungen daraus gesucht wird, reicht nicht aus. Vielleicht genügt das für ein einfaches Patientenproblem, aber ganz sicher nicht, wenn sich der Physiotherapeut mit einem komplexen Problem auseinandersetzen muß.

Mit den verschiedenen Untersuchungsmethoden, die den Therapeuten überall auf der Welt beigebracht werden, können offenbar ganz unterschiedliche Informationen über Patienten zusammengetragen werden, aber alle führen schließlich zu einer Entscheidung darüber, was und wie behandelt werden soll. Wie kann diese Entscheidung getroffen werden? Weichen die unterschiedlichen Ansätze wirklich voneinander ab?

Was sollte den Physiotherapeuten in seinen Fragestellungen leiten? Gibt es standardisierte Fragen an die Patienten, oder sollten die Fragen von Patient zu Patient variieren, je nach Geschichte und Darstellung seiner Beschwerden? Wie weit sollten Fragen weiterverfolgt werden? Sollten beispielsweise standardisierte Techniken für die Untersuchung der Schulter oder der Lendenwirbelsäule benutzt werden? Wieviele Techniken sollten bei einer Untersuchung angewandt werden? Was soll mit all den Informationen geschehen und wie sollen wir uns verhalten, wenn sie keinen Sinn ergeben?

In Verbindung mit Kenntnissen über klinische Muster ist der Denkprozeß der klinischen Beweisführung der Schlüssel zum Umgang mit diesen Fragen. Wer von klinischen Schlußfolgerungen etwas versteht, wird auch die Probleme des Patienten gedanklich besser einordnen können und das Repertoire ihm geläufiger klinischer Muster erweitern.

Kliniker begegnen ihren Patienten mit der immer gleichen Zielsetzung: die Probleme des Patienten zu lösen – ob es sich dabei um Schmerz, Steifigkeit, Schwäche, funktionelle Beschwerden oder auch um Kombinationen von allem handelt. Als Physiotherapeuten haben wir viele Behandlungsmöglichkeiten zur Hand: Beratung, passive und aktive Bewegungsteste, Übungen, Hilfsmittel, therapeutische Modalitäten und Überweisung an andere Fachbereiche für eine medizinische oder psychologische Abklärung. Um die Probleme eines Patienten erfolgreich und sicher lösen zu können, sollte der Physiotherapeut die folgenden grundlegenden Überlegungen anstellen:

- Was ist die Quelle der Symptome und/oder Funktionsschädigung?
- Gibt es zusätzliche beteiligte Faktoren?
- Welches sind die Vorsichtsmaßnahmen und Kontraindikationen für eine Körperuntersuchung und Behandlung?
- Wie ist die Prognose?
- Welche Art von Behandlung sollte angewandt werden und welche Verbesserung ist möglich?

Informationen, die diese Basisfragen beantworten, sollten über jeden Patienten, ganz gleich mit welchen Beschwerden er kommt, gesammelt werden. Die meisten Fragen und Untersuchungstechniken der verschiedenen Manualtherapiearten auf der Welt können einem oder mehreren dieser Gesichtspunkte zugeordnet werden. Informationen, aus denen sich entsprechende Hypothesen zu diesen grundlegenden Fragestellungen ergeben, werden sowohl während der subjektiven und der körperlichen Untersuchung gesammelt als auch in der fortlaufenden Behandlung. Sie werden aus der detaillierten Analyse unterschiedlicher Gesichtspunkte gewonnen, die sich bei dem Patienten manifestieren: Ort und Verhalten der Symptome, allgemeiner Gesundheitszustand, Informationen über andere Untersuchungen, Medikation, Geschichte, Haltung, Verhalten der Symptome bei aktiven und passiven Bewegungen und ihre Qualität, passive Zusatzbewegungen, Integrität der Muskulatur und Qualität der Muskelkontraktion, Elastizität, Stärke und Ausdauer sind Beispiele dafür.

Bei der Patientenkonsultation Informationen zu den oben aufgeführten Aspekten zu gewinnen, mag zur Routine gehören, aber Ausmaß und Gründlichkeit der Untersuchung sollten dem einzelnen Patienten angepaßt werden.

Dieses Kapitel hat nicht den Anspruch, auf alle Fragen und alle Körperuntersuchungen bei der Befundaufnahme eines Patienten einzugehen. Hier soll eher die Wichtigkeit der Entscheidungsprozesse bei Untersuchung und Behandlung betont werden. Im folgenden werden verschiedene Fragestellungen und weiterführende Untersuchungsstrategien angesprochen, die das Verständnis für die Probleme des Patienten fördern und zu der Behandlung befähigen, die für ihn am erfolgreichsten ist. Schließlich werden noch Vorsichtsmaßnahmen und Kontraindikationen bei Untersuchung und Behandlung vorgestellt.

Der Prozeß der klinischen Beweisführung

Klinische Beweisführung kann als Anwendung des notwendigen Wissens (Fakten, Verfahren, Konzepte und Prinzipien) und bestimmter klinischer Fähigkeiten bei Evaluierung, Diagnose und Handhabung der Probleme des Patienten definiert werden. Klinische Beweisführungsprozesse sind Schritte, die ein Kliniker unternimmt, um Entscheidungen in bezug auf die Diagnosefindung und seine weiteren Handlungen zu treffen.

In der Medizin und anderen Fachbereichen wurden breit angelegte Forschungen betrieben, um den Prozeß klinischer Entscheidungen bei Experten und Anfängern zu beschreiben (Chi et al. 1981, 1988; Muzzin et al. 1983; Feltovich et al. 1984; Patel et al. 1986; Barrows und Feltovich 1987). Eine Forschungsrichtung betraf die Analyse der Gedanken von Klinikern (z. B. über Wahrnehmungen, Interpretationen, Planung), entweder im nachhinein, indem sie „laut nachdachten" über ihre gerade beendete, auf Video oder Tonband aufgezeichnete Patientenuntersuchung oder unmittelbar, während sie Krankheitsgeschichten von Patienten lasen. Dies hat zu einem besseren Verständnis unserer klinischen Denkprozesse geführt und auch zu Erkenntnissen darüber, was die verschiedenen Ebenen fachlichen Könnens und Wissens unterscheidet. Dieser Prozeß ist in Abb. 5.1 dargestellt.

Der Prozeß beginnt mit der Wahrnehmung und der Interpretation anfänglicher Hinweise des Patienten durch den Physiotherapeuten. Sogar während der ersten Momente einer Begrüßung nimmt der Physiotherapeut bestimmte Hinweise auf, z. B. Bewegungsmuster, Gesichtsausdruck oder Schonstellungen, die von ihm erkannt und interpretiert werden. Wenn beispielsweise ein Patient mit Schulterschmerzen seine Jacke vorsichtig und mit verzerrtem Gesicht in einem besonderen Bewegungsmuster auszieht, so daß nur ja keine Bewegung im Armbereich entsteht – er zieht erst den beschwerdefreien und dann den geschädigten Arm aus dem Ärmel, um Schulterhebung und Ellenbogenextension zu vermeiden –, sollte dies bereits eine Anzahl unterschiedlicher Hypothesen beim Physiotherapeuten auslösen. In diesem Beispiel sind eine Reihe von Hypothesen über die in Frage kommenden Schmerzquellen, über die vorsichtigen Bewegungen, über den Ernst des Zustands, den Grad der Bewegungseinschränkung und sogar über einen Anhaltspunkt für die Prognose enthalten. Deutet die vorsichtige Bewegung auf eine Wurzelschädigung im unteren Zervikalbereich hin, die bei dieser Art Armhaltung weniger schmerzhaft ist, oder vermeidet der Patient Schulterhebung und vielleicht auch Rotation, um eine Struktur in der Schulter selbst zu schützen? Vielleicht wird der Ellenbogen gebeugt, weil auch dort ein Problem besteht oder eventuell auch nur deshalb, weil so die Belastung in den zwei Gelenkmuskeln der oberen Extremität vermindert oder auch von umgebenden neuralen Geweben weggenommen wird. Alle diese Vermutungen sind nur Beispiele für die insgesamt vorhandenen Möglichkeiten.

Hypothesen über die Quelle der Beschwerden müssen in diesem frühen Stadium sehr weit gefaßt und offen gehalten werden. Im genannten Beispiel sollten sie jede Struktur innerhalb des oberen Quadranten, die in irgendeiner Weise Symptome und Zeichen produzieren könnte, einschließen. Hinweise darauf, daß die Symptome schwerwiegend und stark ausgeprägt sind (wenigstens im Hinblick auf diese Bewegung), bilden einen wichtigen Aspekt für die Hypothese des Physiotherapeuten darüber, wie vorsichtig die Körperuntersuchung und die Behandlung vorgenommen werden sollten. Dies sollte, wie eigentlich alle anfänglichen Anhaltspunkte, neben anderen wichtigen Faktoren vor Umsetzung der Hypothese in aktives Handeln in der subjektiven Untersuchung analysiert und weiterverfolgt werden. Auch der scheinbare Ernst des Zustands und der Grad der Bewegungseinschränkung können negative Hinweise für die Prognose geben. Die Aussagen „gut" oder „schlecht" wären für eine Prognose, was die Überwindung der Probleme des Patienten betrifft, zu sehr vereinfachend. Eine solche Einschätzung kann sich zwar durchaus als realistisch erweisen – aber erst nach Abwägen der positiven und negativen Faktoren. Ehe eine klare Entscheidung darüber getroffen wird, ob eine Behandlung die Probleme beseitigen kann, werden alle Faktoren in der einen oder der anderen Richtung gegeneinander abzuwägen zu sein; sie geben auch Hinweise auf den notwendigen Behandlungszeitraum. Klinische Entscheidungsprozesse zur Formulierung einer Prognose werden in Kap. 10 besprochen.

Wenn sich der „Schulterschmerz" wie in diesem Beispiel bei der Untersuchung als ein Schmerz erweist, der wie in einer Linie vom vorderen Anteil des Akromions bis etwa zur Mitte des M. biceps humeri verläuft, und wenn andere Bereiche nach sorgfältiger Untersuchung als symptomfrei befunden wurden, kann die ursprüngliche Hypothese über die Quelle der Symptome spezifischer formuliert werden (z. B. langer Kopf des Bizeps, subakromiale Strukturen, spezifische glenohumerale Strukturen, C5/6-Austrahlung, neurale und umgebende Strukturen). Natürlich hat der Physiotherapeut zu diesem Zeitpunkt noch keine ausreichenden Informationen, um eine Entscheidung über Diagnose und Behandlung zu treffen. Diese Informationen werden durch fortlaufende Fragen in der subjektiven und in der Körperuntersuchung gesammelt.

Der entscheidende Punkt dabei ist, daß Fragen und Körperuntersuchung nicht einfach nach einem festen Programm ablaufen dürfen. Bestimmte Aspekte der Beschwerden des Patienten sollten vielleicht tatsächlich in jedem Einzelfall abgefragt und analysiert werden (z. B. Ort, Verhalten und Geschichte von Symptomen, aktive und passive Teste usw.). Die Suche nach den Details sollte aber zu jedem Zeitpunkt auf die oben aufgelisteten Fragestellungen abgestimmt sein.

Wie das obige Beispiel zeigte, werden sogar während der ersten Begegnung mit dem Patienten Hypothesen entwickelt. Im Verlauf der Untersuchung werden sie verfeinert, in eine neue Rangordnung gebracht, verworfen und neu formuliert. Dadurch sollte der Physiotherapeut die Probleme des Patienten immer besser verstehen lernen. Ein guter Selbsttest ist es, an irgendeinem Punkt innezuhalten und die bisherigen Eindrücke zusammenzufassen: Ist während der Untersuchung eine aktive Entscheidung gefallen? Oder wurden nur Informationen gesammelt? Ein Student, der sich darauf konzentrieren muß, nur ja keinen Teilaspekt der neugelernten Untersuchungstechnik auszulassen, neigt dazu, bestimmte Einzelheiten, die der Patient sagte, zu wiederholen. Im Gegensatz dazu wird ein erfahrener Therapeut die Informationen, während er sie aufnimmt, interpretieren und in unterschiedliche schlüssige Hypothesen umformulieren können. Nachdem der Physiotherapeut beobachtet hat, daß der sogenannte Schulterschmerz des Patienten konstant ist, und eine einfache Aktivität wie die Jacke ausziehen den Zustand derart verschlechtert, daß erst nach einer Dreiviertelstunde wieder Beruhigung eintritt, kann er, wenn er ausreichend erfahren ist, im genannten Beispiel folgende Überlegungen anstellen:

„Die Schädigung ist wirklich schwer und irritierbar und wahrscheinlich mit einer entzündlichen Komponente verbunden. Ich muß sehr vorsichtig in der Handhabung sein und meine Untersuchung beschränken. Halswirbelsäule, lokale Schulterstrukturen und neurales Gewebe sind alle an diesem Schmerzbereich und an den Bewegungen beteiligt. Es gibt allerdings keine subjektiven Hinweise auf die Beteiligung einer Nervenwurzel. Vielleicht bekomme ich mehr Klarheit über die Quelle der Symptome, wenn ich den Patienten frage, was den Schmerz verschlimmert und was ihn erleichtert."

Durch weitere Fragen findet er heraus, welche Bewegungen/oder Positionen den Schulterschmerz verstärken und welche ihn erleichtern. Sind es Bewegungen der Wirbelsäule, der Schulter, des Ellenbogens oder sogar des Handgelenks – vielleicht sogar Kombinationen all dieser Komponenten? Welche Bewegungsrichtungen sind die schwierigsten? Diese Informationen sollten im Hinblick auf die fortlaufende Hypothesenbildung interpretiert werden. Wenn z. B. der Patient gefragt wird, ob er irgend etwas tun kann, um seine Symptome zu erleichtern, und die Antwort lautet: „Das gelingt nur, wenn ich den Arm hinter meinen Kopf lege", würde das die These einer neuralen Beteiligung unterstützen. Gleichzeitig würde dadurch die Hypothese hinsichtlich der lokalen Quelle der Symptome im Bereich der oberen Extremität abgeschwächt. Die Schlüsselworte sind hier „unterstützen" und „abschwächen". Derartige subjektive Hinweise sind sehr wertvoll – wenn sie einen Sinn ergeben; auch sollten diese Informationen mit anderen Hinweisen aus der subjektiven Untersuchung zusammenpassen.

Der Prozeß des Fragens geht immer weiter, wobei neue Informationen permanent in bezug auf vorausgegangene andere Informationen und auch auf bereits bestehende Hypothesen interpretiert und mit diesen korreliert werden. Falls Informationen nicht in das Gesamtbild passen, muß durch weiterverfolgende Fragen Klarheit geschaffen werden. Die subjektive Untersuchung ist erst dann abgeschlossen, wenn der Kliniker genügend Informationen für seine Entscheidungsfindung gesammelt hat: Welche Strukturen müssen untersucht und inwiefern muß diese Untersuchung erweitert werden, um die wichtigsten Informationen zu erhalten, wobei gleichzeitig sichergestellt sein muß, daß der Zustand sich nicht verschlimmert. Die Hypothesen werden dann in spezifischen Testen der Körperuntersuchung überprüft, die zur diagnostischen Entscheidung und Behandlung führen. Der Behandlungserfolg selbst bringt zusätzliche Bestätigung. Eine erfolgreiche Behandlung bedeutet nicht, daß ein erfolgreicher klinischer Gedankengang stattgefunden haben muß, aber ein erfolgreicher klinischer Entscheidungsprozeß stellt sicher, daß die effektivste Behandlung gefunden wurde. Dabei wurden potentielle Quellen logisch und systematisch verworfen oder bestätigt und Behandlungmöglichkeiten ausgekundschaftet.

Warum muß dem Prozeß der klinischen Beweisführung soviel Aufmerksamkeit gewidmet werden? Der Leser mag denken, daß er nie in dieser Weise vorgegangen ist, oder er fragt sich vielleicht gar nicht mehr, wie er die Probleme des Patienten eigentlich angeht und sich damit auseinandersetzt. Vielleicht genügte dem Leser bisher seine eigene Routine. Aber lediglich einer routinemäßigen Untersuchung und festgelegten Behandlungsrezepten zu folgen, trägt nicht zum Erkennen neuer Muster bei. Andererseits kann der Physiotherapeut durch ein Sich-Hineindenken in die Probleme des Patienten die ihm bekannten Muster ständig überprüfen und weitere neue kennenlernen. Dies wiederum erfordert nicht nur Aufmerksamkeit für Merkmale, die in bereits bekannte Muster passen, sondern auch für Merkmale, die in bestimmten Mustern fehlen. Zum Beispiel bezeichnen viele Kliniker die Beschwerden eines Patienten als diskogen, wenn er über zentralen Schmerz in der Lendenwirbelsäule und Schwierigkeiten beim Sitzen klagt. Es gibt aber viele Variationen dieses Musters, und diese beiden Merkmale können sich durchaus bei nichtdiskogenen Beschwerden zeigen. Medizinische Studien über Fehler in der Beweisführung haben gezeigt, daß es besonders häufig zu Fehleinschätzungen kommt durch das Übersehen der Tatsache, daß ein bestimmtes Merkmal in einem Muster fehlt, oder durch eine Überbewertung von Merkmalen, die die „Lieblingshypothese" des Klinikers unterstützen (Elstein et al. 1978; Varrow und Tamblyn 1980). Dies gilt wahrscheinlich auch für Physiotherapeuten, wenn sie sich zu früh auf eine Diagnose festlegen, die auf nur wenigen wiedererkannten Eigenschaften basiert, wobei sie die im Muster fehlenden Charakteristika entweder zu wenig in ihre Überlegungen einbeziehen oder die Merkmale, die die „Lieblingshypothesen" stützen, überbetonen. Im oben beschriebenen Beispiel würden Rückenschmerzen, die sich beim Sitzen sofort verschlimmern, nicht ausschließlich zur Hypothese diskogener Beschwerden passen, zumal der Patient bei der Untersuchung der Lendenwirbelsäule volle Beweglichkeit zeigte und schmerzfrei war. Rigides Denken begrenzt den Behandlungsspielraum bei „komplizierteren" Patienten, und auch die Möglichkeiten, das eigene Repertoire an klinischen Mustern zu erweitern, bleiben dadurch beschränkt.

Die klinischen Muster, die uns hier besonders interessieren, betreffen verschiedene Syndrome oder bestimmte Strukturen (z. B. bei Einklemmungen oder intraneuraler Spannung). Es gibt auch andere Arten von Symptommustern, die verstanden werden müssen, wie etwa im Zusammenhang mit Entzündungen, mechanischen Prozessen, Irritierbarkeit, Stabilität, Körperhaltung und Biomechanik.

Kennzeichen fachlichen Könnens

Es wurde in der Medizin und auch in anderen Fachbereichen viel Forschung über den Unterschied zwischen fachlich erfahrenen Personen und Anfängern betrieben. Bei Schachspielern wurden die Denkprozesse und Erfahrungen von Experten und Anfängern miteinander verglichen (DeGroot 1965; Chase und Simon 1973). Im Hinblick auf das Kurzzeitgedächtnis zeigte sich, daß Experten eine erstaunliche Fähigkeit besitzen, eine Schachposition schon nach wenigen Minuten des Betrachtens fast perfekt zu memorieren und wiederzugeben. Im Gegensatz dazu gab es unterhalb dieser Meisterklasse drastische Defizite, was diese Fähigkeit betrifft. Keine Unterschiede zwischen „Meistern" und Anfängern wurden verzeichnet, wenn das gleiche Experiment mit wahllos aufgestellten Schachfiguren durchgeführt wurde, so daß die Ergebnisse hier nicht einem überlegenen Gedächtnis zugeschrieben werden konnten. Die Autoren der Studie folgern daraus, daß bei Experten und Anfängern mit gleichermaßen begrenztem Kurzzeitgedächtnis die Meister eine überlegene Fähigkeit in der Aufnahme von bestimmten Mustern bei Schachfigurenpositionen entwickelten und diese insgesamt in ihrem Gedächtnis verschlüsselten.

Die Studien von DeGroot (1965) und von Chase und Simon (1973) wurden in den Bereich der Medizin übertragen, und dies erbrachte ganz ähnliche Ergebnisse wie die früheren Untersuchungen über die Verarbeitung von Wissen bei Experten und bei Anfängern (Muzzin et al. 1986; Patel und Frederiksen 1984; Patel et al. 1986). Patel et al. (1986) zeigen, daß klinische Experten mehr Informationen aus bestimmten Mustern in Erinnerung behielten und signifikant mehr Schlußfolgerungen aus klinisch relevanten Informationen zogen, während Anfänger mehr verbale Erinnerungen an oberflächliche Merkmale hatten und überwiegend irrelevante Einzelheiten erinnerten. Die Autoren vermuten, daß klinische Experten eine höher entwickelte Wissensgrundlage von gespeicherten und stets abrufbaren Mustern haben. So werden Hinweise der Patienten interpretiert und in einem induktiven Prozeß verarbeitet, bis das Muster wiedererkannt wird. Dieses Muster wird dann in einem deduktiven Prozeß getestet, und die ursprünglichen Hypothesen werden dementsprechend geändert.

Die Wirksamkeit der klinischen Beweisführung des Physiotherapeuten ist teilweise von der Organisation seines Grundwissens abhängig. Physiotherapeuten mit weniger Erfahrung haben entsprechend weniger entwickelte und auch weniger variable Muster in ihrem Gedächtnis gespeichert; deshalb fällt es ihnen schwer, selektiv die wichtigen Informationen aufzunehmen und die irrelevanten beiseite zu lassen. Die Unerfahrenheit des Anfängers läßt ihn nur mit den Mustern arbeiten, die aus Büchern gelernt wurden. Deshalb sind die Muster, die ein Anfänger erkennt, besonders starr, und seine Unfähigkeit, relevante Informationen aufzunehmen, führt dazu, daß er entweder eine Fragerichtung zu früh aufgibt oder sich, ohne unterscheiden zu können, um jedes einzelne Detail bemüht. Dabei werden Hypothesen, obwohl sie noch nicht ausgereift sind, angenommen, und dadurch werden wiederum die Lernmöglichkeiten eingeschränkt. Bei einer wenig entwickelten Wissensgrundlage verlangen die klinischen Beweisführungen vom Anfänger ein höheres Maß an kognitiver Leistung, bringen aber wenig Erfolg.

Physiotherapeutisches Fachwissen beinhaltet Fakten (z. B. Anatomie, Pathologie), Verfahren (z. B. Untersuchungs- und Behandlungtechniken), Konzepte (z. B. Irritierbarkeit einer Stuktur, neurale Gegenspannung) und Symptommuster. Dieses Wissen wird mithilfe von Regeln oder Prinzipien nutzbar gemacht (z. B. Wahl eines bestimmten Grads für die Ausführung einer passiven Bewegungstechnik), um Informationen zu sammeln, sie zu interpretieren, Folgerungen daraus zu ziehen und sie miteinander zu verknüpfen. Mit diesem Instrumentarium kann ein versierter Physiotherapeut sicherlich bestimmte typische Probleme beinahe automatisch lösen, da er die jeweiligen klinischen Muster leicht erkennt. Bei der Auseinandersetzung mit einem atypischen Problem müssen Experten und Anfänger sich mehr auf eine deduktive Beweisführungsmethode hinsichtlich ihrer Hypothese einlassen (z. B. Hypothese überprüfen), um dieses Problem zu lösen.

Es ist offensichtlich, daß die Lösung eines Patientenproblems weder durch einfache Anwendung eines klinischen Beweisführungsprozesses noch durch großes Fachwissen erreicht werden kann. Die Problemlösung ist eher von der Wissensorganisation des Physiotherapeuten in bezug auf das konkrete Problem abhängig. Dabei sind Fakten, Verfahren, Konzepte, Verhaltensmuster und Regeln oder Prinzipien relevant. Um unsere klinische Beweisführung zu verbessern, sollten wir Physiotherapeuten die Organisation unseres Wissens verbessern. Wie im Diagramm über den Prozeß der klinischen Beweisführung dargestellt (Abb. 5.1), kann die Organisation unseres Wissens im Gedächtnisspeicher alle Aspekte unserer Gedankengänge von der ersten Wahrnehmung bis hin zur diagnostischen Entscheidung und zur Wahl von Behandlungstechniken beeinflussen. Die doppelten Pfeile im Diagramm betonen einen wichtigen Faktor der Beziehung zwischen dem Wissen und dem Prozeß der klinischen Entscheidung. Über Jahre erworbene Erfahrung allein garantiert noch lange nicht, daß die Organisation des Wissens sich „automatisch" weiterentwickelt hat. Es bedarf einer Erfahrung, die sich permanent in klinischen Beweisführungsprozessen übt, wobei diese dem Prinzip der Evaluation von Hy-

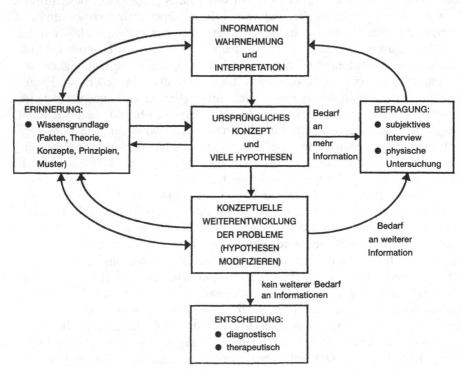

Abb. 5.1 Der klinische Entscheidungsprozeß in der Physiotherapie. Nach: Barrows und Tamblyn 1980

pothesen folgen und gleichzeitig zu Offenheit und lateralem Denken ermutigen sollten. Unsere Herausforderung liegt im Erkennen von Mustern und im fortlaufenden Testen dieser Muster, so daß ihre Existenz bestätigt werden kann. Wenn klinische Fakten sich nicht miteinander decken, muß weitergefragt werden, um bestehende Diskrepanzen besser zu verstehen. Auf diese Weise können wir ständig unser eigenes derzeitiges Verstehen von Mustern testen und uns neue aneignen. Expertise in der Physiotherapie kommt nicht nur aus jahrelanger Erfahrung oder aus besonderer Behandlungsgeschicklichkeit, sondern vor allem aus einem hochentwickelten Grundwissen, das mithilfe der klinischen Beweisführung gewachsen ist, wobei kritisches Denken, wie es hier empfohlen wird, den Erwerb eines umfassenden Wissensrepertoires von klinischen Mustern ermöglicht.

Dieses Buch versucht, den Leser im Erkennen klinischer Muster zu schulen. Es möchte auch einige der ihm bisher bekannten Muster hinterfragen und zur Entdeckung neuer ermutigen. Die Informationen, die dieses Buch anbietet, können sehr hilfreich sein, wenn sie in Prozessen klinischer Beweisführung eingesetzt werden, die von Logik und Offenheit geprägt sind.

Strukturenanalyse und beeinflussende Faktoren

Die Fähigkeit des Lesers, Probleme von Patienten zu lösen und sein klinisches Wissen zu erweitern, wird durch einen Ansatz gefördert, bei dem im Rahmen der klinischen Beweisführung immer wieder Hypothesen überprüft werden. Obwohl hier gesagt wird, daß das Konzept der klinischen Beweisführung von allen Manualtherapeuten aller Ausbildungsrichtungen benutzt werden sollte, wird es doch immer Unterschiede darin geben, welche Hypothesen Physiotherapeuten bereit sind zu benutzen. Bei der Suche nach der Quelle von Hypothesen müssen alle Strukturen untersucht werden, die unmittelbar unter dem Symptombereich liegen, und jede Struktur, die Symptome in diesen Bereichen leiten könnte. Wenn z. B. der Patient über Schmerzen am lateralen Anteil des Ellenbogens klagt, könnten sie von lokalen Strukturen wie den radiohumeralen Gelenk ausgehen. Es ist aber auch möglich, daß diese Schmerzen von weiter entlegenen Strukturen zum lateralen Anteil des Ellenbogens ausstrahlen wie z. B. von den Zwischenwirbelgelenken C5/6. Als „beeinflussende Faktoren" sind strukturelle, biomechanische, umweltbedingte oder verhaltensbedingte Faktoren zu berücksichtigen. Im folgenden werden die Strukturen näher betrachtet, die der Physiotherapeut berücksichtigen und untersuchen sollte. Im Beispiel des lateralen Ellenbogenschmerz könnten entlegene Strukturen wie die Mm. scaleni wichtig werden, wenn ihre Beziehungen zu den unteren Trunki des Brachialplexus bedacht werden. Einklemmung oder Irritation, besonders der mittleren und unteren Trunki an den Stellen, wo sie durch die Skaleni hindurchverlaufen, können auf laterale Ellenbogenschmerzen Einfluß haben. Dies ist durch die Entwicklung lokaler Fazilitation der Extensorenmuskeln, direkte Leitung neurogenen Schmerzes oder durch einen Prozeß wie das „Double-crush"-Syndrom (Kap. 3) möglich. So gesehen ist jede Veränderung einer

Struktur ausreichend, um Streßfaktoren und Belastungen auf den lateralen Ellenbogenbereich zu geben (z. B. ein steifes Handgelenk, das eine übermäßige Aktivität der Extensorenmuskeln bewirkt). Dabei können auch neurale oder angrenzende Gewebe mit einbezogen werden (z. B. ein zu kurzer M. pectoralis minor oder ein Karpaltunnelsyndrom, die die Mechanik der Nerven beeinflussen), die ihrerseits direkt oder auch indirekt neue Symptombereiche wie lateralen Ellenbogenschmerz bewirken können .

Wenn man bedenkt, wie nahe aneinander die vielen Stukturen am lateralen Ellenbogen liegen, ist die potentielle Komplexität möglicher Beteiligungen dieser Strukturen an einem Symptombild offensichtlich. Der N. radialis liegt anterior und ist oftmals am radiohumeralen Gelenk und innen medial an den Extensorenmuskeln befestigt. So könnte eine Verletzung jeder dieser Strukturen entzündliche Veränderungen auslösen, die möglicherweise andere Gewebe in den Prozeß einbeziehen; dies gilt auch für den N. radialis. Gleichzeitig könnten auch die Zwischenwirbelgelenke C5/6 Schmerzen in den lateralen Ellenbogen senden. Zusätzlich können auch pathologische Adhäsionen eines austretenden Spinalnerven zu einer veränderten Neurotension am Ellenbogen beitragen. Die Tabelle 5.1 zeigt mögliche Quellen von Symptomen und beteiligte Strukturen am lateralen Ellenbogenschmerz; lokale und entfernt liegende Quellen werden hier getrennt aufgeführt.

In Kap. 2 und 3 wurden die pathologischen und biomechanischen Beteiligungen des Nervensystems an Verletzungen angesprochen. Dies ist eine zusätzliche Grundlage, auf der die Symptome des Patienten und die Untersuchungsbefunde hypothesenbildend betrachtet werden können. Bei einem Pati-

Tabelle 5.1. Mögliche neuro-orthopädische Quellen für Symptome und weitere einflußnehmende Faktoren bei lateralen Ellenbogenschmerzen

	Lokal	Entfernt gelegen	Zur Symptomatik beitragende Faktoren
Muskel	Extensoren als Ursprung, Sehnen		z.B. Scaleni, Pectoralis, Handgelenkflexoren
Gelenk	Radiohumeralgelenk, Oberes radioulnares Gelenk, Ligamentum annulare	Zervikale Bandscheibe, Zwischenwirbelgelenk (speziell C5/6)	Handgelenk, Gelenke des Schultergürtels
Nerv	N. radialis und Zweige des N. musculocutaneus Wurzeltaschen,	Nervenwurzel, Dura mater, Rückenmark, Hirn	Einklemmung an anderer Stelle („Double-crush"-Syndrom), sympathische Epiphänomene, kortikale Interpretationen
Andere	Faszien, Blutgefäße, Knochen (Periost, Radiuskop)		

enten, der viele weitgestreute Symptombereiche in Verbindung mit Schmerzen am lateralen Ellenbogen angibt, wie z. B. zervikalen und thorakalen Schmerz und vielleicht auch lateralen Ellenbogenschmerz am anderen Arm, ergibt sich natürlich eine viel längere Liste möglicher Quellen seiner Symptome und von Befunden der subjektiven und körperlichen Untersuchung all dieser möglichen Strukturen/Komponenten für eine Schlußfolgerung, was ihre Beteiligung betrifft. In Kap. 3 wurde gezeigt, wie eine lokale Vernetzung auch sekundär an anderen Stellen Schädigungen setzen kann, sei es an empfindlichen Stellen oder im Bereich einer alten früheren Verletzung. Wie weit die Untersuchung zu gehen hat, ist oft schwer zu entscheiden. Wie oft werden Patienten nach Laminektomie mit lateralen Ellenbogenschmerzen angetroffen? Werden vom Patienten zusätzlich Symptome in einer anderen Körperregion angegeben wie z. B. in den Beinen, müssen sie ebenfalls abgeklärt werden. Der Physiotherapeut muß entscheiden, ob diese zusätzlichen Symptome am Gesamtgeschehen beteiligt sind und wie er diese eventuell behandeln kann. Manche Neurochirurgen, die Nerveneinklemmungen operieren, betonen, daß bei vorhandener Schädigung der Dura („Double-crush"-Syndrom) beide Stellen versorgt werden müssen (Massey et al. 1981; Mackinnon und Dellon 1988). Wir gehen in diesem Buch von der mechanischen, elektrischen und chemischen Kontinuität des Nervensystems im gesamten Körper aus, und diese Vorgabe darf nicht außer acht gelassen werden. Deshalb werden alle für ein Symptom in Frage kommenden Quellen (lokal und entfernt) und alle möglicherweise zur Symptomatik beitragenden Faktoren berücksichtigt, um den klinischen Beweisführungsprozeß zu unterstützen. Dies gilt besonders bei den komplexen Patientenproblemen mit weitgestreuten Symptombereichen wie z. B. bei einem Schleudertrauma. Das Konzept lokaler und weiter entfernt liegender Strukturen, die z.T. über das Nervensystem miteinander verbunden sind, und von zur Symptomatik beitragenden Faktoren stellt dem Physiotherapeuten einen logischen und testbaren Mechanismus für die Abklärung von Beschwerdebildern zur Verfügung, die früher vielleicht als „unlogisch" angesehen wurden.

In der subjektiven Untersuchung ergeben sich Hinweise auf mögliche Quellen der Beschwerden und auf dazu beitragende Faktoren, und diese Hypothesen werden in der Körperuntersuchung überprüft. Wenn dabei auch intra- und extraneurale Strukturen im Auge behalten werden, kann dies sehr hilfreich sein. Dabei geht es nicht nur darum, die altbekannten Ausstrahlungsgebiete zu finden, sondern auch die jetzigen Stellen entlang den Nervenbahnen, die das Nervensystem mechanisch belasten könnten wie in dem erwähnten Beispiel der Skaleni. Ein Kliniker braucht für die Entscheidung, ob die potentiellen Quellen und die beteiligten Faktoren für diese Situation relevant sind, eine gewisse Geschicklichkeit. Deshalb müssen in der Untersuchung klare körperliche Zeichen gefunden werden, die nach der Behandlung wiederholend getestet werden können. Als mögliche Quellen von Symptomen können nur Befunde angesehen werden, die in spezifischen Testen als abnormal eingestuft werden, wie z. B. Veränderungen in Weichteilgeweben, positive Gelenk- und/oder Muskelzeichen, abnormale neurale Spannungsteste im Symptombereich selbst oder auch in entfernt gelegenen Strukturen, die Symptome leiten können. Das gilt ebenso für möglicherweise vorhandene zusätzliche Faktoren; auch sie müssen in irgendeiner Weise abnormale Merkmale aufweisen wie z. B. eine Muskelfunktionsstörung (Verkürzung) oder eine Gelenkeinschränkung. Die Hypothese über die Beteiligung einer Struktur wird gestützt, wenn der Untersucher eine Anomalie findet. Die Hypothese hat sich erst dann wirklich bestätigt, wenn die Behandlung die betreffende Struktur verändern konnte und die Symptome und Zeichen des Patienten sich verbessert haben. Das bedeutet: Wenn spezifische Dehnbehandlungen für die Mm. scaleni Symptome und Zeichen beim lateralen Ellenbogenschmerz tatsächlich verbessern, ist die Hypothese über die Beteiligung der Skaleni annehmbar. An diesem Punkt der Beweisführung ist es wichtig, nicht die Verbesserung als eine absolute Bestätigung der Hypothese zu interpretieren. Wer dies tut, behindert seine weiteren Fortschritte im Erkennen klinischer Muster. Es könnte nämlich sein, daß die Skaleni kein symptomverstärkender Faktor sind und die Dehnbehandlung der Skaleni nur ein vorher unentdecktes steifes Zwischenwirbelgelenk in Höhe von C5/6 mobilisiert hat. Um unser Repertoire im Wiedererkennen von klinischen Mustern zu vergrößern und zu verfeinern, müssen wir einfach offen bleiben und die Hypothesen kritisch hinterfragen.

Strategien der Befragung

Während ein Hypothesen überprüfender klinischer Beweisführungsprozeß kritisches und stets offenes Denken fördert, sind Qualität bzw. Nutzen der Informationen, die uns der Patient gibt, in hohem Maße von unserer eigenen Fähigkeit abhängig, die richtigen Informationen zu erfragen. Hier geht es um Befragungsstrategien. Die Bezeichnung „Maximal-Prinzipien" wurde in der medizinischen Ausbildungsliteratur geprägt; sie bezieht sich auf Befragungsstrategien, mit deren Hilfen klinische Experten sich auf die wirkungsvollste Weise die nützlichsten Informationen beschaffen. Das Ziel dabei ist, das breite Spektrum von Faktoren, die insgesamt zu bedenken sind, einzugrenzen (Kleinmuntz 1968; Barrows und Tamblyn 1980). Befragungsstrategien, die die Qualität von Informationen verbessern, stehen Physiotherapeuten genauso zur Verfügung (Maitland 1986; Grant et al. 1988). Maitland hat in hervorragender Weise zur Entwicklung und Verfeinerung dieser Befragungsstrategien beigetragen. Ihr Einsatz sichert optimale Information, auf die die klinischen Beweisführungsprozesse angewandt werden können.

Gesprächsführung

Der Patient ist unsere wertvollste Informationsquelle. Unsere Fähigkeit, ihm diese Informationen zu entlocken, bestimmt, inwieweit wir seine Probleme verstehen und deshalb auch, inwieweit wir in der Lage sind, sie zu lösen. Der Patient kann jedoch nicht wissen, was für uns wichtig oder unwichtig ist, und es kann von ihm nicht erwartet werden, daß er weiß, was wir wissen müssen.

Dieser Aspekt ist deshalb wichtig, weil wir den Patienten geschickt durch den Bericht über seine Probleme führen und ihn anleiten müssen, auf seinen Körper zu hören und uns dann die einschlägigen Informationen mitzuteilen. Wir können dies durch das Kombinieren offener und gezielter Fragen tun, durch aktives Zuhören und durch selektives Erfragen von Informationen, die für uns besonders nützlich sind. Um diese notwendigen Informationen zu erhalten, muß eine persönliche Beziehung zwischen Patient und Therapeut hergestellt werden, die von Interesse und Vertrauen getragen wird. Das bedeutet, daß wir dem Patienten unser Interesse signalisieren und ihm zeigen, daß wir glauben, was er uns sagt. Problemdarstellungen durch den Patienten, die unglaubwürdig erscheinen, reflektieren sehr häufig nur unser eigenes beschränktes Wissen und unsere begrenzten Fähigkeiten, klinische Muster zu erkennen. Sunderland (1978) sagte prägnant: „Der Patient hat immer einen Zeugen, aber der Kliniker hat keinen." Es gibt genügend Gelegenheiten, unzuverlässige Informationen ausfindig zu machen; dies wird im Verlauf dieser Ausführungen auch noch deutlicher. Maitland (1986) bietet eine fundierte Diskussion über den Wert der Kommunikation und beschreibt seine Befragungsstrategien, mit denen er auf wirkungsvollste Weise die die nützlichsten Informationen erhält. Im folgenden werden Beispiele daraus zitiert.

Das Bezugssystem

Patient und Physiotherapeut haben jeweils ihren eigenen und einzigartigen Lebenshintergrund mit individuellen Erfahrungen, die ihre Wahrnehmung und ihre Interpretationen und Reaktionen in bezug auf die eigenen Gefühle (z. B. Schmerz) und auf das Erscheinungsbild und das Verhalten anderer prägen. Es wird dem Physiotherapeuten helfen, Fehlinterpretationen bei der Informationsaufnahme zu vermeiden, wenn er die natürlichen menschlichen Eigenheiten berücksichtigt.

Nonverbale Kommunikation

Nonverbale Signale sind wegen ihres reflexartigen Charakters weniger kontrolliert als Worte, und deshalb sind sie meistens auch aussagekräftiger. Der Physiotherapeut sollte darauf achten, ob Nuancen im Verhalten des Patienten von der verbalen Botschaft abweichen oder ob sie schlüssig sind.

Spontane Aussagen

Die Fragen sollten so gestellt werden, daß sie dem Patienten Möglichkeiten für spontane verbale Reaktionen geben. Dies erlaubt einen Einblick in die Art, wie der Patient seine Symptome beurteilt und welche Aspekte er für wichtig hält.

Die Worte des Patienten benutzen

Sensibilität für das Bezugssystem des Patienten zu zeigen – in diesem Fall genau die Worte zu gebrauchen, die er selbst für die Beschreibung seiner Symptome gewählt hat, – wird die Beziehung zwischen Patient und Therapeut festigen und dadurch auch die Qualität der erfragten Informationen verbessern.

Vermutungen vermeiden

Angesichts der Vielfalt möglicher Symptombilder bei einer bestimmten Schädigung ist es unzulässig, Vermutungen über vorhandene oder nicht vorhandene Eigenschaften anzustellen. Darüberhinaus lassen unterschiedliche Sprachkonventionen es notwendig erscheinen, Interpretationen von Patientenreaktionen abzuklären. Zum Beispiel kann die Beschreibung des Patienten über seinen Schmerz bedeuten, daß dieser Schmerz „konstant" während des ganzen Tages und während der ganzen Nacht anhält oder aber auch, daß der Schmerz konstant ist, wenn er kommt, daß er aber nicht immer da ist.

Die Fähigkeit des Körpers, sich mitzuteilen

Der Körper kann dem Patienten Dinge sagen, die mit der Schädigung zu tun haben; er wird deshalb häufig wertvolle Hinweise geben, die für die Wahl von Behandlungstechniken hilfreich sind. Es kann auch nützlich sein, einen Patienten einfach zu fragen „Wie fühlt es sich da drinnen an?" oder „Was denken Sie, sollte getan werden, damit es besser wird?" Viele Patienten sind über solche Fragen überrascht, aber wenn man sie ein wenig dazu ermuntert, können sie oft eine Antwort darauf geben, auch wenn diese erst nach der zweiten oder dritten Behandlung kommt. Wahrscheinlich hat ihnen vorher noch niemand soviel Verantwortung für ihr Problem übertragen. Manche Patienten sagen vielleicht nur: „Es ist geschwollen", während andere sehr hilfreiche Antworten geben wie: „Es müßte in diese Richtung gedehnt werden." Diese Information muß abgewogen werden in bezug auf andere Eigenschaften der Schadenssituation, aber sie sollte doch stets ernst genommen werden, weil sich solche Vorschläge oftmals als überraschend richtig erweisen.

„Suche nach Eigenschaften, die zusammenpassen" (Maitland 1986)

Dies ist eine Befragungsstrategie, die besonders eng mit dem Hinterfragen von Hypothesen verknüpft ist. Hypothesen, die während der gesamten Untersuchung und Behandlung formuliert wurden, werden entweder bestätigt oder verworfen, je nach Vorgeschichte und körperlicher Darstellung des Patienten. Wenn Eigenschaften nicht zusammenpassen, erfolgt eine weitere Abklärung, und die Befragung/Untersuchung wird fortgeführt. Nach der subjektiven Untersuchung sollte der Physiotherapeut eine ziemlich genaue Vorstellung davon haben, was in der Körperuntersuchung zu erwarten ist. Qualität und Ausmaß der Bewegungen unterschiedlicher Strukturen, wie sie sich in der körperlichen Untersuchung zeigen, sollten zu den in der subjektiven Untersuchung gebildeten Hypothesen des Physiotherapeuten passen. Wenn jedoch Merkmale nicht zueinander passen, sollte der Physiotherapeut gegen sich selber mißtrauisch werden, weil er wahrscheinlich etwas wichtiges übersehen hat. Gerade mithilfe dieser Methode der Befragung können neue klinische Muster entdeckt werden. Es folgt ein Beispiel, das zeigt, wie diese Strategie zur Entwicklung des „Slump"-Tests durch Maitland geführt hat. Der Dialog mit dem Patienten ist längst vergessen und wurde auch nicht aufgezeichnet, aber er könnte folgendermaßen verlaufen sein:

Maitland: „Wann tritt Ihr Kreuzschmerz auf?"
Patient: „Ich bekomme ihn, wenn ich mich nach vorne abbeuge."
Maitland: „Gibt es eine bestimmte Art des Abbeugens, die für Sie schlimmer ist als andere?"
Patient: „Nein, eigentlich nicht; ich steige nur ins Auto ein, und schon tut mein Rücken richtig weh."
Maitland: „Ich verstehe – was tut Ihnen eigentlich so weh, wenn Sie ins Auto einsteigen?"
Patient: „Es ist schon komisch; ich kann meine Beine mit nur wenig Rückenschmerzen ins Auto bekommen, aber wenn ich meinen Kopf einziehe, um mich wirklich ins Auto zu setzen, dann tut mein Rücken schon arg weh."
Maitland: „Danke, das ist eine hilfreiche Information. Sagen Sie, haben Sie die meisten Probleme, wenn Sie auf der Seite des Fahrers oder auf der des Beifahrers einsteigen?"
Patient: „Nur auf der Seite des Fahrers."
Maitland: „Könnten Sie mir zeigen, wie Sie es machen? Stellen Sie sich vor, daß dieser Stuhl der Fahrersitz ist."

Dieses Gespräch wurde wahrscheinlich weitergeführt, weil noch viele wertvolle Information zu erfragen waren. Aber der Hauptpunkt ist, daß hier die Dinge nicht ganz zusammenpassen – es ist nämlich die Nackenbewegung, die den Rücken verschlimmert. Deshalb müssen neben der Lendenwirbelsäule noch andere Faktoren an dieser Störung beteiligt sein. Kurz gesagt, dieser und sicherlich viele weitere Patienten haben zur Entwicklung des „Slump"-Tests beigetragen (Maitland 1978). Solche Überlegungsprozesse sind heute für viele Physiotherapeuten einsichtig, aber vor zehn Jahren war dies durchaus nicht so. Es mag bei solchen Patienten sogar einigen Zweifel gegeben haben, ob tatsächlich eine organische Pathologie vorlag.

Zwei weitere klinische Situationen sollen den Bedarf an Befragungsstrategien verdeutlichen, mit denen Merkmale verglichen und zugeordnet werden können:

• Bei der Anamnese mögen alle Informationen auf das Schultergelenk als Quelle der Symptome hindeuten – Schmerz tief drinnen im Schultergelenk, Schwierigkeiten beim Gebrauch der Schulter und beim Ausstrecken des Arms, sogar radiologische Veränderungen im Schultergelenk – aber der Patient berichtet auch, daß die Spitzen seines Zeigefingers und Daumens kürzlich taub wurden. Diese Information sollte beim Physiotherapeuten sofort den Gedanken auslösen, daß eventuell mehr als nur die Schulterstrukturen an dieser Störung beteiligt sind. Die Anästhesie im Daumen paßt nicht zu einer Schulterschädigung, und deshalb muß die Untersuchung unbedingt ausgeweitet werden.

- Ein Patient kehrt zur Behandlung zurück und erklärt, daß es ihm „um 80% besser" gehe. Die Untersuchung der relevanten Zeichen (z. B. steife intervertebrale Bewegungen) zeigt aber, daß es seit der letzen Behandlung nur minimale Veränderungen gegeben hat. Der Physiotherapeut muß zu dem Schluß kommen, daß die Merkmale nicht zusammenpassen, und versuchen herauszufinden, warum es dem Patienten subjektiv besser geht, ob die Bedeutung anderer (z. B. neuraler oder muskulärer) Zeichen unterschätzt wurde und ob sie eventuell durch die Behandlung der intervertebralen Gelenke verändert wurden.

Diese Methode der Befragung und das Wissen, daß nicht nur Gelenke, sondern auch bewegliche Strukturen wie z. B. Muskeln, Faszien und das Nervensystem selbst innerviert sind, gaben den Anstoß für eine genauere Analyse der Mechanik des Nervensystems. In den Überlegungsprozeß, mit dem bestimmte Eigenschaften einander vergleichend zugeordnet werden, fließen auch Kenntnisse über Pathoanatomie, Pathophysiologie und Biomechanik ein. Dieses Grundwissen und das fortgesetzte Bemühen, Eigenschaften evaluierend einander zuzuordnen, haben die Gedankengänge über das Nervensystem, wie sie in diesem Buch vorgestellt werden, ausgelöst.

„Eine Technik ist das Geisteskind der Erfindungsgabe" (Maitland 1986)

Techniken (für Untersuchung und Behandlung) können selbst erfunden oder von anderen Quellen wie der Chiropraktik, der Osteopathie, von Kaltenborn, Cyriax und vielen anderen Ansätzen der Manualtherapie, und auch aus der allgemeinen Physiotherapie übernommen werden. Es gibt keine festgelegten Techniken für eine bestimmte Störung. Der Physiotherapeut sollte stets flexibel genug sein, um seine Techniken je nach den eigenen Bedürfnissen und besonderen körperlichen Gegebenheiten beim Patienten von Fall zu Fall zu variieren; als Variable müssen auch die Stärke des Schmerzes, die Irritierbarkeit, die Stabilität der Störung und Kenntnisse über die Pathophysiologie des Patienten berücksichtigt werden. Die in diesem Buch beschriebenen Techniken haben sich in der Praxis als nützlich erwiesen. Geschicklichkeit in der Handhabung entwickelt der Physiotherapeut, wenn er eine Reihe von Techniken aus Lehrbüchern lernt und beherrscht; erst dann kann er sich mit anderen, vielleicht besseren Kombinationsverfahren beschäftigen.

Eine manualtherapeutische Technik, die für einen Patienten benutzt wurde, wird nie in genau gleicher Art und Weise an anderen Patienten wiederholt werden können, was Richtung, Dauer und Bewegungskombinationen betrifft.

Deshalb sollten auch „Rezepte" oder „feste Behandlungsanordnungen" vermieden werden, ebenso wie ein Insistieren auf Dogmen – langfristig wird dies nur die Behandlungsmöglichkeiten des Physiotherapeuten begrenzen.

„Eine Technik ist das Geisteskind der Erfindungsgabe" – dies ist ein wichtiger Grundsatz für die weitere Entwicklung von Untersuchungs- und Behandlungstechniken des Nervensystems. Zur Zeit sind die besten Kombinationen der Handhabung und die nötigen Fähigkeiten noch in einem Stadium der Entwicklung. Hat sich ein Physiotherapeut erst einmal die Basisteste angeeignet, muß er selbst weiterprobieren. Es müßte sich schon um einen sehr ungewöhnlichen Patienten handeln, wenn ein einfacher Grundtest wie SLR seine Symptome am besten reproduzieren könnte. Meistens bedarf es einer Kombination von Testen wie z. B. SLR/Adduktion des Hüftgelenks/Plantarflexion des Fußgelenks/Lateralflexion der Wirbelsäule. Einige der in diesem Buch dargestellten Techniken stammen von Studenten und Kursteilnehmern des Autors, die Kombinationen von Bewegungen und Handhabungen ausprobierten und damit herumexperimentierten. Wir stehen mit der Mobilisation des Nervensystems erst am Anfang, und das Bewußtsein, daß es vielleicht noch bessere Wege gibt, dem jeweiligen Problem beizukommen, sollte in jeder Situation vorherrschen.

Wiederbefund

Der Wiederbefund ist entscheidend wichtig für das Überprüfen von Hypothesen, die bei der Untersuchung aufgestellt wurden, für den Fortschritt in der laufenden Betreuung, für die Bestätigung vorhandener klinischer Muster und das Erkennen neuer Muster. Es hat wenig Sinn, eine Behandlungstechnik auszuführen, ohne zu wissen, ob und wo sie wirksam ist. Die Untersuchungsgeschicklichkeit eines Physiotherapeuten sollte so ausgebildet sein, daß er, wenn nötig, die geringsten Veränderungen der Bewegung in Ausmaß und Qualität feststellen kann. Diese Validierung der Behandlung durch Wiederbefunde sollte bereits formulierte Hypothesen fortlaufend hinterfragen und/oder bestätigen. Dazu sind sowohl die subjektive Untersuchung als auch die Körperuntersuchung notwendig. Der Patient sollte stets gefragt werden, wie es ihm geht, und er sollte auch erneut körperlich untersucht werden. Die Ergebnisse beider Untersuchungen müssen zueinander passen. Wenn z. B. der Patient nach einer Manipulation der Halswirbelsäule sagt: „Es geht mir besser, mein Kopfschmerz löst sich auf", würde dazu passen, daß die physischen Zeichen der zervikalen Gelenkeinschränkung sich auch verbessern. Erreichte Verbesserungen müssen wiederholbar sein, weil oft eine Maßnahme anfangs eine gewisse Verbesserung bewirken kann, aber nur die wirklich richtige Behandlung zu einer fortschreitenden Verbesserung führt. Die Beurteilung des genauen Ausmaßes an Veränderung ermöglicht es dem Physiotherapeuten, seine Behandlung entsprechend fortzuführen und zu steigern. Deshalb entscheidet der Wiederbefund darüber, ob die Technik oder das Management als ganzes verändert werden muß, und er bildet generell die Triebfeder für die Modifizierung und Entwicklung von Behandlungstechniken. Dies erfordert einen disziplinierten Wiederbefund der wichtigsten Körperzei-

chen mit ihren jeweils möglichen Komponenten. Im Anschluß an eine Mobilisation des Nervensystems, bei der Komponenten des Spannungstests für die
obere Extremität angewandt wurden, könnte der Wiederbefund aus folgenden
Komponenten bestehen: Lateralflexion der Halswirbelsäule, Testen der passiven
Zusatzbewegungen an bestimmten Stellen, aktive Schulterflexion, Schulterabduktion gegen Widerstand, passiver Test des Schulterquadranten und entsprechender Spannungstest für die obere Extremität. Ein ständiges „Abklopfen"
der Zeichen, die mit potentiellen anderen Komponenten verbunden sind, ermöglicht dem Physiotherapeuten einen systematischen Vergleich des Behandlungserfolgs bei verschiedenen Komponenten und bei Anwendung unterschiedlicher Behandlungstechniken.

Viele Physiotherapeuten, die mit einer ganzen Batterie erfolgreicher Techniken ausgestattet sind, werden hier innehalten. Es gibt keine Garantie dafür,
daß eine Behandlungstechnik, nur weil sie beim letzten Mal geholfen hat, auch
beim nächsten Mal die Behandlung der Wahl sein muß, wenn ein Patient bei
dem gleichen Problem offenbar einen Rückfall erlebt, oder bei einem anderen
Patienten mit scheinbar ähnlichen Problemen. Es ist unmöglich vorauszusagen,
ob die jeweils angewandte Behandlung die optimale Behandlung darstellt. Auch
wenn es eine bewährte und anerkannte Behandlungstechnik ist, kann es doch
andere geben, die auch wirksam oder sogar besser wären; neue Techniken
werden nur durch Ausprobieren und durch das Auswerten von Wiederbefunden
erlernt. Sollten solche neuen Behandlungtechniken keinen Erfolg haben, kann
immer noch auf die bewährten und bekannten Techniken zurückgegriffen werden. In späteren Kapiteln wird anhand verschiedener Techniken die Diskussion
darüber weitergeführt, welche Variablen verändert werden können, wenn der
Wiederbefund dies notwendig erscheinen läßt. Weiteres über den Wiederbefund
kann in den genannten Publikationen von Maitland nachgelesen werden.

Unterscheidung der einzelnen Stukturen

Die physischen Untersuchungsteste für jeden Körperteil – wie es scheinen
könnte, Routineverfahren – sollten aber so ausgeführt werden, daß die Hypothesen, die in der subjektiven Untersuchung gebildet wurden, dabei überprüft
und je nach den vom Patienten gegebenen Hinweisen variiert werden. Zum
Beispiel kann ein Patient funktionelle Aktivitäten oder spezielle Positionen
beschreiben, die seine Symptome reproduzieren. Obwohl diese Aktivitäten und
Positionen vielleicht nicht in der Routineuntersuchung enthalten sind, müssen
sie doch beobachtet und sorgfältig untersucht werden. Es gilt, die Komponenten
der Aktivität/Position herauszufinden, die für seine Symptome verantwortlich
sind, und soweit möglich, die Struktur zu finden, die an den Symptomen die
größte Beteiligung hat. Wenn die Störung z. B. nicht irritierbar wäre, und wir
könnten den Patienten mit Schmerzen an der vorderen Schulter bitten, die
Position einzunehmen, in der der Schmerz sich beim Jacke-ausziehen verschlimmert, dann wären folgende vorsichtige Handhabungen möglich: Die Stellung seiner Nackenposition könnte verändert werden, aber es müßte dabei

absolut sicher sein, daß damit nicht gleichzeitig Schulterbewegungen ausgelöst werden und umgekehrt. Dies würde die breit angelegte Hypothese abstützen, daß entweder eine Beteiligung der Halswirbelsäule oder der Schulterstrukturen vorliegt. Da jedoch beide Bewegungen die Spannung im Nervensystem verändern, sind weitere Differenzierungen in dieser bestimmten Position notwendig. Gehen wir mit dem Schmerzbeginn zur Ausgangsposition zurück, könnte – immer vorausgesetzt, daß sich durch die beiden ersten Bewegungen beim Patienten keine Beschwerden aufgebaut haben – sein Handgelenk in Extension gebracht werden. Vermehrter Schulterschmerz bei dieser distal isolierten Bewegung würde deutlich machen, daß neurale Spannung beteiligt sein muß. Solche Differenzierungen anhand der schmerzauslösenden/schmerzverstärkenden Position/funktionellen Aktivität eines Patienten geben schnelle informative Hinweise auf möglicherweise beteiligte Komponenten. Um die aufgestellten Hypothesen zu verfeinern, werden diese Befunde dann mit denen der subjektiven und routinemäßigen physischen Untersuchung verglichen.

Bei Testbewegungen werden meistens mehrere Strukturen bewegt und belastet, und deshalb können routinemäßige physische Teste nur sehr schwer interpretiert werden. Die primär geschädigten Strukturen finden zu können, ist eine besonders wertvolle Fertigkeit. Die Differenzierung von Strukturen ist eine anspruchsvolle Untersuchungsstrategie, die zur Verfeinerung bestehender Hypothesen beiträgt. Sie beinhaltet, daß die schmerzauslösende Position/Haltung oder Bewegung derart verändert wird, daß eine Struktur sich als Quelle der Symptome herauskristallisieren kann, während andere aus der Beweisführung ausscheiden (Trott 1985). Dies gilt analog für die Beweisführung bei einfachen Differenzierungstesten wie sie häufig bei Untersuchungen eingesetzt werden, um Muskeln oder Gelenke voneinander zu unterscheiden, wenn beispielsweise die Fingerflexion eingeschränkt ist. Es geht bei der Differenzierung von Strukturen um zwei Aspekte: erstens um die Differenzierung zwischen unterschiedlichen Stukturen wie Gelenk/Muskel/Nerv und zweitens um die weitergehende Differenzierung innerhalb einer Struktur; zum Beispiel innerhalb des Schultergelenks zwischen dem glenohumeralen und dem akromiohumeralen Gelenk (Trott 1985), oder bei Nerven zwischen der extraneuralen oder der intraneuralen Quelle für Symptome (Kap. 3 und 9). Weil das Nervensystem ein Kontinuum bildet, bieten sich ausgezeichnete Möglichkeiten an, aus dem bestehenden Schädigungsbild eine „Verletzung" des Nervensystems herauszufiltern. Wenn wir z. B. unserem bereits erwähnten Patienten, der seinen rechten Arm schützend festhält, untersuchen und herausfinden, daß passive Abduktion seinen Schulterschmerz reproduziert, dann wissen wir, daß dieser Schmerz von einer ganzen Anzahl von Quellen kommen kann; lokale periphere Nervenstrukturen stellen dabei nur eine Möglichkeit dar. Verstärkt sich der Schulterschmerz, wenn die Schulterstellung stabil gehalten und dann der Ellenbogen gestreckt wird, ist die Situation bereits etwas klarer. Die geschädigte Struktur könnte immer noch Nervengewebe sein, weil es mit Ellenbogenextension mehr gestrafft wird. Dennoch könnte der Schmerz auch dem Bizepsmuskel zugeordnet werden, denn durch seine Befestigungen an der Schulter und am Ellenbogen wird er ebenfalls gedehnt. Die Situation wird noch klarer, wenn Schulter- und Ellenbogenstellung beibehalten werden und das Handgelenk zusätzlich in Extension gebracht wird, um auszuprobieren, ob dies die Symptome verändert. Wenn die Handgelenkbewegung den Schulterschmerz verändert, kann klinisch daraus geschlossen werden, daß der Schulterschmerz zumindest teilweise neurogenen Ursprungs ist. In dieser Situation wird nur eine Struktur im Schultergelenkbereich verändert, und das ist das Nervensystem. Bei vielen Störungen, in denen Spannungsteste die Symptome des Patienten verändern, kann durch Differenzierung eine neurogene Quelle für Symptome identifiziert werden. Differenzierung ist ein ungeheuer bereicherndes Untersuchungsinstrument. Bei vielen Störungen liegt vielleicht nur ein minimaler Schaden im Nervensystem vor, aber die neuropathophysiologischen Belege dafür zu finden, ist extrem schwierig. Zur Zeit ist die strukturelle Diffenzierung unser wichtigstes Instrument. Für das Konzept der strukturellen Differenzierung ist eine Validierung notwendig; ist dies erst einmal erreicht, wird der Prozeß wissenschaftlich fundierter Validierung für die neuralen Spannungsteste leichter.

Mit Spannungstesten an den anderen Extremitäten ist es meistens möglich, die Symptome weiter abzuklären. Wenn auf der anderen Seite ein Spannungstest der oberen Extremität („Upper Limb Tension Test", ULTT) oder gar ein SLR angewandt wird, ändert sich vielleicht der Schulterschmerz. An einer Extremität gibt es oft viele verschiedene Richtungen für Teste. Es muß nicht unbedingt ein spannungserhöhender Test sein; mehr Klarheit ist auch durch Entlastung der Spannung zu bekommen. Wenn z. B. eine Position des ULTT (Kap. 8) den Schmerz am Handgelenk reproduziert, und es wird eine Lateralflexion der Halswirbelsäule zur Testseite hin ausgeführt (Abb. 5.2), kann das Handgelenksymptom abnehmen und dadurch der Schmerz als neurogen identifiziert werden.

Es gibt viele Beispiele für die neurale Differenzierung. Bei einem SLR-Test, der Gesäßschmerzen auslöst, heißt dies durchaus nicht, daß dieser Schmerz neurogenen Ursprungs sein muß. Die schmerzempfindliche Struktur könnte auch das Hüftgelenk, die Ischiasbursa oder ein lumbales Wirbelgelenk sein. Wenn aber der so ausgelöste Schmerz sich mit Dorsalflexion im Fußgelenk oder mit passiver Nackenflexion verschlimmert, besteht doch die Wahrscheinlichkeit, daß die Mechanik des Nervensystems für das Symptom verantwortlich ist.

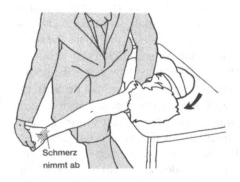

Schmerz
nimmt ab

Abb. 5.2 Wenn in der ULTT-Position die Lateralflexion der Halswirbelsäule zur Testseite hin die Schmerzen am Handgelenk verringert, folgt daraus, daß diese Symptome am Handgelenk neurogen bedingt sein müssen

Die folgenden Punkte sind bei der neuralen Differenzierung zu bedenken:

- Die Symptome brauchen sich bei der Differenzierung nicht unbedingt zu verschlechtern. Eine Verminderung oder eine Veränderung kann auch auf das Nervensystem verweisen.
- Es ist auch möglich, in einem gesunden normalen Nervensystem Spannung und damit die Symptome zu verändern, wenn nämlich das Nervensystem mit empfindlichen oder pathologisch veränderten anderen Strukturen verbunden ist.
- Faszien und Blutgefäße sind durchlaufende Strukturen, die innerviert sind. Die Informationen sollten nicht nur durch Differenzierungen eingeholt werden, sondern es sollten auch relevante Details aus der subjektiven und der Körperuntersuchung berücksichtigt werden. Beim Ausführen der Teste ist die Überlegung: „Paßt es überhaupt ins Symptombild, daß dieser Schmerz vom Nervensystem kommt?" sehr hilfreich.
- Je nach Entwicklungsstadium der Störung sind die Befunde unterschiedlich. Wenn beispielsweise die Schulter eines Patienten durch die Kapsel zur Hälfte in ihrer normalen Beweglichkeit eingeschränkt wird, können diese Gelenkzeichen das Nervensystem vor einer ausreichenden weiteren Untersuchung überdeckend „schützen". Je mehr die Schulter sich dann verbessert, desto leichter wird das Nervensystem für die Teste zugänglich.
- Für die klare Darstellung einer Beteiligung des Nervensystems sollten Symptome durch Bewegungen in Bereichen verändert werden, die weit entfernt von ihnen liegen. Es ist dann sehr unwahrscheinlich, daß lokale Gewebe an der Symptomstelle physisch verändert werden (z. B. Bewegungen der Halswirbelsäule bei Handgelenkschmerz oder Handgelenkbewegungen bei Schulterschmerzen).
- Eine vorsichtige und peinlich genaue Handhabung ist für valide und verläßliche Differenzierungen wichtig.

Die hier besprochenen strukturellen Differenzierungen bezogen sich auf differenzierende Körperuntersuchungen, die – wenn mehr als nur eine Struktur beteiligt ist – dazu dienen, eine Komponente oder die Quelle der Symptome herauszufinden. Am Ende einer physischen Untersuchung hat es der Physiotherapeut immer noch mit mehreren unterschiedlichen potentiellen Quellen und zum Symptom beitragenden Komponenten zu tun, die nur retrospektiv im Wiederbefund nach der Behandlung weitergehend differenziert werden können. Betrachten wir ein Beispiel, wo Nackenbeschwerden in der Untersuchung physische Zeichen aufweisen wie z. B. einen gespannten linken oberen M. trapezius und M. levator scapulae mit Steifigkeit des Zwischenwirbelgelenks beim „Öffnen" links. Der Muskel könnte behandelt, und im Wiederbefund könnte die Auswirkung auf die Muskellänge getestet werden, ebenso wie die physiologischen und die Zusatzbewegungen für die Gelenkzeichen. Daraufhin könnten bei einer ausschließlich gelenkorientierten Behandlung die Wiederbefunde von Muskel und Gelenk verglichen werden. Dadurch wird die primär geschädigte Struktur schließlich erkannt.

Vorsichtsmaßnahmen und Kontraindikationen

Wenn dem Physiotherapeuten bewußt ist, daß vieles in diesem Bereich wissenschaftlich noch unklar ist, wird er stets besonders gewissenhaft prüfen, ob bei den Beschwerden von Patienten, die zur Behandlung kommen, möglicherweise pathologische Prozesse beteiligt sind.

Wie bei der Behandlung jeder Struktur, sind auch mit der Mobilisation des Nervensystems bestimmte Gefahren verbunden. Es wird immer einige unbekannte Aspekte geben, sei es eine unbekannte Pathologie oder sehr unterschiedliche Reaktionen, besonders was die menschliche Psyche betrifft. Deshalb sind Vorsichtsmaßnahmen und Kontraindikationen bei der physischen Untersuchung und bei der Behandlung eine Kernfrage, die vor einer Untersuchung oder Behandlung durchdacht und abgeklärt werden sollte.

Der Physiotherapeut sollte mit den Vorsichtsmaßnahmen und Kontraindikationen vertraut sein, wie sie bei Grieve (1981, 1988), Corrigan und Maitland (1983) und Maitland (1986) erläutert werden. Das Wissen um Vorsichtsmaßnahmen und Kontraindikationen ist Teil des klinischen Beweisführungsprozesses, und Ausmaß und Stärke von Untersuchungen und Behandlungen werden dadurch bestimmt. Diese können somit sicher ausgeführt werden; das Riskio einer Verschlimmerung von Symptomen beim Patienten verringert sich und eine Verschlechterung der Schädigung selbst wird vermieden. Die folgende Auflistung von Vorsichtsmaßnahmen und Kontraindikationen ist besonders für das Nervensystem relevant. Die beste Vorsichtsmaßnahme besteht jedoch darin, daß der Physiotherapeut angemessen ausgebildet ist.

Vorsichtsmaßnahmen

1. Andere Strukturen, die an Testen beteiligt sind. Zum Beispiel ist eine verletzte lumbale Bandscheibe beim „Slump"- Test während der Flexionskomponente in Gefahr; dies gilt auch für geschädigte Zwischenwirbelgelenke in der Halswirbelsäule während Nackenbewegungen mit dem Spannungstest der oberen Extremität. Der „Slump"-Test und der Spannungstest der oberen Extremität sind ganz besonders komplexe Teste. Bei Tensionstesten werden leicht andere Strukturen, die mit einbezogen sind, vergessen; diese Strukturen können durch das Testen selbst verletzt und gereizt werden. Deshalb ist bei Kanalstenosen oder Spondylose größte Vorsicht angebracht, weil eine neurale Reaktion während der Teste früher auftreten könnte.

2. Irritierbarkeit des Nervensystems. Irritierbarkeit hängt von drei Variablen ab:

a) Wieviel der Patient tun kann, bevor seine Symptome ihn veranlassen, die Aktivität abzubrechen;

b) der Stärke (Intensität und physischer Einschränkung) und dem Ausstrahlungsgebiet der Symptome;

c) wie lange es dauert, bis die Symptome sich auf ihrem normalen Niveau wieder einpendeln.

Ein irritierter Abschnitt des Nervensystems kann besonders reaktiv sein, weil er eine ihm eigene mechanische und chemische Sensibilität besitzt, die ihn von anderen Strukturen unterscheidet. Dies ist wahrscheinlich nicht nur wegen seiner Leitungseigenschaften so, sondern auch wegen der Komplexität und Beteiligung zahlloser Strukturen. Häufig gibt es mehr als nur eine Stelle der Irritation oder Schädigung. Klinisch sieht es so aus, als ob Armsymptome leichter zu reizen wären als Beinsymptome. Dies könnte an der größeren Komplexität der Nervenanatomie im Arm liegen, an der vergleichsweise größeren Nähe der peripheren Nerven zur Körperoberfläche im Bereich der oberen Extremität oder auch an der größeren Beweglichkeit der aneinander angrenzenden Strukturen in der oberen Extremität, und damit an der erhöhten Reibung zwischen den Strukturen. Reibung kann ein Symptomauslöser sein und ist häufig beteiligt bei wiederholten Bewegungen, die heute dem Menschen in vielen modernen Berufen abverlangt werden.

3. Die Schädigung verschlimmern. Interessant ist die Frage, ob sich die Schädigung verschlechtert und mit welcher Geschwindigkeit dies geschieht. Wenn ein Patient über Schmerzen an der Lendenwirbelsäule klagt, die posterior am Oberschenkel bis in die Wade einstrahlen, und dieser Prozeß hat sich langsam über 9 Monate entwickelt, ist bei ihm weniger Vorsicht in der physischen Handhabung geboten als bei einem Patienten mit den gleichen Symptomen, die sich aber innerhalb von 24 Stunden ausgebildet haben.

4. Befund mit positiven neurologischen Zeichen. Bei positiven neurologischen Zeichen sollte eine Untersuchung mit passiven Bewegungen nicht von vornherein ausgeschlossen werden (aber: Kontraindikationsliste anschauen!). Solange diese Störung chronisch ist, die neurologischen Veränderungen stabil sind und es auch keine Anzeichen für einen dahinterstehenden ernsten Erkrankungsprozeß gibt, kann das Nervensystem, bei permanent dazwischengeschalteten Wiederbefunden, mit passiver Bewegung mobilisiert werden.

5. Probleme mit dem allgemeinen Gesundheitszustand. Pathologische Prozesse, die das Nervensystem beeinflussen, sollten mit besonderer Vorsicht angegangen werden, auch wenn eine manuelle Therapie für manche der Symptome angebracht ist. Diabetes, Lepra, AIDS und Multiple Sklerose sind einige Beispiele für Erkrankungsprozesse, die das Nervensystem schwächen. Das Vorhandensein einer neoplastischen Erkrankung des Nervensystems, die positive Zeichen auslöst, ist immer möglich. Elvey (1986) warnt davor, daß der ULTT auch bei einem Pancoast-Tumor positiv sein kann. Bei Patienten mit einem intermedullären Tumor können sich eine Skoliose und nur minimale neurologische Zeichen manifestieren (Citron et al. 1984). Die Befragungen bei der subjektiven Untersuchung sollten stets auch für Erkrankungsprozesse sensibel sein. Der Physiotherapeut kann mit seiner Strategie, Merkmale einander kritisch zuzuordnen, manchmal Erkrankungsprozesse finden, die durch die Maschen des medizinischen Netzwerks gefallen sind.

6. Schwindel. Jeder Physiotherapeut weiß hoffentlich, daß Schwindel, der durch vertebrobasiläre Insuffizienz ausgelöst wird, eine Kontraindikation für zervikale Manipulationen und in manchen Fällen auch für Mobilisationen darstellt (Grant 1988). Das Auftreten von Schwindel sollte auch bei Mobilisation des Nervensystems zu Vorsicht veranlassen. Der „Slump"-Test, passive Nackenflexion und depressorische Komponenten aller ULTTs sind Bewegungen, die mit Sicherheit die Blutgefäße der Halswirbelsäule spannen. Schwindel selbst ist ein Symptom, das wie Schmerz und Parästhesien untersucht werden kann. Die Mobilisation des Nervensystems kann durchaus eine geeignete Mobilisationsmethode für die Halswirbelsäule mit nur geringem Risiko und mit minimalen Auswirkungen auf die Gelenke und auf die vertebralen Arterien sein.

7. Durchblutungsstörungen. In vielen Körperbereichen ist das Durchblutungssystem durch neurovaskuläre Bündel eng mit dem Nervensystem verbunden. Wie das Nervensystem bildet auch das Durchblutungssystem eine kontinuierliche Struktur durch den ganzen Körper, die sich bei Körperbewegungen bewegen und verlängern muß. Im Vergleich zum Nervensystem verläuft das Durchblutungssystem viel stärker „geschlängelt", ist ziemlich elastisch, enthält nur Blut als Inhaltsstoff und ist auch viel stärker komprimierbar als das feste Nervensystem. Die normativen Reaktionen, die bei Spannungstesten auftreten, gehen eher vom Nervensystem als vom Durchblutungssystem aus. Dennoch sollte die Tatsache, daß auch das Durchblutungssystem eine Mobilisation erfährt, bedacht werden und der Mobilisation Grenzen setzen, wenn bestimmte Zeichen oder Symptome auf Durchblutungsstörungen schließen lassen.

8. Reine Rückenmarkverletzungen. Während in den allermeisten Fällen direkte Rückenmarkverletzungen eine Kontraindikation für die Mobilisation darstellen, kann bei Patienten mit kleinen, nicht diagnostizierten Rückenmarkverletzungen eventuell durch passive Mobilisation eine Besserung erreicht werden. Wird eine kleine Rückenmarkverletzung vermutet, ist es klug, weniger zu tun, als der Patient normalerweise im Alltag tun würde. Torg et al. (1986) definierte das Symptom der Neurapraxie mit vorübergehender Quadroplegie. Physiotherapeuten, die bei 32 Sportlern das Nervensystem speziell mit dem „Slump"-Test untersuchten und behandelten, sollten ihr Augenmerk speziell darauf richten. Die sensiblen Veränderungen des klinischen Zustands waren brennender Schmerz, Taubheit, Kribbeln und Verlust an Sensibilität. Die motorischen Veränderungen reichten von Schwäche bis zu Lähmungen. Es handelt sich um vorübergehende Episoden mit einer Erholung innerhalb von 10–15 Minuten; eine langsame Auflösung der Symptome konnte sich aber auch über 48 Stunden ausdehnen. Eine beträchtliche Zahl von Testpersonen aus dieser Gruppe zeigte bei der Untersuchung zervikale Instabilität, spinale Stenose, Bandscheibenprolapse oder einen verkleinerten anteroposterioren Durchmesser des Rückenmarkkanals. Obwohl es keinen Anhaltspunkt dafür gibt, daß eine solche Schädigung eine Person für weitere neurologische Verletzungen prädisponiert, sollte der „Slump"-Test doch nur sehr vorsichtig oder gar nicht ausgeführt werden. Minimale Rückenmarkverletzungen scheinen häufiger vorhanden zu sein, als sie diagnostiziert werden (Hopkins und Rudge 1973).

Kontraindikationen

Die hier zusammengestellten Kontraindikationen sind für das Nervensystem spezifisch. Bösartige Prozesse im Nervensystem oder in der Wirbelsäule sowie entzündliche Infektionen jeder Art sind sicherlich Kontraindikationen. Wo bei Testen in bezug auf die Mechanik des Nervensystems andere Strukturen einbezogen werden (z. B. Flexion der Wirbelsäule im „Slump"-Test), könnten Kontraindikationen (z. B. Instabilität) für das Testen dieser Strukturen vorliegen.

1. Kürzliches Auftreten oder Verschlimmerung neurologischer Zeichen. Akute Störungen oder solche, die neurologische Zeichen produzieren und ein instabiles Verhalten zeigen, so daß sie täglich neurologischen Testen unterzogen werden müssen, stellen Kontraindikationen für die Mobilisation des Nervensystems dar.

2. Läsionen der Cauda equina. Veränderungen in Blasen- und Darmfunktion mit einer Reithosenanästhesie können als ein chirurgischer Notfall eingestuft werden.

3. Schädigungen des Rückenmarks. Beim sog. Rückenmarkverwachsungssyndrom ist das Rückenmark an der Dura mater und diese am Spinalkanal befestigt. Dies ist meistens kongenital und mit einer Art spinalem Dysraphismus verbunden. Es gibt auch immer mehr Hinweise dafür, daß eine Form von Rückenmarkverwachsungen bei Erwachsenen gar nicht so selten ist wie bisher angenommen (Pang und Wilberger 1982). Wenn das Rückenmark festsitzt, werden nicht, wie im Normalfall, Kräfte, die von der Bewegungen der Wirbelsäule ausgehen, vom Rückenmark über die Ligamenta denticulata, die Meningen und die Nervenwurzeln weggeleitet, sondern diese Abscherkräfte werden direkt übertragen. Die Folge könnte die Ausbildung eines anoxischen Segments des Rückenmarks sein. Bei diesen Patienten bringt die Mobilisation des Nervensystems keinerlei Gewinn, sondern hier sind chirurgische Eingriffe erforderlich. Hinweise auf eine mögliche Verwachsung des Rückenmarks können von Haarbüscheln und Hauttaschen im Bereich der Lendenwirbelsäule abgeleitet und anhand eines Myelogramms oder einer Magnetresonanztomographie gefunden werden. Der Physiotherapeut sollten immer achtsam mit jungen Patienten umgehen, die eine zu kurze ischiokrurale Muskelgruppe oder auch eine zu kurze Wadenmuskulatur zeigen. Diese Patienten haben meistens eine feste, unelastische Muskulatur, aber auch die Möglichkeit einer Rückenmarksverletzung liegt in solchen Fällen nahe. Kommen in ihrer Geschichte Blaseninkontinenz und irgendeine Form von Rückenmarkzeichen vor (Kap. 6), sollte bei diesen Patienten eine weitere Abklärung vorgenommen werden.

Literatur

Barrows H S, Feltovich P J 1987 The clinical reasoning process. Medical Education 21:86-91

Barrows H S and Tamblyn R M 1980 Probelm-based learning: an approach to medical education. Springer, New York

Chase W G and Simon H A 1973 Perception in chess. Cognitive Psychology 4:55-81

Chi M T, Feltovich P J, Glaser R 1981 Categorization and representation of physics probelms by experts and novices. Cognitive Psychology 5:121-152

Chi M T, Glaser R, Farr M J 1988 The nature of expertise. Lawrence Erlbaum Associates, Hillsdale

Citron N, Edgar M A, Sheehy J, et al 1984 Intramedullay spinal cord tumours presenting as scoliosis. Journal of Bone and Joint Surgery 66B:513-517

Corrigan R, Maitland G D 1983 Practical orthopaedic medicine. Butterworths, London

DeGroot A D 1985 Thought and choice in chess. Basic Books, New York

Elstein A S, Shulman L S, Sprafka S S 1978 An analysis of clinical reasoning. Havard, Cambridge

Elvery R L 1986 Treatment of arm pain associated with abnormal brachial plexus tension. Australian Journal of Physiotherapy 32:225-230

Feltovich P J, Johnson P E, Moller J H, Swanson D B 1984 LCS: The role and develpoment of medical knowledge in diagnostic expertise. In: Clancey W J, Shortliffe E H (eds) Readings in medical artificial intelligence: the first decade. Addison-Wesley, Reading

Grant R 1988 Dizziness testing and manipulation of the cervical spine. In: Grant R (ed) Physical therapy of the cervical and thoracic spine: Clinics in physical therapy 17. Churchill Livingstone, New York

Grant R, Jones M, Maitland G D 1988 Clinical decision making in upper quadeant dysfunction. In: Grant R (ed) Physical therapy of the cervical and thoracic spine: Clinics in physical therapy 17. Churchill Livingstone, New York

Grieve G P 1981 Common vertebral joint problems. Churchill Livingstone, Edinburgh

Hopkins A, Rudge P 1973 Hyperpathia in the central cervical cord syndrome. Journal of Neurology, Neurosurgery and Psychiatry 36:637-642

Kleinmuntz B 1968 The processing of clinical information by man and machine. In: Kleinmuntz B (ed) The formal representation of human judgement. John Wiley, New York

Mackinnon S E, Dellon A L 1988 Surgery of the peripheral nerve. Thieme, New York

Maitland G D 1978 Movement of pain sensitive structures in the vertebral canal in a group of physiotherapy students. In: Proceedings, Inaugural congress of the Manipulative Therapists Association of Australia, Sydney

Maitland G D 1986 Vertebral manipulation, 5th edn. Butterworths, London
Deutsche Ausgabe:

Maitland G D 1994 Manipulation der Wirbelsäule 2. Aufl. Rehabilitation und Prävention 24. Springer, Berlin, Heidelberg, New York

Massey E W, Riley T L, Pleet A B 1981 Co-existent carpal tunnel syndrome and cervical radiculapathy (double crush syndrome). Southern Medical Journal 74:957-959

Muzzin L J, Norman G R, Feightner J W, Tugwell P, Guyatt G 1983 Expertise in recall of clinical protocols in two specialty areas. Proceedings 22nd Conference on Research in Medical Education, Washington, 122-127

Pang D, Wilberger J E 1982 Tethered cord syndrome in adults. Journal of Neurosurgery 57:32-47.

Patel V, Frederiksen C H 1984 Cognitive processes in comprehension and knowledge acquisition by medical students and physicians. In: Schmidt J G and DeVolder M L (eds) Tutorials in problem-based learing. Van Borcum, Assen/Maastrieht

Patel V L, Groen G F, Frederiksen C H 1986 Differences between medical students and doctors in memory for clinical cases. Medical Education 20:3-9

Sunderland S 1978 Nerves and nerve injuries. Churchill Livingstone, Edingburgh

Torg J S, Pavlov H, Genuario S E et al 1986 Neuropraxia of the cervical spinal cord with transient quadriplegia. The Journal of Bone and Joint Surgery 68A:1354-1370

Trott P 1985 Differential mechanical diagnosis of shoulder pain. In: Proceedings Manipulative Therapists Association of Australia, 4th biennial conference, Brisbane

6 Untersuchung der Nervenleitung

Der Physiotherapeut kann das Nervensystem auf vielerlei Art untersuchen.

- Die Leitungsfähigkeit kann untersucht werden. Dies geschieht durch die subjektive Untersuchung, Körperteste und die Beobachtung der Strukturen, die von der Innervation versorgt werden. Nur wenige Patienten brauchen elektrodiagnostische Teste oder haben Zugang zu solchen Untersuchungsverfahren.
- Die Bewegung und Elastizität des Nervensystems kann untersucht werden. Dazu sind Spannungsteste einzusetzen, wie sie in den nächsten beiden Kapiteln beschrieben werden.
- Das Nervensystem kann palpiert werden. In vielen Körperbereichen, besonders aber in den Extremitäten, ist das Nervensystem Palpationsuntersuchungen zugänglich (Kap. 9).

Dieses Kapitel konzentriert sich auf die manuelle Untersuchung der Nervenleitung. Erweiterte Anwendungsgebiete dieser Untersuchung und, für einige Körperbereiche, andere Gesichtspunkte der Nervenleitung sind z. B. in von der Mayo-Klinik (1981), von Bickerstaff und Spillane (1989) und von McLeod und Lance (1989) veröffentlichten Publikationen zu finden.

Allgemeine Gesichtspunkte

1. Bindegewebe und Nervengewebe machen den wesentlichsten Anteil des Nervensystems aus und sind sehr eng miteinander verbunden. Die Untersuchung des einen zieht die Untersuchung des anderen nach sich. Mögliche Zusammenhänge zwischen veränderten Komponenten der Mechanik des Nervensystems, z. B. zwischen positiven Tensionstesten und geschädigter Leitungsfähigkeit, müssen ermittelt werden.
2. Die manuellen Teste der Leitungsfähigkeit sind ziemlich einfach. Wenn sie auch ein unzureichendes Instrument zur Erforschung sensibler und motorischer Mechanismen sind, so reichen sie doch aus, um die Leitungsveränderungen und die Lokalisation der Schädigung zu suchen und zu evaluieren und auch, um die Erholung der Leitungsfähigkeit zu beobachten (Seddon 1972; Sunderland 1978). Die Teste sind auch leicht zu wiederholen, und sie können die Entwicklung der Schädigung angemessen kontrollieren.
3. Der Zustandsbefund muß vor und nach der Behandlung notiert werden. Nach ihm richten sich Wahl und Stärke der Behandlungstechniken; in manchen Situationen ist er auch ausschlaggebend für etwaige Kontraindikatio-

nen. Die orthopädische Richtung der Manualtherapie hat stets die Bedeutung einer neurologischen Untersuchung betont. Es ist klar, daß bei selektiver Mobilisation des Nervensystems, wie sie hier empfohlen wird, die neurologische Untersuchung noch mehr Anwendung findet.

4. Eine neurologische Untersuchung gut durchzuführen, kann eine Kunst sein. Erforderlich ist eine Kombination von erfahrener Handhabung und geschickter Kommunikation mit dem Patienten sowie eine solide Kenntnis der Neuroanatomie. Der Physiotherapeut sollte sich in all diesen Bereichen gut auskennen. Physiotherapeuten mit Erfahrung auf dem Gebiet neurologischer Erkrankungen und Verletzungen haben eine noch fundiertere Grundlage. Bei manchen Patienten kann die Untersuchung der Leitungsfähigkeit aufgrund bestehender Kommunikationsschwierigkeiten erschwert werden oder auch wegen der Komplexität der Veränderungen.

5. Bei den meisten Patienten, die zur physiotherapeutischen Behandlung kommen, wurde zuvor keine elektrodiagnostische Abklärung der Leitungsfähigkeit durchgeführt, und es wurde auch keine Elektromyographie eingesetzt; sie brauchen solche Untersuchungen meistens nicht. Die manuelle Untersuchung ist gewöhnlich die einzige Methode, um den neurologischen Status zu erfassen, und sie wird klinisch gesehen dem Patientengut der Physiotherapie auch am besten gerecht. Da die Schädigungen bei diesen Patienten meistens nicht schwerwiegend sind, sind gekonnte Handhabung und Interpretation von großer Bedeutung. Verletzungen können zu nur geringfügigen Veränderungen in der Nervenleitung führen, die eventuell unentdeckt bleiben.

6. Ein Schlüssel für erfolgreiches Testen kann darin liegen, daß eine mögliche Beteiligung nichtneuraler Strukturen beim Untersuchungsbefund bedacht wird. Möglicherweise beeinträchtigende Faktoren wie Muskelschwäche infolge von Muskelverletzungen, Gelenkeinschränkungen, Schmerzen von nichtneuralen Strukturen, Ängste des Patienten, seine Wahrnehmung und sein Erinnerungsvermögen müssen entsprechend interpretiert werden. Zum Beispiel sollte die neurologische Untersuchung bei einem Patienten, dem gerade ein Gips abgenommen wurde, mehr unter dem Aspekt von Muskelschwäche durch Ruhigstellung, Schmerz, Hautveränderungen und veränderten Bewegungsmustern gesehen werden. Die Tatsache, daß der Einfluß des zentralen Nervensystems nicht gemessen, sondern nur vermutet werden kann, sollte dabei nie vergessen werden.

7. Vor jeder Behandlung mit Mobilisationstechniken für das Nervensystem sollte stets eine neurologische Untersuchung stattfinden. Es gibt auch pathologische Zustände, die eine neurologische Untersuchung erfordern, weil das Nervensystem daran beteiligt ist. Beispiele dafür sind eine akute Bandscheibenschädigung, die den Spinalkanal einnimmt, und Kompartmentsyndrome.

Der Physiotherapeut sollte eine neurologische Untersuchung vornehmen, wenn genügend Gründe dafür sprechen:

(a) Der Sicherheitsfaktor. Sich laufend verschlechternde neurologische Zeichen oder neurologische Symptome und Zeichen, die nicht in das klinische Gesamtbild passen, erfordern Vorsichtsmaßnahmen oder gar Kontraindikationen für eine Befundaufnahme und Behandlung. Jede Veränderung in der Leitung des zentralen Nervensystems sollte in der Manualtherapie als Kontraindikation angesehen werden (Kap. 13). Es ist wünschenswert, daß jeder Patient mit einem gewissen Grad von Nervenverletzung – gleichgültig wie gering – von einem Arzt mit entsprechendem Fachwissen untersucht wird.

(b) Neurologische Untersuchungen sind hilfreich bei der Entscheidungsfindung, was Behandlung und Prognose betrifft. Eine genau durchgeführte neurologische Untersuchung kann Informationen über die betreffende Stelle im Nervensystem, über Art und Zustand des Problems sowie über seine Prognose ergeben. Zum Beispiel lassen Ausfälle in einem Dermatom auf eine Leitungsveränderung in Höhe des Spinalnerven oder der Nervenwurzel schließen; ein Sensibilitätsverlust in einem umschriebenen Bereich der Hautinnervation bedingt, daß der Leitungsverlust in einem weiter peripheren Bereich liegen muß. Einklemmungsstellen können durch selektiven Muskelverlust beurteilt werden. Wenn starke Veränderungen der Leitung auftreten, ist es schwieriger, eine Prognose zu stellen.

(c) Objektive neurologische Veränderungen bilden einen ausgezeichneten Parameter für den Wiederbefund nach der Behandlung. Sie können nach einer Behandlung wieder überprüft werden und dann retrospektiv nach etwa zwei Wochen oder später.

Subjektive neurologische Untersuchung

Alle Symptome, Schmerz inbegriffen, können als neurologische Symptome betrachtet werden. Auch wenn sie ursprünglich von nichtneuralem Gewebe kommen, hat das Nervensystem doch einen großen Anteil an der Übermittlung, Interpretation und Ausführung von Impulsen, die in Beziehung zu dem betreffenden Symptom stehen. Eine neurologische Untersuchung sollte nicht nur als eine Serie von physischen Testen angesehen und ausgeführt werden.

Dieses Buch orientiert sich in der Befundaufnahme am Maitland-Konzept, und deshalb wird hier Wissen über Symptombereiche und ihr Verhalten sowie über die Art und Geschichte der betreffenden Symptome vorausgesetzt. Auch aus der Beziehung der Symptome untereinander können Informationen entnommen werden. Deshalb sind nicht nur Informationen über Schmerz notwendig, sondern auch über Symptome wie Parästhesien, Schweregefühl, Schwellungsgefühle, Kälteempfindungen und vieles andere. Bereiche neurologischer Symptome wie Schmerz, Parästhesien, Anästhesien, sensible Veränderungen, das Gefühl der Schwäche u.a. müssen klar umschrieben und in der Körpertabelle eingetragen werden, wie in Kap. 4 bzw. 13 dargestellt. Sind die Symptombereiche und ihre Beziehungen zueinander abgeklärt, kann die Analyse ihrer Verhaltensweisen und ihrer Geschichte folgen (Maitland 1986).

Manche Patienten brauchen in der subjektiven Untersuchung Hilfestellung. Was ist bei der Beschreibung mit „Taubheit" oder „schweres Bein" wirklich gemeint? – Vielleicht ist es ganz anders gemeint, als der Physiotherapeut es interpretiert. Deshalb ist häufig eine Klarstellung nötig. Im vorangehenden Kapitel wurden bereits wichtige Aspekte der Kommunikation angesprochen.

Weitere subjektive Informationen über neurologische Probleme können aus einer Reihe obligatorischer Fragen gewonnen werden. Maitland (1986) verweist in diesem Zusammenhang auf die „speziellen Fragen" oder besser „Vorsichtsfragen". Dazu gehören Fragen nach einer möglichen Insuffizienz der A. vertebralis, nach dem allgemeinen Gesundheitszustand, Medikation (allgemein und mit Steroiden und Antikoagulantien), einer möglichen Beteiligung des Rückenmarks und der Cauda equina sowie nach möglichen früheren Untersuchungen wie Röntgenaufnahmen oder Myelographien.

Im folgenden werden weitere Vorsichtsfragen aufgeführt, mit deren Hilfe eine möglichst sichere und erfolgreiche Behandlung des Nervensystems gewährleistet werden soll; manche der ursprünglich von Maitland formulierten speziellen Fragen bekommen hier noch mehr Gewicht.

1. Schwindel. Schwindelgefühle können mit einer vertebrobasilären Insuffizienz, mit dem Mittelohr oder mit der oberen Halswirbelsäule in Zusammenhang stehen. Schwindel kann bei Tensionstesten oder in Positionen mit Spannung auftreten. Wenn der SLR-Test Schwindel auslöst, kann dies durchaus die Auswirkung von duralen Befestigungen sein, die dann an den Zwischenwirbelgelenken in der oberen Halswirbelsäule zerren. Depression der Schulter könnte Spannung auf die Subklaviaarterie und auf die vertebralen Arterien ausüben und eventuell in Verbindung zu dem Symptom Schwindel stehen.

2. Beteiligung der Cauda equina. Es gehört zur Routine bei allen Patienten mit spinalen Problemen, nach der Funktion von Blase, Darm, perianaler und genitaler Sensibilität zu fragen. Gibt es in diesen Bereichen Beschwerden, sollten sie zur spinalen Störung in Beziehung gesetzt werden; z. B: „Ist Ihnen aufgefallen, daß sich Ihre Blasenprobleme verschlechtern, wenn die Rückenschmerzen stärker werden?". Für viele Physiotherapeuten und Patienten ist es ungewohnt, über urogenitale Probleme zu sprechen. Dazu aber sollte unbedingt ermutigt werden, es sei denn, daß die Kommunikationsbereitschaft des Patienten dadurch beeinträchtigt wird. Bei Cauda equina-Problemen ist eine ärztliche Beurteilung und vielleicht auch eine Behandlung durch den Arzt notwendig. Störungen der Sexualfunktion sind oftmals mit Cauda equina-Läsionen verbunden. Dieses Thema im Gespräch mit dem Patienten zu behandeln, ist außerordentlich problematisch, und es gibt wenige Patienten, die als Symptom „Impotenz" angeben, wenn sie in die Praxis kommen. Die Physiotherapeuten müssen ermutigt werden, wirklich alle Zeichen und Symptome jeder Störung bei ihren Patienten in der Behandlung abzuklären.

3. Rückenmarksymptome. Sie werden später in diesem Kapitel besprochen. Von besonderer Bedeutung ist das Syndrom der Rückenmarksverwachsung (Kap. 5). Wenn das Rückenmark mit der Dura und diese eventuell mit dem Spinalkanal verwachsen ist, wird jede Kräfteeinwirkung auf die Neuraxis nicht wie gewohnt über alle Ligamenta denticulata und die Nervenwurzel abgeleitet. Deshalb besteht die Gefahr einer weiteren Rückenmarkschädigung. Besondere

Vorsicht ist dann geboten, wenn ein Patient durch forcierte Wirbelsäulenflexion eine vorübergehende Rückenmarkneurapraxie, wie Torg et al. (1986) sie beschrieben, erlitten hat. Eine Frage wie: „Haben Sie jemals erlebt, daß Ihre Beine/Arme völlig gefühllos werden"? ist hier angebracht.

4. Allgemeiner Gesundheitszustand. Es gibt Pathologien, die das Nervensystem maßgeblich beeinflussen; entweder schwächen sie die Bindegewebe und gleichzeitig den Mechanismus der Impulsübertragung oder sie verändern den axonalen Transportmechanismus. Diabetes ist wahrscheinlich die häufigste Erkrankung dieser Art, aber AIDS, Multiple Sklerose und die verschiedenen Variationen entzündlicher Polyneuropathien gehören ebenfalls dazu. Wenn auch die Mobilisation hier einen Weg für die Behandlung von Symptomen und die Verringerung von postentzündlichem Narbengewebe anbietet, ist doch größte Vorsicht geboten. Die zugrundeliegende Pathologie kann nicht verändert werden.

5. Andere Teste. Wenn notwendig, sollten alle verfügbaren weiteren Teste für das Nervensystem benutzt werden, d.h. Thermographie, Computertomographie, Magnetresonanztomographie und elektrodiagnostische Teste. Bei all den unterschiedlichen diagnostischen Testen, die die Patienten durchlaufen, wissen sie häufig gar nicht mehr genau, welche es waren, und es braucht manchmal einige Zeit, um die gewünschten Informationen von ihnen zu erhalten.

Physische Untersuchung der Sensibilität

Dazu werden nur einige wenige Geräte benötigt. Es ist aber wichtig, einen Reflexhammer, eine Nadel mit kleiner Flagge und etwas Watte oder ein Papiertüchlein in Reichweite zu haben; auch einen Zweipunktediskriminator und eine Vibrationsgabel (256 Vibrationen pro Sekunde) sind wertvoll. Wenn möglich, kann auch ein objektives Meßgerät für die Muskelkraft benutzt werden. Immer ein Anatomiebuch verfügbar zu haben, ist sehr zu empfehlen. Weil in der manipulativen Physiotherapie das Gelenk einen dominierenden Platz einnimmt, wurde die Bedeutung des Nervensystems und solcher Aspekte wie Dermatome, Hautfelder der Innervation und Lokalisation der Nerven vielleicht ein wenig in den Hintergrund gedrängt.

Leichte Berührung

Um eine etwaige Beteiligung des Nervensystems und ihre Lokalisation herauszufinden, wird das Spüren leichter Berührung untersucht. Durch wiederholte Untersuchungen wird festgestellt, ob die Schädigung sich verschlechtert oder bessert.

Die Faszikel jedes Ramus ventralis teilen sich beim Eintritt in den Plexus auf und beteiligen sich an jedem heraustretenden Nervenast. Jeder periphere Nerv enthält deshalb Nervenfasern, die von einer Anzahl Rami ventrales kommen. Dadurch kann jeder Spinalnerv zu einem Hautsegment beitragen, einem sog. „Dermatom". Die Abb. 6.1 zeigt ein Beispiel für faszikuläre Aufteilungen im Plexus brachialis; es lohnt sich, sich damit auseinanderzusetzen und die Dermatome nicht überzubewerten. Trotz der vielen möglichen Variationen gibt es hier doch weitgehend übereinstimmende Muster (Abb. 6.2).

Die Innervationsfelder der Haut unterscheiden sich von den Dermatomen; nur im Rumpf, wo es keine Plexusformationen gibt und der Spinalnerv wie der periphere Nerv verläuft, sind sie gleich. Bei der Versorgung des Hautnerven besteht eine Überschneidung; dies ist einsichtig, weil ein Verlust an Leitungsfähigkeit in einem peripheren Nerv mehr Taubheit im Zentrum des Innervationsfeldes auslöst als in der Peripherie. Diese zentralen Zonen können auch als selbständige Zonen für periphere Nerven betrachtet werden. Anomalien sind in der Neuroanatomie sehr verbreitet und können zu eigenartigen Ergeb-

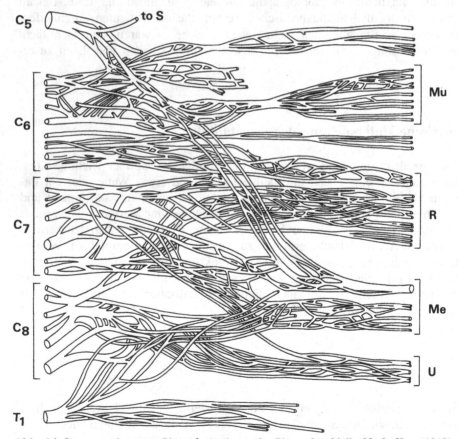

Abb. 6.1. Interne und externe Plexusformationen des Plexus brachialis. Nach: Kerr (1918). *Me* medianus, *Mu* musculocutaneus, *R* radialis, *S* suprascapularis, *U* ulnaris

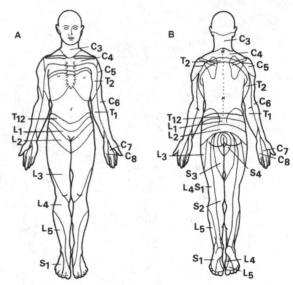

Abb. 6.2 A, B. Die Dermatome, **A** Vorderansicht, **B** Rückansicht

nissen bei der neurologischen Untersuchung führen. Einige dieser Anomalien wurden in Kap. 3 angesprochen. Die Bereiche der Hautnervenversorgung werden in Abb. 6.3 a–e dargestellt.

Bei der Untersuchung der Sensibilität sollte der Patient so wenig Kleidung tragen wie Alter, Geschlecht und Kultur es zulassen. Vor allem Schuhe und Strümpfe sollten ausgezogen werden. Um leichte Berührung zu testen, sollte ein Papiertüchlein oder Watte benutzt werden. Die folgende Technik wird empfohlen:

1. Der Test wird dem Patienten genau beschrieben, und es wird ein klarer Verständigungskode festgelegt, wie z. B. „Ja", wenn die Berührung als normal empfunden wird und „Nein", wenn sie weniger gespürt wird. Der Patient sollte auch wissen, daß bereits minimale Veränderungen von Interesse sind, was aber von der Komplexität der neurologischen Veränderungen abhängt.
2. Die Augen des Patienten bleiben während des Tests geschlossen.
3. Ein bestimmter Bereich für Spürreaktionen muß festgelegt werden, mit denen die getesteten Reaktionen verglichen werden können; z. B. am anderen Arm oder auch auf der Bauchdecke. Bei der Suche nach einem Vergleichsbereich sollten – wenn möglich – den untersuchten Gebieten entsprechende, ähnlich sensibel reagierende Bereiche gewählt werden. Zum Beispiel ist der ventrale Teil des Unterarms viel empfindlicher als der dorsale, und deshalb wäre ein Vergleich dieser beiden Bereiche problematisch.
4. Die Untersuchung beginnt distal an der Extremität, indem die Sensibilität der Zehen/Finger im Vergleich zueinander und dann im Vergleich zur an-

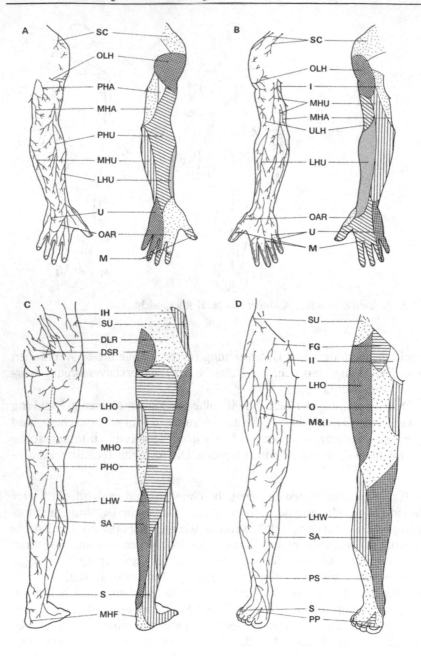

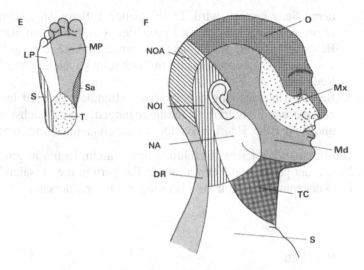

Abb. 6.3 A–F. Innervationsfelder der Haut. **A** Rückansicht, obere Extremität, **B** Vorderansicht, obere Extremität. *SC* N. supraclavicularis C3, 4; *OLH* oberer lateraler Hautinnervationsbereich C5, 6; *I* N. intercostobrachialis, *PHA* posteriorer Hautversorgungsbereich des Arms C5, 6, 7, 8; *MHA* medialer Hautinnervationsbereich des Arms C8, T1; *MHU* medialer Hautinnervationsbereich des Unterarms C8, T1; *M* N. medianus C6, 7, 8; *OAR* oberflächlicher Ast des N. radialis C6, 7, 8; *LHU* lateraler Hautinnervationsbereich des Unterarms C5, 6; *ULH* unterer lateraler Hautinnervationsbereich des Arms; *U* N. ulnaris C8, T1; *PHU* posterior gelegener Innervationsbereich der Haut am Unterarm. **C** Rückansicht, untere Extremität, **D** Vorderansicht, untere Extremität. *SU* N. subcostalis T12; *II* N. ilioinguinalis L1; *DLR* dorsale lumbale Rami L1, 2, 3; *DSR* dorsale sakrale Rami S1, 2, 3; *LHO* laterale Hautversorgung Oberschenkel L2, 3; *O* Hautbereich des N. obturalis L2, 3, 4; *MHO* mediale Hautversorgung Oberschenkel L2, 3; *PHO* posteriore Hautversorgung Oberschenkel S1, 2, 3; *LHW* laterale Hautversorgung der Wade L4, 5, S1; *SA* Hautversorgung des N. saphenus L3, 4; *S* N. suralis L5, S1, S2; *MHF* mediale Hautversorgung der Ferse S1, 2; *PP* Hautversorgung durch den N. peroneus profundus; *PS* Hautversorgung durch den N. peroneus superficialis L4, 5, S1; *M&I* mediale und intermediale Hautversorgung Oberschenkel L2, 3; *FG* femoraler Ast des N. genitofemoralis L1, 2; *IH* N. iliohypogastricus L1; **E** Fußsohle. *T* tibiale Hautversorgung S1/2; *MP* mediale plantare Hautversorgung L4, 5; *LP* laterale plantare Hautversorgung S1, 2; *S* surale Hautversorgung L5, S1, 2; *Sa* Hautversorgung durch den N. saphenus L3, 4. **F** Schädel und Gesicht. *DR* Rami dorsales C3, 4, 5; *NA* N. auricularis magnus C2, 3; *NOI* N. occipitalis minor C2; *NOA* N. occipitalis major C2, 3; *O* N. ophtalamicus/ Hautversorgung; *Mx* Nervus maxillaris/Hautversorgung, *Md* N. mandibularis/Hautversorgung, *TC* N. transversus colli C2, 3; *S* Nn. supraclaviculares C3, 4. Aus: Williams et al. (1989)

deren Seite getestet wird. Es wird auch entlang der Zehen/Finger getestet (Abb. 6.4) und jede Veränderung der Sensibilität auf der Haut markiert. Besonders sollten die Gebiete mit sensibler Veränderung beachtet werden, von denen in Zusammenhang mit der subjektiven Untersuchung bereits die Rede war.

5. Bei der Untersuchung der übrigen Extremität wird mit leichter Berührung zirkulär um die Extremität herumgegangen, um möglichst viele Dermatome und Felder der Hautinnervation zu durchqueren (Abb. 6.5).

Die Impulse, die leichte Berührung übermitteln, laufen in großen myelinierten Fasern der peripheren Nerven mit Zellkörpern in die dorsalen Wurzelganglien. Im Rückenmark steigen sie überwiegend in den dorsalen Säulen auf.

Nadelstich

Der Nadelstichtest prüft die Sensibilität für oberflächlichen Schmerz. Eine Nadel mit kleiner Flagge wird empfohlen. In manchen Einrichtungen werden Wegwerfnadeln bevorzugt. Die Flagge kann leicht mit Pflaster am Ende einer langen Nadel befestigt werden. Der Untersucher benutzt die Nadel, indem er sie an der Flagge festhält. Dies verhindert jede Berührung, die stärker als nur ein leichtes Auftippen der Nadelspitze auf der Haut ist (Abb. 6.6). Es wird eine ähnliche Methode wie bei der leichten Berührung verwendet, indem der Nadelstich auf der einen Extremität und dann auf der anderen verglichen wird und dann noch einmal die Veränderungen an der gleichen Extremität. Die Extremitäten werden meistens besonders sorgfältig untersucht, und es ist nützlich, die Gebiete auf der Haut zu markieren, die eine veränderte Sensibilität beim Nadelstich aufweisen. Das Nagelbett und die Haut darunter sind die empfindlichsten Bereiche an den Fingern.

Das Testen der Sensibilität bietet eine sehr nützliche Gelegenheit, alle Eigenschaften der Symptome kritisch einander zuzuordnen. Zum Beispiel könnte bei einer scheinbaren C6-Nervenwurzelirritation oder Irritation/Kompression

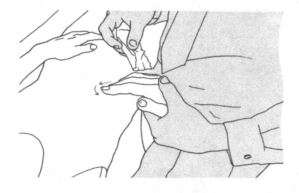

Abb. 6.4. Vergleichen der Gefühlsreaktion der Finger untereinander und in der Längsrichtung für jeden einzelnen Finger

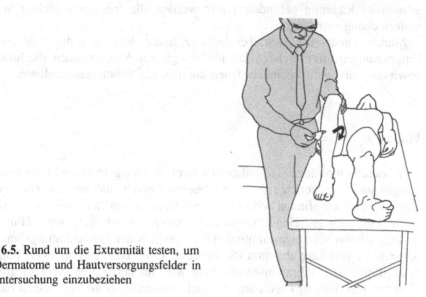

Abb. 6.5. Rund um die Extremität testen, um alle Dermatome und Hautversorgungsfelder in die Untersuchung einzubeziehen

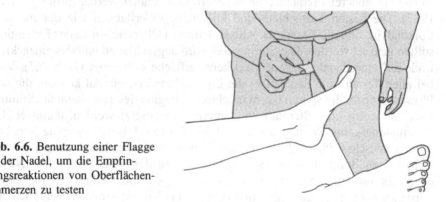

Abb. 6.6. Benutzung einer Flagge an der Nadel, um die Empfindungsreaktionen von Oberflächenschmerzen zu testen

eines Spinalnerven mit Symptomen im C6-Dermatom ein gewisser Verlust an Sensibilität auf der Daumenspitze zu erwarten sein. Dadurch aber könnten die Teste voreilig auf bestimmte scheinbar zu erwartende Befunde ausgerichtet werden. Bei der Untersuchung der Muskelfunktion würde es eher zu diesem Beispiel passen, wenn der Bizepsreflex mehr verändert wäre als der Trizepsreflex.

Es sollte auch nicht vergessen werden, daß die Sensibilität durch trophische Störungen der Haut verändert werden kann. Diese Veränderungen können zwar von der gleichen Verletzung ausgelöst worden sein, aber mehr durch die Veränderung im Axoplasmafluß als infolge veränderter Impulsleitung. Veränderungen am Rumpf werden durch leichte Berührung oder Nadelstiche in longitudinaler Richtung gefunden; damit werden alle Innervationsfelder in die Untersuchung einbezogen.

Manche Patienten klagen über Juckreiz, und es lohnt sich durchaus, solche Empfindungen aufzuzeichnen. Die physiologischen Mechanismen, die Juckreiz bewirken, sind wahrscheinlich denen ähnlich, die Schmerzen auslösen.

Vibration

Vibrationsempfinden (Pallästhesie) nimmt ab oder geht verloren bei Erkrankungen und/oder Verletzung der peripheren Nerven und der Hintersträngen. Das Vibrationsempfinden wird nicht routinemäßig getestet, außer von Therapeuten, die sich auf Hände spezialisiert haben. Es gibt sehr viele Hinweise darauf, daß das Vibrationsempfinden bei Versagen der Nervenleitungsfunktion als erste Empfindung abnimmt (Szabo et al. 1984; Beatty et al. 1987; Phillips et al. 1987). Die Vibrationsempfindung wird im peripheren Nerv in großen Gruppen von A-Fasern befördert, die viel empfindlicher als die kleinen Fasern auf Blutentzug reagieren.

Eine Stimmgabel mit einer Frequenz von 256 Hz eignet sich besser als solche mit höherer Frequenz, die bei Hörtesten benutzt werden (Phillips et al. 1987). Die besten Testgebiete sind knöcherne Oberflächen wie der mediale Epikondylus und die Klavikula. Alle knöchernen Oberflächen an der Extremität sollten getestet werden. Die Stimmgabel wird angeschlagen und das einzackige Ende auf eine distal gelegene Knochenoberfläche aufgesetzt (Abb. 6.7). Wie bei allen Testen muß der Patient die Empfindung erst einmal kennen, die der Physiotherapeut ihn spüren lassen möchte. Zu Beginn des Tests kann die Stimmgabel auf Stirn oder Sternum des Patienten aufgesetzt werden, damit er die Empfindung kennenlernt, die ausgelöst werden soll. Über die verbale Verständigung zwischen Physiotherapeut und Patient muß eine klare Absprache bestehen; zum Beispiel sollte der Patient während des Tests „Ja" oder „Nein" oder „Es summt" oder „Es summt nicht" sagen. Das Vibrationsempfinden wird zuerst an einer Extremität und dann an beiden Extremitäten vergleichend untersucht. Wenn die Stimmgabel angeschlagen wurde, verliert sie langsam an Amplitude, deshalb ist ein wiederholtes Testen notwendig (z. B. als erstes die linke Seite und dann als erstes die rechte Seite testen).

Die Mayo-Klinik (1981) weist darauf hin, daß eine Schädigung des peripheren Nerven dann zu vermuten ist, wenn ein auffallender Verlust beim Vibrationsgradienten distal in der Extremität und nicht proximal auftritt. Eine Schädigung des zentralen Nervensystems ist dann wahrscheinlicher, wenn es zwischen Extremitäten und Becken/Schultergürtel nur wenig Unterschiede im Vibrationsgradienten gibt.

Bei normalen gesunden Personen darf die Vibrationsempfindung auf der Tibia und an den Fingern nicht fehlen (Van Allen und Rodnitzky 1976). Es ist aber bekannt, daß bei älteren Menschen (über 60 Jahre) das Vibrationsempfinden in den Zehen nicht mehr vorhanden sein kann. Vibrationsempfinden ist eng mit dem Lagesinn verbunden. Wenn das Vibrationsempfinden in Ordnung

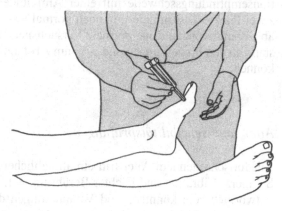

Abb. 6.7. Gebrauch der Stimmgabel

ist, wird normalerweise auch der Lagesinn nicht gestört sein (Van Allen und Rodnitzky 1976).

Propriozeption

Obwohl die Propriozeption nicht regelmäßig getestet wird, lohnt sich ein solcher Test in jedem Fall, besonders bei schweren Nervenverletzungen. Verlust an Lagesinn herrscht bei Schädigungen wie einem verstauchten Fußgelenk vor, wobei nicht nur die nichtneuralen Gewebe, sondern unvermeidlich auch das Nervensystem selbst verletzt wird. Testpersonen können meist Bewegungen von 1–2 mm in einem Extremitätengelenk unterscheiden. Der Test könnte so ausgeführt werden, daß der Patient gebeten wird, eine bestimmte Stellung einer Zehe auf der gegenüberliegenden Seite nachzuahmen oder indem er gefragt wird, was mit einer bestimmten Zehe gemacht wird. Der Patient kann als Reaktion auf die Bewegung der Zehe durch den Physiotherapeuten z. B. „Hoch" oder „Tief" sagen. Der Patient sollte während des Tests seine Augen geschlossen halten.

Balanceteste, wie z. B. auf einem Fuß stehen und hüpfen, sind wichtige Teste bei veränderter Nervenleitung.

Zwei-Punkte-Diskriminierung

Bei weiterem Verlust der Leitungsfähigkeit kann das normale Erkennen von statischer und Zwei-Punkte-Diskriminierung sich allmählich verringern. Mackinnon und Dellon (1989) empfehlen, ihr Unterscheidungsgerät zu benutzen (Abb. 6.8). Es sieht sicherlich viel zweckmäßiger und wissenschaftlicher aus und ist ein viel verläßlicheres Gerät für den Wiederbefund als eine aufgespreizte Büroklammer. Szabo et al. (1984) zeigten bei Veränderungen der Vibrationsempfindungsschwelle mit einer Amplitudenänderung von 12%, daß die Zwei-Punkte-Diskriminierung noch normal war, bis die Amplitude bis zu 70% abgenommen hatte. Eine normale Versuchsperson sollte Punkte mit 3 mm Abstand an den Fingerkuppen und 2–3 mm Abstand an der Fußsohle unterscheiden können.

Alter und Sensibilitätsprüfungen

Mit fortschreitendem Alter tritt ein allmählicher Rückgang im Empfinden von Schmerz, Vibration und leichter Berührung auf. Einige Gründe, die dafür verantwortlich sein könnten, sind Veränderungen der Hauteigenschaften, abnehmender Blutfluß im Nervensystem und eine Verringerung an Meissner-Körperchen (Bolton et al. 1966). Es kann in manchen Fällen eventuell auch an einer erschwerten Kommunikation mit dem älteren Menschen liegen.

Untersuchung von motorischen Funktionen

Atrophie

Beim unbekleideten Patienten kann manchmal eine Atrophie beobachtet werden. Dies ist eine objektive Veränderung, die der Patient selbst erkennt und die er gerne durch Behandlung verändert sehen möchte. Oft aber bemerken Patienten Atrophien gar nicht, besonders in der Wade oder in der Glutealmuskulatur, und sie sind sehr überrascht, wenn der Physiotherapeut sie darauf hinweist. Es bedarf der Abklärung, ob diese Atrophie oder Muskelschwäche mit der augenblicklichen Störung zusammenhängt. Die Atrophie könnte auch durch eine frühere (muskuläre oder neurologische) Verletzung entstanden sein, die einen gewissen Grad an Muskelschwäche hinterlassen hat.

Bei der Palpation kann sich die Beschaffenheit eines Muskels ganz anders anfühlen als beim Muskel auf der anderen Seite. Manchmal kann es sehr hilfreich sein, sich die Atrophie in unterschiedlichen Positionen wie Stehen oder Liegen und auch im Zustand von Spannung und Entspannung anzuschauen.

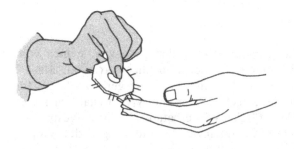

Abb. 6.8. Die Zwei-Punkte-Diskriminierung, wie von Mackinnon und Dellon (1988) empfohlen

Testen von Reflexen

Das Testen von Reflexen nutzt die Tatsache, daß eine sehr plötzliche Dehnung eines Skelettmuskels oder dessen Sehne eine Reflexkontraktion dieses Muskels auslöst. Diese Reaktion ist von dem Zustand des Reflexbogens abhängig. Einflüsse vom zentralen Nervensystem können diese Reaktionsbereitschaft der motorischen Einheit verändern. Das Testen erfordert:

1. völlige Entspannung beim Patienten;
2. daß die Sehne, die getestet werden soll, sich in leichter Dehnung befindet; die Extremität könnte vor dem Test passiv bewegt werden;
3. eine angemessene Stimulation;
4. Verstärkungsmanöver, falls erforderlich.

Das Testen von Reflexen kann zu einer Kunstfertigkeit entwickelt werden. Die Sehne sollte ein paarmal angeschlagen werden, weil dadurch eine gleichmäßige Kraftamplitude erreicht wird, z. B. indem gerade nur das Gewicht des Hammers eingesetzt wird. Der Physiotherapeut braucht Erfahrung für die Beurteilung von normalem Bewegungsausschlag. Geringfügige Unterschiede in der Reaktion beider Seiten sind akzeptabel. Ist eine Reaktion schwer auszulösen, kann an anderen Stellen des Körpers Muskelspannung aufgebaut werden (z. B. durch Kiefer-zusammenpressen, Faust-machen). Dabei ist darauf zu achten, daß diese den Muskel, der getestet werden soll, nicht direkt beeinflußt, beispielsweise wenn die Kiefer zusammengedrückt werden beim Testen der unteren Extremität.

Ein Reflex wird bei Verletzungen des unteren motorischen Neurons geringer ausfallen und kann sich bei Erkrankungen oder Schädigungen des oberen motorischen Neurons übertrieben stark manifestieren. Die Weiterleitung einer Reflexreaktion kann auch auf Läsionen des oberen motorischen Neurons hinweisen. Bei einem Bizepsanschlag könnte dann gleichzeitig die Reaktion des Trizeps ausgelöst werden, oder beim Test des M. brachioradialis werden sowohl Bizeps- als auch Trizepsausschläge ausgelöst. Reflexe können auch nach aktiven Übungen oder bei Ängstlichkeit des Patienten lebhafter sein. Die Interpretation der Reaktionen sollte zu anderen Testen der Nervenleitfähigkeit in Beziehung gesetzt werden. Zum Beispiel ist es bei einem verminderten Knieausschlag (L3, 4) möglich, daß die Kraft des M. quadriceps abgenommen hat. In Abb. 6.9 a–e sind die üblichsten Techniken für die Untersuchung der Reflexe an den oberen und unteren Extremitäten dargestellt. Klinische Beobachtungen von Physiotherapeuten weisen darauf hin, daß Reflexe sich viel schneller verändern als ursprünglich vermutet. Zum Beispiel können sich die Reflexe der unteren Extremität während der Anwendung von Traktion verändern. Sie können sich auch nach der Mobilisation des Nervensystems verändern. Die Mechanismen, die hinter dieser Beobachtungen stehen, sind noch nicht abgeklärt.

Muskelkraft testen

Muskelteste erfordern ebenfalls viel Geschicklichkeit in der Handhabung, Fachwissen über Neuroanatomie und eine klare Kommunikation mit dem Patienten. Es gibt viele Graduierungssysteme (Daniels und Worthingham 1972, Mayo-Klinik 1981). Das 0–5-Standard-Klassifizierungssystem wird in den Schulen für Physiotherapie in Australien gelehrt und ist in Tabelle 6.1 dargestellt.

Innerhalb dieser Klassifizierung sind Untergruppierungen notwendig, besonders in der 5. Kategorie. Zum Beispiel kann der M. hallucis longus das darunterliegende Gelenk am großen Zeh durch seine volle Bewegung gegen Widerstand hindurchbewegen, aber die Sehne fühlt sich dabei bei der Palpation vielleicht etwas weicher an als auf der anderen Seite. Ich gebe gerne ein 5+ bei voller Kraft, benutze 5 für minimal weniger Kraft und 5– für eine mehr als mittlere Krafteinbuße. Diese Kraftteste werden im Vergleich zur anderen Extremität ausgeführt oder mit Werten verglichen, die als normal gelten. In diesem Kapitel werden später einige „schnelle Teste" vorgestellt, die aber wahrscheinlich für den Patienten als Maßstab für die Verbesserung seiner Beschwerden wichtiger sind als für den Physiotherapeuten. Die „schnellen Teste" werden im folgenden besprochen und durch Zeichnungen illustriert. Die Resultate der Muskelteste bedürfen der Interpretation. Zum Beispiel kann Schmerz die Stärke einer Kontraktion hemmen. Nach einer Zeit der Denervation treten Kompensationsmechanismen in den betroffenen Muskelgruppen auf wie kollaterale Axonaussprossung, erhöhte Frequenzen der Entladung motorischer Einheiten und Hypertrophie der vorhandenen Muskelfasern. Bohannon und Gajdosik (1987) haben diese Mechanismen überprüft. Aufmerksamkeit verdient auch das möglicherweise vorhandene versteckte Kraftdefizit. Es ist noch nicht bekannt, wieviel an Innervationsverlust vorhanden sein muß, ehe dieser Verlust durch manuelle Teste festgestellt werden kann. Wohlfahrt (1959) vermutete, daß bei teilweiser Denervation, wie sie bei der amyotrophen Lateralsklerose auftritt, die Muskelfasern bis zu einem Drittel abnehmen können, ohne daß ein augenfälliger Kraftverlust zu verzeichnen wäre.

Ähnlich einem Dermatom wird auch ein Myotom (d.h. ein Muskel oder eine Muskelgruppe) von einem Kranial- oder von einem Spinalnerv versorgt.

Tabelle 6.1. Grade der Muskelkraft

0 = keine Muskelzuckung

1 = spürbare Muskelzuckung

2 = etwas Bewegung unter Aufhebung der Schwerkraft

3 = volle Bewegung gegen Schwerkraft

4 = volle Bewegung gegen leichten Widerstand

5 = volle Bewegung gegen starken Widerstand

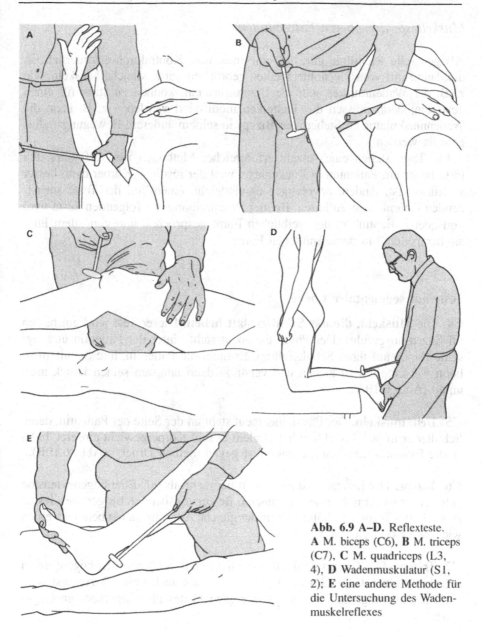

Abb. 6.9 A–D. Reflexteste.
A M. biceps (C6), **B** M. triceps
(C7), **C** M. quadriceps (L3,
4), **D** Wadenmuskulatur (S1,
2); **E** eine andere Methode für
die Untersuchung des Waden-
muskelreflexes

Muskelteste der oberen Extremitäten

Als generelle Richtlinie gilt, daß eine maximale Kontraktion erforderlich ist, die dann sanft vom Physiotherapeuten gebrochen wird. Manche Muskeln, wie z. B. der Wadenmuskel oder die Bizepsmuskeln, können zu stark für einen Test sein; dann müssen die Techniken modifiziert werden – z. B. kann die Wadenmuskulatur im Stehen, der Bizeps in seinem äußerem Bewegungsradius getestet werden.

Für Teste stehen eine Anzahl erfolgreicher Methoden zur Verfügung. Ich teste lieber am Patienten in Rückenlage, weil der restliche Körper dann besser stabilisiert ist. Andere bevorzugen es vielleicht, einen Teil der Teste am sitzenden Patienten auszuführen. Bei der Beschreibung der folgenden Teste wird von „der Patientin" in der weiblichen Form gesprochen und von „dem Physiotherapeuten" in der männlichen Form.

Teste auf segmentaler Ebene

C4 Die Muskeln, die das Schulterblatt heben. Dieser Test wird am besten im Sitzen ausgeführt. Der Physiotherapeut steht hinter der Patientin und legt seine Hände auf ihren Schultergürtel. Er bittet die Patientin, ihre Schultern so hoch wie möglich zu ziehen und verstärkt dann langsam seinen Druck nach unten (Abb. 6.10A).

C5 Deltamuskeln. Der Physiotherapeut steht an der Seite der Patientin, deren Schulter er in 30° Abduktion hält. Indem er sein Körpergewicht einsetzt, bittet er die Patientin: „Halten Sie ganz fest gegen meinen Druck" (Abb. 6.10B).

C6 Bizeps. Der Bizeps wird am besten bei mehr als 90° Ellenbogenextension getestet. Er ist oftmals in seinem inneren Bewegungsbereich für genaues Testen zu stark. Bei Testwiederholung sollte der gleiche Ausgangspunkt benutzt werden wie vorher (Abb. 6.10C).

C7 Trizeps. Der Trizeps wird am verläßlichsten in größerer Ellenbogenflexion getestet (Abb. 6.10D). Sowohl beim Bizeps- als auch beim Trizepstest wird zur Unterstützung des Tests das Körpergewicht des Physiotherapeuten eingesetzt.

C8 Lange Fingerflexoren. Bei den Testen der Muskelkraft der langen Fingerbeuger ist besondere Sorgfalt notwendig. Die Patientin wird gebeten, ihre Finger zu beugen, während der Physiotherapeut an den Fingerspitzen dagegenhält und sie zu strecken versucht (Abb. 6.10E). Die Daumenextension des Interphalangealgelenks kann auch benutzt werden. Der Physiotherapeut legt seine Hand und seinen Daumen um den Daumen der Patientin in die Daumen-Zeigefinger-Spanne, weil so die Karpometakarpal- und Metakarpophalangealbewegungen blockiert werden. Mit einem Finger auf dem Daumennagel der Patientin bittet der Physiotherapeut die Patientin, ihren Daumen in Richtung ihres Kopfes zu bewegen (Abb. 6.10F). Ich halte diesen Test für differenzierter als den mit allen Fingern.

T1 Interossei und Lumbrikales. Diese Muskeln können am besten beobachtet werden, wenn die Patientin ihre Finger voll auseinanderspreizt. Für die stärkeren Kraftkategorien wird die Patientin gebeten, mit ihrer Hand eine Art „Plattform" zu bilden, indem sie die Metakarpophalangealgelenke auf 90° beugt und die Interphalangealgelenke streckt. Die Stellung wird, wie in Abb. 6.10g gezeigt, unterstützt, und der Untersucher legt dann je einen seiner Finger zwischen die Finger der Patientin und fordert sie auf: „Halten Sie meinen Finger so fest, wie Sie nur können", während er versucht, seinen Finger aus ihrem Griff zu ziehen.

Teste für einzelne Nervenstämme

Jeder Muskel oder jede Muskelgruppe kann getestet werden, und das Ergebnis kann beim Auffinden der Quelle einer Schwäche hilfreich sein. Mehr darüber ist in Fachbüchern über Muskelteste, wie z. B. von Kendall et al. (1971) und Daniels und Worthingham (1972) zu finden.

N. radialis. Das Handgelenk der Patientin ist extendiert und wird unter Widerstand gehalten. Die Sehne des M. extensor radialis und des M. extensor carpi ulnaris können zur Kontrolle ihrer Festigkeit palpiert werden, während das Handgelenk die Extension hält.

N. medianus. Die Patientin beugt das distale Interphalangealgelenk des Zeigefingers. Der Physiotherapeut unterstützt diese Position mit einer Hand und gibt der Bewegung mit seinem Indexfinger Widerstand.

N. ulnaris. Er kann untersucht werden, indem die Abduktion des Indexfingers getestet wird oder durch Beobachtung des ersten dorsalen M. interosseus. In der Tabatiere könnte eine Atrophie vorhanden sein.

Andere Nerven. Die Rhomboideen (N. dorsalis scapulae) und der M. serratus anterior (N. thoracicus longus) können auch getestet werden. Ein abstehendes Schulterblatt kann eher eine Folge von Nervenverletzungen mit Auswirkung auf die Muskulatur sein als die einer direkten Muskelverletzung.

„Schnelle Teste" und Teste für die Patienten

Bei dem Test für den N. medianus versucht die Patientin, mit Daumen und Zeigefinger ein „O" zu bilden. Bei Schwäche des M. digitorum longus kann

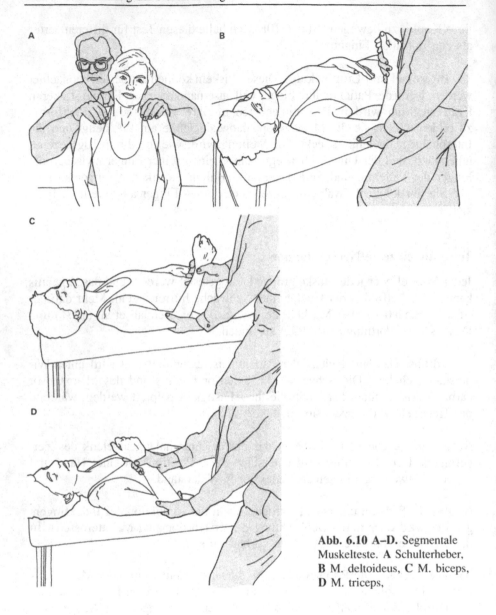

Abb. 6.10 A–D. Segmentale
Muskelteste. **A** Schulterheber,
B M. deltoideus, **C** M. biceps,
D M. triceps,

die Patientin nur eine ovale/birnenartige Form ausführen (Abb. 6.11). Wenn
es eine Bewegung gibt, die die Patientin nicht erbringen kann, sollte ihr dies
gesagt werden, so daß sie selbst daran arbeiten kann, diese Bewegung zu
verbessern. Der laterale „Klemmgriff für das Halten eines Schlüssels"
(Abb. 6.12) ist ein nützlicher Test für die Überprüfung des ersten dorsalen
Interosseusmuskels, der durch den N. ulnaris inneriert wird.

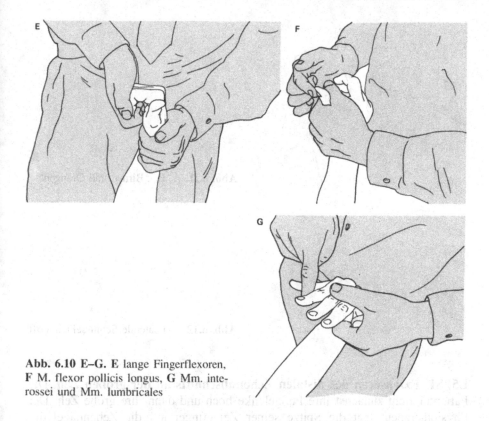

Abb. 6.10 E–G. E lange Fingerflexoren,
F M. flexor pollicis longus, **G** Mm. interossei und Mm. lumbricales

Muskelteste der unteren Extremitäten

L2 Hüftflexoren. Der Physiotherapeut hält beide Hände um den Oberschenkel der Patientin und fordert sie dann auf, gegen seinen aufbauenden Widerstand zu halten, bis sie ihre ganze Kraft eingesetzt hat. Dann beurteilt er die Muskelkraft (Abb. 6.13A). Wie bei allen Testen wird stets mit der anderen Seite verglichen.

L3 Kniestrecker. Der Physiotherapeut legt das Knie der Patientin über sein Knie und fordert sie dann auf, ihr Knie so stark wie irgend möglich zu strecken. Der Physiotherapeut versucht dann, diese Haltearbeit zu brechen (Abb. 6.13B). Der Muskel kann auch durch die letzten 30° Kniestreckung, wo die Kniemuskulatur mehr Kraft entwickeln kann, getestet werden.

L4 Dorsalflexoren des Fußgelenks. Die Patientin wird gebeten, ihre Füße in Dorsalflexion hochzuziehen. Die Festigkeit der Sehne des M. tibialis anterior kann palpiert werden. Die Patientin wird dann aufgefordert, die Dorsalflexion so fest wie möglich zu halten, während der Physiotherapeut versucht, die Füße in Richtung Plantarflexion zu ziehen. Dies gelingt am besten, wenn der Physiotherapeut seine Hände zwischen ihre Füße legt und diese nach unten außen zieht (Abb. 6.13C).

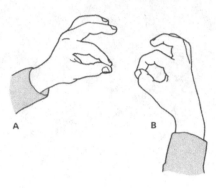

Abb. 6.11. A, B. „Birnen und Orangen"

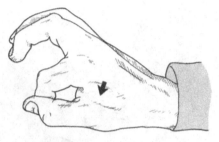

Abb. 6.12. Der laterale Schlüsselhaltegriff

L5, S1 Extensoren des distalen Zehenabschnitts an der großen Zeh. Die Patientin zieht zunächst ihre Fußgelenke hoch und dann ihre große Zeh. Der Physiotherapeut legt die Spitze seiner Zeigefinger auf die Zehennägel der großen Zehen der Patientin und sagt: „Halten Sie gegen meinen Druck ganz fest". Es ist dann ratsam, die Hände zu wechseln und den Test mit gekreuzten Händen auszuführen, um jede durch den Physiotherapeuten bewirkte Rechts-/Linksbetonung auszuschalten (Abb. 6.13D). Wie die Sehne des M. tibialis anterior können auch die Extensorensehnen der Zehen zwecks Kontrolle ihrer Festigkeit palpiert werden. Die Extension der Zehen (L5, S1) kann ebenfalls getestet werden (Abb. 6.13E).

S1 Muskeln für die Eversion des Fußes. Die Patientin stellt ihre Füße so, daß die Fersen sich berühren. Der Physiotherapeut legt seine Hände an die Fußaußenseiten und bittet die Patientin, ihre Füße nach außen zu drehen. Die Hände des Physiotherapeuten müssen so agieren, daß keine Plantarflexion entsteht.

S1/2 Muskeln für die Plantarflexion der Füße. Dieser Test wird am besten im Stehen ausgeführt, weil die Wadenmuskulatur meistens für Teste im Liegen zu stark ist. Ein umsichtiger Physiotherapeut läßt diesen Test ausführen, bevor er die Patientin bittet, sich für die anderen Teste und für die Behandlung hinzulegen. Die Patientin steht auf einem Fuß, und der Physiotherapeut hilft ihr, sich auszubalancieren; die Patientin geht dann so hoch auf ihre Zehen, wie sie nur irgend kann. Dies sollte für beide Füße mindestens 6mal ausgeführt werden. Es bedarf intensiver verbaler Ermutigung, um sicherzustellen, daß die

Patientin wirklich ihre maximale Plantarflexionsstellung erreicht. Eventuelle Ermüdungserscheinungen sollten sorgfältig beobachtet werden. Vermutet der Physiotherapeut eine – wenn auch nur geringfügige – Schwäche der Muskulatur, muß die Patientin gebeten werden, sich noch öfter auf ihre Zehen hochzudrücken, damit auch die kleinste Muskelschwäche herausgetestet werden kann.

S2 Zehenflexoren. Der Physiotherapeut legt seine Fingerspitzen unter die Zehenspitzen seiner Patientin und bittet sie dann, ihren Zehen einzurollen. Er versucht, die Zehen in Extension zu ziehen, während die Patientin dagegen Widerstand leistet (Abb. 6.13F).

„Schnelle Teste" und Teste für die Patienten

Auf-den-Fersen-gehen ist ein guter Test, um die Stärke der Dorsalflexion zu beurteilen, und Auf-den-Zehen-gehen eignet sich gut für die Beurteilung der Wadenmuskulatur. Beides sind auch praktische funktionelle Teste, die die Patientin selber zur eigenen Beurteilung von Veränderungen ausführen kann. In Fällen schwerer Lähmungserscheinungen gibt es vielleicht andere funktionelle Zeichen, die für die Patientin und für den Physiotherapeuten nützlich sind. Zum Beispiel kann bei Schwäche der Hüftbeuger der Oberschenkel im Sitzen abgehoben werden; dieser nützliche Test ist auch vor und nach jeder Behandlung leicht zu wiederholen. Patienten können auch lernen, ihr eigenes Defizit im Quadrizeps im Sitzen zu messen und mit dem anderen Bein zu vergleichen.

Weitere Teste und Analysen

Teste für das autonome Nervensystem

Der Physiotherapeut kann nur einen sehr geringen Teil des autonomen Nervensystems testen. Detaillierte Teste erfordern ein spezialisiertes Instrumentarium. In sehr frühen Stadien der Beteiligung des autonomen Nervensystems entsteht durch sympathische Hyperaktivität eine vasomotorische Instabilität. Röte, Wärme und Schweißabsonderung können beobachtet werden. Später kann Schmerz bei der Bewegung auftreten, obwohl das Ödem und die vasomotorischen Veränderungen sich beruhigt haben (Mackinnon und Dellon 1988). Bei kompletten sympathischen Läsionen findet keine Schweißabsonderung mehr statt, aber bei partieller Veränderung tritt starkes Schwitzen auf (Bickerstaff und Spillane 1989).

Das Horner-Syndrom entsteht, weil kein sympathischer Input in das Auge mehr stattfindet. Auf der betroffenen Seite ist die Pupille eng (Miosis), das Augenlid fällt herab (Ptosis), und es findet keine Schweißabsonderung mehr statt (Anhidrosis). Mögliche Stellen sympathischer Interferenz sind der Hirnstamm, das Rückenmark und der zervikale sympathische Strang. Auch Verletzungen der Brustwirbelsäule können das Horner-Syndrom auslösen (Mathers 1985).

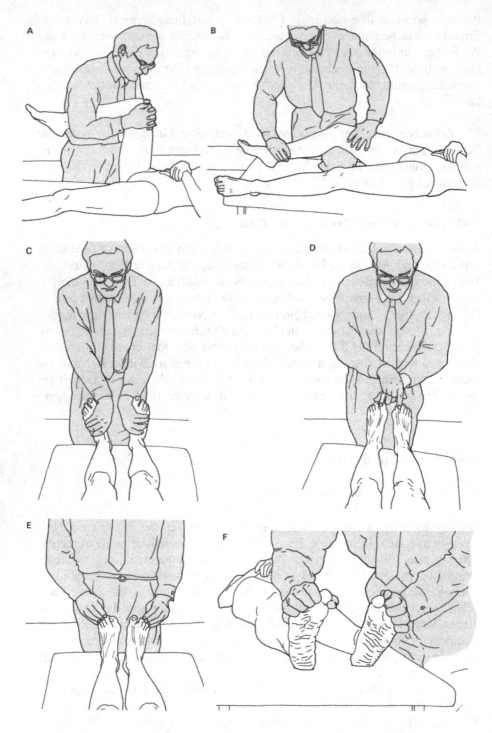

Abb. 6.13 A–F. Muskelteste für die untere Extremität. **A** Hüftflexoren, **B** M. quadriceps, **C** Dorsalflexion im Fußgelenk, **D** M. extensor hallucis longus, **E** Zehenstrecker, **F** Zehenbeuger

Das Tinel-Zeichen

Tinel (1915) beschrieb diesen einfachen Test, wobei auf den peripheren Nerv geklopft wird. Wenn „Kribbeln" ausgelöst wurde, dann wies dies auf axonale Regeneration hin. Der Test ist für den Wiederbefund recht nützlich, aber bei seiner Interpretation ist Vorsicht geboten. Seine Anwendung ist auf Nerven begrenzt, die oberflächlich verlaufen (Kap. 9), und er ist auch häufig bei normalen Personen positiv (Dellon 1984). Phalen (1966) befürwortete den Test als Teil der Diagnose beim Karpaltunnelsyndrom. Seror (1987) überprüfte die Literatur zu diesem Test beim Karpaltunnelsyndrom und stellte fest, daß er in 58% der Fälle positiv war (obwohl er einige Zweifel daran äußerte, ob alle Testbefunde, die von anderen Autoren als positiv eingestuft wurden, dies auch wirklich waren). Dellon (1984) wies darauf hin, daß es in vielen Fällen beim Karpaltunnelsyndrom gar keine Axonregeneration gibt, weil entweder die Verletzung zu groß ist oder, was auch durchaus möglich ist, weil sie gar nicht von einer Degeneration der Axone herrührt.

Entwicklungsstadium der Schädigung

Die Befunde der neurologischen Untersuchung können über die einfache Feststellung hinaus, daß ein Nervenabschnitt beteiligt ist, weitergehend interpretiert werden. Der Entwicklungszustand der Schädigung kann festgestellt werden. Schwäche ist das erste Zeichen bei Veränderungen in einer motorischen Nervenleitung. Atrophie, die aus einem Verlust an Innervation entsteht, kann zu einem späteren Zeitpunkt auftreten und beinhaltet einen Verlust oder die Degeneration von Nervenfasern. Mackinnon und Dellon (1988) übertragen diese Fakten auch auf das sensible System. Zu Beginn einer Nervenkompression kann eine hypersensible Reaktion auftreten; bei weiterer Kompression kann später die sensible Qualität abnehmen. Die erste sensible Qualität, die sich verändert, ist die Vibrationswahrnehmung.

Teste der Rückenmarkfunktion

Subjektive Untersuchung

Schwere Schädigungen des oberen Neurons sind an Spastizität zu erkennen und an stark veränderten Bewegungsmustern und Lähmungen leicht zu identifizieren. Bei weniger schweren Rückenmarkstörungen gibt es Hinweise, die den Physiotherapeuten auf das Vorhandensein von „Rückenmarkzeichen" aufmerksam machen oder seinen Verdacht auf eventuelle Rückenmarkbeteiligungen lenken sollten:

1. Bilaterales Kribbeln in den Extremitäten. Dies ist kein definitiver Indikator für eine Rückenmarkschädigung, weil diese Erscheinung auch auf eine bilaterale Nervenwurzelkompression oder eine bilaterale Einklemmung hindeuten kann. Kribbeln in allen vier Extremitäten sollte allerdings das Mißtrauen des Physiotherapeuten stark erhöhen. Manche Patienten mit Rückenmarkverletzungen sagen, daß sie „wie auf Watte gehen".
2. Bei der zervikalen spondylotischen Myelopathie, von Clark (1988) beschrieben, zeigt sich Geschicklichkeitsverlust in der oberen Extremität, abnormale Sensibilität in der Hand und eine diffuse, nichtspezifische Schwäche. Clark beschreibt auch ein breitspuriges ruckartiges Gangbild.
3. Das Lhermitte-Zeichen kann ebenfalls vorhanden sein. Bei Flexion und Extension des Nackens kann der Patient über einen sich im ganzen Körper ausbreitenden elektrischen Schock oder Schlag klagen.

Überprüfen der Rückenmarkfunktion

Wenn ein Patient sowohl eine Beteiligung des ersten als auch des zweiten motorischen Neurons aufweist, kann Verwirrung entstehen. Es gibt hier zwei sehr wichtige Teste: den Fußklonustest und den Babinski-Test.

1. Fußklonus. Um Klonus auszulösen, beugt der Physiotherapeut das Knie der Patientin ein wenig und bringt dann ihren Fuß sehr schnell in Dorsalflexion (Abb. 6.14). Wenn der Test positiv ist, wird ein sich selbst unterhaltendes Reflexphänomen mit sich abwechselnder rhythmischer Dorsal- und Plantarflexion ausgelöst, das entweder erschöpflich oder unerschöpflich sein kann.

2. Babinski-Test. Das Babinski-Zeichen ist Teil eines primitiven Beugereflexes. Ist es noch 12–16 Monate nach der Geburt vorhanden, gilt es als Zeichen für eine Störung in den motorischen Bereichen des Hirns oder in den kortikospinalen Bahnen, die dafür verantwortlich ist, daß der Reflex nicht unterdrückt werden kann. Dieser Test ist wichtig; wenn er normal ausfällt, ist das ein verläßlicher Beweis dafür, daß das kortikospinale System funktionell normal ist (Van Allen und Rodnitzky 1981). Bei Ausführung des Testes kann die stumpfe Seite eines Bleistifts oder das Ende des Reflexhammergriffs benutzt werden (Abb. 6.15). Einem Hinweis der Mayo-Klinik (1989) zufolge kann bei nicht auslösbarem Bauchdeckenreflex und bei vermuteter Rückenmarkbeteiligung die Technik für den Babinski-Test dahingehend verändert werden, daß mit Hilfe einer Nagelfeile ein scharfer und unangenehmer Stimulus gesetzt wird. Die normale Reaktion ist Flexion und Adduktion der Zehen. Eine abnormale Reaktion wäre Extension der großen Zehe und ein Auseinanderspreizen (Abduktion) der anderen Zehen. Dieser Test löst ein Kitzelgefühl aus, und deshalb kann er bei manchen Patienten gar nicht angemessen ausgeführt werden. Eine Reaktion kann dann aber doch ausgelöst werden (Mayo-Klinik 1981; Van Allen und Rodnitzky 1981), wenn der Untersucher über den lateralen Anteil des Fußes bis zum Malleolus streicht (Chaddock-Reflex), die Wade zusammenpreßt oder seinen Finger das Schienbein entlang nach unten gleiten läßt

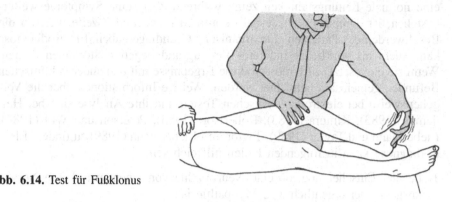

Abb. 6.14. Test für Fußklonus

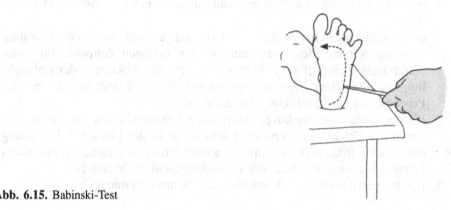

Abb. 6.15. Babinski-Test

(Oppenheim-Reflex). Das Babinski-Zeichen wird als vorhanden oder als fehlend im Befund notiert.

Elektrodiagnose

Es folgt eine kurze Einführung in Nutzen und Gefahren der wichtigsten Arten der Elektrodiagnostik. Auf weiterführende Literatur zu den erwähnten Testen wird im Text verwiesen.

Anwendungsmöglichkeiten, Vorteile und Nachteile der Elektrodiagnose

Manche Autoren haben den Wert von Elektrodiagnostik bei peripheren Nerven in Frage gestellt (Sunderland 1978; Mackinnon und Dellon 1988). Das Problem, daß ein Patient bei Nervenleitungstesten („Nerve Conduction Tests", NCT) eine normale Leitungsfähigkeit zeigt, während aber seine Symptome weiterbestehen, ist durchaus real; deshalb kommen manchmal Zweifel auf, ob die Beschwerden des Patienten eine organische Grundlage haben. Elektrodiagnose kann nicht als wirklicher Indikator für zugrundeliegende Störungen dienen. Wenn sie eingesetzt wird, müssen diese Ergebnisse mit den anderen klinischen Befunden gemeinsam betrachtet werden. Weitere Informationen über die Vorgehensweise bei elektrodiagnostischen Testen und ihre Analyse sind bei Haldeman (1983), Kimura (1983), Robertson (1985), Peterson und Will (1988), Liebermann und Taylor (1989), Taylor und Liebermann (1989) zu finden. Elektrodiagnose kann in folgenden Fällen hilfreich sein:

1. bei der Entscheidung, ob eine Neuropathie von einem peripheren Nerven ausgeht oder eigentlich eine Myopathie ist;
2. bei der Diagnostik von Systemerkrankungen wie Alkoholismus oder Diabetes;
3. als Orientierungshilfe, wenn es um die Frage einer möglichen Erholung schwerer Nervenverletzungen und um den richtigen Zeitpunkt für einen chirurgischen Eingriff geht. Teste können bei der Abklärung des Entwicklungsstadiums einer Nervenkompression helfen und deshalb auch bei der Prognose für eine Entlastungsoperation nützlich;
4. bei der Erstellung objektiver Beurteilungskriterien, deren Ergebnisse mit denen der Behandlung verglichen und somit in der klinischen Forschung eingesetzt werden können. Schwierigkeiten wird es vor allem bei mininalen Nervenverletzungen geben, wie Physiotherapeuten sie antreffen;
5. bei der Feststellung von Anomalien der Neuroanatomie.

Bei der Benutzung von Elektrodiagnose können sich folgende Schwierigkeiten und „Fallen" ergeben:

1. Technische Probleme. Bei NCT muß eine Elektrode proximal zur Kompressionsstelle angelegt werden. Liegt die Kompression in der Nähe des Rückenmarks, ist dies nicht möglich. Es kann auch zu technischen Schwierigkeiten kommen bei der Oberflächenstimulation tiefliegender Nerven (z. B. N. ulnaris im Unterarm) und bei dem Problem, den einen Nerven ohne den benachbarten zu stimulieren. Es gibt unterschiedliche Techniken und Interpretationen, und die Normalwerte variieren von Labor zu Labor (Kimura 1984).

2. Anatomische und physiologische Probleme. Es gibt individuelle Unterschiede in der Dicke der Haut, die über den Nerven liegt und die Befunde stören könnte. Bei einem Nerv, der teilweise verletzt wurde, kann es sein, daß einige Wochen lang keinerlei Veränderungen auftreten. Die Temperatur eines Nerven verändert seine Leitungsfähigkeit. Bei Unterkühlung werden die Leitungsgeschwindigkeiten verlangsamt und die verspäteten Reaktionen verlängert (Kimura 1983). Nach dem 60. Lebensjahr verlängert sich die Zeit einer verspäteten Reaktion, und auch die Leitungsfähigkeit wird langsamer (Peterson und Will 1988). Anomalien, die in der Neuroanatomie sehr häufig sind, können die Ergebnisse verfälschen.

3. Probleme in Verbindung mit der Pathologie. Die Teste sind nicht sensibel genug, um frühe und sehr geringfügige Veränderungen in der Nervenleitung aufzufinden. Selbstverständlich messen die Teste nie das Ausmaß einer Pathologie im betroffenen neuralen Bindegewebe. Beim EMG und bei Untersuchungen der Nervenleitung können proximale Nervenverletzungen oft als mehr distal gelegene Läsionen erscheinen. Bei der Untersuchung einer Mononeuropathie können mehrfache Nervenverletzungen wie z. B. aufgrund eines Traumas, einer Erkrankung wie Diabetes oder nach einem doppelten oder vielfachen „Crush"-Syndrom irreleiten (Peterson und Will 1988).

„Normale" elektrodiagnostische Testresultate bei einem Patienten mit Schmerzen in Verbindung mit Tensionstesten und einer Geschichte, die eine neurale Beteiligung vermuten läßt, stellen sich als ein klinisches Paradoxon dar, mit dem der Physiotherapeut gar nicht so selten konfrontiert wird. Mackinnon und Dellon (1988) beschäftigen sich mit diesem Thema und empfehlen bei der Auswertung einer Elektrodiagnose mit klinischer Korrelation zu arbeiten und dabei selbst kleinste Einklemmungen einzubeziehen. Sie berufen sich auf zwei Studien. Erstens fanden Louis und Hankin (1987), daß bei Patienten mit einem Karpaltunnelsyndrom bei normalen elektrodiagnostischen Werten, aber abnormalen klinischen Befunden durch chirurgische Druckentlastung des Karpaltunnels gute Ergebnisse erzielt werden konnten. Eine zweite Studie (Spindler und Dellon 1982) korrelierte beim Karpaltunnelsyndrom elektrodiagnostische Werte mit neurosensiblen Evaluationen. In 70% der Fälle stimmten elektrodiagnostische und klinische Befunde in den Anfangsstadien eines Karpaltunnelsyndroms nicht überein; in nur 64% der Fälle bei mittelschweren und in 30% der Fälle bei schweren Nervenkompressionen. Der Grund für diese Situation ist wahrscheinlich eine unregelmäßige Pathologie der Faszikel. Es könnten pathologisch veränderte Faszikel vorhanden sein, obwohl die Teste normale Faszikel ergeben, weil Teste nicht faszikelspezifisch sein können (Mackinnon und Dellon 1988). Diese Vermutung wird gestützt durch klinische Befunde bei unterschiedlich starker Kompression auf den N. medianus mit starkem Sensibilitätsverlust, aber ohne motorischen Verlust (Mackinnon et al. 1987). Ähnlich können im EMG-Test nur einige wenige Muskelfasern um die Nadelspitze herum beurteilt werden. Es muß sich nicht um eine besondere Stelle mit Einklemmung handeln. Im gesamten Verlauf des Nerven können viele Einschränkungen des Axoplasmaflusses vorhanden sein, die für Veränderungen in den Zielgeweben, wie z. B. im Muskel, verantwortlich sind.

Interessant ist der Gedanke, daß die Lagerung/Position des Patienten während des Tests die Ergebnisse beeinflussen kann. Theoretisch sollte die Leitung bei einer gesunden Person überall gleich sein; die gewünschten afferenten und efferenten Impulse sollten unabhängig von der Körperhaltung sein. Die Ratschläge, die in den Anleitungen für Nervenleitungsteste für die Lagerung von Patienten gegeben werden, sind oft sehr widersprüchlich. Bielawski und Hallett (1989) haben die motorische Leitungsgeschwindigkeit gemessen, und zwar bei Patienten mit möglicher Anomalie der motorischen Leitung des N. ulnaris über dem Ellenbogen. Sie fanden keine nennenswerten Unterschiede in der Leitungsgeschwindigkeit bei Ellenbogenflexion im Vergleich zu Ellenbogenextension. Das überrascht nicht, weil diese Nerven durchaus normal sein konnten. Wäre das Nervensystem jedoch abnormal mit einer mechanisch empfindlichen Stelle, die eine abnormale Impulsgeneration aufweist, und diese würde unter Zug gesetzt, könnte die Elektrodiagnostik dies vielleicht anzeigen.

Literatur

Beatty S E, Phillips J E, Mackinnon et al 1987 Vibratory sensory testing in acute compartment syndrome: a clinical and experimental study. Plastic and Reconstructive Surgery 79:796-801

Bickerstaff E R, Spillane J A 1989 Neurological examination in clinical practice, 5th edn. Blackwell, Oxford

Bielawski M, Hallet M 1989 Position of the elbow in determination of abnormal motor conduction of the ulnar nerve across the elbow. Muscle & Nerve 12:803-809

Bohannon R W, Gajdosik R L 1987 Spinal nerve root compression: some clinical implications. Physical Therapy 67:376-382

Bolton C F, Winkelmann R K, Dyck P J 1966 A quantitative study of Meissner's corpuscles in man. Neurology (Minneap) 16:1-9

Clark C R 1988 Cervical spondylotic myelopathy: history and physical findings. Spine 13:847-849

Daniels L, Worthingham C 1972 Muscle testing, 3rd edn. Saunders, Philadelphia

Dellon A L 1984 Tinel or nor Tinel? Journal of Hand Surgery 9B:216

Haldeman S 1983 The electrodiagnostic evaluation of nerve root function. Spine 9:42-48

Kendall H O, Kendall F P, Wadsworth G E 1971 Muscle testing and function. Baltimore, Williams & Wilkins

Kerr A T 1918 The brachial plexus of nerves in man: the variations in its formations and its branches. American Journal of Anatomy 23:285

Kimura J 1983 Electrodiagnosis in diseases of nerves and muscles. Davis, Philadelphia

Kimura J 1984 Principles and pitfalls of nerve conduction studies. Annals of Neurology 16:415-429

Lieberman J S, Taylor R G 1989 Electrodiagnosis in upper extremity nerve compression. In: Szabo R M (ed) Nerve compression syndromes. Slack, Thorofare

Louis D S, Hankin F M 1987 Symptomatic relief following carpal tunnel decompression with normal electroneuromyographic studies. Orthopaedics 10:434-436

Mackinnon S E et al 1987 Chronic human nerve compression: a histological assessment. Neuropathology and Applied Neurobiology 12:547-565

Mackinnon S E, Dellon A L 1988 Surgery of the peripheral nerve. Thieme, New York

Maitland G D 1986 Vertebral manipulation, 5th ed. Butterworths, London
Deutsche Ausgabe:

Maitland G D 1994 Manipulation der Wirbelsäule, 2. Aufl. Rehabilitation und Prävention 24. Springer, Berlin, Heidelberg, New York

Mathers L H 1985 the peripheral nervous system. Butterworths, Boston Mayo Clinic 1981 Clinical examinations in neurology, 5th ed. Saunders, Philadelphia

McLeod J C, Lance J W 1989 Introductory neurology, 2nd ed. Blackwell, Melbourne

Peterson G W, Will A D 1988 Newer electrodiagnostic techniques in peripheral nerve injuries. Orthopaedic Clinics of North America 19:13-25

Phalen G S 1966 The carpal tunnel syndrome: seventeen years experience in diagnosis and treatment of 654 hands. The Journal of Bone and Joint Surgery 48A:211-228

Phillips J H, Mackinnon S E, Dellon A L et al 1987 Vibratory sensory testing in acute compartment syndromes: a clinical and experimental study. Plastic and Reconstructive Surgery 79:796-801

Robertson K B 1985 Electrodiagnosis in neurological rehabilitation. In: Umphred D A (ed) Neurological rehabilitation. Mosby, St. Louis

Seddon H 1972 Surgical disorders of the peripheral nerve. Williams & Wilkins, Baltimore.

Seror R 1987 Tinel's sign in the diagnosis of carpal tunnel syndrome. The Journal of Hand Surgery 12B:364-365

Spindler H A, Dellon A L 1982 Nerve conduction studies and sensibility testing in carpal tunnel syndrome. Journal of Hand Surgery 7:260-263

Sunderland S 1978 Nerves and nerve injuries, 2nd ed. Churchill Livingstone, Edinburgh

Szabo R M, Gelberman R H, Williamson R V et al 1984 Vibratory sensory testing in acute peripheral nerve compression. Journal of Hand Surgery 9A:104-108

Taylor R G, Lieberman J S, 1989 Electrodiagnosis in upper extremity nerve compression. In: Szabo R M (ed) Nerve compression syndromes. Slack, Thorofare

Tinel J 1915 Le signe du fourmillement dans les lesions des nerfs peripheriques. la Presse Medicale 47:388-389

Torg J S, Pavlov H, Genuario S E et al 1986 Neurapaxia of the cervical spinal cord with transient quadriplegia. Journal of Bone and Joint Surgery 68A:1354-1370

Van Allen M W, Rodnitzky 1981 Pictorial manual of neurological tests: a guide to the performance and interpretation of the neurological examination, 2nd edn. Year book, Chicago

Wohlfart G 1959 Clinical considerations on innervation of skeletal muscle. Americal Journal of Physical Medicine 38:223-230

7 Testen von Spannung
– die unteren Extremitäten und der Rumpf

Das Konzept der grundlegenden Spannungsteste

Spannungsteste wie der Test des angehobenen gestreckten Beins („straight-leg-raise", SLR), passive Kniebeugung in Bauchlage (PKB) und passive Nacken-flexion (PNF) sind bekannte und fest verankerte Bestandteile der neuro-ortho-pädischen Untersuchung. Die traditionellen Teste und einige relativ neue Tensionsteste werden als Grundteste angesehen. Weil das Nervensystem ein derart komplexes Maschennetz bildet, das sich durch den gesamten Körper zieht, ist ein Fundus leicht wiederholbarer Grundteste mit bekannten normativen Reaktionen notwendig. Sie bilden bei der Untersuchung den Ausgangspunkt für das weitere Vorgehen. Sowohl bei der Untersuchung als auch in der Behandlung werden dann häufig Ableitungen aus diesen Testen entwickelt, wie z. B. Hüft-abduktion und mediale Rotation als Zusatzkomponenten bei einem SLR-Test. Die Grundteste sind folgende:

- Passive Nackenflexion („Passive Neck Flexion", PNF)
- Anheben des gestreckten Beins („Straight Leg Raise", SLR)
- „Slump"-Test
- Passive Kniebeugung in Bauchlage („Prone Knee Bend", PKB)
- Spannungstest für die obere Extremität („Upper Limb Tension Test", ULTT) 1, 2, 3.

Es wäre überaus praktisch, für jeden größeren Nerven im Körper einen Test zur Verfügung zu haben, wie z. B. einen Spannungstest speziell für den N. medianus; dies ist aber leider nicht möglich. Zusätzlich zur Komplexität des ver-netzten Nervensystems sind Anomalien und von der Norm abweichende Ver-bindungen untereinander sehr häufig anzutreffen; dazu kommen noch die ver-schiedenartigsten Pathologien dieses komplexen Systems, was, alles in allem, eine enorme Variationsbreite in der klinischen Darbietung ergibt. Obwohl die Basisteste jeweils eine gewisse Betonung auf einen bestimmten Nervenstamm geben, ist es doch meistens kaum möglich zu sagen, daß ein Test auf einen ganz bestimmten Abschnitt im Nervensystem ausgerichtet ist. Dies gilt ganz besonders für die oberen Extremitäten, wo die Neuroanatomie viel komplexer ist als in den unteren Extremitäten.

Die Basisteste wurden so einfach wie möglich gehalten. Dadurch sind diese Teste unkompliziert in der Handhabung und genau wiederholbar; dies erleichtert auch die Anwendung der Teste in der klinischen Forschung.

Bevor der Physiotherapeut in der Untersuchung Ableitungen der Grundteste einsetzt, sollte er unbedingt erst zum Meister in der Handhabung dieser Basisteste als solcher werden. In den beiden folgenden Kapiteln werden die Spannungsteste beschrieben, und in Kap. 9 gibt es einen Abschnitt zum Thema: „Hinweise für besseres Testen von Spannung".

Die Notierung, die für die Beschreibung von Kombinationen der Bewegungen benutzt wird, ist das „IN: TAT:"-System. Wenn z. B. Dorsalflexion zur Hüftadduktion beim bereits angehobenen gestreckten Bein hinzugefügt wird, wäre dies folgendermaßen zu notieren: „IN: SLR/H Ad TAT: DF". Diese Notierungsmethode erlaubt das Hinzufügen zusätzlicher sensibilisierender Testsequenzen. In dem genannten Beispiel wurde zuletzt Dorsalflexion hinzugefügt. Notierungen werden in größerem Detail in Kap. 9 besprochen.

Jeder Grundtest wird unter den folgenden Aspekten beschrieben:

1. Geschichte des Tests;
2. Methode: Die Methode wird für einen nicht irritierbaren Zustand dargestellt, in dem die Untersuchung bis zum Ende der Beweglichkeit geht und nicht durch starke Schmerzen oder Irritierbarkeit der bestehenden Schädigung eingeschränkt wird. Teste für Spannung bei einem irritierbaren Zustand und besondere Aspekte der Analyse von Spannungstesten werden in Kap. 9 besprochen. Dieses Kapitel bietet außerordentlich wichtige zusätzliche Informationen zum Thema „Teste";
3. normale Reaktionen auf den Test;
4. Indikationen für die Testanwendung;
5. gebräuchliche Variationen und sensibilisierende Teste;
6. einschlägige Biomechanik des Nervensystems für den betreffenden Test.

Der Einfachheit halber ist bei der Beschreibung der Teste jeweils von „der Patientin" (weibliche Form) und von „dem Physiotherapeuten" (männliche Form) die Rede.

Informationen, die aus allen Spannungstesten hervorgehen sollten

Alle Tensionsteste sollten folgende Informationen ergeben:

1. Die Symptomreaktion: die Information, an welchem Punkt der Bewegung die Symptome (S_1) beginnen, welcher Art diese Symptome sind (z. B. Schmerz, Parästhesien), ob die Symptome genau denjenigen entsprechen, über die der Patient klagt und wie sich die Symptome am Ende der Beweglichkeit verhalten (S_2).
2. Widerstand, der während der Bewegung gespürt wird: Nützlich sind Informationen über die Beziehung von Beweglichkeit und erstem Widerstand (W_1) und über den Punkt, an dem der Widerstand jedes Weiterbewegen verhindert (W_2). Das Verhalten von Widerstand (z. B. plötzliche oder langsame Zunahme) während der Bewegung muß vom Physiotherapeuten ebenfalls gespürt werden.

3. Nach jeder zusätzlichen oder weggenommenen Komponente des Spannungstests muß ein Befund für beide Aspekte, nämlich die Symptomreaktionen und das Verhalten von Widerstand gemacht werden. Dieses Thema wird in Kap. 9 ausführlich besprochen.

Passive Nackenflexion (PNF)

Geschichte

O'Connell (1946) ordnete das Zeichen der passiven Nackenflexion (Brudzinski-Zeichen, 1909) als ein Zeichen von meningealer Reizung, z. B. wie bei einer Meningitis, ein. Troup (1986) beschrieb passive Nackenflexion im Sitzen und in Kombination mit der Anhebung des gestreckten Beins. PNF ist ein wichtiger Basistest; er sollte stets als eigenständiger Test gesehen werden, der aber auch in Kombination mit anderen Testen aussagekräftig ist.

Methode

Für alle Teste und Wiederholungsteste wird eine standardisierte Ausgangsposition verwendet. Die Arme der Patientin liegen ausgestreckt neben ihrem Körper und ihre Beine liegen ausgestreckt nebeneinander.

Die Patientin liegt auf dem Rücken, wenn möglich ohne Kissen unter dem Kopf. Der Physiotherapeut bittet die Patientin, ihren Kopf etwas vom Bett abzuheben, und übernimmt dann diese Bewegung, indem er ihren Nacken passiv beugt; ihr Kinn wird dabei in Richtung Brust bewegt. Der Therapeut kann eine Hand zur Stabilisierung des Brustkorbs benutzen oder mit beiden Händen ihren Kopf halten (Abb. 7.1). Bei allen Tensionstesten sind Symptomreaktion, Bewegungsausmaß und auftretender Widerstand in der Bewegung zu notieren und zu analysieren.

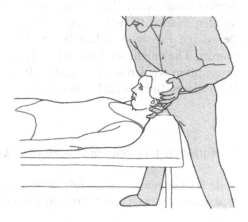

Abb 7.1. Passive Nackenflexion

Normale Reaktionen

PNF sollte ein Test ohne Schmerzauslösung sein; asymptomatische Personen
können dabei allerdings ein Ziehen im Bereich des zervikothorakalen Über-
gangs spüren. Wahrscheinlich ist dies mehr auf ein Gelenk oder einen Muskel
zurückzuführen als auf das Rückenmark oder auf meningeales Gewebe. Die
Differenzierung ist dabei einfach: die passive Nackenflexion wird beibehalten,
und zusätzlich wird das Bein gestreckt angehoben. Die Grundlagen der strukturellen Differenzierung wurden in Kap. 5 besprochen; in Kap. 9 wird dieser
Aspekt weiter ausgeführt.

Indikationen

Ein PNF sollte bei allen spinalen Störungen benutzt werden. Der passive
Nackenflexionstest ist eventuell auch bei Kopfschmerzsymptomen und bei Arm-
und Beinschmerzen mit möglichem spinalem Hintergrund anwendbar. Ich habe
den Eindruck, daß PNF ein Spannungstest ist, der leicht vergessen wird; er
ist auch bei lumbalen Störungen häufig nicht „frei", während der SLR hier
keinen Befund zeigt. Der PNF wird auch häufig bei thorakalen Symptomen
vergessen.

Eine Studie von Troup (1981) belegt die Bedeutung des PNF. Troup (1981)
berichtet, daß der PNF-Test bei 22% aller Patienten mit Rückenschmerzen und
Ischiasschmerz, die er im Zusammenhang mit Gutachten für die Industrie untersuchte, positiv war und in 35% der Fälle, die ins Krankenhaus eingeliefert
werden mußten. Diese Zahlen stammen aus Testen der Nackenflexion im Sitzen.
Ein positiver PNF wird bei lumbalen Beschwerden und Ischiasschmerzen regelmäßig festgestellt, wenn die Patienten in Rückenlage getestet werden, und
ich denke, daß die Daten von Troup (1981) mit denen aus den Testen in Rückenlage vergleichbar sind. Der Vorteil beim Testen in Rückenlage ist die relativ
neutrale Stellung aller anderen spinalen Komponenten; dadurch können die
Ergebnisse besser interpretiert werden. Es ist auch leichter, den gleichen Test
an verschiedenen Behandlungstagen auszuführen, weil die anderen Wirbelsäulenabschnitte in der Rückenlage automatisch in die gleiche Stellung gebracht
werden. Nackenflexion ist ein integraler Bestandteil des „Slump"-Tests, und
bei vielen Patienten sollten beide Teste unabhängig voneinander ausgeführt
werden. Die möglichen Unterschiede, die beim Testen im Sitzen und im Liegen
angetroffen werden können, sollten für den Leser nach der Lektüre des ersten
Teils dieses Buches nachvollziehbar sein.

Variationen und sensibilisierende Ergänzungen

Jede Nackenbewegung beeinflußt das Nervensystem und könnte eigentlich als
Spannungstest angesehen werden. Zum Beispiel können passive Nackenexten-

sion und Lateralflexion der Halswirbelsäule oder eine Kombination von Lateralflexion und Rotation nützliche Spannungsteste sein. Wenn die gewünschte Reaktion gefunden wurde, sind ein zusätzlicher SLR oder der Spannungstest der oberen Extremität (ULTT) häufig benutzte zusätzliche sensibilisierende Bewegungen. Umgekehrt ist PNF eine sensibilisierende Komponente zum ULTT und SLR. Seltener wird PNF zum PKB hinzugefügt. Die Patientin muß bei dieser speziellen Technik, die später noch beschrieben wird, in Seitlage liegen.

Die Flexionskomponente kann weitergeführt werden, indem eine Flexion der oberen thorakalen Wirbelsäule dazukommt. Der Physiotherapeut läßt seine Hand zu der Stelle an der Brustwirbelsäule hinuntergleiten, wo die Flexion stattfinden soll (Abb. 7.2). Bei diesem Test ist es durchaus möglich, nur die Neuraxis und die Meningen in der Lendenwirbelsäule zu bewegen, ohne daß es zu großen Auswirkungen auf die nichtneuralen Stukturen kommt.

Bei manchen Patienten wird die Flexionskomponente in eine Flexion der oberen und der unteren Halswirbelsäule unterteilt. Die Reaktionen können, je nach dem Ort der Gegenspannung, unterschiedlich ausfallen.

Passive Nackenbewegungen sollten nicht auf Flexion beschränkt bleiben. Passive Nackenextension (PNE) ist, wenn auch selten gebraucht, ein nützlicher Test, der besonders dann anwendbar ist, wenn ein starker Verdacht auf eine Gegenspannungsschädigung besteht oder die subjektiven Beschwerden des Patienten darauf hindeuten, daß Nackenextension eine besonders betroffene Bewegung in der Gesamtstörung darstellt. Das Nervensystem muß sich dabei an die Verkürzung des Spinalkanals anpassen, und gerade dies könnte Symptome auslösen. Die Patientin wird gebeten, an das Kopfende des Betts hinaufzurutschen, der Untersucher unterstützt ihren Kopf, und die Patientin wird aufgefordert, sich vorsichtig so weiterzubewegen, daß der zervikothorakale Übergangsbereich auf der Bettkante aufliegt. Die zervikale Extension geht dann vom Okziput bis zur Brustwirbelsäule (Abb. 7.3). Diese Lage ist auch günstig, um obere und untere Extension der Halswirbelsäule mit Nackenretraktion zu untersuchen. Die Auswirkung von zervikaler Extension in Verbindung mit jedem anderen Test, wie z. B. SLR oder ULTT, kann, wenn notwendig, ebenfalls untersucht werden.

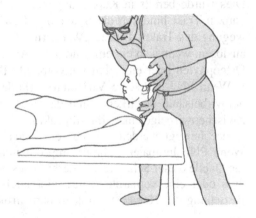

Abb 7.2. Passive Nackenflexion/obere thorakale Flexion

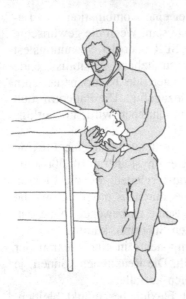

Abb 7.3. Passive Extension der Halswirbelsäule

Biomechanik

Die Auswirkungen von passiver Flexion sind nicht auf die Halswirbelsäule und den oberen Brustwirbelsäulenabschnitt begrenzt. Für Troups klinische Studie (1981) gibt es einige Abstützung durch Experimente wie z. B. unsere häufigen Befunde, daß PNF lumbale Symptome zu verändern vermag. In Untersuchungen an Leichen konnte gezeigt werden, daß beim passiven Beugen der Halswirbelsäule das Rückenmark und die Meningen im Bereich der Lendenwirbelsäule und in Anteilen des Ischiastrakts bewegt und auch gedehnt werden (Breig und Marions 1963; Breig 1978; Tenzer et al. 1985). Weil „am anderen Ende" im Nervensystem, d.h. im Ischiastrakt und in den lumbosakralen Nervenwurzeln, keine Spannung besteht, sondern eher alles locker liegt, ist eine Bewegung der neuromeningealen Gewebe möglich. Es liegt nahe, daß weniger Bewegung möglich ist und mehr Spannung entsteht, wenn der PNF-Test in SLR-Position mit Beteiligung eines Beins oder beider Beine ausgeführt wird. Dies wurde bereits in Kap. 2 angesprochen. Extension vermindert durch den ganzen Trakt hindurch die Spannung, bewirkt aber ein gewisses Maß an Bewegung des Trakts. Dieses „Wandern" des Trakts könnte z. B. dann Syptome auslösen, wenn sich ein empfindlicher Abschnitt der duralen Hüllen über einen Osteophyten oder eine sich vorwölbende Bandscheibe bewegt.

Wenn PNF und seine Varianten Veränderungen im Nervensystem der Lendenwirbelsäule bewirken, ohne daß andere Strukturen wie beispielweise die Zwischenwirbelgelenke, die Iliosakralgelenke und die Muskeln des Erector spinae bewegt werden, ist dies ein zusätzlicher Gewinn für die Diagnostik. Wenn PNF lumbalen Schmerz reproduziert, kann angenommen werden, daß die Quelle dieser Schmerzen innerhalb des Nervensystems liegt (z. B. Arachnoiditis oder eine vernarbte Dura) oder auch in einer pathologisch veränderten Beziehung des Nervensystems zu den Strukturen, mit denen es verbunden ist.

Anheben des gestreckten Beins (SLR)

Geschichte

Der Ursprung des SLR ist relativ unklar und umstritten. Dyck (1984) stellte einen interessanten geschichtlichen Überblick zusammen. Nach Dycks Literaturinterpretation war es der Serbe Lazar Lazarivic, der im Jahr 1880 als erster erkannte, daß Schmerzauslösung beim Anheben des gestreckten Beins durch den Ischiasnerv bedingt wird. Den meisten Lehrbüchern zufolge entwickelte Lasègue diesen Test im Jahr 1864, und es war sein Schüler Forst, der die Fachwelt darauf aufmerksam machte. Lasègue sprach vom Schmerz, der durch SLR infolge von Kompression des Ischiasnerven durch die ischiokrurale Muskelgruppe ausgelöst wird. Lazarevic zeigt auch, daß Dorsalflexion des Fußes die Ischialgie der Patienten verstärkt und daß die gleiche Bewegungsabfolge an Leichen die Spannung des Ischiastrakts erhöht. Werden die Mechanismen des SLR gestört, ist die daraus entstehende Unfähigkeit, das Knie zu strecken, derart offensichtlich und bei vielen Aktivitäten so leicht erkennbar, daß Laien und Ärzte dies über Jahrhunderte beobachtet haben müssen. Tatsächlich gibt es einen Bericht aus dem Jahr 2800 vor Christus, der besagt, daß Beinstreckung benutzt werden solle, um eine verstauchte Wirbelsäule zu untersuchen (Beasley 1982).

Die Bezeichnung „Straight Leg Raise" (das gestreckte Bein anheben) hat einen viel größeren Anwendungsbereich als die Bezeichnungen „Lasègue-Test" oder „Lazarevic-Test". Nach Forsts Beschreibung des „Lasègue-Tests" wurde das gestreckte Bein bis zur Schmerzreaktion angehoben und dann das Knie gebeugt, um abzuwarten, ob der Schmerz aufhörte. Dies ist wahrscheinlich die erste Beschreibung einer Methode der Differenzierung, und zwar in bezug auf das Hüftgelenk und den Ischiasnerv. Wenn der Schmerz abklang, wurde der Ischiasnerv als Quelle erkannt und entsprechend diagnostiziert (Abb. 7.4 A, B).

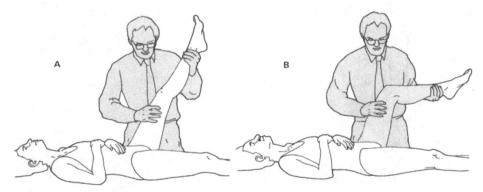

Abb. 7.4 A, B. Das Lasègue-Zeichen nach Forst. **A** Die ausgelösten Schmerzen im Hüftbereich können vom Hüftgelenk oder vom N. ischiadicus kommen. **B** Wenn Knieflexion den Schmerz vermindert, ist der Ischiasnerv für den Schmerz verantwortlich, denn die Strukturen des Hüftgelenks wurden nicht verändert

Methode

Die Patientin liegt bequem in Rückenlage, näher zur Seite des Untersuchers hin, auf dem Untersuchungsbett. Rumpf und Hüftgelenke sollten neutral liegen. Der Untersucher legt eine Hand unter die Achillessehne der Patientin und die andere oberhalb des Kniegelenks auf ihr Bein. Dann wird das Bein senkrecht vom Bett abgehoben, wobei die Hand am Knie die Kniebeugung verhindert. Das Bein sollte wie ein unbeweglicher Hebelarm, dessen Drehpunkt im Hüftgelenk liegt, angehoben werden (Abb. 7.5). Dieses einfache, leicht auszuführende gerade Hochheben wird von Breig und Troup (1979) als Vorgehensweise empfohlen. Das Bein wird dann bis zu einer vorher festgelegten Symptomantwort oder einem bestimmten Bewegungsausmaß geführt. Wie bei allen Spannungstesten werden Beweglichkeit, Symptomreaktion und eintretender Widerstand durch die Bewegung hindurch notiert. Diese Reaktionen werden dann mit denen des anderen Beins und mit den Normalwerten (siehe unten) verglichen. Wenn möglich, sollte kein Kissen unter dem Kopf der Patientin liegen; ist aber ein Kissen notwendig, muß bei Testwiederholung das genau gleiche verwendet werden. Dies ist für genaues Testen ungeheuer wichtig, denn wir wissen, welche unterschiedlichen Wirkungen die Haltung der Halswirbelsäule auf die Schmerzreaktion (Lew und Peuntedura 1985) und auf das Bewegungsausmaß des SLR ausüben kann. Ein oder zwei Kissen können benutzt werden bei fixierten Flexionsdeformitäten oder bei starken Schmerzen bei Nackenextension.

Normale Reaktionen

Die normalen Reaktionen auf den SLR-Test können sehr unterschiedlich sein. Troup (1986) meinte, daß bei einer gesunden Person die normale Beweglichkeit

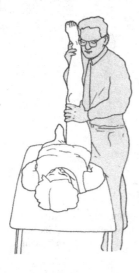

Abb 7.5. Der SLR-Test

des SLR zwischen 50–120° liegen kann. Sweetman et al. (1974) untersuchten den SLR bei 500 Postangestellten im Alter zwischen 22 und 63 Jahren. Sie stellten fest, daß 56° dem Minimalwert entsprach und 115° dem Maximalwert, und daß der Mittelwert bei 83,4° lag. Es gibt auch die Gruppe von hypermobilen Personen, deren Beweglichkeit viel größer ist, was auch als noch normal beurteilt wird. Eine Messung mit Graden hat, wie Troup (1986) feststellte, für sich gesehen wenig klinischen Nutzen. Die Messung sollte vielmehr in Verbindung mit der Symptomreaktion, der Beweglichkeit des anderen Beins und dem gesamten klinischen Bild vorgenommen werden. Die Beweglichkeit des SLR kann auch an verschiedenen Tagen Unterschiede zeigen (Gifford 1987). Miller (1987) und Slater (1989) untersuchten den SLR bei 100 und später bei 49 „normalen Personen" und kamen zu ähnlichen Ergebnissen. Die drei Hauptsymptombereiche bei normalen Personen waren der posteriore Anteil des Oberschenkels, das hintere Knie und die posteriore Wade bis zum Fuß.

Bei Patienten ohne Symptome können auch Haltungsantworten auf den SLR-Test beobachtet werden wie Extension, Flexion oder Lateralflexion der Halswirbelsäule; auch das Hüftgelenk kann auf der anderen Seite gestreckt werden. Diese Reaktionen sollten notiert werden.

Indikationen

Der SLR ist wahrscheinlich der Schlüsseltest im Hinblick auf Spannung. Es können so viele Informationen daraus entnommen werden, und er ist viel mehr als nur ein Test, mit dem festgestellt wird, ob ein Bandscheibenproblem im unteren Bereich der Lendenwirbelsäule die Biomechanik des Nervensystems stört. Der SLR ist ein Routinetest bei Symptomen der Wirbelsäule und der Beine, weil er Aspekte der Biomechanik des Nervensystems von den Füßen bis zum Gehirn einschließlich des autonomen Nervensystems testet. Dies schließt auch Kopfschmerzen und Fußsypmtome ein, obwohl in solchen Fällen wahrscheinlich weitere sensibilisierende Teste notwendig werden. Nach schweren Traumen oder bei einer Schädigung, die als irritierbar eingeschätzt wird, sollte der SLR oder seine Komponenten, wie etwa Dorsalflexion oder Knieextension in etwas Flexionsstellung des Hüftgelenks, auch bei Symptomen in den oberen Extremitäten ausgeführt werden. Die Verbindung zwischen oberen und unteren Extremitäten durch das Nervensystem wurde im Teil I dieses Buchs besprochen.

Variationen und sensibilisierende Ergänzungen

Obwohl der SLR meistens in Rückenlage ausgeführt wird, gibt es doch auch Situationen, die ein Testen in Seitlage erfordern. Zu beachten ist dabei, daß die Reaktionen etwas von denen in Rückenlage abweichen, was vielleicht auf die Lateralflexion der Lendenwirbelsäule in Seitlage zurückzuführen ist (Miller

1987). Eine Art SLR kann auch in Bauchlage ausgeführt werden; dabei bietet sich gleichzeitig eine gute Gelegenheit für die Palpation des Ischiasnerven im Gesäß, während der Ischiastrakt gespannt wird (Kap. 9). Bei dieser Technik legt sich der Patient an den Rand des Behandlungstischs, und das Bein hängt herunter.

Alle Testvarianten können mit den Bewegungskomponenten und den Sequenzen der Bewegungsergänzungen bezeichnet werden, wie z. B.: HF/KE (IN: Hüftflexion, TAT: Knieextension).

Die gebräuchlichsten sensibilisierenden Ergänzungen sind:

- Dorsalflexion im Fußgelenk
- Plantarflexion/Inversion im Fußgelenk
- Adduktion im Hüftgelenk
- Innenrotation im Hüftgelenk
- passive Nackenflexion.

Es gibt zwei Arten, dem Spannungstest eine sensibilisierende Ergänzung hinzuzufügen. Die Bewegung kann zuerst ausgeführt werden (DF/SLR), oder die sensibilisierende Ergänzung kann erst an einem bestimmten Punkt des SLR hinzugefügt werden. Der Unterschied zwischen diesen beiden Arten der Ausführung wird in Kap. 3 und in Kap. 9 besprochen. Auch Kombinationen sensibilisierender Ergänzungen können nützlich sein; zum Beispiel kann SLR mit Flexion und Innenrotation im Hüftgelenk ausgeführt werden.

Dorsalflexion im Fußgelenk (DF)

Zusätzliche Dorsalflexion im Fußgelenk erzeugt im Tibialtrakt mehr Spannung (Lazarevic 1884; MacNab 1971; Breig und Troup 1979). DF kann zuerst ausgeführt und dann das Bein hochgehoben werden, oder DF wird am Limit mit hineingenommen. Ich persönlich finde es am besten, wenn ich das Bein auf meine Schulter lege, wobei eine Hand die Knieextension sicherstellt und die andere Hand dann die Dorsalflexion im Fuß ausführt (Abb. 7.6). Eine andere Handhabung, die auch bei Patienten mit kurzen Beinen nützlich sein kann, wird in Abb. 7.7 dargestellt; dabei wird die Knieextension durch den Unterarm

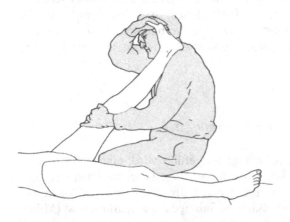

Abb 7.6. SLR/Dorsalflexion

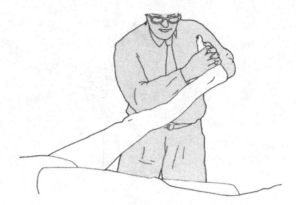

Abb 7.7. Dorsalflexion/SLR.
Diese Technik erlaubt es dem
Untersucher, beide Hände am
Fuß zu lassen und die Knieex-
tension durch den Unterarm zu
erhalten

des Untersuchers entlang der Tibia der Patientin unterstützt und erhalten. Die
Dorsalflexion beim SLR-Testen als erstes auszuführen, ist besonders nützlich,
wenn DF bei neutraler Beinstellung relevante Symptome reproduziert, wie
beispielsweise im Achillessehnenbereich. Wenn die DF aufrechterhalten und
zusätzlich der SLR ausgeführt wird und die Symptome sich dabei verschlechtern, ist eine Komponente des Nervensystems bei der Störung wahrscheinlich.
Die Achillessehne wird dabei nicht bewegt, sondern nur das Hüftgelenk. Dorsalflexion erweist sich als günstige sensibilisierende Ergänzung, wenn sie ein
spinales Symptom verändert, das durch den SLR-Test ausgelöst wird.

SLR/DF kann darüber hinaus noch sensibilisiert werden durch Eversion des
Fußes mit Zehenstreckung und Dehnung der Plantarfaszie, weil dadurch mehr
Spannung entlang des Tibialtrakts gesetzt wird. Eversion des Fußgelenks in
SLR/EV ist eine starke Bewegung, die aber bisher noch nicht genügend als
sensibilisierende Ergänzung beachtet wurde. Logischerweise übt Eversion mehr
Spannung auf den Tibialtrakt aus. Eine andere nützliche Kombination mit DF
besteht darin, den Fuß in SLR/DF zu bringen und dann Inversion hinzuzufügen
(SLR/DF/INV), was mehr Spannung im N. suralis bewirkt. Dieser Test ist
vielleicht präzise genug lokalisiert, um ihn als den „Tensionstest für den N. suralis" zu bezeichnen. Ich habe den Eindruck, daß der N. suralis in Vergessenheit
geraten ist; er ist für viel mehr Symptome verantwortlich, als ihm „zugetraut"
wird (s. Kap. 12).

Plantarflexion/Inversion im Fußgelenk (PF/I)

PF/I erhöht die Spannung im Traktus des N. peroneus communis (Nobel 1966;
Sunderland 1978; Borges et al. 1981; Styf 1988; Slater 1989). Wie die Dorsalflexion, kann PF/I vor dem SLR ausgeführt oder aber auch beim Ende
seiner Beweglichkeit hineingenommen werden. Wenn PF/I zuerst ausgeführt
wird, ist diese Technik (Abb. 7.8) sehr wirksam. Dabei kann die Fußstellung
vom Untersucher mit beiden Händen gehalten werden, während sein Unterarm
die Kniestreckung aufrechterhält. In Abb. 7.9 ist die PF/I-Ergänzung zum SLR
durch die Schulterhebetechnik dargestellt . Das Bein wird bis zu einem fest-
gesetzten Punkt der Beweglichkeit des SLR hochgenommen, und dann wird

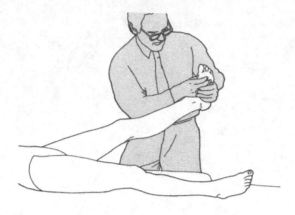

Abb 7.8. Plantarflexion/
Inversion/SLR

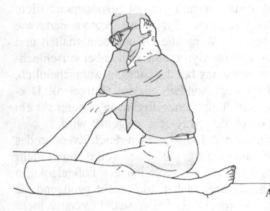

Abb 7.9. SLR/Plantarflexion/Inversion

PF/I hinzugefügt. Die sensibilisierende Ergänzung des SLR durch Plantarflexion und Inversion hat bei der Untersuchung von Störungen wie dem „Schienbein-Polster" und chronischen Fußgelenkverstauchungen große klinische Bedeutung.

Adduktion im Hüftgelenk

Hüftgelenkadduktion ist eine starke sensibilisierende Ergänzung des SLR (Sutton 1979; Breig und Troup 1979). Der Ischiastrakt verläuft lateral von der Tuberositas ischii, und die Ergänzungsbewegung Adduktion zum SLR (oder einfach Adduktion in Neutralstellung) gibt auf das Nervensystem mehr Spannung (Abb. 7.10). Wenn ein Bewegungsbogen der Adduktion untersucht werden muß, steht der Physiotherapeut zur besseren Kontrolle des Tests auf der gegenüberliegenden Seite des Beins, das untersucht wird. Wenn die Adduktion hinzukommt, muß der SLR im gleichen Bewegungsausmaß gehalten werden.

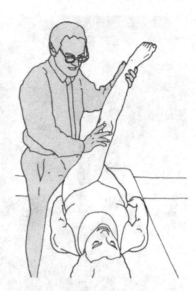

Abb 7.10. SLR/Adduktion im Hüftgelenk

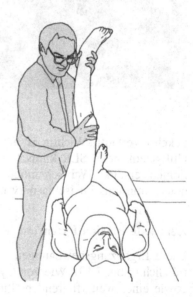

Abb 7.11. SLR/Innenrotation im Hüftgelenk

Mediale Rotation im Hüftgelenk

Mediale Rotation im Hüftgelenk (Abb. 7.11) sensibilisiert den Ischiastrakt verstärkt (Breig und Troup 1979). In Abb. 7.12 wird gezeigt, wie die Nervenwurzel in Beziehung zu ihren Berührungsflächen mit anderen Strukturen nach kranial und nicht, wie zu erwarten wäre, nach kaudal wandert, wenn mediale Rotation bei Neutralstellung des Beins hinzugefügt wird; dabei wird die erhöhte Spannung des Nerven ganz offensichtlich. Dies ist ein Beweis für die Elastizität des Nervensystems und die Umkehrbarkeit seiner Bewegungen. Es ist auch möglich, daß bei medialer Rotation in der SLR-Stellung die Bewegung um-

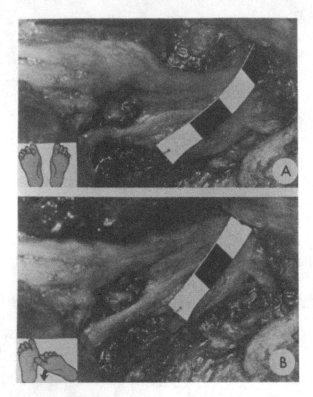

Abb 7.12 A,B. Die Auswirkung von Innenrotation im Hüftgelenk auf den linken Plexus sacralis. **A** Eine 4 cm lange Markierung wurde auf die Nervenwurzeln S2 und S3 aufgenäht; sie liegt schräg über dem sakralen Plexus, mit dem Ende in das Foramen sacrale pelvinum zeigend. Die Stellung der Füße gibt die Beinbewegung an. **B** Es erfolgte eine Straffung, und das Markierungsende wurde in das Foramen sacrale pelvinum gezogen. Aus: Breig und Troup (1979)

gekehrt verläuft. Wichtig ist hier, daß die zusätzliche mediale Rotation im Hüftgelenk beim SLR klinisch oftmals die Rücken-/Beinsymptome eines Patienten verstärkt. Wahrscheinlich sensibilisiert sie die Aufzweigung des N. peroneus communis im Ischiasnerv mehr als die tibiale Verzweigung.

Zervikale Flexion/Extension

Diese Ergänzungsbewegungen „am anderen Ende der Strukturen" sind sehr nützlich (Abb. 7.13). Wie von Cyriax (1978) vermutet und in einer normativen sowie einer weiterführenden Studie (Lew 1979; Lew und Peuntedura 1985) gezeigt, verändert zusätzliche Nackenflexion zum SLR die Symptomreaktion und die Beweglichkeit des SLR. Bei geeigneten Patienten sind auch passive Nackenextension und passive Lateralflexion der Halswirbelsäule sehr interessante Ergänzungsbewegungen. Die Reaktionen auf den SLR sind davon abhängig, ob Nackenflexion vor oder am Ende des SLR hineingenommen wird. Wenn die Handhabungen bei Tensionstesten ausgedehnter und immer komplexer werden, zeigen sich allerdings gewisse praktische Grenzen, auf die der Physiotherapeut in seiner Arbeit stößt. Nur wenige Physiotherapeuten haben einen Assistenten, der das Halten und die Ergänzungsbewegungen bei Tensionstesten ausführen kann. Bei den zervikalen Ergänzungen während des SLR kann nur ein besonders großer und beweglicher Physiotherapeut bei einem

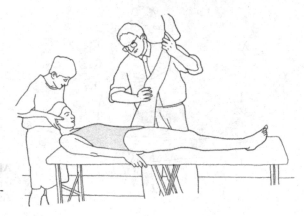

Abb 7.13. SLR/zervikale Flexion mit Hilfe einer Assistentin

besonders kleinen Patienten die zusätzliche Nackenflexion ausführen. Die Alternativen dazu bestehen darin, die Patienten aufzufordern, diese Bewegung aktiv selber auszuführen, ein Kissen unter ihren Kopf zu legen oder jemanden anderes um Hilfe zu bitten.

Auch zervikale Extension kann untersucht werden. Abbildung 7.14 zeigt, wie mit Hilfe einer Assistentin die Wirkung von zervikaler Extension bei der SLR-Antwort gemessen wurde. Die Abbildung zeigt auch, wie die Wirbelsäule über Kissen in Extension gelagert wird. Die SLR-Reaktion kann ganz anders ausfallen, wenn Neuraxis und Meningen in dieser Position locker liegen.

Andere Arten des SLR

Der „Bowstring-Test" („Bogensehnen"-Test) von Macnab (1977) wird von einigen Klinikern noch benutzt. Der SLR wird genau bis zum Punkt der Symptomantwort genommen und dann zurück zu dem Punkt unmittelbar vor Einsetzen der Symptomantwort geführt. In dieser Stellung wird dann der N. tibialis in der Kniefalte palpiert. Wenn der Druck auf den Nerv an diesem Punkt der Bewegung die Symptome verschlimmert, ist der Test positiv. In Fällen, wo die Palpation am posterioren Anteil des Kniegelenks schmerzhaft war, kann der Bowstring-Test benutzt werden, um festzustellen, ob eine Komponente des Nervensystems am Symptom beteiligt ist. Bei einem SLR, der das Nervensystem spannt, verschlimmern sich wahrscheinlich die Symptome.

Zur Ausführung des „Bilateral Straight Leg Raise" (BSLR, beidseitiges Anheben der gestreckten Beine) kniet der Untersucher auf dem Bett; er nimmt beide Beine der Patientin auf seine Schultern und hebt sie senkrecht vom Bett hoch (Abb. 7.15). Die Beine kleinerer Patienten könnten vom Untersucher vielleicht von der Seite des Bettes her hochgenommen werden, aber der Physiotherapeut sollte vorsichtig sein, weil es ein schwerer und körperlich anstrengender Test ist. Wenn der BSLR einmal soweit ausgeführt ist, kann bei Bedarf eines der Beine weiter in die Bewegungsrichtung genommen werden.

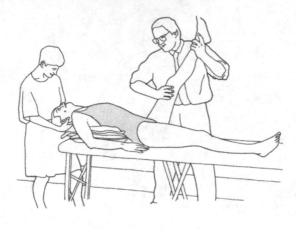

Abb 7.14. SLR in Extension der Wirbelsäule mit Hilfe einer Assistentin

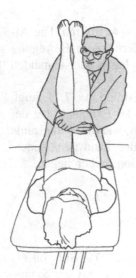

Abb 7.15. Bilateraler SLR

Der gekreuzte SLR ist bei Patienten mit unilateralen Beinschmerzen dann positiv, wenn der SLR der anderen Seite mit dem Bein ohne Symptome das Symptom reproduziert. Der Test ist auch unter dem Namen „Anheben des gesunden Beins" bekannt. Dieser Test gilt als der beste Indikator bei einem Bandscheibenprolaps (Hudgins 1979; Urban 1985; Khoffash und Porter 1989), wahrscheinlich weil sich die irritierte oder hängengebliebene durale Theka quer über das sich vorwölbende oder ausgebrochene Bandscheibenmaterial bewegen muß.

Biomechanik

Wenn der SLR-Test ausgeführt wird, bewegen sich viele Strukturen; dazu gehören die ischiokrurale Muskelgruppe, die Lendenwirbelsäule, das Hüftgelenk, das Iliosakralgelenk, die Faszien und das Nervensystem. Die Biomechanik all dieser Strukturen ist wichtig, und eine Pathologie, die eine dieser Strukturen verändert, kann auch den SLR verändern. Meine Ausführungen konzentrieren sich hier aber auf das Nervensystem.

Ein SLR bewegt und spannt das Nervensystem vom Fuß über das Rückenmark bis zum Gehirn (Breig 1978). Dies betrifft auch den lumbalen sympathischen Strang (Breig 1978) und, wie aus klinischen Beobachtungen und aus der Neuroanatomie zu schließen ist, den sympathischen Grenzstrang. Auch das Nervensystem der oberen Extremität (Kap. 2) ist beteiligt. In Kap. 2 wurde die Biomechanik des SLR und der Spannungspunkte ausführlich besprochen, ebenso wie die Auswirkungen der Abfolge, in der zusätzliche Komponenten hinzugefügt werden.

Klinisch ist die Reaktion des BSLR meistens anders als die des unilateralen SLR. Im unilateralen SLR werden durale Theka und Nervenwurzeln nach unten und quer herüber in den Spinalkanal gezogen, während beim BSLR eine solche Bewegung nicht möglich ist, weil das kontralaterale Bein bereits in SLR-Position ist. BSLR bringt die Lendenwirbelsäule auch in mehr Flexion als der unilaterale SLR.

Passive Kniebeugung in Bauchlage (PKB)

Geschichte

Radikulopathie ist im oberen Lendenwirbelsäulenbereich weniger häufig als in der unteren Lendenwirbelsäule. Der PKB ist daher leider nur ein häufig vergessener „Verwandter" des SLR. Estridge et al. (1982) zufolge war es Wasserman, der im Jahr 1919 zum ersten Mal diese Bewegungsabfolge als Spannungstest bei Soldaten anwandte, als er nach physischen Zeichen suchte, die zu den Klagen über Schmerzen im vorderen Oberschenkel oder am Schienbein paßten. Um die Spannung beim PKB zu erhöhen, schlug O'Connell (1946) vor, die Hüftextension zu vergrößern. Davidson (1987) führte normative Studien über den PKB in unterschiedlichen Stellungen der Wirbelsäule durch. Der PKB könnte einer Quadrizepsdehnung entsprechen – zumindest ist er ihr nicht unähnlich. Die Frage, welches die Strukturen sind, die gedehnt werden, sollte während jedes Spannungstests gestellt werden.

Methode

Die Patientin liegt in Bauchlage auf der Tischseite zum Physiotherapeuten hin und wendet ihm den Kopf zu. Jede Testwiederholung ist valider, wenn jedesmal beim PKB-Test genau diese Ausgangsstellung eingenommen wird. Wie bei allen Testen werden Bewegungsausmaß, Symptomreaktion und Widerstand während der Bewegung vermerkt (Abb. 7.16). Die Reaktion muß mit der der anderen Seite verglichen werden.

Normale Reaktionen

Die Reaktionen bei PKB sind noch nicht an großen Gruppen von Testpersonen überprüft worden. Dennoch ist es infolge klinischer Beobachtungen möglich zu sagen, daß das Knie bei den meisten Personen bis zum Gesäß angebeugt werden kann. Die normale Symptomreaktion ist ein Ziehen oder auch ein Schmerz im Bereich des M. quadriceps. Es lohnt sich auch, bestimmte Haltungsreaktionen zu beurteilen. Das Gesäß kann sich z. B. anheben oder die Patientin kann ihre Hüftgelenke rotieren. Die Quelle dieser Schmerzen und die dem Schmerz ausweichenden Positionen müssen natürlich nicht unbedingt vom Nervensystem ausgehen – sie könnten auch von Muskeln oder Faszien oder von der Extension kommen, die in der Lendenwirbelsäule forciert wird. Die Differenzierung ist beim PKB nicht ganz so einfach wie beim SLR. Die Technik des PKB in Kombination mit der „Slump"-Position, wie sie weiter unten beschrieben wird, ist eine mögliche Methode für die Differenzierung von Strukturen, ebenso wie der „Spannungstest für den N. saphenus". Der Physiotherapeut muß sich aber auch auf subjektive Hinweise der Patientin verlassen, die die Lokalisation bestimmter Strukturen als Quelle der Einschränkung ermöglichen.

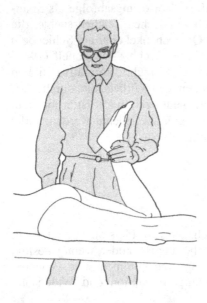

Abb 7.16. Übliche passive Kniebeugung in Bauchlage (PKB)

Indikationen

Der PKB wird als Routinetest bei allen Patienten mit Symptomen im Bereich des Knies, der vorderen Oberschenkel und der oberen Lendenwirbelsäule empfohlen. Die Variation dieses Tests, wie sie unten beschrieben wird, sollte bei Symptomen im Versorgungsgebiet des N. saphenus vorgenommen werden. Es lohnt sich, den PKB zu testen, wenn der SLR deutlich positiv ist. Demzufolge könnten bei deutlicher Beteiligung der unteren lumbalen und sakralen Nervenwurzeln auch die oberen lumbalen Wurzeln sekundär beteiligt sein. Der PKB sollte auch dann geprüft werden, wenn die Patientin darauf hinweist, daß eine dem Test ähnliche Bewegungskombination ihre Symptome auslöst; Schmerzen beim Knien oder Hürdenlaufen wären dafür Beispiele.

Variationen und sensibilisierende Ergänzungen

Autoren wie O'Connell (1943), Macnab (1977), Grieve (1981) und Corrigan und Maitland (1983) vermuteten, daß die Extension im Hüftgelenk bei gebeugtem Knie eine Sensibilisierung des PKB bewirke. Davidson (1987) aber hat bei 100 „normalen" Testpersonen gezeigt, daß der PKB bei Neutralstellung des Hüftgelenks ein viel sensiblerer Test für die Reproduktion der Symptome ist als mit Hüftextension. Bei Patienten mit einer Einklemmung des N. femoralis cutaneus lateralis (Kap. 12) ist die Reproduktion oftmals leichter zu bekommen, wenn PKB/HE benutzt wird. Der Test wird noch sensibler, wenn er in leichter Adduktion des Hüftgelenks ausgeführt wird. Die Extensionskomponente kann durch Unterlagerung des Kniegelenks mit einem Kissen oder mit dem Knie des Untersuchers unter dem der Patientin ausgeführt werden (Abb. 7.17). Dieser

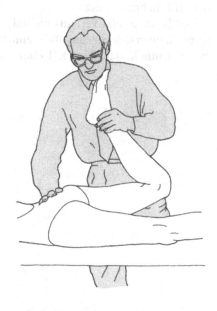

Abb 7.17. Hüftextension/PKB

Test ist wahrscheinlich präzise genug lokalisiert, so daß er als „Spannungstest für den N. femoralis cutaneus lateralis" bezeichnet werden kann.

Der PKB kann auch bei abduziertem, adduziertem oder rotiertem Hüftgelenk ausgeführt werden. Diese Bewegungskombinationen scheinen bei Gesunden nur wenig Veränderungen in Spannung und Beweglichkeit zu bewirken, aber bei pathologischen Veränderungen kann jeder dieser Teste notwendig werden. Die besten Hinweise kommen von den Positionen und Bewegungen, die der Patient als symptomauslösend beschreibt.

Der „Slump"-Test kann den PKB sehr nützlich erweitern und in gewisser Hinsicht eine Differenzierung ermöglichen, was die Beteiligung des Nervensystems einerseits und nichtneuraler Strukturen andererseits betrifft. Dafür ist die Seitenlage der Patientin die beste Ausgangsposition (Abb. 7.18), und es wird ein Assistent (am besten jemand mit Erfahrung) gebraucht. Die weniger erfahrene Untersuchungsperson sollte am Kopfende stehen. Rumpf und Nacken der Patientin müssen stabil in Flexion gehalten werden; wenn notwendig, muß aber doch die Extension der Halswirbelsäule möglich sein. Der andere Untersucher nimmt dann den Fuß, der bei der Patientin getestet werden soll, auf sein Becken und beugt das Knie der Patientin. Wenn nötig, kann mehr Hüftextension hinzugefügt werden. Wenn in dieser Stellung die gewünschte Reaktion ausgelöst wird, kann der Untersucher am Kopfende eine Extension des Nackens ausführen, wobei Rücken- und Beinstellungen konstant gehalten werden müssen. Jede Veränderung der Beinsymptome würde die Beteiligung des Nervensystems an den Symptomen bestätigen. Bei Erhaltung der genau gleichen Position ist es möglich, die Reaktion durch erneute Nackenflexion nochmals zu bestätigen. Davidson (1987) berichtete, daß in seiner Studie mit 40 Testpersonen in der PKB-/„Slump"-Position bei Ausführung von Nackenflexion 62,5% der asymptomatischen Personen eine Verstärkung der Reaktionen spürten, während bei 12,5% diese Reaktionen sich verminderten. Bei zervikaler Extension nahmen bei 20% der getesteten Personen die Symptome ab, und bei 30% nahmen sie zu.

Der N. femoralis verläuft medial zum Kniegelenk, wo der N. saphenus mit einer Hautversorgung ungefähr eintritt. Wie Dyck (1972) vermutete, wird dadurch deutlich, daß der PKB eher ein Tensionstest für den oberen Anteil des

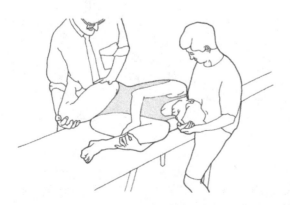

Abb 7.18. „Slump"/PKB

Femoralisnerven ist infolge seiner Verbindungen im Quadrizepsmuskel. Der Test verringert wahrscheinlich die Spannung für den N. saphenus. Ein Test für den N. femoralis/saphenus kann in Bauchlage ausgeführt werden. Dabei wird das gestreckte Bein abduziert, das Knie gestreckt und dann das Hüftgelenk gestreckt und außen rotiert. In dieser Stellung kann mithilfe des Fußgelenks eine sehr saubere Differenzierung durchgeführt werden. Eversion und Dorsalflexion scheinen hier die Ergänzungen zu sein, die besonders stark sensibilisieren. Der N. saphenus hat allerdings eine ziemlich unberechenbare Verteilung, und auch Plantarflexion kann den Saphenustrakt mechanisch sensibilisieren (Abb. 7.19).

Die gewohnte Reaktion beim PKB wird sich besonders, wenn im Trakt pathologische Prozesse ablaufen, bei den sensibilisierenden Ergänzungsbewegungen Dorsalflexion im Fuß und Plantarflexion/Inversion oftmals ändern. Es ist schwierig zu erklären, warum dies geschieht, weil die Nervenverbindungen anatomisch gesehen nicht gespannt werden können. Vielleicht wird über den Faszientrakt Dehnung auf den N. femoralis im Oberschenkel ausgeübt.

Wie beim SLR kann es nützlich sein, den PKB bilateral auszuführen, wobei die Knieflexionen leicht zu vergleichen sind. Die Schmerzreaktionen unterscheiden sich dann wahrscheinlich von dem unilateralen PKB.

Biomechanik

Der N. saphenus verläuft hinter der Flexions-/Extensionsachse des Kniegelenks, und er ist daher beim PKB locker. Deshalb ist, wie oben bereits gesagt, der PKB wahrscheinlich ein Spannungstest, der über die Befestigungen des N. femoralis im M. quadriceps und seinen Umgebungsgeweben wirkt. Spannung wird über den Femoralisnerv zu den Nervenwurzeln L2, 3, 4 geleitet; dabei entsteht etwas Bewegung der Neuraxis und der Meningen (Dyck 1976; Davidson 1987). Die sich ausbreitende Spannung und die Bewegung entlang des Rückenmarks ist wahrscheinlich geringer als beim SLR. Christodoulides (1989) erbrachte myographische Beweise dafür, daß der PKB auch als Test für einen

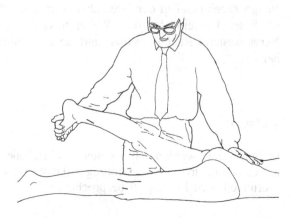

Abb 7.19. Spannungstest für den N. saphenus

L4/5-Bandscheibenvorfall anwendbar ist. Dabei zieht die Bewegung der L4-Wurzel an der bereits gespannten und entzündeten L5-Wurzel.

Wird der PKB mit Hüftextension ausgeführt, bekommt der N. femoralis cutaneus lateralis mehr Spannung, weil der Nerv vor der Extensions-/Flexionsachse des Hüftgelenks verläuft und vor dem Hauptast des Femoralisnerven. Hüftextension zwingt die Lendenwirbelsäule unweigerlich in Extension, vermindert aber damit die Spannung entlang der Neuraxis. Davidson (1987) untersuchte den PKB in neutraler Stellung des Hüftgelenks und in Extension bei 100 jungen, gesunden weiblichen und männlichen Testpersonen und stellte fest, daß der Test in Neutralstellung des Hüftgelenks sensibler war. Wenn der Test jedoch in Extension ausgeführt wird, erlaubt er vermutlich mehr Bewegung des N. femoralis in Beziehung zu seinen Berührungsflächen mit anderen Geweben. Es könnte sein, daß dies die symptomauslösende Bewegung ist, wenn das Nervensystem auf eine pathologisch veränderte angrenzende Berührungsfläche trifft.

Der „Slump"-Test

Geschichte

Der „Slump"-Test ist einer der neueren Spannungsteste, obwohl Kniestreckung im Sitzen schon seit langem als Test eingesetzt wurde. Woodhall und Hayes (1950) zufolge hat Petren im Jahr 1909 als erster den Knieextensionstest im Sitzen als Spannungstest eingesetzt. 1942 benutzte Cyriax Kombinationen der Kniestreckung im Sitzen mit zervikaler Flexion, um eine „Perineuritis des Ischiasnerven" zu diagnostizieren. Inman und Saunders (1942) berichteten, daß sie Kombinationen von Wirbelsäulenflexion mit Anheben des gestreckten Beins benutzen, um die Quelle von Rückenschmerzen zu suchen und zu lokalisieren. Eine Symptomzunahme mit Abnahme der Beweglichkeit des SLR ließ auf Pathologien im unteren Lumbalbereich schließen, während eine Zunahme der Symptome mit Rumpfflexion auf eine Pathologie im oberen Lumbalbereich hinwies. Maitland (1979) führte eine normative Studie aus und nannte diesen Test den „Slump Test"; ihm ist es zu verdanken, daß der „Slump"-Test heutzutage zunehmend in der Manualtherapie benutzt wird (1986). Rückblickend ist dieser Test eine logische Weiterentwicklung, da er dem Kontinuum des Nervensystems Rechnung trägt und die anerkannten Teste PNF und SLR einbezieht.

Methode

Es muß betont werden, daß die hier beschriebenen Testsequenzen für Patienten mit einer nicht irritierbaren Störung gedacht sind. Die Untersuchung irritierbarer Störungen wird im Kap. 9 besprochen.

1. Die Patientin sitzt stabil auf der Untersuchungsbank, mit vollständig auf-
liegenden Oberschenkeln und mit geschlossenen Knien. Die Kniekehlen
sollten ganz an der Bankkante anliegen. Diese Stellung erlaubt eine genau
wiederholbare Hüftflexion. Die Hände der Patientin liegen locker hinter
ihrem Rücken auf der Bank. Der Untersucher steht unmittelbar neben der
Patientin und hat eventuell einen Fuß auf der Bank aufgestellt (Abb. 7.20A).
Vorhandene Symptome werden von der Patientin vor Beginn dieses Tests
angegeben, und Veränderungen der Symptome werden nach jedem Testschritt (s. unten) erfragt. Die Beweglichkeit wird nach jeder Bewegungskomponente visuell abgeschätzt.
2. Die Patientin wird gebeten, „in sich zusammenzusacken" („slump") (ein
sanfter Druck in den Bauchbereich kann diese Bewegung erleichtern), während der Untersucher die Halswirbelsäule in Neutralstellung hält
(Abb. 7.20B). Dann wird auf die lumbale und die thorakale Wirbelsäule
Überdruck gegeben, und zwar so, als solle der gesamte Rücken zu einem
Bogen gespannt werden, was aber nicht durch Hüftbeugung geschehen soll.
Das Sakrum muß senkrecht stehenbleiben. Ich persönlich finde es am ein-
fachsten, wenn ich einen Fuß auf der Bank habe und meine Achsel auf
dem zervikothorakalen Übergang aufliegt. Ich kann so meine Rippen und
meinen Unterarm dazu benutzen, den Rücken der Patientin zu einen Bogen
zu spannen, und gleichzeitig einen gleichmäßigen Druck auf beiden Seiten
ausüben. Nach jeder Testkomponente wird nach dem Verhalten der Symptome gefragt.
3. In dieser Wirbelsäulenflexionshaltung wird die Patientin gebeten, den
Nacken zu beugen: „Kinn zum Brustkorb führen", und dann wird in diese
gleiche Richtung Überdruck gegeben. Nach der Symptomantwort wird im
Anschluß an die Nackenflexion gefragt und dann ebenso nach der Reaktion
auf den Überdruck. Wenn die Technik benutzt wird, bei der die Axilla des
Untersuchers bei C7 aufliegt, hat er beide Hände frei, um den Kopf der
Patientin zu kontrollieren (Abb. 7.20C).
4. Die Patientin wird gebeten, ihr Knie aktiv zu strecken, und die Reaktion
darauf wird danach sofort abgeklärt (Abb. 7.20D). Der Untersucher sollte
stets routinemäßig erst das linke Bein strecken lassen, weil es dann leichter
für ihn ist, sich beim Notieren an die Reaktionen zu erinnern. Gibt es eine
schmerzdominante Seite, wird die symptomfreie Seite zuerst untersucht;
dabei läßt sich schon erkennen, was auf der schmerzhaften Seite als Reaktion
zu erwarten ist. „Strecken Sie Ihr Bein aus" ist wahrscheinlich die beste
Aufforderung für diese Bewegungssequenz.
5. Die Patientin wird gebeten, ihr Fußgelenk in Dorsalextension anzuheben
(Abb. 7.20E). Die meisten Patienten verstehen die Anweisung: „Ziehen Sie
Ihren Fuß hoch" besser als die Formulierung: „Bringen Sie Ihren Fuß in
Dorsalflexion". Manchmal versuchen Patienten, das ganze Bein auszu-
strecken. Deshalb könnte es besser sein, wenn der Untersucher sagt: „Ziehen
Sie Ihren Fuß bitte hoch, nur den Fuß."
6. Die Nackenflexion wird langsam aufgelöst (Abb. 7.20F), und der Patient
wird sehr sorgfältig nach seiner Reaktion auf diese Bewegungskomponente
gefragt. Manche Patienten werden sofort eine Veränderung ihrer Symptome

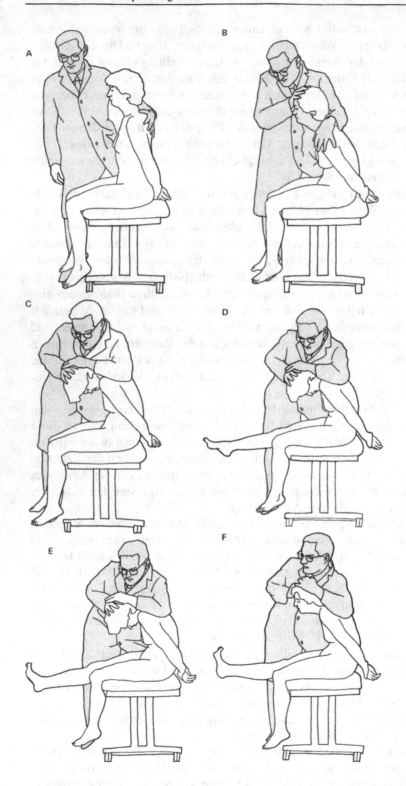

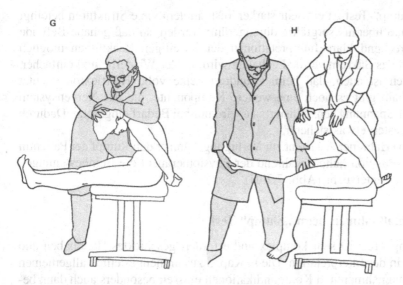

Abb 7.20.A-H. A „Slump"-Test, Phase1 **B** „Slump"-Test, Phase 2 **C** „Slump"-Test, Phase 3 **D** „Slump"-Test, Phase 4 **E** „Slump"-Test, Phase 5 **F** „Slump-Test", Phase 6 **G** Testen der beidseitigen Knieextensionen beim „ Slump-Test" **H** Testen des „Slump" mit Hilfe einer Assistentin

spüren, andere fühlen vielleicht weiter hinten in der zervikalen Extension eine Veränderung, und andere wiederum spüren keinerlei Veränderung bei ihren Symptomen. Es ist sehr wichtig zu erfahren, an welcher Stelle der zervikalen Extension eine Veränderung – wenn es eine gibt – auftritt.

7. Der gleiche Bewegungsvorgang wird für das andere Bein wiederholt, wobei Schmerzreaktion und Bewegungsausmaß miteinander verglichen werden.

8. In der „Slump"- (zusammengesackten) Position werden beide Beine gestreckt und die Reaktion auf die Auflösung der Nackenflexion wird notiert (Abb. 7.20G). Jede Asymmetrie im Bewegungsausmaß der Knieextensionen wird vermerkt.

Diese Testbeschreibung gilt für Personen ohne Symptome. Wenn der Test vollständig ausgeführt worden ist, beispielsweise „Slump"-Position mit Nackenflexion, wobei die Kniestreckung links durch Schmerz im Bereich der ischiokruralen Muskelgruppe begrenzt wird, kann diese Position beibehalten und die Nackenflexion losgelassen werden. Tritt dabei eine Veränderung der Symptome in der ischiokruralen Muskelgruppe auf, ist anzunehmen, daß diese Symptome neurogenen Ursprungs sind.

Manche Kliniker benutzen leicht abweichende Variationen der beschriebenen Methode; z. B. setzt Maitland (1986) mehr Hüftflexion ein. Die hier beschriebene Methode wurde von Massey (1982), Leung (1983), Grant (1983) und Butler (1985) in normativen Studien benutzt. Hüftflexion kann als sensibilisierende Ergänzung eingesetzt werden (durch Rumpfflexion und gleichzeitige Oberschenkelbeugung).

Der „Slump"-Test ist ein sehr starker Test, an dem viele Strukturen beteiligt sind. Er muß überaus sorgfältig durchgeführt werden, so daß genaue Befunde und entsprechend klare Interpretationen der jeweiligen Reaktionen möglich sind. Wenn das Sakrum vertikal gehalten wird, ist der Wiederbefund einfacher. Zu beachten ist auch, daß beim Grundtest keine volle Hüftflexion benutzt wird. Deshalb gibt es noch eine weitere Komponente, die das Nervensystem durch mehr Spannung sensibilisiert; sie wird nur bei Bedarf eingesetzt. Dadurch wird das Testen etwas sicherer.

Steht ein erfahrener Assistent zur Verfügung, kann er den Rumpf der Patientin in gleicher Position halten, während der Physiotherapeut die Beinbewegungen ausführt und untersucht (Abb. 7.20H).

Vorsichtsmaßnahmen beim „Slump"-Test

Der „Slump"-Test ist sehr komplex und erfordert geschicktes Handhaben und Erfahrung in der Interpretation. Die in Kap. 5 zusammengestellten allgemeinen Vorsichtsmaßnahmen und Kontraindikationen müssen besonders auch dann beachtet werden, wenn das zentrale Nervensystem beteiligt ist.

1. Es muß durchaus nicht immer der gesamte Test ausgeführt werden. Wird eine Störung als irritierbar eingeschätzt, reicht es meistens aus, bestimmte Teilschritte des „Slump"-Tests einzusetzen; z. B. können die lumbalen Symptome des Patienten mit der „Slump"-Position reproduziert werden und sich mit etwas Nackenflexion weiter verschlimmern. Unter Umständen ist dies alles, was bei diesem Patienten als Test angewandt wird. Es könnte auch klug sein, den „Slump"-Test bei manchen Patienten gar nicht auszuführen oder zumindest nicht in einem bestimmten Entwicklungsstadium ihrer Störung.
2. Die Flexionskomponente des „Slump" (das Zusammensackenlassen des Rumpfs) könnte eine instabile Bandscheibenschädigung gefährden. Flexion der Wirbelsäule verschlechtert die Symptome einer vermuteten Bandscheibenverletzung sehr häufig, indem entweder der Druck sich innerhalb der Bandscheibe erhöht, oder aber die Bandscheibe auf das Ligamentum longitudinale posterior oder auf die Dura mater vorgewölbt wird. Bei einer instabilen diskogenen Störung sollte der Test entweder gar nicht oder nur bis zum Beginn der Symptomreproduktion ausgeführt werden. Jeder Physiotherapeut, der mit dem „Slump" testet, sollte sich selbst auch einmal einem solchen Test unterzogen haben: Er kann als eine ziemlich unbequeme und sogar klaustrophobische Prozedur empfunden werden.

Normale Reaktionen

Bei fast allen Personen ist der „Slump"-Test mit einigem Unbehagen oder sogar mit Schmerzen verbunden. Diese Reaktionen müssen analysiert werden, so daß klar wird, ob sie normal sind oder nicht (Kap. 9). Die im folgenden genannten Reaktionen werden als normal betrachtet – unter der Voraussetzung, daß der Test wie oben beschrieben ausgeführt wird. Diese Daten kommen aus Studien mit ungefähr 250 asymptomatischen Versuchspersonen (Maitland 1979; Leung 1982; Grant 1983; Butler 1985). Normale Reaktionen sind diesen Studien zufolge:

- Teststufe 2 (Abb. 7.20B), beim „Slump": keine Symptome
- Teststufe 3 (Abb. 7.2C), bei „Slump"/Nackenflexion: Schmerzen im Bereich von T8 und T9 bei etwa 50% der normalen Personen. Diese Reaktion ist weniger häufig bei älteren Personen anzutreffen(Butler 1985).
- Teststufe 4 (Abb. 7.20E), bei „Slump"/Nackenflexion/Kniestreckung: Schmerz hinter dem gestreckten Knie und im Bereich der ischiokruralen Muskelgruppe; auch Einschränkung in der Knieextension. Diese Einschränkung sollte symmetrisch sein.
- Teststufe 5 (Abb. 7.20F), bei „Slump"/Nackenflexion/Knieextension/Dorsalflexion: etwas Einschränkung der Dorsalflexion im Fußgelenk.
- Teststufe 6 (Abb. 7.20G), beim Loslassen der Nackenflexion: Abnahme der Symptome in allen Bereichen und Vergrößerung der Bewegungen Knieextension und Fußdorsalextension.

Indikationen

Der „Slump"-Test sollte als Routinetest eingesetzt werden (wenn auch nicht gleich in der ersten Untersuchung), wenn:

1. Symptome im Bereich der Wirbelsäule vorliegen;
2. sich in der subjektiven Untersuchung Hinweise darauf ergeben, daß ein „Slump"-Test positiv sein könnte; z. B. wenn der Patient beschreibt, daß ins Auto einsteigen oder Fußball spielen die Symptome verschlechtert;
3. die Behandlung aus einer Mobilisation des Nervensystems bestehen wird, wie z. B. mit SLR oder PKB. Es ist dabei nützlich, einen anderen Spannungstest als Wiederbefundstest für die Reaktionen und möglichen Fortschritte einzusetzen;
4. ein Patient aus der Behandlung entlassen werden soll: um ganz sicher zu gehen, daß das Nervensystem sich normal bewegt und dehnen läßt.

Variationen

Wenn der Basistest ausgeführt wurde, müssen Varianten eingesetzt werden, durch die sich der Test an die jeweilige Störung des Patienten anpassen läßt.

Die irritierbaren Störungen (Kap. 9) und der hypermobile Patient sind gute Beispiele dafür.

Soll das Nervensystem bei einem hypermobilen Patienten umfassend untersucht werden, muß der „Slump"-Test erweitert werden. Die Hüftflexion muß vergrößert werden, ebenso die Adduktion und die mediale Rotation im Hüftgelenk. Auch Lateralflexion der Wirbelsäule könnte für die bestimmte Reaktion, die der Untersucher sucht, notwendig werden. Alle sensibilisierenden Ergänzungsbewegungen, wie sie beim SLR eingesetzt werden (Adduktion und mediale Rotation im Hüftgelenk, verschiedene Fußstellungen), können auch dem „Slump"-Test hinzugefügt werden.

Der „Slump"-Test bietet auch bei Leistenzerrungen eine gute Position an, um die Rolle, die der Nerv dabei spielt (wahrscheinlich der N. obturatorius), zu analysieren. Wenn der Patient sein Bein bis zu Beginn seines Symptoms abduziert, kann der Rumpf zusätzlich gebeugt und die Nackenposition verändert werden (Abb. 7.21). Das Bein kann auf einem Stuhl abgestützt werden. Wenn Nackenflexion/Extension den Leistenschmerz verändert, ist die Störung vermutlich mit einer neurogenen Komponente verbunden.

Der Spannungstest für die oberen Extremitäten und seine Varianten (ULTT) können entweder in unilateraler oder auch in bilateraler Form zur „Slump"-Testposition hinzugefügt werden. McLaughlin (1989) untersuchte 50 asymptomatische Personen mit „Slump"/bilateralem ULTT und fand, daß die Reaktionen ungefähr vergleichbar waren mit denen des „Slump"-Tests im Sitzen. Die Ergänzung durch den bilateralen ULTT kann eine Fixation des Nervensystems in Höhe von C8/T1 bewegen und ist deshalb sowohl für die Untersuchung als auch für die Behandlung von Gegenspannungsphänomenen bei Störungen in der oberen Wirbelsäule oder in den oberen Extremitäten nützlich.

Der „Slump"-Test im Langsitz („Slump"-LS)

Der „Slump"-Test kann auch im Langsitz ausgeführt und so für die Untersuchung oder Behandlung genutzt werden. Zu beobachten, wie der Patient diesen

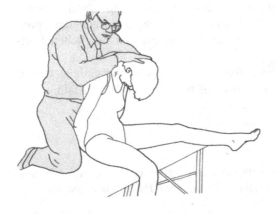

Abb 7.21. Der N. obturatorius kann mit einer Variante des „Slump"-Tests untersucht werden

Test selber ausführt, kann hilfreich sein, weil sich dabei Hinweise auf die Stelle der Einschränkung ergeben können. Für diese Einschränkung ist dann aber nicht notwendigerweise das Nervensystem verantwortlich. Diese Hypothese muß bewiesen oder verworfen werden, indem Bewegungen von distal, wie z. B. vermehrte Knieextension oder Dorsalflexion im Fußgelenk, ergänzt werden.

Der „Slump"-LS bewirkt eigentlich einen „Slump vom andern Ende her"; das bedeutet, daß die Spannung des Nervensystems bereits von den Beinen und vom unteren Rumpf her aufgenommen wird. Der „Slump"- LS bewirkt andersartige Spannungen im Nervensystem und an seinen Berührungsflächen mit angrenzenden anderen Strukturen. Die klinischen Befunde sind häufig unterschiedlich zum „Slump"-Test im Sitzen.

Methode

1. Die Patientin sitzt im Langsitz (Abb. 7.22A). Wenn dabei die Fußgelenke in Dorsalflexion gehalten werden sollen, kann die Patientin mit den Füßen gegen eine Wand sitzen.
2. Rumpfflexion wird hinzugefügt. Es kann Überdruck ausgeübt werden, indem die Wirbelsäule wie ein Bogen gespannt wird (Abb. 7.22B).
3. Zu dieser nicht zu verändernden Stellung wird Nackenflexion hinzugefügt (Abb. 7.22C). Wenn der Untersucher hinter der Patientin kniet, kann er den Kopf sehr gut kontrollieren und den Rumpf in gleichbleibender Stellung halten.
4. In dieser Position sind auch Bewegungen der Halswirbelsäule und des oberen Rumpfs im „Slump" leicht zu untersuchen. In Abb. 7.22D wird Rotation der Halswirbelsäule nach rechts analysiert. Weitere Informationen kann der Physiotherapeut aus anderen Varianten gewinnen, wie z. B. ein Bein über die Tischseite beugen lassen und dann die Patientin zur anderen Tischseite bewegen und umgekehrt, damit ein Vergleich beider Seiten möglich ist. Auch Varianten des ULTT können hinzugenommen werden. Wie bei vielen komplexeren Spannungstesten ist eine zusätzliche Hilfsperson eine große Erleichterung. Es kann auch mit Fixationsgurten gearbeitet werden, beispielsweise um die Knieextension zu erhalten.

Indikationen

Der „Slump"-LS-Test ist besonders für Patienten geeignet, die über Beschwerden in der gebeugten Langsitzstellung klagen, z. B. beim Rudern und beim Lesen im Bett. Diese Stellung ist auch für das Austesten von zervikalen und thorakalen Bewegungen im Sitzen günstig, und sie kann als Variante des „Slump"-Tests im Heimprogramm des Patienten wirkungsvoll eingesetzt werden (s. Kap. 11).

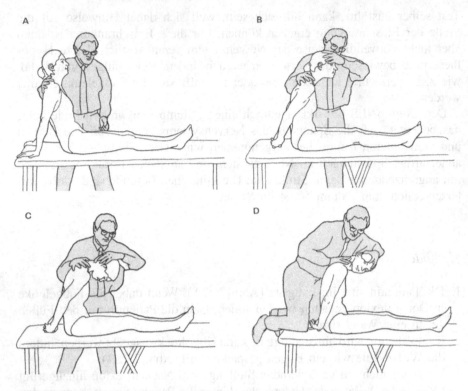

Abb 7.22. A-D. A „Slump"-Langsitz, Phase 1, **B** „Slump"-Langsitz, Phase 2, **C** „Slump"-Langsitz/zervikale Flexion, **D** „Slump"-Langsitz/zervikale Flexion und Rotation

Biomechanik

Was während des „Slump"-Tests eigentlich mit den neuromeningealen Geweben passiert, kann nur hypothetisch gesagt und aus einigen Leichenstudien und Versuchen mit lebenden Personen geschlossen werden (Kap. 2). Es scheint, daß in vollständig ausgeführter „Slump"-Stellung Bewegungsbegrenzung bei Nackenflexion, bei Knieextension und bei Dorsalflexion des Fußes entsteht, weil das periphere und zentrale Nervensystem dann in voller Dehnung sind und dadurch keine weitere Bewegung mehr möglich ist. Ein Beweis für diese Hypothese wäre als normale Reaktion die Vergrößerung des Bewegungsausschlags von Extension im Kniegelenk und Dorsalflexion im Fuß, wenn die Nackenflexion zurückgenommen wird. Das Nervensystem ist dabei die direkte strukturelle Verbindung.

Der „Slump"-Test muß eine maximale Spannung im Nervensystem erzeugen, weil alle Körperkomponenten in Dehnung geraten. Diese Vermutung stimmt mit den Ergebnissen der Massey-Studie (1985) überein, die an 50 Patienten mit Rückenschmerzen im unteren Lumbalbereich ausgeführt wurde. Bei diesen

Patienten wurden PNF, PKB, SLR und „Slump" untersucht. Der „Slump"-Test reproduzierte die Symptome der Patienten am empfindlichsten. Es ist durchaus möglich, die Reaktionen des „Slump"-Tests noch weitergehend zu interpretieren. Bei manchen Patienten reproduziert der SLR und/oder der PKB die Symptome, aber der „Slump"-Test ist negativ. Das könnte daran liegen, daß der „Slump"-Test nicht so viel Bewegung des Nervensystems erlaubt, wie es beim PNF oder beim SLR der Fall ist. Vielleicht kommt es daher, weil Bewegung und Spannung an einem Ende des Nervensystems aufgenommen wurden und deshalb am anderen Ende nicht mehr viel an Bewegung zur Verfügung steht. Bei einer irritierbaren Pathologie oder bei einer Verklebung an einer „strategisch wichtigen Stelle" könnte – weil die Spannung am anderen Ende bereits ausgelastet ist – die normale Bewegungsbeziehung zwischen Nerv und angrenzenden Strukturen, die für die Reproduktion der Symptome notwendig wäre, verhindert werden.

Eine zusätzliche wichtige Überlegung wäre, daß der „Slump"-Test, obwohl er die Spannung innerhalb des Nervensystems testet, auch die anteroposteriore Bewegung im Duralsack des Spinalkanals oder vielleicht auch die anterolaterale Bewegung bei kombinierten Bewegungen der Wirbelsäule einbezieht. Dabei werden Strukturen wie die dorsomediale Plica (Kap. 1) gedehnt. PNF und SLR sind für diese Gewebe eventuell nicht die geeigneten Teste.

Über die Jahre haben viele Autoren festgestellt, daß sich die Reaktionen auf den SLR im Sitzen von denen in der traditionellen Rückenlage unterscheiden. Manche Kliniker benutzen diese Tatsache heute noch als Beleg dafür, daß die Symptome eines Patienten möglicherweise nicht echt sind. Im Sitzen werden jedoch die Berührungsflächen des Nervensystems mit den angrenzenden Strukturen drastisch verändert, und die Wirbelsäule ist auch nicht in der gleichen Stellung wie beim Testen in Rückenlage. Beim Test im Sitzen ist die Wirbelsäule des Patienten viel stärker gebeugt. Im Lichte dessen, was wir heute über die Biomechanik und über die Pathologie im Wirbelkanal wissen, sollte dieser Test als Beweismittel dafür, ob der Patient eine organisch bedingte Pathologie hat, verworfen werden. In Anbetracht unseres Kenntnisstands über die Biomechanik des Nervensystems einschließlich der Möglichkeiten, durch kleine Bewegungen und geringfügige Haltungsanpassungen Symptome zu beeinflussen, erscheinen diese Teste sehr grob, und es ist sicher nicht gerechtfertigt, ihnen allzuviel Gewicht beizumessen.

Literatur

Beasley A W 1982 The origin of orthopaedics. The Journal of the Royal Society of Medicine 75:648-655

Borges L F, Hallett M, Selkoe D J, Welch K 1981 The anterior tarsal tunnel syndrome. Journal of Neurosurgery 54:89-92

Breig A, Marions O 1963 Biomechanics of the lumbosacral nerve roots. Acta Radiologica 4:602-604

Breig A, Troup J D G 1979 Biomechanical considerations in the straight-leg-raising test. Spine 4:242-250

Breig A 1978 Adverse mechanical tension in the central nervous system. Almqvist & Wiksell, Stockholm

Butler D S 1985 The effects of age and gender on the slump test. Unpublished thesis, South Australian Institute of Technology, Adelaide

Christodoulides A N 1989 Ipsilateral sciatica on femoral nerve strech test is pathognomic of an L4/5 disc protrusion. Journal of Bone and Joint Surgery 71B:81-89

Corrigan B, Maitland G D 1983 Practical orthopaedic medicine. Butterworths, London

Cyriax J 1942 Perineuritis. British Medical Journal 578-580

Cyriax J 1978 Textbook of orthopaedic medicine, 7th edn. Baillierre Tindall, London, vol 1

Davidson S 1987 Prone knee bend: an investigation into the effect of cervical flexion and extension. In: Dalziell B A, Snowsill J C (eds) Proceedings of the Manipulative Therapists Association of Australia, 5th Biennial Conference, Melbourne

Dyck P 1976 The femoral nerve tration test with lumbar disc protrusion. Surgical Neurology 6:163-166

Dyck P 1984 Lumbar nerve root: the enigmatic eponyms. Spine 9:3-6

Estridge M N, Rouhe S A, Johnson N G 1982 The femoral stretching test. Journal of Neurosurgery 57:813-817

Gifford L 1987 Circadian variation in human flexibility and grip strength. In: Dalziel B A, Snowsill J C (eds) Fifth biennial conference proceedings, Manipulative Therapists Association of Australia, Melbourne

Grant A 1983 The slump test. Unpubilshed thesis, South Australian Institute of Technology, Adelaide

Greive G P 1981 Common vertebral joint problems. Churchill Livingstone, Edinburgh

Hudgins W R 1979 The crossed straight leg raising test: a diagnostic sign herniated disc. Journal of Occupational Medicine. 21:407-408

Inman V T, Saunders J B 1942 The clinico-anatomical aspects of the lumbosacral region. Radiology 38:669-678

Khuffash B, Porter R W 1989 Cross leg pain and trunk list. Spine 602-603

Leung A L 1983 Effects of cervical lateral flexion on the slump test in normal young subjects. Unpublished thesis, South Australian Institute of Technology, Adelaide

Lew P C 1979 The straight leg raise and lumbar stiffness. Unpublished thesis, South Australian Institute of Technology, Adelaide

Lew P C, Puntedura E J 1985 The straight-leg-raise test and spinal posture. In: Proceedings Fourth Biennial Conference, Manipulative Therapists Association of Australia, Brisbane

Macnab I 1971 Negative disc exploration. Journal of Bone and Joint Surgery 53A:891-903

Macnab I 1977 Backache. Williams & Williams, Baltimore

Maitland G D 1979 Negative disc exploration: positive canal signs. Australian Journal of Physiotherapy 25:129-134

Maitland G D 1986 Vertebral manipulation, 5th edn. Butterworths, London
Deutsche Ausgabe:

Maitland G D 1994 Manipulation der Wirbelsäule, 2.Aufl. Rehabilitation und Prävention 24. Springer, Berlin, Heidelberg, New York

Massey A E 1985 Movement of pain sensitive structures in the neural canal. In: Grieve G P (ed) Modern manual therapy of the vertebral column. Churchill Livingstone, Edinburgh

McLaughlin A 1989 Combined slump test. Unpublished thesis. South Australian Institute of Technology, Adelaide

Miller A M 1987 Neuro-meningeal limitation of straight leg raising. In: Dalziel B A, Snowsill J C (eds) Fifth biennial conference, Manipulative Therapists Association of Australia, Melbourne

Nobel W 1966 Peroneal palsy due to haematoma in the common peroneal nerve sheath after ditral torsional fractures and inversion ankle sprains. The Journal of Bone and Joint Surgery 48A:1484-1495

O'Connell J E A 1946 The clinical signs of meningeal irritation. Brain LXIX:9-21

O'Connell J E A 1943 Sciatica and the mechanism of the production of the clinical syndrome in protrusions of the lumbar intervertebral discs. British Journal of Surgery 30:315-327

Slater H 1989, The effect of foot position on the SLR responses. In: Jones H, Jones M A, Milde M (eds) Sixth biennial conference, Manipulative Therapists Association of Australia, Adelaide

Styf J R 1988 Diagnosis of exercise induced pain in the anterior aspect of the lower leg. American Journal of Sports Medicine 16:165-169

Sunderland S 1978 Nerves and nerve injuries, 2nd edn. Churchill Livingstone, Edingburgh

Sutton J L 1979 The straight leg raising test, unpublished thesis, South Australian Institute of Technology, Adelaide, Australia

Sweetham B J, Anderson J A, Dalton E R 1974 The relationships between little finger mobility, lumbar mobility, straight leg raising and low back pain. Rheumatology and Rehabilitation 13:161-166

Tencer A F, Allen B L, Ferguson R L 1985 A biomechanical study of thoracolumbar spine fractures with bone in the canal, Part III. Spine 10:741-749

Troup J D G 1981 Straight-leg-raising (SLR) and the qualifying tests for increased root tension. Spine 6:526-527

Troup L M 1985 The straight leg raising test: a review. In: Grieve G P (ed) Modern manual therapy of the vertebral column. Churchill Livingstone, Edinburgh

Woodhall B, Hayes G J 1950 The well leg raising test of Fajersztajn in the diagnosis of ruptured intervertebral disc. The Journal of Bone and Joint Surgery 32A:786-792

8 Testen von Spannung – die oberen Extremitäten

Die Teste neuraler Spannung, die hier für die oberen Extremitäten vorgestellt werden, („Upper Limb Tension Tests"; ULTTs) wurden im Gegensatz zu den Testen der unteren Extremitäten und des Rumpfs erst in jüngster Zeit entwickelt. Sie werden fast ausschließlich von Physiotherapeuten benutzt. Weitere Forschung und noch sehr viel mehr Zeit sind notwendig, bis sie einen festen Bestandteil der neuro-orthopädischen Untersuchung bilden und, abgesehen von den Physiotherapeuten, auch von anderen Berufen anerkannt werden. Es besteht kein Grund dafür, daß sie nicht voll in Befundaufnahme und Untersuchung des Maitland-Konzepts integriert werden könnten. Im folgenden werden vier Basisteste für die linke obere Extremität bei einer nicht irritierbaren Schädigung vorgestellt.

- ULTT1: Ein Test mit Dominanz des N. medianus, mit dem Abduktion der Schulter untersucht wird.
- ULTT2 a: Ein Test mit Dominanz des N. medianus, mit dem Depression des Schultergürtels und Außenrotation der Schulter untersucht werden.
- ULTT2 b: Ein Test mit Dominanz des N. radialis, mit dem Depression des Schultergürtels und Innenrotation im Schultergelenk getestet werden.
- ULTT3: Ein Test mit Dominanz des N. ulnaris, bei dem Schulterabduktion und Ellenbogenflexion benutzt werden.

Spannungstest 1 für die obere Extremität (ULTT1)

Geschichte

Dieser Spannungstest für die obere Extremität (auch Tensionstest für den Plexus brachialis und „Elvey's Test" genannt) ist der neueste unter den Spannungstesten. Der Test wurde 1979 von R.L. Elvey entwickelt und dann in den letzten Jahren weiterentwickelt und bekanntgemacht (Elvey 1983; 1986; Elvey et al. 1986; Kenneally et al. 1988). Kenneally et al. (1988) nannten diesen Test den „SLR für die obere Extremität". Dies ist eine hilfreiche Analogie, weil dieser Test für die Untersuchung bei Störungen in den oberen Extremitäten und im Nackenbereich in jeder Hinsicht genauso nützlich ist wie der SLR für die Untersuchung und Behandlung bei Störungen in den unteren Extremitäten und der Lendenwirbelsäule.

Viele Jahre lang wiesen Kliniker und Forscher darauf hin, daß wirkungsvolle Spannungsteste für die oberen Extremitäten durchaus denkbar seien. Chavany (1934) schlug einen Test vor, bei dem Zug am gestreckten, abduzierten und elevierten Arm ausgeführt wird. Frykolm (1951) beschrieb einen ganz ähnlichen Test; dieser unterschied sich von dem anderen darin, daß er zervikale Lateralflexion zur gegenüberliegenden Seite hin einbezog. 1956 führte Smith an Leichen von Menschen und Affen Armbewegungen aus, die den Bewegungen des hier beschriebenen ULTT1 sehr ähnlich waren. Die daraus resultierenden Bewegungen des Rückenmarks im Zervikalbereich wurden genau protokolliert. Pechan (1973) erfand einen Test, der als „N. ulnaris-Tensionstest" bekannt ist; er ist dem ULTT3, der später in diesem Kapitel beschrieben wird, sehr ähnlich. Cyriax (1978), der sich der Bedeutung der Neurobiomechanik sehr bewußt war, schlug vor, zur symptomatischen Handgelenksstellung Ellenbogenextension hinzuzufügen.

Chirurgen ist seit vielen Jahren bekannt, daß der Arm eines Patienten, wird er im anästhesierten Zustand in bestimmten Positionen gelagert, eine Dehnungsneuropathie davontragen kann. Abduktion und Depression des Schultergürtels gelten als die gefährlichsten Lagerungspositionen.

Seit den ersten Berichten von Elvey und den erwähnten Studien an Leichen wurden dieser Test und seine Varianten in vielen Projekten in der Grund- und Spezialausbildung an Australiens „Tertiary Institutions" untersucht. Allein 500 Personen haben an normativen Studien am South Australian Institute of Technology teilgenommen (Kenneally 1985; Rubenach 1985; Fardy 1985; Bell 1987; Landers 1987). Auch an Leichen wurden viele Studien ausgeführt, bei denen Tensionsteste für die obere Extremität untersucht wurden (Elvey 1983, 1988; Ginn 1989; Selvaratnam et al. 1989). Kürzlich erst wurde der Test bei verschiedenen Schädigungen wie Radiusfrakturen (Yonng 1989), Schleudertraumen (Quintner 1989), postoperativer Hypersensibilität der Hand (Sweeney und Harms 1990) angewandt; dabei zeigte sich seine große Bedeutung. Dennoch sollte diesem Test in der medizinischen Literatur noch weitaus mehr Aufmerksamkeit gewidmet werden.

Diskutiert wurde auch die Frage, ob Spannungsteste jeweils für die verschiedenen Nerven in den oberen Extremitäten möglich seien (Kenneally et al. 1988). Die Autoren untersuchten den Verlauf von Nerven in Beziehung zu den Gelenkachsen der Bewegung und kamen zu dem Schluß, daß die Entwicklung von Techniken, die selektiv auf einen einzelnen Nerven ausgerichtet sind, doch möglich sein sollte.

Die klinische Erfahrung aber zeigt, daß dies nicht immer möglich ist, vor allem im Hinblick auf die komplexe Neuroanatomie des Arms. Ich schlage vor, daß für die oberen Extremitäten vier Basisteste benutzt werden. Diese Teste basieren auf starken Spannungsveränderungen des Nervensystems, und jeder einzelne Test spricht jeweils einen speziellen Nervenast besonders an.

Methode

Im folgenden wird ein linksseitig ausgeführter ULTT1 bei einer nicht irritierbaren Störung und voller freier Beweglichkeit der Finger, des Handgelenks, des Ellenbogengelenks, der Schulter und der Halswirbelsäule beschrieben. Wie in den vorausgegangenen Kapiteln wird die Patientin als weibliche und der Physiotherapeut als männliche Person beschrieben.

1. Die Patientin ist in neutraler Rückenlage, mehr zur linken Seite des Untersuchungstischs hin gelagert. Normalerweise ist kein Kissen nötig; wird aber eines benutzt, sollte es bei den späteren Bewegungstesten ein fester Bestandteil der Ausgangsposition sein. Der Untersucher steht in Schrittstellung und schaut die Patientin an, seine rechte Hand hält ihre linke Hand so, daß er sie bis zum Daumen und den Fingern unter Kontrolle hat. Ihr Oberarm liegt auf dem Oberschenkel des Untersuchers (Abb. 8.1A).
2. Auf den Schultergürtel der Patientin wird ein konstanter Depressionsdruck ausgeübt. Dies gelingt am besten, wenn der Untersucher seine Faust vertikal nach unten auf den Untersuchungstisch drückt, um so den Schultergürtel der Patientin in Neutralstellung zu halten. Dadurch wird während der Abduktionsbewegung eine Elevation des Schultergürtels verhindert. Im folgenden werden andere Möglichkeiten für die Stellung des Physiotherapeuten besprochen, weil mancher vielleicht eine andere ihm bequemere Position vorzieht. Dann wird der Arm der Patientin bis ca. 110° abduziert. Wenn ihr Arm auf dem Oberschenkel des Physiotherapeuten ruht, kann eine bessere Kontrolle und Unterstützung erzielt werden: Der Physiotherapeut kann den Arm der Patientin mit einer Schrittbewegung in Abduktion bringen und dabei die volle Unterstützung und Kontrolle ihres Arms gewährleisten (Abb. 8.1B).
3. Diese Position wird beibehalten; gleichzeitig wird der Unterarm der Patientin supiniert, und Handgelenk und Finger werden in Extension gebracht (Abb. 8.1C).
4. Nun wird die Schulter der Patientin in Außenrotation gebracht (Abb. 8.1D).
5. Daraufhin wird der Ellenbogen der Patientin gestreckt (Abb. 8.1E); alle anderen Komponenten werden exakt beibehalten.
6. In dieser Stellung wird Lateralflexion der Halswirbelsäule nach links und dann nach rechts hinzugefügt (Abb. 8.1F). Wenn die Patientin aufgefordert wird, ihren Kopf zur Seite zu bewegen, wird sie ihren Kopf unweigerlich drehen, anstatt eine Lateralflexion auszuführen. Es ist deshalb besser, wenn der Patientin vor Beginn des Tests genau erklärt wird, was der Untersucher von ihr erwartet; eine nützliche Bewegungsaufforderung wäre z. B.: „Schauen Sie bitte immer zur Decke und bewegen Sie ihr Ohr zur Schulter hin."

Wie bei allen Spannungstesten besteht der wichtigste Teil dieses Tests darin, daß nach jedem Abschnitt die gerade erreichte Position genau beibehalten wird, bevor die nächste Komponente hinzukommt. Symptome und Symptomveränderungen müssen nach jedem einzelnen Schritt abgeklärt und interpretiert werden.

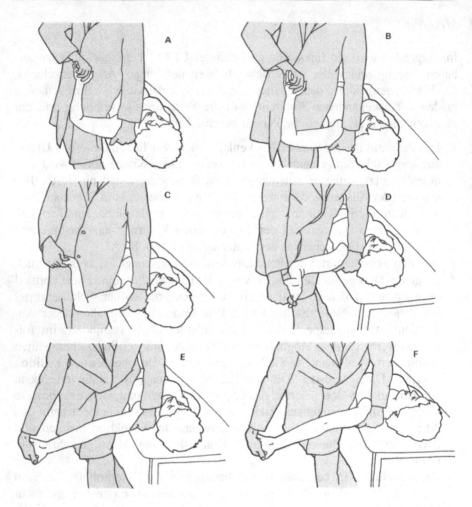

Abb. 8.1. A–F. A ULTT1, Phase 1 **B** ULTT1, Phase 2 **C** ULTT1, Phase 3 **D** ULTT1, Phase 4 **E** ULTT1, Phase 5 **F** ULTT1, Phase 6

Eine andere Methode der Handhabung

In Abb. 8.2 wird eine andere Möglichkeit der Handhabung dargestellt, die manche Physiotherapeuten bevorzugen. Anstatt wie in Teststufe 2 die Depression des Schultergürtels mit der Faust zu halten, die auf das Bett gestützt ist, kann der Physiotherapeut auch seinen linken Ellenbogen auf den Schultergürtel der Patientin legen, wobei sein Unterarm auf ihrem Oberarm aufliegt. Dabei wird die Supination des Unterarms früher in der Testabfolge ausgeführt. Manche Kliniker nehmen lieber erst die Außenrotation der Schulter und dann die Supination des Unterarms in den Testablauf hinein. Klinisch hat dies keine großen Konsequenzen, solange der Physiotherapeut diese Testschritte beim Wiedertesten genau gleich wiederholt und ihm bewußt ist, daß er mit der Veränderung der Testabfolge auf die Reproduzierung der Symptome Einfluß nimmt.

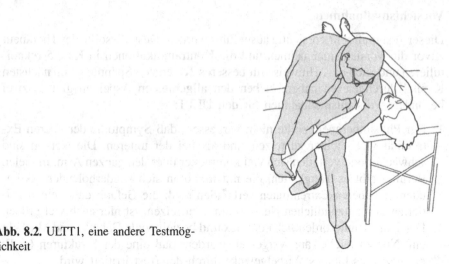

Abb. 8.2. ULTT1, eine andere Testmöglichkeit

Bemerkungen zur Testabfolge

Bei der Testmethode von Kenneally et al. (1988) kommt die Streckung von Handgelenk und Fingern ganz zuletzt. Ich würde dagegen vorschlagen, daß die Ellenbogenstreckung den letzten Testschritt darstellen sollte. Es ist viel leichter, das Ausmaß an Ellenbogenextension abzuschätzen, als die Extension des Handgelenks visuell zu messen. Wahrscheinlich ist es auch sicherer, die Ellenbogenstreckung als letzte Komponente hineinzunehmen, ganz einfach deshalb, weil die Nerven im Ellenbogenbereich kräftiger sind als am Handgelenk und ein unerfahrene Kliniker oder ein mit ungeschickten Händen arbeitender Physiotherapeut sehr leicht eine Reizung im oberen Quadranten erzeugen könnte. Kenneally et al. (1988) erwähnen auch, daß bei diesem Test eine zusätzliche Schulterdepression auszuführen sei. Weil aber beim ULTT2, der später noch beschrieben wird, die Schulterdepression ein ganz wesentlicher Testschritt ist, denke ich, daß es ausreichen dürfte, wenn der ULTT1 nur mit der beibehaltenen Depressionskomponente ausgeführt wird. Das ermöglicht auch eine bessere Untersuchung der Abduktion.

Es besteht die Versuchung, zuerst das Nervensystem durch eine kontralaterale Lateralflexion der Halswirbelsäule vorzudehnen, um die Ungenauigkeit zu vermeiden, die sich ergibt, wenn die Patientin dazu aktiv aufgefordert wird. Auch wenn die Testkomponente der Lateralflexion manchmal erforderlich ist, so sollte der Test doch zunächst mit der Halswirbelsäule in Neutralstellung ausgeführt werden; er wird in dieser Position fast immer ausreichend sensibel sein. Dadurch wird es auch leichter, den Test exakt zu wiederholen, und das Vorgehen ist sicherer für die Patientin, weil das Nervensystem in der Halswirbelsäule etwas lockerer bleiben kann. Lateralflexion von der Testseite weg oder zur Testseite hin kann auch als Differenzierung im Hinblick auf die strukturelle Quelle der Symptome in der Extremität benutzt werden – nicht nur die Lateralflexion zur Testseite hin.

Vorsichtsmaßnahmen

Dieser Test muß sehr vorsichtig ausgeführt werden. Deshalb sollte der Therapeut zuvor die Vorsichtsmaßnahmen und die Kontraindikationen in Kap. 5 rekapitulieren und auch die „Hinweise für besseres Testen von Spannung" im nächsten Kapitel durchgelesen haben. Neben den allgemeinen Aspekten gibt es zwei besondere Vorsichtsmaßnahmen für den ULTT:

1. Der Physiotherapeut sollte nicht vergessen, daß Symptome der oberen Extremität viel leichter zu reizen sind als bei der unteren. Die Nerven sind schwächer und verteilen sich viel komplexer über den ganzen Arm. In vielen Berufen gibt es Tätigkeiten, die mit monoton sich wiederholenden Aktivitäten der oberen Extremitäten verbunden sind; die Gefahr, dabei einen irritierten und entzündlichen Nervenstamm zu reizen, ist hier auch viel größer.
2. Der Test ist außerordentlich komplex und bezieht viele Gelenke und Muskeln ein. Nur zu leicht kann vergessen werden, daß eine der Strukturen (z. B. ein gezerrtes kleines Wirbelgelenk) durch den Test irritiert wird.

Vorausgesetzt, daß die subjektive Untersuchung so umfassend wie nur möglich ist, und der Physiotherapeut die gefundenen Informationen mit seinem Wissen über Pathologie verbinden kann, dürfte bei einer geschickten Handhabung ein ungewolltes Reizen der Störung extrem selten sein.

Indikationen

Bei allen Patienten mit Symptomen im Bereich der Arme, des Kopfs, der Halswirbelsäule und der Brustwirbelsäule wird der ULTT1 zur Anwendung empfohlen. Er sollte unmittelbar nach der ersten Untersuchung ausgeführt werden, wenn subjektive und physische Befunde auf ein geschädigtes Nervensystem verweisen, wobei die Mechanik eine Komponente der Beschwerden des Patienten darstellen könnte (Kap. 4 und 5). Bei sehr schmerzhaften oder irritierbaren Schädigungen kann der Test zunächst weggelassen oder auch an die irritierbare Störung angepaßt durchgeführt werden (Kap. 9). Physiotherapeuten, die mit der Untersuchung des Nervensystems noch nicht vertraut sind, sollten die Spannungsteste für die oberen Extremitäten bei allen nicht irritierbaren Zuständen einsetzen, um die Relevanz dieser Teste genauer kennenzulernen.

Normale Reaktionen

Kenneally et al. (1988) faßte die normalen Reaktionen auf den ULTT zusammen, die er bei 400 „normalen" Versuchspersonen beobachtete:

1. ein als tief empfundenes Zuggefühl in der Fossa cubitalis (bei 99% der Testpersonen), das sich weiter ausdehnt bis zum anterioren radialen Teil des Unterarms und von dort bis in den radialen Anteil der Hand (bei 80%);
2. ein deutliches Kribbelgefühl im Daumen und in den ersten drei Fingern;
3. bei einem kleinen Prozentsatz der untersuchten Personen ein Dehngefühl im anterioren Anteil der Schulter;
4. zervikale Lateralflexion von der Testseite weg verstärkt die Reaktionen, die ungefähr 99% der Testpersonen zeigten;
5. zervikale Lateralflexion zur Testseite hin vermindert die Reaktionen in ungefähr 70% der Fälle bei normalen Testpersonen.

Alle Reaktionen sind in Abb. 8.3 dargestellt. Pullos (1986) wandte den Test bei 100 gesunden Versuchspersonen an und berichtete, daß der normale Verlust an Beweglichkeit bei Ellenbogenextension 16,5–53,2° betrug.

Sensibilisierende Ergänzungsbewegungen und Variationen

Es gibt für diesen Test viele zusätzliche Komponenten, wobei „Variationen" vielleicht die treffendere Bezeichnung ist als „sensibilisierende Ergänzungen". Die gleichen sensibilisierenden Ergänzungsbewegungen, die auch für die unteren Extremitäten benutzt werden, zeigen allerdings im Bereich der oberen Extremität nicht so deutliche Resultate. Im Armbereich wird infolge der komplexen Anatomie der Nerven bereits eine kleine Bewegung, die sensibilisierend für den einen Nerv wirkt, sehr schnell Spannung von einem anderen wegnehmen. Jede der Komponenten kann verändert werden, und obwohl eine größere Beweglichkeit bei den meisten Komponenten die Sensibilität des Tests verfeinert, muß dies nicht immer so sein.

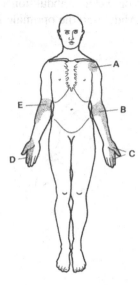

Abb. 8.3. Die normalen Reaktionen beim ULTT1 (Nach Kenneally et al. 1988)

Wenn einmal die Reaktionen des Grundtests ermittelt worden sind, gibt es für die weitere Untersuchung sehr viele Variationen und Bewegungsrichtungen, wie z. B. Pronation statt Supination, radiolaterale Deviation im Handgelenk und verschiedene Grade von Schulterextension/-flexion, um hier nur einige zu nennen. Vorausgesetzt, daß der Untersucher das nötige Wissen über Neurobiomechanik mitbringt und die symptomauslösenden Aktivitäten bei seinem Patienten kennt, sind die Variationsmöglichkeiten geradezu unerschöpflich. In Kap. 9 wird das Thema der Testerweiterung besprochen.

Der ULTT kann auch „vom anderen Ende" her ausgeführt werden, d.h. zuerst von der Hand aus. Bei Störungsquellen in Bereichen wie z. B. der Hand, dem Handgelenk und dem Unterarm kann dies für die Symptomreproduzierung außerordentlich nützlich sein. Eine schmerzhafte Stellung kann hier z. B. mit Extension und radialer Deviation im Handgelenk reproduziert werden. Die Spannung kann dann durch proximale Komponenten vergrößert werden. Auch eine Spannungserhöhung in anderen Extremitäten kann in den Test eingebracht werden. Zwei sehr wertvolle Testergänzungen sind ULTT des kontralateralen Arms und SLR (Abb. 8.4).

Am South Australian Institute of Technology wurden eine Reihe normativer Studien zu den Variationen des ULTT1 ausgeführt. Sie geben einen Einblick in die weitreichenden Auswirkungen dieses Tests und sprechen dafür, daß Patienten mit Gegenspannungssyndromen besonders gründlich untersucht werden sollten. Rubenach (1985) analysierte die Wirkung des kontralateralen ULTT1, während der ULTT1 der anderen Seite gehalten wurde. Die meisten Symptome, die bei dem ursprünglichen Testarm aufgetreten waren, verschwanden. Von einer ähnlichen Veränderung der Symptome wurde auch berichtet, wenn der bilaterale SLR-Test hinzugefügt wurde (Bell 1987). Fardy (1985) untersuchte die Auswirkung von Nackenbewegungen auf den ULTT1 und bestätigte, daß die Lateralflexion der Halswirbelsäule von der Testseite weg die Symptomreproduktion des ULTT bei jungen asymptomatischen Personen maximal verstärkte. Landers (1987) untersuchte den ULTT1 in verschiedenen Stellungen von Schulterabduktion (70°, 110°, 130° und 150°) und stellte fest, daß 110° Abduktion die optimale Position war, um die Symptome zu reproduzieren, die

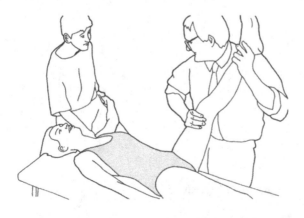

Abb. 8.4. Dem ULTT1 wird SLR hinzugefügt

von der 5., 6. und 7. Nervenwurzel ausgingen. McLaughlin (1989) analysierte den kontralateralen ULTT1 als Ergänzung zum „Slump"-Test. Sein Test hatte nur sehr geringfügige Auswirkungen auf den „Slump"-Test, bestätigte aber doch auch hinreichend, daß es sich lohnt, diesen Test bei Patienten mit Arm- und Rumpfsymptomen auszuführen.

Biomechanik

Der Test ist sicherlich sehr komplex. Jede Struktur im Bereich des Arms und viele Strukturen in der Hals- und Brustwirbelsäule werden während dieses Tests bewegt. Anhand der Anatomie und aus Symptomreproduktionen bei normalen Personen kann geschlossen werden, daß der N. medianus im Vergleich zu den anderen Strukturen im Nervensystem besonders intensiv getestet wird; das gilt auch für den N. interosseus anterior. Was mit dem Nervensystem während der Bewegung ansonsten noch geschieht, kann ebenfalls erschlossen werden. In Kap. 2 wurden einige Studien vorgestellt, die das Ausmaß an Bewegung und Spannung bei Armbewegungen beschreiben.

Bei Schulterabduktion werden die zervikalen Nervenwurzeln C5, 6 und 7 gespannt und aus ihrem Foramen gezogen. Auch anhaltende Depression hält die Nervenwurzeln und den Plexus brachialis gespannt. Lord und Rosati (1971) beschrieben die „Pulley"-Reaktion auf den Plexus brachialis bei Schulterabduktion, wobei er sich um den Processus coracoideus herumwickelt. Alle Stränge des Plexus werden in dieser Position gespannt, ohne einen der Nervenstämme speziell zu belasten. Klinisch wurde beobachtet (Maitland 1977; Davidson et al. 1981), daß Patienten mit Schmerzen an der 5. Zervikalwurzel bei Elevation der Skapula und glenohumeraler Abduktion eine Erleichterung der Symptome empfinden. Manche dieser Patienten legen zur Schmerzerleichterung ihren Arm über den Kopf. Das Beibehalten der Depression und der „Pulley"-Effekt scheinen deshalb sehr wichtig für die Symptomreproduzierung zu sein.

Nicht so klar ist die Auswirkung der Außenrotation im Schultergelenk auf das Nervensystem. Reid (1987) führte an zwei Leichen sog. „Buckle transducer"-Studien durch; eine Leiche war präpariert, eine war nicht präpariert. Seine Studien zeigten, daß Außenrotation Spannung in den Plexussträngen reduzierte, und es wurde daraus geschlossen, daß diese Bewegung aus dem Test zu eliminieren sei. Auch klinisch beobachtete Reid (1987), daß Außenrotation die Symptome bei Schulterabduktion oftmals verminderte. Dies geschieht tatsächlich häufig. Ich denke, daß alles, was diesen Test vereinfacht, nur von Nutzen sein kann. Allerdings ist auch die Überlegung wichtig, daß die Bewegung des Nervensystems das eigentliche sensible Merkmal ist, obwohl in dieser kleinen Studie bei Außenrotation Spannung reduziert wurde. Außenrotation ist häufig gegen das Ende der Beweglichkeit schmerzhaft, was meistens als glenohumerale Kapseleinschränkung interpretiert wird. Durch eine strukturelle Differenzierung läßt sich relativ leicht herausfinden, ob die Einschränkung vom Nervensystem oder von der glenohumeralen Kapsel herrührt. In der eigentlichen Behandlung ist die außenrotatorische Komponente bei manchen Patienten dann gar nicht erforderlich.

Ellenbogenextension spannt mit Sicherheit den N. radialis und den N. medianus bei gleichzeitigem Lockern des N. ulnaris am Ellenbogen. Extension des Handgelenks und der Finger spannt den N. medianus und N. ulnaris und gibt dem N. radialis Lockerung. Wir dürfen nicht vergessen, daß bei zusätzlichen pathologischen Prozessen die Verteilung der Spannungsmuster und damit die symptomatische Reaktion völlig anders sein kann. Es gibt genügend klinische Beweise, daß der ULTT1 – ist er erst einmal sensibilisiert – Kopfschmerzen und Wirbelsäulensymptome beeinflussen kann (und in manchen Fällen sogar Symptome innerhalb der Lendenwirbelsäule).

Spannungstest 2 für die obere Extremität (ULTT2)

Geschichte

Den Physiotherapeuten, die klinische Entscheidungsprozesse einsetzen und den ULTT1 benutzen, wurde es sehr schnell klar, daß Patienten, deren Beschwerden als neurogen eingestuft wurden, nicht zwangsläufig durch Elevation der Armposition eine Veränderung ihrer Symptome erfuhren. Eine weitere Schwierigkeit trat beim ULTT1 während der Abduktionskomponente im Schultergelenk auf, weil nämlich die Depression des Schultergürtels nicht gut genug unten gehalten werden konnte. Neue Teste und Variationen des ULTT1 wurden dringend benötigt. Der ULTT2, der aus mehreren Quellen entstand, wurde dann diesen Erfordernissen entsprechend entwickelt. Ursprünglich wurde ein Test für die Stellungen gebraucht, die zum Bedienen von Tastaturen und Schreibmaschinen benutzt werden; also vor allem Schulterdepressions- und Protraktionsstellungen (Butler 1987). Sektionsschnitte von Smith (1956) zeigten die bedeutsamen Auswirkungen von Schultergürteldepression auf den Plexus brachialis und auf das Rückenmark der Halswirbelsäule bei Affen und bei einer menschlichen Leiche. Eine Untersuchung der Neuroanatomie der oberen Extremität zeigt die deutliche Wirkung von Schulterdepression auf die neuralen Strukturen. Elvey (1986) schlug vor, die Schulterdepression als Teil der Mobilisationsbehandlung für zervikale Nervenwurzeln zu benutzen. Sunderland (persönliche Mitteilung 1988, 1989) hat sich häufiger für die Einbeziehung von verstärkter Schulterdepression bei den Spannungstesten der oberen Extremität ausgesprochen. Die hier vorgeschlagene Vorgehensweise halte ich persönlich für das zweckmäßigste Verfahren. Depression des Schultergürtels setzt das Nervensystem unter ein starkes Maß an Spannung, und ich denke, daß es sich sehr lohnt, zwei Teste mit Depression als Schlüsselposition durchzuführen; ein Test betont mehr den N. medianus und der andere mehr den N. radialis.

Methode *(Betonung des N. medianus)*

Der Test wird für den linken Arm beschrieben.

1. Die Patientin liegt leicht diagonal auf dem Untersuchungsbett, mit ihrem Kopf etwas näher zur linken Seite hin; ihre Skapula ragt über die Bettkante hinaus. Der rechte Oberschenkel des Untersuchers ist gegen die linke Schulter der Patientin gelehnt. Seine rechte Hand hält ihren Ellenbogen und seine linke Hand ihr Handgelenk (Abb. 8.5A). Diese Ausgangsposition mit gekreuzten Armen bringt es mit sich, daß die Hände des Physiotherapeuten ihre Position während des Testablaufs nur minimal verändern müssen; so läßt sich die Technik flüssig ausführen und besser kontrollieren.
2. Der Untersucher benutzt seinen Oberschenkel zum vorsichtigen Herunterdrücken des Schultergürtels der Patientin (Abb. 8.5B). In dieser Position und während des gesamten Tests kann der Untersucher unter seinem Arm hindurch das Gesicht der Patientin sehen und so jede nonverbale Information sofort aufnehmen. Der Oberschenkel kann ein gutes Gefühl für die Bewegung entwickeln, und es ist von Vorteil, die Depression gleichmäßig zu halten, während beide Hände für Bewegungskombinationen im Armbereich der Patientin frei sind. Der Test muß in ca. 10° Abduktion der Schulter ausgeführt werden, so daß der Arm frei beweglich ist und parallel zur Bettkante ausgerichtet.
3. Die Schulter der Patientin wird in Depressionsstellung gehalten, und der Untersucher führt dann eine Extension in ihrem Ellenbogengelenk aus (Abb. 8.5C).
4. Die Schultergürteldepression/Ellenbogenextension wird gehalten, und der Untersucher führt mit seinen beiden Armen eine Rotationsbewegung des gesamten Arms der Patientin aus (Abb. 8.5D).
5. Diese Stellung wird beibehalten; der linke Unterarm des Untersuchers proniert und gleitet in die Hand der Patientin hinunter. Die Hand des Untersuchers legt sich in die Daumen-Zeigefinger-Spanne der Patientin. Dann werden Handgelenk, Finger und Daumen der Patientin in Extension gebracht. Diese Position ermöglicht eine zuverlässige Kontrolle über den Arm der Patientin bis zu den Fingerspitzen (Abb. 8.5E).
6. Die am häufigsten gebrauchte sensibilisierende Ergänzungsbewegung ist Abduktion im Schultergelenk (Abb. 8.5F). Andere Variationen sensibilisierender Positionen können zum ULTT2 hinzugefügt werden und werden im Abschnitt über den ULTT2 für den N. radialis besprochen. Wird ein Symptom mehr distal reproduziert, kann die Schulterdepression aufgelöst und die Reaktion darauf festgestellt werden. Tritt ein Symptom mehr proximal auf, kann das Handgelenk bewegt werden, um so festzustellen, ob es irgendeine Veränderung in der Symptomreproduktion gibt. Es lohnt sich, die Empfindlichkeit der Schultergürteldepression zu untersuchen. Zeigt sich eine Reaktion in der Unterarmsymptomatik, kann das geringfügigste Loslassen der Depression diese Symptomantwort erleichtern – vorausgesetzt, daß das Symptom neurogen bedingt ist.

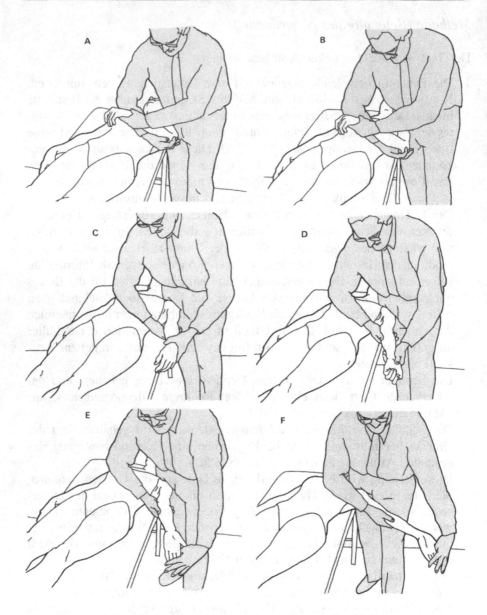

Abb. 8.5. A–F. A ULTT2 (Betonung des N. medianus), Phase 1, **B** ULTT2 (Betonung des N. medianus), Phase 2, **C** ULTT2 (Betonung des N. radialis), Phase 3, **D** ULTT2 (Betonung des N. radialis), Phase 4, **E** ULTT2 (Betonung des N. medianus), Phase 5, **F** ULTT2 (Betonung des N. medianus), Phase 6

Methode (Betonung des N. radialis)

1. Ausgangsposition, Schultergürtelbewegungen und Ellenbogenextension sind die gleichen wie beim ULTT2 (Betonung des N. medianus).
2. In dieser nicht zu verändernden Stellung wird der Arm der Patientin nach innen rotiert; das ist die Schlüsselbewegung dieses Tests. Der Untersucher muß mit seinem linken Arm so weit wie möglich um den Unterarm der Patientin greifen, um ihr Handgelenk zu fassen (Abb. 8.6A). Der gesamte Arm der Patientin wird dann am Schultergelenk in Innenrotation gebracht, wobei zwangsläufig der Unterarm in Pronation kommt. Dem Untersucher sollte es nach Ausführung der Innenrotation möglich sein, mit seinem linken Ellenbogen gegen das linke Ellenbogengelenk der Patientin zu drücken und es in Extension zu verschließen, um diese Ellenbogenextension und die Innenrotation zu erhalten (Abb. 8.6B).
   Der Untersucher merkt, ob diese Position sicher gehalten werden kann, weil sein rechter Arm relativ frei ist, um den Arm der Patientin zu führen. Dieser freie Arm ist letztlich von unschätzbarem Wert bei Behandlungstechniken, z. B. zur Mobilisation des Radiusköpfchens oder bei tiefen Friktionsmassagen am Ellenbogen, wenn das Nervensystem beim sog. Tennisellenbogen beteiligt ist (Kap. 14).
3. Dann wird das Handgelenk der Patientin gebeugt, entweder aktiv oder auch passiv; dabei verwendet der Untersucher seine linke Hand (Abb. 8.6C). Über den oberflächlichen sensiblen Ast des N. radialis kann durch Flexion in den Daumengelenken mit ulnarer Deviation im Handgelenk der Radialnerv weiter sensibilisiert werden. Der Untersucher kann auch als Alternative seine rechte Hand am Arm der Patientin etwas hinuntergleiten lassen und die Flexion im Handgelenk, im Daumen und in den Fingern kontrollieren (Abb. 8.6D)

Indikationen

Ähnlich wie der ULTT1, sollte auch der ULTT2 bei der Untersuchung aller zervikalen, thorakalen und an den oberen Extremitäten auftretenden Störungen benutzt werden. Der ULTT2 sollte gleich bei der ersten Untersuchung eingesetzt werden, wenn es in der subjektiven Untersuchung Hinweise gibt, daß eine Komponente von neuraler Gegenspannung vorliegt. Der ULTT2 hat besonders dann Priorität, wenn die Symptome des Patienten bei Bewegungen des täglichen Lebens auftreten, die Schulterdepression erfordern. Bei Symptomen im Versorgungsgebiet des N. radialis ist dieser Test mit Radialnervbetonung unbedingt einzusetzen. Bei Störungen, die eine Diagnose wie Tennisellenbogen oder De Quervain-Syndrom nahelegen, wird ebenfalls dem ULTT2 mit Betonung des N. radialis Priorität in der Untersuchung eingeräumt.

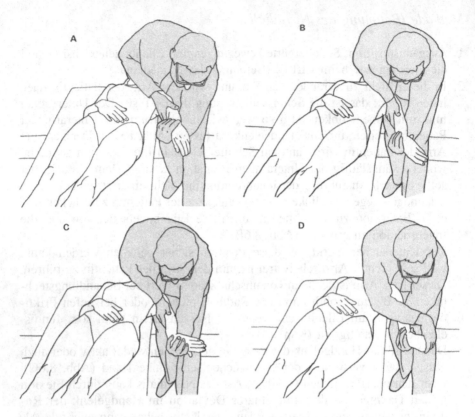

Abb. 8.6. A–D. A ULTT2 (Betonung des N. radialis), Phase 1, **B** ULTT2 (Betonung des N. radialis), Phase 2, **C** ULTT2 (Betonung des N. radialis), Phase 3, **D** ULTT2 (Betonung des N. radialis), Phase 4

Normale Reaktionen

Bisher gibt es noch keine Studien, die die normalen Reaktionen auf die ULTT2-Teste untersucht haben. Die Teste müssen auch mit der anderen Seite verglichen werden. Je nachdem, welche Nervenbetonung beim Test benutzt wird, können im Versorgungsbereich des N. radialis oder des N. medianus oder auch im Verlauf dieser Nerven Symptome erwartet werden. Es ist völlig normal, daß der Patient bei diesen Testen gewisse Symptome verspürt. Die ULTT2-Bewegungssequenzen bieten eine Methode, Spannung und Bewegung des Nervensystems bei relativ neutraler Position seiner angrenzenden Berührungsflächen zu testen. Im Gegensatz zum ULTT1, wo auf die nichtneuralen Schulterstrukturen ein ziemlich starker Zug ausgeübt wird, ermöglichen die ULTT2 in manchen Situationen eine leichtere und bessere Untersuchung und letztlich auch eine bessere Behandlung des Nervensystems.

Häufige Varianten

1. Während einer Schultergürteldepression kann der Physiotherapeut entweder Protraktion oder Retraktion der Schulter ergänzen; wenn er etwas in die Kniebeuge geht und den Schultergürtel beim Hochkommen mitnimmt (Abb. 8.7), wird eine Protraktion ausgeführt. Rutscht die Patientin etwas mehr an die Bettkante und der Untersucher geht auf seine Zehenspitzen, kann er beim Zurückkommen auf die Füße über seinen Oberschenkel in der Schulter der Patientin Retraktion ausführen. Protraktion spannt den N. suprascapularis.
2. In der Streckung von ULTT2 können zusätzliche Lateralflexion in der Halswirbelsäule von der Testseite weg oder zur Testseite hin oder/und etwas Abduktion oder Extension im Schultergelenk sensibilisierende Ergänzungsbewegungen sein. Bevor die Schulterdepression verlorengeht, ist meistens 40°–50° Schulterabduktion in der Schulter möglich.
3. Statt Ellenbogenextension kann, wenn notwendig, Ellenbogenflexion ergänzt werden und/oder Kombinationen von Supination und Protraktion.
4. Radiale oder ulnare Deviation zusammen mit Supination und Pronation sind andere Möglichkeiten für diesen Test. Bei manchen dieser sehr komplexen Positionen kann Hilfe von einem Assistenten sehr willkommen sein.
5. Wie bei allen diesen Testen kann die Reihenfolge der Ergänzungsbewegungen verändert werden. Zum Beispiel kann bei der den N. medianus betonenden Version die Außenrotation in der Schulter vor der Ellenbogenextension hinzugefügt werden. Beim Test mit N. radialis-Betonung können die distalen Komponenten wie Daumen- und Handgelenkflexion zuerst ausgeführt werden.
6. Der ULTT2 (N. radialis- und N. medianus-Betonung) kann in Bauchlage ausgeführt werden. Diese Lagerung ist für die Ausführung einer Technik wie unilaterale Zusatzbewegungen an der Hals- oder Brustwirbelsäule sehr geeignet. Der Physiotherapeut hat dann die Möglichkeit, ohne Umlagerung der Patientin die Auswirkungen seiner Behandlung auf den ULTT2 sofort zu überprüfen. Es ist auch eine gute Ausgangsstellung, wenn die Behand-

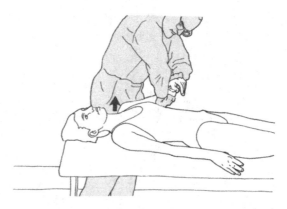

Abb. 8.7. Anheben des Schultergürtels in die ULTT2-Stellung

lungsreaktion auf Retraktion der Schulter beim Test überprüft werden soll (Abb. 8.8).

Spannungstest 3 für die obere Extremität (ULTT3)

Bei den beschriebenen Testen dienten Depression des Schultergürtels oder Abduktion im Schultergelenk als Grundposition für das Bewegen und Spannen des Nervensystems. Da alle Teste Ellenbogenextension enthalten, kann hier der N. ulnaris mit seinen Ursprüngen nicht hinreichend getestet werden. Es ist notwendig, einen zusätzlichen Test zur Verfügung zu haben, der Ellenbogenflexion als Teil des Grundtests beinhaltet.

Geschichte

Es gibt eine ganze Reihe von Berichten über Teste, bei denen es darum ging, den N. ulnaris zu dehnen; vielleicht liegt dies an der besonderen Anatomie dieses Nerven im Vergleich zu anderen und an dem häufigen Phänomen des „Musikantenknochens". Pechan (1973) entwickelte offenbar den ersten Test für die Belastung des N. ulnaris. Vor einiger Zeit erschien in einer Fachzeitschrift ein Artikel über den „Flexionstest für den Ellenbogen", wie in Abb. 8.9 dargestellt (Buehler und Thayer 1988). In diesem Test hätte die Spannung durch mehr Abduktion und Depression im Schultergürtel sicherlich erhöht werden können. Für den Test, der im folgenden beschrieben wird, habe ich in gewissem Umfang von den genannten Testen Anregungen aufgenommen.

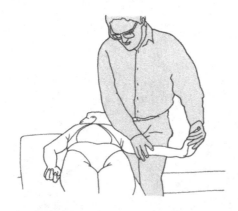

Abb. 8.8. ULTT2 in Bauchlage

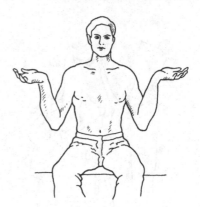

Abb. 8.9. Der Ellenbogenflexionstest
(Aus Buehler und Thayer (1988))

Methode

1. Physiotherapeut und Patientin sind in der gleichen Ausgangsstellung wie für den ULTT1. Zu beachten ist die Schrittposition des Physiotherapeuten, in der er seinen Körper durch nur minimale Fußbewegungen einsetzen und damit eine weich und flüssig ablaufende Testsequenz bewirken kann. Der Ellenbogen der Patientin ruht gerade unterhalb des Spina iliaca anterior superior links in der Leiste des Untersuchers (Abb. 8.10A), wobei manche Patienten die rechte Seite als bequemer empfinden mögen.
2. Das Handgelenk wird extendiert und der Unterarm der Patientin in Supination gebracht (Abb. 8.10B).
3. Die oben beschriebene Position wird beibehalten, und der Ellenbogen wird völlig gebeugt (Abb. 8.10C).
4. Vom Untersucher wird dann bei der Patientin eine Depression des Schultergürtels herbeigeführt, indem er seinen rechten Arm in Richtung Bett drückt; dabei wird die Depression von ihm eingeleitet und durch mehr Druck seines Arms auf das Untersuchungsbett blockiert und aufrechterhalten. In dieser Stellung kann dann Außenrotation im Schultergelenk ergänzt werden (Abb. 8.10D).
5. Aus dieser Position erfolgt dann Abduktion im Schultergelenk und zwar so, als sollte die Hand der Patientin über ihr Ohr gelegt werden. Damit diese Bewegung flüssig und leicht erfolgen kann, sollte der Körper des Physiotherapeuten so in Stellung gehen, daß ein Drehpunkt um den Arm der Patientin herum entsteht mit Druck in Richtung Untersuchungstisch. Die ursprüngliche Schrittstellung muß dazu unbedingt beibehalten werden (Abb. 8.10E).
6. Der Test kann auch mit einer zu Beginn eingenommenen Lateralflexion der Halswirbelsäule oder jeder gewünschten anderen Position ausgeführt werden, oder der Kopf der Patientin kann während der Bewegungssequenzen in eine Lateralflexion zur anderen Seite hin bewegt werden (Abb. 8.10F).

Es gibt viele Komponenten in diesem Testablauf, die während der Bewegungen leicht verlorengehen können. Alle Komponenten müssen aber stabil gehalten

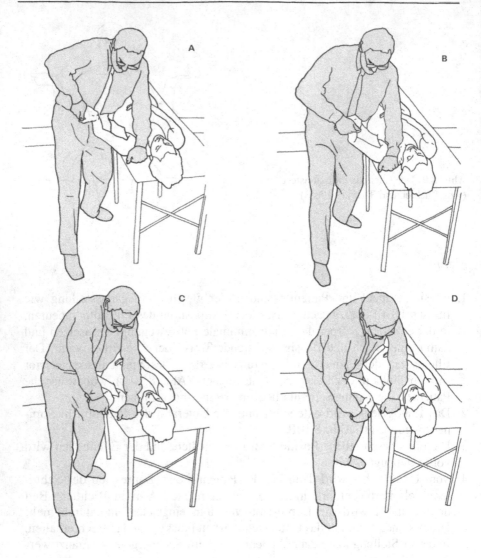

Abb. 8.10. A–D. A ULTT3, Phase 1, **B** ULTT3, Phase 2, **C** ULTT3, Phase 3, **D** ULTT3, Phase 4

werden, ehe eine neue sich darauf aufbauende Bewegung ausgeführt wird. Dieser Tensionstest erfordert praktische Übung und Erfahrung. Ist der Grundtest einmal ausgeführt, können, wie bei allen anderen Spannungstesten, die verschiedenen Komponenten jeweils in der gewünschten Reihenfolge ergänzt werden.

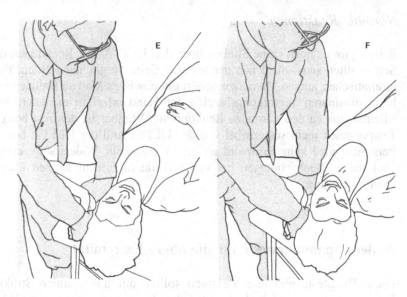

Abb. 8.10. E ULTT3, Phase 5, **F** ULTT3, Phase 6

Indikationen

Der ULTT3 ist mit Sicherheit primär auf den N. ulnaris ausgerichtet. Er ist ein Grundtest, weil der ULTT1 und der ULTT2 nicht routinemäßig Ellenbogenflexion benutzen und deshalb auch keine ausreichende Spannung auf den N. ulnaris und seine Fortsetzungen ausüben. Läsionen der Nervenwurzeln C8 und T1 sind in der Manualtherapie als therapieresistent bekannt. Dieser Test entstand auf der Suche nach einem Weg, alle Strukturen, die an so einem Schädigungsbild beteiligt sind, zu erreichen, und er hat sich in der regelmäßigen klinischen Benutzung außerordentlich bewährt. Dabei wurde deutlich, daß der N. ulnaris auch bei anderen Störungen als dem „Golfarm" eine wichtige Rolle spielt. Dieser Test sollte immer dann ausgeführt werden, wenn der geringste Verdacht auf Beteiligung des N. ulnaris an einer vorhandenen Störung besteht. Ein Beispiel dafür, wie uns Patienten einen wichtigen Hinweis geben können, ist folgender Fall: Auf der Höhe des Ausholens für einen Golfschlag empfindet der Patient Schmerzen im Handgelenk und entlang der ulnaren Seite der Hand. Diese Position ist der des ULTT3 sehr ähnlich.

Wenn bei einem Patienten der ULTT1 eingeschränkt ist und Symptome in den Versorgungsbereich des N. medianus reproduziert, lohnt es sich trotzdem, den ULTT3 auszuführen, vor allem auch dann, wenn sich eine Stelle von Spannung im Plexus brachialis befindet. Die bestmöglichen Bewegungen der Plexusverbindungen des N. ulnaris werden für ein optimales Bewegen und Spannen des N. medianus benötigt. Deshalb kann eine Behandlung durch Spannen des N. ulnaris bereits einen Teil der Behandlung beim Karpaltunnelsyndrom ausmachen.

Normale Reaktionen

Bisher gibt es noch keine Studien über den ULTT3. Die Reaktionen der einen Seite sollten stets mit denen der anderen Seite verglichen werden. Bei asymptomatischen jungen Menschen gehört ein gewisses Maß an Brennen und Kribbeln im ulnaren Versorgungsbereich der Hand oder am medialen Anteil des Ellenbogens zu den normalen Reaktionen. Offenbar ist der Test bei gesunden Testpersonen nicht so sensibel wie der ULTT1 und der ULTT2; bei manchen Personen wird kein Symptom ausgelöst und kein Widerstand gespürt. Dies sind meine Beobachtungen bei vielen Teilnehmern an Kursen über neurale Gegenspannung.

Andere Spannungsteste für die obere Extremität

Diese Basisteste und ihre Varianten sollten auf die neuralen Strukturen im Bereich des Arms und der Halswirbelsäule Spannung ausüben und sie bewegen. Der N. musculocutaneus, der lange Thoraxnerv, der N. axillaris und der N. suprascapularis müssen jedoch während des Testens eventuell stärker belastet werden. Auf jeden Fall sollte der Untersucher während des Testablaufs an diese Nerven denken. Der lange Thoraxnerv wird durch Schulterdepression und Lateralflexion in der Hals- und Brustwirbelsäule von der Testseite weg gespannt. Der N. suprascapularis bekommt bei Protraktion der Schulter Spannung. Sowohl der N. musculocutaneus und seine Endverzweigung als auch der N. cutaneus lateralis am Unterarm werden durch Depression des Schultergürtels, Ellenbogenextension und Außenrotation im Schultergelenk unter Spannung gesetzt und noch mehr bei gleichzeitiger Abduktion im Schultergelenk. Abduktion und Außenrotation im Schultergelenk dehnen den N. axillaris.

Weitere Verfeinerungen und Analysen von Spannungstesten werden im folgenden Kapitel besprochen.

Literatur

Bell A 1987 The upper limb tension test and straight leg raising. In: Dalziell B A, Snowsill J C (eds) Manipulative Therapists Association of Australia, Proceedings 5th biennial conference, Melbourne

Buehler M J, Thayer D T 1988 The elbow flexion test: a clinical test for the cubital tunnel syndrome. Clinical Orthopaedics and Related Research 233:213-216

Butler D S 1987 The concept and treatment of adverse mechanical tension in the nervous system - application to repetition strain injury. In. Dalziel B A, Snowsill J C (eds) Manipulative Therapists Association of Australia, Fifth biennial conference, Melbourne

Chavany J A 1934 A propos des neuralgies cervico-brachiales. Bulletin Medical (Paris) 48:335-339

Cyriax J 1978 Textbook of orthopaedic medicine, 7th edn. Baillierre Tindall, London, vol 1

Davidson R I, Dunn E J, Metzmaker J N 1981 The shoulder abduction test in the diagnosis or radicular pain in cervical extradural compressive menoradiculopathies. Spine 6:441-445

Elvey R L 1979 Painful restriction of shoulder movement: a clinical observational study. In: Proceedings, Disorders of the knee, ankle and shoulder. Western Australian Institute of Technolgy, Perth

Elvey R L 1986 Treatment of arm pain associaed with abnormal brachial plexus tension. Australian Journal of Physiotherapy 32:224-229

Elvery R L, Quinter J L, Thomas A N 1986 A clinical study of RSI. Australian Family Physician 15:1314-1322

Fardy E 1985 The upper limb tension test: an investigation of responses to the upper of the head in sagittal and coronal planes in young asymptomatic subjects. Unpiblished thesis, South Australian Institute of Technolgy, Adelaide

Frykolm R 1951 Cervical nerve root compression resulting from disc degeneration and root-sleeve fibrosis: a clinical investigation. Acta Chirugica Scandinavica (Suppl) 160:1-149

Ginn K 1989 An investigation of tension development in upper limb soft tissues during the upper limb tension test. In: Proceedings, International Federation of Orthopaedic Manipulative Therapists, Congress, Cambridge

Kenneally M, Rubenach H, Elvery R 1988 The upper limb tension test: the SLR test of the arm. In: Grant R (ed) Physical therapy of the cervical and thoracic spine, Clinics in physical therapy 17. Churchill Livingstone, Edinburgh

Kennellay M 1985 the upper limp tension test. In: Proceedings, Manipulative Therapists Association if Australia, 4th biennial conference, Brisbane

Landers J 1987 The upper limb tension test. In: Dalziell B A, Snowsill J C (eds) Manipulative Therapists Association of Australia, Proceedings 5th biennial conference, Melbourne

Lord J W, Roseti L M 1971 Thoracic outlet syndromes. In: CIBA Clinical Symposia 23:20-23

Maitland G D 1977 Vertebral manipulation, 4th edn. Butterworths, London
Deutsche Ausgabe:

Maitland G D 1994 Manipulation der Wirbelsäule, 2. Aufl. Rehabilitation und Prävention 24. Springer, Berlin, Heidelberg, New York

McLaughlin A 1989 Combined slump tests. Unpublished thesis, South Australian Institute of Technology, Adelaide

Pechan 1973 Ulnar nerve manoeuvre as a diagnostic aid in its pressure lesions in the cubital region. Ceskoslovenska Neurologie 36:13-19

Pullos J 1986 The upper limb tension test. Australian Journal of Physiotherapy 32:258-259

Quintner J L 1989 A study of upper limb pain and paraesthesiae following neck injury in motor vehicle accidents: assessment of the brachial plexus tension test of Elvey. British Journal of Rheumatology 28:528-533

Rubenach H 1985 The upper limb tension test: the effect of the position and movement of the contralateral arm. In: Proceedings, manipulative Therapists Accociation of Australia, 4th biennial conference, Brisbane

Selvaratnam P J, Glasgow E F, Matyas T 1989 Differential strain produced by the brachial plexus tension test on C5 to T1 nerve roots. In: Jones H M, Jones M A, Milde R M (eds) Manipulative Therapists Association of Australia, Sixth biennial conference proceedings

Smith C G 1956 Changes in length and posture of the segments of the spinal cord with changes in posture in the monkey. Radiology 66:259-265

Sweeney J E, Harms A D 1990 Hand hypersensitivity and the upper limb tension test: another angle. Pain (Suppl) 5, S466

Young L 1989 The upper limp tension test response in a group of post Colle's fracture patients. Unpublished thesis, South Australian Institute of Technology, Adelaide

9 Anwendung, Analyse und weitere Teste

Wichtige Gesichtspunkte beim Testen

Die hier beschriebenen Methoden der Körperuntersuchung müssen vielleicht, jeweils etwas abgeändert werden, damit sie für jeden Physiotherapeuten gut auszuführen sind. Physiotherapeuten haben ebenso wie die Patienten verschiedene Körperformen und -proportionen, die Behandlungsbetten sind sehr unterschiedlich wie generell auch die Abteilungen für Physiotherapie. Es gibt unterschiedliche Handgriffe, Stellungen und Körperhaltungen des Untersuchers und Anpassungen an die jeweiligen Patienten, die einen Test für eine bestimmte Konstellation von Patient und Physiotherapeut geeigneter oder ungeeigneter erscheinen lassen als für andere. Wichtig ist dabei allein, daß bei der physischen Untersuchung die gewünschte Bewegung genau getestet wird und daß eine Interpretation dieser bestimmten Bewegung möglich ist, wobei die Technik für Patient und Physiotherapeut absolut sicher sein muß. Die meisten Physiotherapeuten dürften keine Probleme mit den hier beschriebenen Untersuchungstechniken haben. Es ist wichtig, daß die Grundteste gelernt wurden, und daß der Physiotherapeut sich ein Gefühl für das Testen von Spannung aneignet. Geschicktes Handhaben neuer Tensionsteste und Varianten der Basisteste sollten schnell erlernbar sein, wenn die Grundteste erst einmal beherrscht werden. Es gibt allerdings ein paar wichtige Grundsätze beim Testen. Wenn ein Spannungstest ausgeführt wird, muß der Untersucher:

1. alle Einzelheiten in bezug auf die Symptome seines Patienten kennen.
2. alle Einzelheiten in bezug auf die Symptome vor Testbeginn in der Ausgangstellung kennen.
3. die Symptome während des gesamten Testverlaufs sorgfältig überwachen und den Patienten darauf hinweisen, daß er unterscheiden muß zwischen seinen Symptomen und Schmerz oder Unbehagen, die durch den Test ausgelöst werden. Zu den Symptomen sollte auch nach jeder Testkomponente ein Wiederbefund gemacht werden. (Es ist absolut notwendig, daß der Patient sich konzentriert und den Physiotherapeuten sofort über jede Veränderung seiner Symptome informiert.)
4. bestimmte Aspekte beurteilen und, wenn notwendig, Aufzeichnungen darüber machen:
   (a) an welcher Stelle der Beweglichkeit das Symptom auftritt (S1);
   (b) ob die Störung nicht irritierbar ist. Wenn dem so ist, nimmt der Physiotherapeut den Test bis zu der vorher bestimmten Symptomreaktions-

stelle oder zu einem bestimmten Bewegungsausschlag und vermerkt die Symptomantwort;

(c) Art und Bereich der Symptome;

(d) den Widerstand, der während des Tests bei der Bewegungsausführung angetroffen wird, vor allem dann, wenn innerhalb der Bewegung Widerstand einsetzt;

(e) Vergleiche dieser Befunde mit der kollateralen Seite und mit den jeweils als normal geltenden Reaktionen.

5. den Test weit genug ausführen, damit Gegenspannung als eine wichtige Komponente bei der Störung nachgewiesen oder damit festgestellt werden kann, ob ein Symptom zur Gegenspannung in Beziehung steht. Durch die Informationen aus der subjektiven Untersuchung sollte der Physiotherapeut wissen, wie weit er in die Bewegung hineingehen kann und welche Symptome zu reproduzieren sind.

Die Bedeutung der Untersuchungsbefunde

Die Befunde einer Untersuchung mit Spannungstesten können in dreierlei Hinsicht analysiert werden: *erstens*, ob die Befunde darauf hinweisen, daß das Nervensystem pathologisch verändert ist; *zweitens*, ob diese Befunde für den speziellen Patienten, der untersucht wird, überhaupt relevant sind; *drittens* könnte eine weiterführende Analyse der Testresultate die Stelle oder Stellen veränderter Mechanik auffinden helfen und damit für die Behandlung nützlich sein.

Normale Reaktionen auf Spannungsteste

Die meisten Menschen empfinden Spannungsteste als etwas Unangenehmes (Kenneally et al. 1988). Bei Bewegungskombinationen werden normale Reaktionen auftreten, wie Widerstand durch zu kurze Gewebe, Schmerz oder sogar beides. Für die Tensionsteste „Slump" und ULTT1 wurden die normalen Reaktionen bereits dokumentiert (Kap. 7 und 8). Normale Reaktionen sind zwar nützlich, aber doch ohne eigentliche Bedeutung. Wenn ein Grundsystem von Testen wie das hier beschriebene verwendet wird, ist es natürlich sehr nützlich, normale Testreaktionen zu kennen. Darüber hinaus tragen auch die „Wichtigen Gesichtspunkte beim Testen", die zu Beginn in diesem Kapitel beschrieben wurden, zu einem angemessenen Testen bei. Es lohnt sich, daran zu denken, daß einige Teste sehr komplex sind und daß ihre genaue Wiederholung sehr schwierig sein kann. Philip et al. (1989) haben aber gezeigt, daß ein hohes Maß an Testzuverlässigkeit im Vergleich der Ergebnisse verschiedener Therapeuten zu verzeichnen ist, wenn die Symptome des Patienten das Kriterium für einen positiven oder negativen „Slump"-Test bilden. Mit etwas Erfahrung im Umgang mit Spannungstesten erkennt der Untersucher normale

Reaktionen bei einer Störung, wie z. B. einen positiven ULTT2 mit Betonung des N. radialis bei einem Tennisellenbogen. Wichtig ist auch die Überlegung, ob die Reaktionen mit Normalwerten vergleichbar sind und ob sie für den speziellen Patienten, der untersucht wird, überhaupt relevant sind.

Positive Reaktionen und ihre Relevanz

Üblicherweise wird der Ausdruck „positiv" bei einem Spannungstest dann gebraucht, wenn er entweder die relevanten Symptome reproduziert oder wenn er bis zu einem gewissen Grade eingeschränkt ist. Ich fordere Untersucher dringend auf, bei einem Test sowohl auf *Relevanz* als auch auf *Positivität* zu achten. Die Befunde müssen unbedingt die Eigenarten der betreffenden Störung berücksichtigen und dürfen nicht nur Schmerz oder Beweglichkeit an sich in Betracht ziehen; z. B. genügt die einfache Feststellung nicht, daß die Bewegung eingeschränkt ist, weil eine Knieflexion von 90° als positives Zeichen beim PKB-Test gilt. Die Befunde müssen dem gesamten Störungsbild vergleichbar sein. Die folgenden zwei Patientenbeispiele betonen die Wichtigkeit eines solchen Denkansatzes:

1. Ein Langstreckenläufer klagt über einen leichten, aber störenden Schmerz am vorderen Oberschenkel, den er nach einer Stunde Laufen verspürt. Bei der körperlichen Untersuchung aller irgendwie dafür in Frage kommenden Strukturen ergeben sich kaum Anhaltspunkte für eine Verletzung. Aber der rechte PKB, obwohl er volle Beweglichkeit zeigt, ist etwas strammer als der linke und verursacht ein Ziehen am vorderen Oberschenkel und im unteren Lumbalbereich, und zwar rechts mehr als links. Bei diesem Patienten sind die genannten Symptome und Zeichen relevant und bedürfen der Verbesserung, bevor der störende Schmerz abklingen kann. Bei diesem Patienten ist wahrscheinlich für die Untersuchung auch eine sensibilisierende Belastung erforderlich, damit die Störung reproduziert werden kann – d.h. er wird erst nach einer Stunde Laufen untersucht.
2. Ein Patient klagt über starke und Schwäche auslösende Schmerzen im rechten Oberschenkel, die sehr schnell zu provozieren und schwierig zu beruhigen sind; die Schmerzen begrenzen sein Gehen auf ca. 50 m; dann muß er anhalten und ausruhen, bis die Symptome abklingen. Bei der Körperuntersuchung waren aktive Wirbelsäulenbewegungen zur Hälfte durch Schmerz eingeschränkt und die Hüftflexion bei 40°. Der PKB erzeugte leichten Knieschmerz bei 80° Kniebeugung. Obwohl der PKB in diesem Fall viel „positiver" ist als im ersten Beispiel, ist er zu diesem Zeitpunkt der Untersuchung viel weniger relevant. Dem Hüftgelenk und der Lendenwirbelsäule muß zumindest im augenblicklichen Zustand mehr Aufmerksamkeit gewidmet werden.

Definition: ein positiver Spannungstest

Die Bezeichnung „positiv" wird beibehalten, obwohl sie „Relevanz" einschließen muß, wenn sie im klinischen Zusammenhang sinnvoll gebraucht werden soll. Ein Spannungstest kann als „positiv" angesehen werden, wenn folgendes zutrifft:

1. Die Symptome des Patienten werden reproduziert. Zu beachten ist dabei, daß dies noch nicht das Nervensystem einbeziehen muß, und daß weitere Teste erforderlich sein können.
2. Die Testreaktionen können durch Bewegung entfernter Körperteile verändert werden; z. B. wenn der PNF-Test die Testreaktion Schmerz am posterioren Anteil des Oberschenkels während des SLR zusätzlich verändert, bekommt der SLR-Test sofort mehr Bedeutung für die Mechanik des Nervensystems.
3. Bei einem Test bestehen Unterschiede zwischen der rechten und der linken Seite und zu den als normal bezeichneten Reaktionen. Diese Unterschiede können in der Beweglichkeit, im auftretenden Widerstand und in der Symptomantwort während der Bewegung liegen. Es ist stets zu bedenken, daß die sog. „gute" Seite, wenn sie für einen Vergleich herangezogen wird, auch von der gleichen Störung betroffen sein könnte.

Einige wesentliche Gesichtspunkte der Untersuchung müssen angesprochen werden, wenn es darum geht, die Analyse der Spannungsteste weiterzuverfolgen und schließlich die Stellen mit Gegenspannung zu ermitteln.

Wichtige Gesichtspunkte der Spannungstestanalyse

1. Ein positiver Spannungstest muß nicht unbedingt auf eine mechanische Störung des Nervensystems verweisen. Es kann sich auch um eine physiologische Störung handeln, wie etwa eine für sich eigenständig bestehende Irritation ohne strukturelle Veränderungen, beispielsweie eine Verklebung oder eine intraneurale Vernarbung (Pathomechanik).
   Lange bevor sich irgendwelche strukturellen Veränderungen bemerkbar machen, kommt es zu Veränderungen in der Mikrozirkulation und im Gewebedruck um das Nervensystem. Symptome, die in Beziehung zur Überempfindlichkeit des Zielgewebes stehen, könnten vielleicht durch Spannungsteste reproduziert werden. Eine pathophysiologische Situation kann selbständig auftauchen oder auch in Kombination mit einer Pathomechanik. Sich eine pathomechanische Situation ohne jegliche pathophysiologischen Veränderungen vorzustellen, ist allerdings schwierig.
   Ein anderer wichtiger Gedanke ist, daß der Test eine Kräfteeinwirkung auf den Nerven umgebende symptomatische Strukturen ausübt, daß aber das Nervensystem selbst normal ist. Zum Beispiel kann ein SLR an den duralen Bändern ziehen, die ihrerseits eine Kräfteeinwirkung auf das irritierte Ligamentum longitudinale posterior ausüben können.

2. Bei einem positiven Spannungstest gibt es für den Untersucher immer genügend Gründe, weit weg vom Symptombereich bei möglichen anderen
Quellen zu suchen, die die Fähigkeit haben, Schmerzen in diesen Bereich
zu senden. Wenn z. B. PNF lumbalen Schmerz reproduziert, kann sich irgendwo anders zwischen der Hals- und Lendenwirbelsäule (und vielleicht
auch darüber hinaus) eine Stelle der Gegenspannung befinden. Ähnlich ist
es, wenn sich bei einem Spannungstest der oberen Extremität infolge von
Handgelenkextension Nackensymptome verändern: dann kann möglicherweise Gegenspannung irgendwo im Verlauf der Nervenäste, der Nervenwurzeln und der Neuraxis dafür verantwortlich sein. Es kann auch zahlreiche
Stellen mit Spannung geben, die eine akkumulierende Wirkung haben. Wenn
eine Gegenspannungsstelle auch nur ein paar Prozent zur Hauptmanifestation
beiträgt, kann eine Spannungserleichterung an diesem Ort ausgeprägte Veränderungen der Symptomatik an der Hauptstelle bewirken. Beispielsweise
habe ich klinisch sehr häufig beobachten können, daß die Behandlung um
den Spannungspunkt T6 Symptome und Zeichen verändern kann, die mit
diskogenen Verletzungen im Bereich von L4 in Zusammenhang stehen. Dies
ist ein wichtiger Aspekt. Es dauert eine gewisse Zeit, bis der Umgang mit
dem Nervensystem vertraut wird, und den meisten Physiotherapeuten ist
der Gedanke, weit vom Symptombereich entfernt zu untersuchen oder an
Orten, die in diesen Symptombereich leiten können, noch fremd.
Wenn eine Untersuchung außerhalb des Symptombereichs und auch außerhalb von Bereichen, die dahin leiten könnten, ausgeführt wird, ist es am
besten, zuerst die empfindlichen Stellen zu untersuchen. Wenn z. B. ein
positiver SLR relevante Symptome in der ischiokruralen Muskelgruppe reproduziert, könnten der Spannungspunktbereich T6 und das obere Tibiofibulargelenk mögliche Stellen für eine frühe Untersuchung sein.
3. Die Untersuchungstechniken müssen Teil eines umfassenden Untersu-
chungskonzepts sein (Elvey 1986). Die grundlegenden Spannungsteste sind
ziemlich grob und begrenzt. Zum Beispiel reicht es nicht aus, bei einem
Patienten mit Gesäßschmerz nur den SLR zu testen; bei negativem Befund
ist es bei so oberflächlichem Untersuchen dann unmöglich zu sagen, ob
Gegenspannung im Hinblick auf die Symptome dieses Patienten eine Rolle
spielt. Neurogen bedingte Symptome könnten in einer einfachen SLR-Position gar nicht zur Reproduktion kommen. Sie sind aber eventuell in der
Kombination des SLR mit Adduktion und Innenrotation im Hüftgelenk bei
einer Lateralflexionsstellung der Wirbelsäule zu reproduzieren. In der oberen
Extremität ist die einfache Untersuchung mit einem Spannungstest wie dem
ULTT1 ebenfalls nicht ausreichend. Die Symptome der Patienten werden
vielleicht nicht mit dem gehobenen Arm reproduziert, sondern eher mit
dem Arm hinter dem Rücken. Subjektive Hinweise des Patienten auf Positionen, die die Symptome auslösen, sowie ein fundiertes Wissen über Neurobiomechanik sind notwendig, um neue Spannungspositionen, die mit den
Beschwerden des Patienten und der Neurobiomechanik übereinstimmen, zu
erfinden. Diese Gedanken werden in diesem Kapitel noch weiter ausgeführt.
Die Grundteste können als Basis benutzt werden, von der aus weiterunter-
sucht wird, und sie können auch für den Wiederbefund nach der Behandlung

eingesetzt werden, die eventuell in einer völlig anderen Position ausgeführt wird.

Physiotherapeuten, die in der Untersuchung von Gelenken erfahren sind, werden Gelenkbewegungen in allen möglichen Richtungen und Bewegungs-kombinationen untersuchen. Auch beim Nervensystem ist eine solche detaillierte Befundaufnahme erforderlich.

4. Sensibilisierende und desensibilisierende Ergänzungsbewegungen sind für den Nachweis, daß das Nervensystem eine Komponente der Störung darstellt, von großer Hilfe. Dies ist besonders dann der Fall, wenn die Ergänzungsbewegung in einiger Entfernung vom Symptombereich ausgeführt wird. Wenn z. B. ein SLR Thoraxschmerz reproduziert, verweist dies deutlich auf das Nervensystem als mögliche Quelle für die Symptome. Wenn dann Dorsalflexion im Fußgelenk diesen Schmerz zusätzlich verstärkt, wird die Mechanik des Nervensystems noch viel verdächtiger. Die einzige Struktur, die dabei verändert wurde, ist nämlich das Nervensystem. Desensibilisierende Ergänzungsbewegungen sind ebenfalls hilfreich. Wenn z. B. bei Wirbelsäulenflexion im Stehen die Extension der Halswirbelsäule die Symptome im Lumbalbereich vermindert, dann ist – vorausgesetzt, daß der Physiotherapeut die Lendenwirbelsäule genügend stabilisiert hat – eine Störung im Nervensystem sehr naheliegend. Zumindest können wir annehmen, daß die Symptome teilweise neurogenen Ursprungs sind (s. den Abschnitt „Schnelle Teste" in diesem Kapitel).

5. Relevante Nervenäste sollten stets entlang ihres Verlaufs palpiert werden, weil diese Palpation das Auffinden von Spannungsstellen und Einklemmungen erleichtert und auch Hinweise auf eine Pathologie gibt. Zum Beispiel kann epineurales Gewebe bei der Palpation empfindlich sein und leichtes Klopfen auf den Nerv (Hoffmann-Tinel-Zeichen) eventuell Parästhesien im Versorgungsbereich des Nervs auslösen, was auf eine Beteiligung der Nervenfasern hinweist. Palpationstechniken werden später in diesem Kapitel besprochen.

6. Es passiert hin und wieder, daß mit den Spannungstesten nicht „der" Schmerz oder die genau gleichen Symptome reproduziert werden, so daß der Physiotherapeut mit der symptomähnlichen Reproduktion zufrieden sein muß oder mit einer von der anderen Seite unterschiedlichen Symptomatik. Dies unterstreicht wiederum die Grobheit eines Tests. Es kann manchmal eine halbe Stunde und mehr dauern, bis die gewünschte symptomatische Beziehung zwischen Spannungsphänomen, einschlägiger Bewegung und Berührungsflächen angrenzender Gewebe gefunden wird. Meistens ist dies jedoch nicht notwendig, und die damit verbrachte Zeit ist verschwendet. Der Physiotherapeut glaubt vielleicht auch, daß ein vergleichbares Symptom ein vertrautes Symptom sein müsse. Es sollte aber auch zur Untersuchung passen. Bei Patienten, die über mehr vage oder manchmal einschießende Schmerzen berichten, ist das vollständige Reproduzieren dieser Symptome eher unwahrscheinlich.

7. Eine neurologische Untersuchung muß bei allen Patienten durchgeführt werden, die mit Spannungstesten behandelt werden (Kap. 6). Dies beinhaltet subjektive und objektive Teste für die Leitungsfähigkeit des oberen und des unteren Neurons und muß aus Gründen der Sicherheit, aber auch im

Hinblick auf Diagnose und Prognosestellung geschehen. Neurologische Zeichen eignen sich ausgezeichnet für einen Wiederbefund. Oftmals ist es erstaunlich, wie sich neurologische Veränderungen gleichzeitig mit einer sich normalisierenden Mechanik des Nervensystems einstellen.

8. Der Physiotherapeut sollte bei der Mechanik des Nervensystems drei mögliche Arten der Untersuchung berücksichtigen (Abb. 9.1 A–D): Erstens kann die Elastizität untersucht werden (Abb. 9.1B), beispielsweise beim „Slump"-Test oder beim ULTT1, wenn zervikale Lateralflexion von der Testseite weg ausgeführt wird. Zweitens kann die Fähigkeit des Nervensystems untersucht werden, sich in Beziehung zu einer angrenzenden Berührungsfläche zu bewegen (Abb. 9.1C), wie bei jeder Bewegung ohne Spannung, z. B. bei der Untersuchung von Schulterdepression mit gebeugtem Ellenbogen und Neutralstellung der Halswirbelsäule. Drittens kann in einigen Bereichen, wie am Fußrücken, das Nervensystem durch Palpation mit transversalen Bewegungen untersucht werden. Einige physiologische Bewegungen, wie Ellenbogenflexion bewegen das Nervensystem in senkrechter Richtung zu den Berührungsflächen mit angrenzenden Strukturen (Abb. 9.1D).

9. Die Analyse der Quellen von Gegenspannungszeichen und -symptomen kann schwierig sein, besonders dann, wenn die Symptome sich weit ausbreiten; dazu können multiple Störungsstellen im Verlauf des Nervensystems und nichtneuraler Strukturen beitragen. Jede Analyse kann deshalb nur eine Hypothese darstellen, die dann im klinischen Entscheidungsprozeß bewiesen oder verworfen werden muß. Es ist auch möglich, daß eine Hypothese nicht

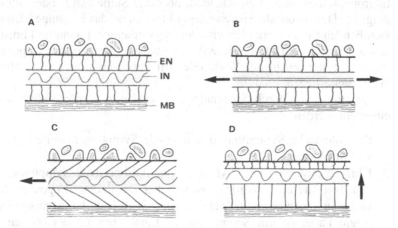

Abb. 9.1 A–D. Die Mechanik des Nervensystems bei der Untersuchung. **A** Darstellung eines Nervensegments, das von mechanischen Berührungsflächen mit angrenzenden Geweben umgeben ist. Die Linien stellen die intraneuralen und extraneuralen Bindegewebe dar. *MB* mechanische Berührungsfläche, *IN* intraneural, *EN* extraneural. **B** Untersuchung der intraneuralen Komponente oder Elastizität des Systems (z. B. „Slump"-Test). **C** Untersuchung der extraneuralen Komponente oder der Bewegung des Systems in Beziehung zu den angrenzenden Berührungsflächen benachbarter Strukturen (z. B. Kniestreckung in Hüftbeugung). **D** Untersuchung der Beweglichkeit des Nervensystems senkrecht zu den Berührungsflächen (z. B. Palpation)

völlig bewiesen werden kann, sondern nur gestützt oder geschwächt wird. Um in diesem Fachbereich der Physiotherapie voranzukommen, müssen Hypothesen gebildet und Störungsstelle und Ursprung der Symptome erkundet werden, damit die jeweilige Hypothese mithilfe der ermittelten Information bewiesen oder verworfen werden kann.

Auffinden von Gegenspannung als Störungsstelle

Die Bedeutung der genauen Symptomlokalisation

Für einen genauen Befund ist es unabdingbar, den Patienten nach dem Symptombereich zu fragen, und zwar nicht nur vor dem Testen, sondern auch während des Testens. Der SLR bietet dafür ein gutes Beispiel. Wenn ein Patient während des SLR über Schmerz in einem Tensionspunkt klagt, wie z. B. hinter dem Knie oder am Fibulaköpfchen, wird dies als ein möglicher „Spannungspunktschmerz" interpretiert. Eine verkürzte ischiokrurale Muskelgruppe kann in diesem Bereich kaum eine Einschränkung bewirken. Die Symptomantwort könnte darauf hinweisen, daß mit der Mechanik des Nervensystems etwas nicht stimmt, obwohl es sich dabei nicht um die Symptome handelt, über die der Patient klagte. Im Falle des SLR könnte eine Gegenspannung als Störungsstelle im Bereich des Fußes oder in der Lendenwirbelsäule vorhanden sein oder gar höher in der Brustwirbelsäule. Es bedarf weiterer Beweise und Interpretationen, um zu entscheiden, ob diese Stelle extra- oder intradural bedingt ist. Der peroneale Spannungspunktschmerz, das bekannte „Brennen", ist ziemlich häufig. Folgerichtig wird der Physiotherapeut dann im klinischen Entscheidungsprozeß nach Tensionsstellen suchen, die zu dem Symptombild beitragen; sie können in der Wade oder im Fußbereich oder auch höher in der Wirbelsäule liegen.

Symptome, die durch Spannungsteste ausgelöst werden, können wie folgt eingeteilt werden:

1. Physiologische Symptome, d.h. normale Symptomantworten auf Dehnung von Strukturen.
2. Klinisch physiologische Symptome, z. B. abnormale Symptome, die durch den Test ausgelöst wurden, wobei aber die darunterliegenden Strukturen völlig in Ordnung sind. Während des SLR-Tests kann beispielsweise bei einem Patienten mit Schmerzen im Lumbalbereich bei 60° ein Schmerz hinter dem Kniegelenk ausgelöst werden; im anderen Bein wird bei 80° ein Schmerz im Bereich der ischiokruralen Muskelgruppe reproduziert. Es ist durchaus möglich, daß die Strukturen hinter dem Knie völlig in Ordnung sind; dieser Bereich kann ein Symptom zeigen, während sich aber die Quelle des Symptoms ganz woanders befindet, z. B. in der Lendenwirbelsäule. Manchmal treten auch veränderte Muster klinisch physiologischer Symptome auf. Bei einem Patienten mit einer rechtsseitigen „Achillessehnenentzündung" könnte die Reaktion während des „Slump"-Tests bei Knie-

streckung rechts zunächst Wadenschmerz und dann Schmerz in der ischiokruralen Muskelgruppe sein, während durch Extension des Kniegelenks beim SLR links zuerst in der ischiokruralen Muskelgruppe und danach in der Wade eine Schmerzantwort ausgelöst wird. Eine solche Reaktion kann nur anzeigen, daß etwas nicht in Ordnung ist und eventuell das Nervensystem beteiligt ist. Es hängt von der Geschicklichkeit des Untersuchers ab, ob die Hypothese, daß der Schmerz durch das Nervensystem ausgelöst wird, bewiesen werden kann oder verworfen werden muß und ob die Ursachen der Gegenspannung gefunden werden. Durch Sensibilisieren und Desensibilisieren können klinisch physiologische Symptome weiterhin analysiert werden, um zu beweisen, daß sie neurogenen Ursprungs sind.

3. Neurogene/neuropathische Symptome. Sofern eine Untersuchung eine neurogene Beteiligung absichern kann, wird hier angenommen, daß die Symptome von pathologischen Zuständen im Nervensystem kommen. Alle zur Verfügung stehenden Informationen müssen für diese Schlußfolgerung genutzt werden. Dazu gehören auch die strukturelle Differenzierung, Informationen aus der subjektiven Untersuchung und analysierende Teste. Ich habe die Bezeichnung „neurogene/neuropathische Symptome" mit Absicht sehr breit gewählt, damit sie zusammenfassend auf alle Symptome zutrifft, die vom Nervensystem herrühren könnten. Der eindeutige Beweis dafür ist bei kleineren Verletzungen allerdings außerordentlich schwierig.

Störungsstellen im Verlauf des Nervensystems

Kliniker werden hier daran erinnert, daß fast immer mehr als nur ein Abschnitt im Nervensystem oder mehr als nur eine Struktur an einem Symptombild beteiligt ist. Die Stellen mit Gegenspannung im Nervensystem werden durch verschiedene Methoden ermittelt:

1. Die subjektive Untersuchung. Die Symptombereiche (z. B. Dermatome, Verlauf eines Nerven, bekannte empfindliche Punkte) sind aufschlußreich bei der Suche nach der Quelle. Natürlich ist besonders bei einem isolierten Trauma die Geschichte sehr hilfreich.
2. Die neurologische Untersuchung. Sensible und motorische Defizite können eine Beteiligung eines Nervenasts, einer Nervenwurzel oder des Rückenmarks nahelegen. Die Nervenwurzelebene und die betroffenen Stellen entlang des Nervenasts können ebenfalls durch Differenzierung festgestellt werden (Kap. 6).
3. Palpation des Nervensystems (s. S. 275 in diesem Kapitel).
4. Wenn die Symptome des Patienten durch Tensionsteste reproduziert wurden, bildet in manchen Fällen dieser Symptombereich auch die Quelle der Symptome. Bei medialem Knieschmerz infolge einer Verletzung in diesem Bereich und vorausgesetzt, daß der Spannungstest für den N. saphenus genau diesen Schmerz reproduziert, muß die Hauptstelle logischerweise der N. saphenus und seine angrenzenden Stukturen am Knie sein. In anderen Situa-

tionen erschweren klinische physiologische Symptome und die Leitung von Symptomen die Analyse.

5. Die Reihenfolge der Komponenten und ihrer Ergänzungen. Die eindeutigste Reproduktion von Symptomen ist zu erwarten, wenn die Quelle der Symptome zuerst gespannt und erst dann Spannung durch andere Komponenten ergänzt wird. Ist beispielsweise der sensible Ast des N. radialis am Handgelenk verletzt, sollte der ULTT2 (N. radialis-Betonung) empfindlicher sein, wenn das Handgelenk zuerst in ulnare Deviation mit Pronationskomponente gebracht wird, als wenn das Handgelenk zuletzt hinzugenommen würde, wie dies im Grundtest (Kap. 8) der Fall ist.

6. Die Untersuchung von Strukturen der Berührungsflächen. Weil die Auswirkungen von Pathologien nicht auf das Nervensystem beschränkt bleiben, gehört die Untersuchung von Strukturen, die Berührungsflächen mit dem Nervensystem bilden, zu den besten Verfahren, um Störungsstellen mit Gegenspannung zu ermitteln.

Die Physiotherapeuten haben sich auf die Untersuchung von Gelenken und Muskeln spezialisiert, aber dabei ist durchaus nicht sicher, daß die physischen Befunde wirklich von den getesteten Strukturen herrühren. Zum Beispiel könnten Schmerzen und Widerstand, die sich bei der Palpation eines symptomatischen kostotransversalen Gelenks zeigen, durch einen Interkostalnerv ausgelöst werden, aber ebensogut auch durch den sympathischen Grenzstrang. Ähnlich könnte der M. iliopsoas gespannt sein, weil der N. genitofemoralis bei Dehnung schmerzhaft ist. Den bekannten empfindlichen Punkten des Nervensystems sollte in der Untersuchung Priorität gegeben werden.

Intraneurale und extraneurale Befundstellen

Pathologische Manifestationen, die positive Spannungsteste ergeben, können extraneural, intraneural oder auch beides sein. Diese Prozesse wurden in Kap. 3 besprochen und in Kap. 2 zur Neurobiomechanik in Beziehung gesetzt. In vielen Fällen können die relevante(n) Stelle(n) oder doch die jeweils dominierende Störungsstelle aufgefunden und dann entsprechend behandelt werden. Wenn z. B. die Quelle eines positiven Spannungstests extraneural, z. B. im Nervenbett oder in angrenzenden Strukturen liegt, bedürfen die angrenzenden Strukturen der Behandlung, oder der Nerv muß in seinem Nervenbett bewegt werden. Ist der Prozeß aber im Nervensystem lokalisiert, wird während der Behandlung etwas Spannung benötigt. Sind beide Arten von Prozessen an der Störung beteiligt, lassen sich die besten Ergebnisse erzielen, wenn sowohl extraneural als auch intraneural behandelt wird. Spielt sich ein Prozeß intraneural ab, ist eine weitere Abklärung seiner Lokalisation möglich. Die Störung kann Leitungsgewebe und/oder Bindegewebe einbeziehen. Tabelle 9.1 bietet weitere Beispiele hinsichtlich intraneuraler oder extraneuraler Störungsstellen. Sie entstand aus meiner eigenen klinischen Erfahrung, aus der Logik und aus den Hypothesen von Asbury und Fields (1984) (Kap. 4). Diese Unterscheidung

Tabelle 9.1. Einige Zeichen und Symptome, die auf intraneurale und extraneurale Gegenspannung hindeuten – eine Hypothese (nach Asbury und Fields 1984; Butler 1969)

	Extraneural	Intraneural	
		Leitungsgewebe	Bindegewebe
Beschreibung und Verteilung	Kneifen, Stechen um empfindliche Bereiche	„Brennen, Stechen elektrisch" in Innervationsfeldern	Schmerz in Linien, entlang der Nervenäste, nicht im Dermatom
Dauer	Intermittierend → konstant; Symptome halten kurz an	Eher konstant; Symptome halten lange an	Intermittierend → konstant;
Bekanntheitsgrad	Bekannt	Unbekannt, „bizarr", „nervös"	Nicht unbekannt
Faktoren, die verschlimmern/erleichtern	↑ Bei Bewegung der angrenzenden Berührungsfläche	↑ Bei angespannten Nerven; abhängig von bestimmten Aktivitäten	↑ Bei Spannung ↑↓ Bei Bewegung
Körperzeichen	Vergleichbare Zeichen in berührenden Strukturen	Neurologische Zeichen und Symptome; Palpation → Symptome woanders	Palpation lokaler Schmerz
Symptomantwort bei Spannungstesten	↑ oder Bei Bewegung ↓	↑ Bei Spannung	↑ Bei Bewegung ↑ Bei Spannung
Beispiele	Gespannte Mm. scaleni → Irritation des Nervensystems	Neurome und nicht vollständig ausgebildete Axone im vernarbten Endoneurium	Irritiertes Epineurium

gilt auch für das zentrale Nervensystem, wo Zeichen und Symptome, die vom Rückenmark ausgehen, von den vom Bindegewebe herrührenden differenziert werden sollten.

Überlegungen bei Symptomen, die von nichtneuralen Geweben kommen

Nichtneurale Strukturen können durch direkte Verletzungen ihres Gewebes durchaus eine Quelle für Symptome bilden. Zu beachten ist, daß sich diese Symptome infolge einer Verletzung der primären Neurone beim Patienten entweder im peripheren oder im zentralen Nervensystem manifestieren können. Ein leicht zugängliches Nervensystem ist extrem wichtig, besonders für Untersuchungs- und Behandlungskonzepte, die von der Symptomatologie absolut abhängig sind.

Nichtneurale Gewebe können auch direkt von Störungsstellen der Gegenspannung beeinflußt werden, und zwar in Form von trophischen Veränderungen, die aus einem geschädigten axonalen Transportmechanismus entstehen, oder auch durch Überbelastung und falschen Gebrauch. Wenn es Anlaß zu der Vermutung gibt, daß ein veränderter Axoplasmafluß ein Element der Störung sein könnte, dann mag die Behandlung der Spannungszeichen vordringlich sein: unerklärliches Fortbestehen von Symptomen und Zeichen, beobachtbare Veränderungen der Haut wie Rötung, Glanz und Schwellung sind dafür klare Hinweise; dazu gehören auch röntgenologisch nachweisbare Veränderungen wie z. B. Osteoporose und wenn die Geschichte auf eine Beteiligung nichtneuraler Gewebe hindeutet (d.h., „Passen die Merkmale alle zueinander?"). Bei schweren Nervenverletzungen, die zu Lähmungen führten, ist eventuell die Erhaltung der Dehnfähigkeit von Weichteilgeweben durch passive Bewegungen notwendig.

Erweiterung der Untersuchung mit Spannungstesten

Die Basisteste reichen an sich nicht aus, um beim Patienten eine Störung zu untersuchen. Es kommt so gut wie nie vor, daß sich nur einer der Grundteste als der beste Weg anbietet, die Symptome des Patienten genau zu reproduzieren. In Kap. 7 und 8 wurden bereits Testvarianten und sensibilisierende Ergänzungsbewegungen besprochen. Es können aber auch mithilfe erweiterter klinischer Entscheidungsverfahren neue Teste entwickelt werden. Diese Entscheidungsprozesse begründen sich auf anatomischem Wissen und auch auf der Fähigkeit, dem Patienten zuhören zu können.

1. Anatomisches Wissen einsetzen. Es ist beispielsweise klar, daß die Ergänzungsbewegungen Plantarflexion und Inversion beim SLR gleichzeitig Bewegung und Spannung im Peroneustrakt auslösen. Ebenfalls klar ist, daß die passive Nackenextension Spannung vermindert und Bewegung des Nervensystems ermöglicht. Auch häufig vorkommende Anomalien müssen hier bedacht werden.

2. Dem Patienten zuhören. Wenn z. B. eine Patientin beschreibt, daß ihre Symptome beim Schließen ihres Büstenhalters ausgelöst werden, kann diese Stellung in einen Spannungstest umgewandelt werden. Indem der Arm in diese schmerzauslösende Stellung gebracht wird, können andere Komponenten wie Flexion der Halswirbelsäule und Bewegungen des Handgelenks hinzugefügt oder auch aus dem Test herausgenommen werden. Eine Patientin spricht beispielsweise davon, daß ihr linkes Hüftgelenk beim Gehen schmerzhaft ist, wenn sie sich nach links dreht; Innenrotation des Hüftgelenks ist eine bekannte sensibilisierende Bewegung, und deshalb ist es nur logisch, diese Komponente in die Untersuchung einzubeziehen. Das betreffende Hüftgelenk könnte dann in Rückenlage nach innen rotiert werden, und es könnten Knieextension sowie zervikale Bewegungen hinzugefügt werden. Innenrotation im Hüftgelenk könnte auch als Zusatzbewegung beim „Slump"-Test ergänzt werden. Berichtet die Patientin auch davon, daß eine schnelle Bewegung oder eine bestimmte angehaltene Position Schmerzen auslöst, werden diese Komponenten ebenfalls beim Testen berücksichtigt.

Neben physiologischen Bewegungen können auch Zusatzbewegungen in einem Gelenk, Muskelkontraktionen und Fasziendehnungen als Ergänzungen bei Spannungstesten eingesetzt werden. Zum Beispiel kann in der ULTT1-Position in Bauchlage anteroposteriorer Druck auf den Humeruskopf gegeben werden, oder der Patient kann aufgefordert werden, seine ischiokrurale Muskelgruppe in der SLR-Stellung anzuspannen; es ist auch möglich, die Plantarfaszie unter SLR/DF zu dehnen.

Damit kommen wir auch zu dem Gedanken, Symptome „aufzuspüren" oder, wie Maitland (1986) sagt: „Finde den Schmerz und tu ihm weh". Dazu ist jede Information aus der Anamnese außerordentlich wertvoll, ebenso wie profunde Anatomiekenntnisse und Testbewegungen, die im Sinne von „Versuch und Irrtum" auf der Suche nach Symptomen eingesetzt werden.

Testen der Spannung bei irritierbaren Störungen

In Kap. 8 wurden Spannungsteste für nicht irritierbare Zustände besprochen, bei denen eine umfassende Untersuchung möglich ist. Sie können jedoch auch bei stark schmerzhaften und irritierbaren Störungen in der Untersuchung eingesetzt werden. Weil das Nervensystem ein Kontinuum durch den ganzen Körper bildet, ist es möglich, eine einzelne Struktur weit entfernt von der Störungsstelle sanft zu bewegen, ohne sie zu berühren; dies ist für Diagnose und Behandlung von unschätzbarem Wert. Zum Beispiel kann bei einer schweren lumbalen Verletzung der PNF das Nervensystem in der lumbalen Wirbelsäule bewegen, ohne daß dabei andere Strukturen belastet werden. Nach schweren Schleudertraumen der Halswirbelsäule kann schon allein die Dorsalflexion im Fußgelenk die Symptome im Nackenbereich verstärken.

Bei stark irritierbaren Störungen braucht meistens nicht der gesamte Test ausgeführt zu werden. Wenn beispielsweise beim ULTT1 50° Schulterabduktion die Symptome, die als irritierbar eingeschätzt werden, verschlimmert und Extension im Handgelenk sie noch mehr reizt, dann ist damit vielleicht schon das angemessene Testausmaß erreicht. Für den augenblicklichen Zustand wurden hier bereits genügend Informationen gesammelt. Zusätzliche Informationen (eventuell durch den kontrolateralen ULTT oder den SLR) sind vielleicht für eine Mobilisation des Nervensystems notwendig. Wenn jedoch angrenzende Berührungsflächen mobilisiert werden sollen, kann der Test, weiter ausgedehnt, als Wiederbefund benutzt werden. Das Nervensystem wird bereits als Verursacher dieser Störung in Betracht gezogen. Wenn beim „Slump"-Test im Sitzen durch etwas Wirbelsäulenflexion lumbale Schmerzen ausgelöst werden, die sich durch einige Grade Nackenflexion verschlechtern, reicht dies für die Untersuchung völlig aus, um das Nervensystem als Teil der Störung zu klassifizieren. Bei den ULTT2-Positionen wird der Oberschenkel des Physiotherapeuten, der die Depression des Schultergürtels üblicherweise hält, vielleicht gar nicht gebraucht. Eine viel bessere Unterstützung kann dann durch Lagerung des Arms auf dem Behandlungstisch erreicht werden, und der Physiotherapeut bewegt nur mit seinem Arm die Schulter sehr sanft nach unten. Weitere Hilfestellungen für besseres Testen werden in den folgenden Abschnitten vorgestellt.

Hinweise für besseres Testen von Spannung

1. In der Handhabung dieser Teste ist eine Geschicklichkeit erforderlich, die manche Personen sehr schnell entwickeln, während andere sie ganz einfach erlernen müssen. Die Basisteste sollten fachgerecht ausgeführt und geübt werden, bevor irgendwelche Ableitungen oder Ergänzungen hinzugefügt werden. Der „Slump"-Test und die Spannungsteste der oberen Extremitäten sind am schwierigsten zu beherrschen, und sie sollten zuerst an nichtsymptomatischen Personen geübt werden, bevor sie an Patienten eingesetzt werden können.
2. Wie bei der Untersuchung anderer Strukturen ist es auch hier am besten, schon im voraus zu wissen, was bei dem jeweiligen Test zu erwarten ist. Eine subjektive Untersuchung sollte dies ermöglichen, d.h. die körperlichen Befunde sollten zu den Beschwerden, wie sie vom Patienten beschrieben werden, passen. Wenn der Patient z. B. berichtet, daß er problemlos einen Fußball anstoßen kann, dann ist auch beim SLR ein gutes Bewegungsausmaß zu erwarten. Wenn der Physiotherapeut zuerst die asymptomatische Extremität untersucht, bekommt er eine bessere Vorstellung davon, mit welchen Reaktionen auf der symptomatischen Seite zu rechnen ist. Dies gilt besonders für einen irritierbaren Zustand oder auch dann, wenn der Physiotherapeut sich über den Grad der Irritierbarkeit nicht ganz im klaren ist.
   Der Patient sollte stets informiert werden, was er von dem betreffenden Test zu erwarten hat, und er sollte den Test und alle eventuell auftretenden Symptome verstehen. Die Patienten müssen wissen, daß alle Reaktionen und besonders diejenigen, die in Beziehung zu ihren eigenen Symptomen stehen, von größtem Interesse sind. Die häufigste Schwierigkeit bei der Ausführung des ULTT1 tritt auf, wenn der Patient gebeten wird, seinen Kopf seitlich von der Testseite weg zu bewegen; fast jeder Patienten wird den Kopf wegrotieren. Soll der Kopf exakt in Lateralflexion bewegt werden, muß diese Bewegung zu Beginn des Tests erst einmal mit dem Patienten geübt werden.
3. Wenn eine Komponente des Spannungstests zunächst nur bis zum Beginn des Symptoms und dann etwas zurück in die symptomfreie Zone genommen wird, bevor die nächste Bewegungskomponente dazukommt, erleichtert dies die Interpretation. Der Patient kann so besser entspannen. Es ist leichter für ihn, einzelne Aspekte seiner Symptomatik zu beschreiben, wenn diese

nicht zusätzlich zu einem bereits bestehenden Symptom hinzukommen. Wird einem Tensionstest eine zusätzliche Komponente hinzugefügt oder auch aus ihm herausgenommen, sollte die kleinstmögliche Bewegung für eine Veränderung in der Symptomantwort eingesetzt werden. Je größer die Bewegungen, desto mehr Strukturen werden mit einbezogen. Diese Ratschläge für die Ausführung von Spannungstesten tragen dazu bei, die Entscheidung, ob ein Symptom letztlich neurogenen oder nichtneurogenen Ursprungs ist, zu erleichtern. Sie sind auch hilfreich bei der Handhabung von Patienten mit einer irritierbaren oder doch potentiell irritierbaren Störung. Bei nicht irritierbaren Störungen und besonders dann, wenn Symptome „aufgespürt" werden müssen, wird die symptomprovozierende Stellung einfach gehalten, während andere Bewegungskomponenten dann hinzugefügt werden.

4. Bei einigen dieser Teste sind Hilfspersonen sehr wertvoll, und dafür sind natürlich andere Physiotherapeuten mit Erfahrung bei Spannungstesten am besten geeignet. In einer physiotherapeutischen Abteilung kann jedoch jede Hilfsperson für eine solche Assistenz ausgebildet werden. Kombinationen, wie z. B. das Hinzufügen von zervikalen Stellungen zu einem SLR oder die kontralaterale Seite bei einem ULTT, sind mit einer Hilfsperson viel leichter auszuführen. Es muß jedoch sichergestellt sein, daß der Assistent den nicht zu bewegenden Körperteil des Patienten so fixiert, daß der Physiotherapeut beim Hinzufügen einer Komponente den Widerstand in der Bewegung spürt und diesen in Beziehung zu dem so ausgelösten Symptom interpretieren kann.

5. Das Spüren von Widerstand innerhalb einer Bewegungsrichtung darf bei der Suche nach einem Symptom nicht vernachlässigt werden. Widerstand, der mit einer veränderten Mechanik des Nervensystems zusammenhängt, wird vom Untersucher häufig viel früher, also bevor die Symptome reproduziert werden, gespürt. Eine Behandlung kann auch durch den Grad an vorhandenem Widerstand und nicht durch die Symptomantwort bestimmt werden. Die Bedeutung der Lokalisation von Symptomen wurde bereits besprochen.

Teste mit angehaltenen Bewegungskomponenten

Einige Autoren haben beschrieben, wie informativ bei der Untersuchung des Nervensystems ein Test sein kann, wenn er für eine gewisse Zeit in einer bestimmten Position angehalten wird.

Mackinnon und Dellon (1988) schlugen z. B. vor, den Unterarm in verstärkter Pronation festzuhalten, um so eine Einklemmung des N. radialis superficialis mit Symptomreaktionen innerhalb einer Minute in Erfahrung zu bringen. Buehler und Thayer (1988) empfehlen die angehaltene Position der Ellenbogenflexion (in Kap. 8), um eine Einklemmung des N. ulnaris im Kubitaltunnel zu identifizieren. Clare (1989) beschreibt einen Test, bei dem der Arm bis zu 60 Sekunden frei herunterhängt, um die Reaktion des neuralen Gewebes in der oberen Extremität bei der Untersuchung von Spannungen in der Longitudinalachse zu überprüfen. Patienten, die unter den Folgen von wiederholten Zerrungsverletzungen leiden (Kap. 14), gaben bei solchen Testen früher Symptome an als asymptomatische gesunde Personen.

Ich persönlich habe den Eindruck, daß die so ausgelösten Symptome auch durch die entsprechenden Spannungsteste, die in Kap. 8 beschrieben wurden, reproduziert werden können. Auf jeden Fall ergeben die Teste mit angehaltenen Komponenten genaue Wiederbefunde nach der Behandlung. Der Zeitraum, innerhalb dessen Symptome auftreten, ist ein objektives Kriterium, und diese Teste sind sehr leicht und genau zu wiederholen, weil sie keinerlei Bewegung beinhalten.

Diese Testart kann auch in Fällen angewandt werden, wo Patienten über Symptome klagen, wenn sie eine Position/Haltung über längere Zeit beibehalten haben.

„Schnelle Teste"

In eine Körperuntersuchung können sog. „schnelle Teste" einbezogen werden. Ein anschauliches Beispiel dafür ist das Abbeugen des Patienten nach vorne aus dem Stand, wobei er Schmerzen um L4 angibt. Diagnostisch gesehen könnte dieser Schmerz von verschiedenen Quellen kommen, wie Gelenken, Muskeln und, am wahrscheinlichsten, von den Nerven der Lendenwirbelsäule. Wenn aber der Patient in dieser Beugestellung der Wirbelsäule am Punkt des Schmerzbeginns festgehalten wird und dann zervikale Flexion und Extension ausgeführt wird, ist leicht festzustellen, ob irgendeine Änderung im Verhalten dieser Schmerzen auftritt, die auf eine Gegenspannungskomponente bei der Störung hindeuten würde (Abb. 9.2). So können in der Untersuchung auch Prioritäten

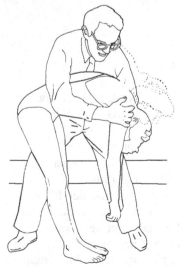

Abb. 9.2. Flexion und Extension der Halswirbelsäule in einer Stellung, die lumbale Symptome auslöst. Ein „schneller Test" für das Nervensystem

gesetzt werden. Wenn beispielsweise bei dem eben erwähnten Patienten Nackenbewegungen die lumbalen Schmerzen verändern, sollte unbedingt schon bei der ersten Konsultation der „Slump"-Test ausgeführt werden.

Einige andere Beispiele für schnelle Teste:

1. Wenn ein Patient über Schmerzen in der Stellung des Schulterquadranten klagt, kann diese Technik auch leicht mit Ellenbogenextension und veränderter Handgelenk- und Handbewegung ausgeführt werden (Abb. 9.3). Der Patient kann diese Bewegungsänderungen auch aktiv selber ausführen. Ähnliche Informationen werden durch veränderte Positionen der Halswirbelsäule, des gegenüberliegenden Arms und durch das Anheben des gestreckten Beins (SLR) gewonnen.

2. Soll die Länge und Elastizität des oberen M. trapezius beurteilt werden, kann der Anteil des Nervensystems bezüglich Länge und eventuell auftretender Symptome zuerst mit Ellenbogenflexion getestet und dann mit der gleichen Bewegung, aber mit Ellenbogenextension, verglichen werden (Abb. 9.4).

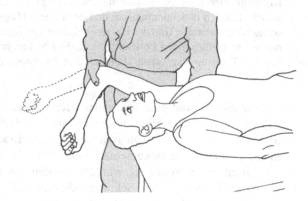

Abb. 9.3. „Schneller Test" für das Nervensystem in der Quadrantenposition

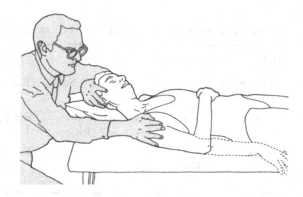

Abb. 9.4. Bei der Untersuchung der Länge des M. trapezius wird der Anteil, den das Nervensystem zur Störung beiträgt, analysiert

Der wichtigste Gesichtspunkt bei solchen Untersuchungen besteht darin, daß die jeweilige Technik bei verschiedenen Spannungszuständen des Nervensystems und auch unterschiedlichen Beziehungen seiner Berührungsflächen mit angrenzenden Geweben ausgeführt wird, wobei benachbarte nichtneurale Strukturen gar nicht oder nur sehr unwesentlich verändert werden.

Dokumentation

Mit jeder Behandlung und bei jedem Kontakt mit dem Patienten sollten genaue Aufzeichnungen gemacht und stets aktuell weitergeführt werden. Bei der ersten Behandlung ist eine Basis von Befunden, von der aus behandelt werden kann, besonders wichtig. Zum Beispiel könnte die erste Untersuchung des ULTT1, der bei einem Patienten Schmerz im Oberarm und Kribbeln im Daumen auslöst, wie in Tabelle 9.2 notiert werden. Diese Tabelle ist wie folgt zu lesen:

Mit 85° glenohumeraler Abduktion wurden im Arm des Patienten Schmerz und Kribbeln reproduziert. Extension im Handgelenk war frei beweglich; die Symptome durch Schulterabduktion veränderten sich nicht, obwohl die Bewegung Schmerzen im Handgelenk auslöste. Supination war frei beweglich und veränderte keines der Symptome. Außenrotation war bei 45° eingeschränkt, der Schmerz nahm zu, das Kribbeln blieb gleich. Ellenbogenextension war bei 120° limitiert, alle Symptome verstärkten sich dabei dramatisch, und der Patient klagte über ein Gefühl von Kopfschmerzen. Lateralflexion der Halswirbelsäule zur Testseite hin reduzierte alle Symptome, außer diejenigen im Handgelenk. Bei 5° Lateralflexion der Halswirbelsäule von der Testseite weg verstärkten sich alle Symptome, außer diejenigen am Handgelenk.

Dokumentationen sind eine sehr persönliche Sache. Die Aufzeichnungen sind von Physiotherapeut zu Physiotherapeut unterschiedlich, sollten aber doch so ähnlich sein, daß sie von einem anderen Physiotherapeuten übernommen werden könnten. Ich bevorzuge Dokumentationen wie sie in Tabelle 9.2 gezeigt werden. Wenn Symptome reproduziert wurden, werden sie unterstrichen (vgl. die reproduzierten Symptome bei Schulterabduktion mit denen bei Handgelenkextension). Falls eine bestimmte Komponente eine dramatische Auswirkung auf

Tabelle 9.2. Dokumentation des ULTT1 zu Beginn der Behandlung

6H Ab	Handgel.E	Sup.	ARot	Ellb.E	CxLF	CxLF
85° Schm Arm	√	√	45° Schm.	120°	zur betr. Seite	weg von betr. Seite
S1 Kribb.	gleich	gleich	Kribb. gleich	alle Schm.↑ ↑ ++	↓alle Schm.	5°
Daumen	+ S1 Handgel. Schm.			Kopfw.	außer Handgel.	↑ alle Schm. außer Handgel.

Tabelle 9.3. Dokumentation einer Behandlung

IN: Handgel.E	GH Abd	TAT:Ellb.E
	90°	2 x IV+
	in etw. <u>Schm.</u>	in <u>Schm.</u> S.O.
		<u>Kribb.</u>

den Test hat, wird dies durch eine Anzahl von Pluszeichen verdeutlicht. Es sollte ebenfalls notiert werden, wenn ein gewisses Bewegungsausmaß hinzugefügt und dabei eine Symptomreaktion ausgelöst wird. Die Symptomantwort muß nicht unbedingt Schmerz, sondern könnte auch Kopfschmerz oder sogar Übelkeit sein.

Bei der Dokumentation einer bestimmten Behandlung gebrauche ich, ähnlich wie bei der Befundaufnahme, das „IN: TAT:"-System. Eine Behandlung könnte ähnlich wie in Tabelle 9.3 gezeigt notiert werden.

Bei diesem Beispiel wurde zunächst Handgelenkextension ausgeführt, dann folgte Schulterabduktion bis 90°, die bei diesem Patienten mittelstarke Symptome hervorrief. Die Technik, die ausgeführt wurde, war Ellenbogenextension mit zwei Wiederholungen von IV+ in den Schmerz des Patienten hineingehend, ohne aber das Kribbeln zu reproduzieren. Ein anderes Beispiel für meine persönlichen Dokumentationen ist das Unterstreichen der Zahl von Wiederholungen; bei einer Serie von oszillierenden Bewegungen von 20 Sekunden Dauer wird die Dokumentation nicht unterstrichen.

Nach einer längeren Behandlungsdauer ist eine Art Kurzschriftnotierung ausreichend, obwohl von Zeit zu Zeit vollständige Aufzeichnungen über die Symptomreaktionen gemacht werden sollten, wie z. B. „IN: ULTT2 (radial mit Neutralstellung Handgelenk)/TAT: Sch Dep 2x IV min S", was bedeutet: „IN: ULTT2-Stellung mit Betonung des N. radialis, TAT: Schulterdepression 2 Mal mit Grad IV, was leichte Schmerzen auslöste.

Palpation des Nervensystems

Spannungsteste und Teste der Leitfähigkeit eines Nerven sind zwei Aspekte der Untersuchung des Nervensystems. Der dritte Aspekt der Untersuchung beinhaltet die Palpation des Nervensystems. Für viele Physiotherapeuten bedeutet die Palpation des Nervensystems etwas Neues. Vielleicht hat die dominierende Ausrichtung des Denkens auf Gelenke und Muskeln diesen Gesichtspunkt der neurologischen Untersuchung überflüssig erscheinen lassen. Das periphere Nervensystem ist aber gut zu palpieren, und es können dabei wertvolle Informationen gewonnen werden. Eventuell müssen die genauen Lokalisationen der Nerven rekapituliert werden. Es hat mich bei Weiterbildungskursen immer wieder erstaunt, wie überrascht die Kursteilnehmer waren, wenn sie die gut tastbaren Verzweigungen des N. peroneus superficialis am dorsalen Aspekt des Fußes gefunden hatten und diese so offenkundig sehen konnten. Die meisten Studenten dachten anscheinend, dieser Nerv sei eine Sehne.

Anwendung der Palpation

1. Es gibt keinen besseren Weg, die klinische Anatomie des peripheren Nervensystems kennenzulernen (oder zu rekapitulieren), als durch das Palpieren. Über die Palpation kann sich der Physiotherapeut mit der Anatomie des Nervensystems vertraut machen; das gilt besonders, wenn er sich bisher nur mit Gelenken beschäftigt hat. Die Palpation vermittelt ihm auch ein Gefühl für die großen Unterschiede der einzelnen Nerven zueinander. Nerven haben keine homogene Struktur. Zum Beispiel bewirkt die Palpation des N. ulnaris am Ellenbogen oder am Oberarm sehr schnell Parästhesien, während die Palpation des N. radialis mehr einen lokalen Schmerz und selten Parästhesien auslöst. Während die innervierten Bindegewebe des N. radialis für die Symptome teilweise verantwortlich sein können, scheinen die primären Neurone für die des N. ulnaris verantwortlich zu sein. Hat ein Nerv mehr Faszikel und Bindegewebsanteile, dann ist es schwieriger, durch Palpation der faszikulären Organisation eine neurologische Reaktion auszulösen (Kap. 1).
   Wenn Physiotherapeuten bei der Palpation von Gelenken oder Muskeln Schmerzen reproduzieren, habe ich stets den Eindruck, daß sie ihre Finger eher auf einem Nerv haben könnten. Ein Beispiel dafür ist der primäre posteriore Ramus in der Lendenwirbelsäule. Es scheint, daß Druck auf diesen Nerv bei unilateralen anteroposterioren Mobilisationen, wie Maitland sie beschreibt (1986), unvermeidbar ist. Wird auf das Radiusköpfchen ein anteroposteriorer Druck ausgeübt, palpiert der palpierende Daumen unweigerlich auch den N. radialis. Ähnlich werden auch die peronealen Nerven mit einem anteroposterioren Druck auf den Talus palpiert. Palpation kann bei Nerven jeder Größe Schmerzen auslösen. Es muß dabei nur an Zahnschmerzen gedacht werden. Die Zähne werden von kleinen Nerven versorgt, aber wer könnte bestreiten, daß Zahnschmerzen als besonders unangenehm empfunden werden.

2. Eine Verletzung eines Nerven kann mithilfe der Palpation beurteilt werden. Ein normaler Nerv fühlt sich hart und rund an und sollte von einer zur anderen Seite verschiebbar sein. Diese transversale Bewegung nimmt bei einem Spannungszustand des Nerven ab. Das transversale Bewegungsausmaß kann durch Verklebung des Nerven an seinen Berührungsflächen mit anderen Strukturen teilweise verloren gehen. Der Nerv kann auch anschwellen. Besonders oberhalb seiner Einklemmungsstelle kann er sich auch hart und verdickt anfühlen. Die Nerven können bei peripheren Neuropathien wie Lepra und vererblichen motorischen und sensiblen Neuropathien über lange Abschnitte verdickt sein. Bei Einklemmungen sind meistens nur kleine Bereiche als verdickt zu palpieren. Umschriebene Nervenvergrößerungen

könnten auch auf einen Tumor wie ein Schwannom im peripheren Nerv hindeuten. Sie können transversal über den Nerv „rollen", nicht aber axial den Nerv entlang bewegt werden (Thomas 1984).

3. Die Symptomantwort bei der Palpation hilft, den Ort der Gegenspannung zu lokalisieren. Palpation kann leicht lokalen Schmerz durch irritiertes und/oder vernarbtes Bindegewebe in der Nervenhülle auslösen oder auch durch abnormale Impulsgeneration an mechanosensiblen Stellen. Wie später noch beschrieben wird, können Orte abnormaler Impulsgeneration durch „Zupfen" des Nervens aufgefunden werden, wobei an einer ganz anderen Stelle am Nerven Symptome auftreten. Diese Stelle kann die Quelle der Symptome sein. Palpation kann auch bei der strukturellen Differenzierung helfen. Wenn beispielsweise der N. radialis superficialis am Radius gezupft wird und dadurch Symptome weiter distal am Handgelenk reproduziert werden, dann können diese Symptome als neurologisch bedingt interpretiert werden. Die nichtneuralen Strukturen wurden dabei gar nicht berührt. Wo das Nervensystem im besonderen Maße mechanisch oder chemisch sensibilisiert ist, kann die Palpation eines Nerven der Extremitäten, z. B. des N. radialis superficialis am Unterarm, auch proximale Symptome wie Nackenschmerzen reproduzieren. Hier scheint es eine Analogie zum Rückenmark zu geben. Ein Patient, der über lumbale Schmerzen klagt, wenn die Halswirbelsäule palpiert wird oder auch umgekehrt, zeigt meistens auch einen positiven „Slump"-Test.

Das Nervensystem kann auch dann als Quelle von Symptomen interpretiert werden, wenn bei der Palpation an einer Stelle Schmerz auftritt, der sich bei Spannen des Nervensystems dann verstärkt. Wenn z. B. der N. saphenus am medialen Kniegelenk auf Palpation empfindlich reagiert und bei Spannung des N. saphenus infolge von Fußgelenkbewegungen noch unangenehmer reagiert, kann diese durch Palpation ausgelöste Empfindlichkeit als neurogen angesehen werden (s. Kap. 7). Wird ein Schmerz im Fußgewölbe bei SLR durch Palpation stärker, ist auf einen ähnlichen Zusammenhang zu schließen.

An der Stelle einer Einklemmung zeigt der Nerv sehr häufig eine Empfindlichkeit (Saal et al. 1988). Bei der Diagnose betrachten viele Kliniker die Empfindlichkeit eines Nerven als das hilfreichste physische Zeichen einer Nerveneinklemmung. Besteht Gegenspannung entlang des Nervverlaufs, reagiert der Nerv meistens auch empfindlich auf Palpation.

4. Palpation kann als lokale Massage oder als Friktionsbehandlung eingesetzt werden. Oszillierender Druck kann direkt auf den Nerven gegeben werden, oder die ihn umgebenden Faszien können mit Friktionsmassage behandelt werden. Rückblickend ist zu vermuten, daß manche der transversalen Friktionstechniken, wie sie von Cyriax und Russell (1977) empfohlen wurden, Bewegung der Nervenstämme beinhalten. Vielleicht können sogar manche Behandlungserfolge der Friktionsmassage durch die Krafteinwirkung über und auch direkt auf den Nerven erklärt werden, die zu Veränderungen an den Berührungsflächen des Nerven mit seinen angrenzenden Strukturen führt.

5. Palpation kann auch Anomalien aufdecken. Wenn z. B. der N. suralis am Fuß ungewöhnlich groß ausgebildet ist, könnte er einige der Axone mitführen, die normalerweise im N. peroneus superficialis laufen. Dann wären die Äste des N. peroneus superficialis entsprechend kleiner oder auch gar nicht ausgebildet.

Palpationstechniken und Behandlung

Nerven können durch „Zupfen" oder „Klopfen" wie beim Hoffmann-Tinel-Test direkt palpiert werden. Zupfen beinhaltet ein sanftes seitliches Wegziehen des Nerven mit dem Daumen- oder Fingernagel, was Symptome oberhalb, unterhalb und direkt an der so bearbeitenden Stelle auslösen kann. Geeignete Anwendungsbereiche für diese Technik sind der N. suralis und Verzweigungen des N. peroneus communis am Fuß, der N. radialis superficialis am Unterarm, der N. medianus und der N. ulnaris am Arm. Der Test nach Hoffmann-Tinel, bei dem der Nerv „beklopft" wird mit dem Ziel, Symptome im Bereich der Nervenversorgung auszulösen, wurde bereits in Kap. 6 besprochen.

Es lohnt sich auch, Nerven zu palpieren, wenn der Nervenstamm gespannt ist. Besonders wenn Symptome durch einen intraneuralen Prozeß ausgelöst werden, sind die Nervenstämme gespannter, und die Symptome sind auch leichter zu reproduzieren. Es sollten auch immer die häufigen Anomalien des Nervensystems bedacht werden. Einige davon wurden bereits in Kap. 3 angesprochen. „Normale Varianten" wäre vielleicht die treffendere Bezeichnung als „Anomalien"; das Nervensystem verläuft in oft unberechenbaren Bahnen. Dem Therapeuten ist es sehr zu empfehlen, stets ein gutes Anatomiebuch in Reichweite zu haben.

Leicht palpierbare Bereiche

Wo Nerven nah an der Oberfläche verlaufen, können sie auch palpiert werden, und große Nerven können sogar durch Gewebe hindurch gefunden werden. Alle großen Nervenstämme weisen mindestens zwei Stellen auf, an denen sie palpierbar sind. Wie jede manuelle Fertigkeit, erfordert auch die Palpation von Nerven Übung und Zeit. Im folgenden werden einige der Palpation leicht zugängliche Bereiche angesprochen.

Untere Extremität

Ungefähr im ersten Drittel des Abstands zwischen der Tuberositas tuber ischii und dem Trochanter major kann der N. ischiadicus palpiert werden. Er ist leichter zu finden, wenn der Patient in Bauchlage liegt und der Nerv durch einen über der Kante des Betts ausgeführten SLR gestrafft wird (Abb. 9.5). Der N. tibialis ist an der posterioren Kniegelenksfalte palpierbar, wo er lateral

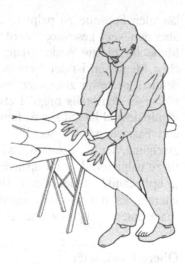

Abb. 9.5. Palpation des Ischiasnervs durch das Gesäß

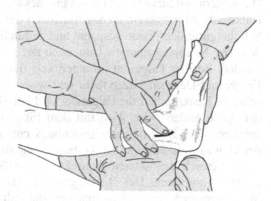

Abb. 9.6. Palpation des posterioren Anteils des N. tibialis posterior vom Malleolus medialis

zur A. poplitea und Vene verläuft. An der Knierückseite kann auch der N. peroneus communis medial von der Sehne des M. biceps femoris ertastet werden. Von hier aus kann er bis zum Fibulaköpfchen verfolgt werden, um das er sich herumschlingt.

Der N. tibialis kann posterior in Höhe der Malleolusgabel palpiert werden (Abb. 9.6). Er ist hier noch ziemlich dick, etwa 5 mm oder mehr, und bei manchen Personen springt er besonders bei Dorsalflexion und Eversion des Fußes wie eine Sehne hervor. Er kann dann als medialer und lateraler Plantarnerv bis zum Fuß verfolgt werden. An der dorsalen Seite des Fußes ist auch der N. peroneus superficialis sehr gut zu palpieren; bei Plantarflexion und Inversion des Fußes liegt er sichtbar auf. Er kann bis in den Unterschenkel hinauf verfolgt werden, wo er in einer Faszie verschwindet. Der tiefe N. peroneus kann zwischen dem ersten und zweiten Metatarsalknochen, etwa 4 cm proximal von der Schwimmhaut gefunden werden. Der Unterschied zwischen dem harten runden Nerv und der vergleichsweisen weichen Sehne des M. extensor hallucis longus ist sehr deutlich wahrnehmbar. Der N. suralis ist an der lateralen Fußseite zu palpieren; hier kann der Daumennagel ganz vorsichtig über den Nerv geschoben werden. Der Nerv ist dann nach oben, posterior zum Malleolus, bis zur Wade entlang der Achillessehne weiterzuverfolgen. Bei manchen Menschen ist der Nerv bei Dorsalflexion und Inversion des Fußes sehr deutlich posterior zum lateralen Malleolus zu erkennen.

Der N. femoralis mündet etwa auf halbem Weg entlang des Ligamentum inguinale und lateral zur A. femoralis in den Oberschenkel. Er kann trotz Haut und Faszien palpiert werden. In Höhe des Kniegelenks ist seine Hauptverzweigung, der N. saphenus, zwischen den Sehnen der Mm. sartorius und gracilis zu palpieren. Der infrapatelläre Ast dieses Nervs kann manchmal durch die „Zupftechnik" an der oberen Tibia palpiert werden. Der N. femoralis cutaneus lateralis kann tief im Ligamentum inguinale, etwa 1 cm medial zur Spina iliaca anterior superior ertastet werden.

Obere Extremität

Die posterioren Stränge des Plexus und des N. suprascapularis sind am lateralen Halsansatz zu palpieren. Ist das Auffinden des Plexus schwierig, kann er durch Schultergürteldepression gespannt und dadurch deutlicher tastbar gemacht werden. Der N. suprascapularis kann auch tief in der Schulterblattspalte gefunden werden. Bei der Palpation im anterioren Bereich der Halswirbelsäule können Finger und Daumenspitzen nicht sehr weit von den austretenden Spinalnerven sein; die Reaktion auf die Palpation wird bei gleichzeitiger geringer Abduktion der Arme anders sein. Wird mit dem Fingernagel die Klavikula entlang gestrichen, sind die Nn. supraclaviculares cutanei besonders bei Lateralflexion der Halswirbelsäule von der Testseite weg zu spüren.

Im Bereich der unteren Achsel sind der N. medianus und der N. ulnaris leicht zu palpieren. Der N. radialis liegt etwas tiefer. Sie können durch die Verteilung der Symptomreaktionen bei der Palpation voneinander unterschieden werden. Der N. ulnaris kann auch von der Axilla weiter zum medialen Epikondylus des Ellenbogens verfolgt werden, und der N. medianus verläuft von der Axilla zum Ellenbogen mehr anterior als der N. ulnaris. Beide sind leicht durch Spannung auszumachen. Wenn ein Daumen in die Axilla gelegt und der

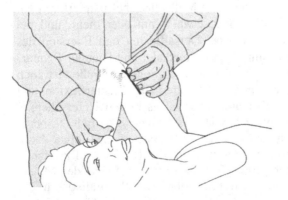

Abb. 9.7. Eine günstige Stellung für die Untersuchung des N. ulnaris

Schultergürtel heruntergeschoben wird, lösen Handbewegungen viel Bewegung und Spannung besonders im N. medianus aus. Etwas mehr posterior zu den anderen Nerven kann hier auch der N. radialis palpiert werden, wobei eine neurale Reaktion schwer auszulösen ist. Der N. radialis kann außerdem einige Zentimeter unterhalb des Ansatzes des M. deltoideus, wo er aus der Radiusrinne auftaucht, gefunden werden. Diese Stelle war übrigens früher für Boxer eine beliebte Angriffsstelle, als sie noch keine Boxhandschuhe tragen mußten.

Der N. radialis kann am Ellenbogen, wo er am radiohumeralen Gelenk befestigt ist, palpiert werden. Der N. medianus ist gleich lateral zur Bizepssehne zu palpieren und der N. ulnaris natürlich in der ulnaren Rinne. Der N. ulnaris ist mit seinem Verlauf in der ulnaren Rinne wahrscheinlich ein guter Ort zum Üben und zur Bewertung von Palpationsgeschicklichkeit. In Abb. 9.7 wird eine praktische Armstellung für die Untersuchung des N. ulnaris gezeigt. Dabei ist zu beachten, daß der Nerv hart und rund ist und bei Ellenbogenextension etwas transversale Bewegungsfreiheit hat, die mit Ellenbogenflexion verschwindet.

Am Unteram kann der N. radialis superficialis an der lateralen volaren Seite des Radius getestet und „gezupft" werden. Ein Vergleich zwischen dem sich hart anfühlenden Nerven und der weicheren Sehne des M. brachialis ist dabei sehr interessant. Dieser Nerv ist bis zur Tabatiere weiterzuverfolgen, und seine Verzweigungen sind sehr gut durch ein leichtes seitliches Anzupfen mit dem Fingernagel zu spüren. In der Hand kann der N. ulnaris gerade medial am Vorsprung des Hamatums gespürt werden.

Der große Okzipitalnerv ist dort, wo er aus der Faszie an der Schädelbasis austritt, leicht zu palpieren. Viele andere Nerven wie z. B. die Fingernerven sind gut palpierbar, besonders wenn sie geschwollen oder vernarbt sind. Natürlich fallen die Techniken leichter, wenn die betreffenden Personen schlank sind. Interessierte Leser sollten sich mit einem guten Anatomiebuch ausstatten und ausprobieren, welche Nerven sich zur fachgerechten Palpation eignen. Wenn ein empfindlicher Punkt gefunden wird, ist es auch lehrreich, sich zu fragen, welche Strukturen darunter liegen und dann durch Symptomanalyse und Strukturdifferenzierung herauszufinden, welches die betreffende empfindliche Struktur ist.

Klassifikationen von Nervenverletzungen

In der Medizin und Chirurgie gibt es seit vielen Jahren hilfreiche Klassifikationen von Nervenverletzungen. Einige dieser Kategorien, die auf die Patienten des Manualtherapeuten zutreffen können, werden im folgenden besprochen. Zu den bereits bestehenden Klassifikationen gehören:

1. Verletzungen des oberen und unteren Neurons.
2. Einteilungen von Verletzungen des peripheren Nervensystems; die numerischen Kategorien 1–5 von Sunderland (1951) und diejenigen von Seddon (1943) hinsichtlich Neurapraxie, Axonotmesis und Neurotmesis. Diesem

Bereich ist auch eine Kategorisierung zuzuordnen, die für Physiotherapeuten relevant ist.

Obere und untere motorische Neurone

Ihre jeweiligen Symptome und Zeichen wurden in Kap. 6 dargelegt. Das obere motorische Neuron muß jedoch genauer angeschaut werden. Es ist durchaus nicht abwegig, wenn wir bei manchen Patienten, die zur Behandlung kommen, kleine und meist zeitlich begrenzte Rückenmarkverletzungen vermuten. Es kann sich auch um neurapraxische Rückenmarkverletzungen handeln, wie sie von Torg et al. (1986) beschrieben wurden oder sogar auch um weniger feine Störungen. Gerade weil der Physiotherapeut gar keine Möglichkeiten hat, kleinere Rückenmarkverletzungen zu erkennen, ist im Hinblick darauf ein hohes Maß an Mißtrauen stets angebracht. Bei eindeutigen traumatisch bedingten Rückenmarkverletzungen sind Mobilisationen kontraindiziert. Bei schweren Verletzungen wie einer Paraplegie, wo die Dehnung der ischiokruralen Muskelgruppe zur Routinebehandlung gehört, ist allerdings noch nicht ausreichend über ihre Auswirkungen auf das Nervensystem nachgedacht worden. Liegen die geringsten Hinweise auf eine Rückenmarkverletzung vor, wie bilaterale Beinsymptome oder andeutungsweise eine erhöhte Babinski-Reaktion, ist Vorsicht angebracht.

Klassifikationen für Verletzungen des peripheren Nervensystems

Seit Jahren liegen Einstufungen für Verletzungen des peripheren Nervensystems vor. Seddon (1943) führte die Kategorien Neurapraxie, Neurotmesis und Axonotmesis ein. Sunderland (1951) gebrauchte eine numerische Einteilung, die drei Kategorien für die schweren Nervenverletzungen (Neurotmesis) vorsieht (Abb. 9.8). Diese Klassifizierungen basieren auf einer defekten Leitungsfähigkeit und daraus resultierendem Funktionsverlust wie motorischer oder sensibler Lähmung.

Diese Einstufungen eignen sich mehr für die schweren Nervenverletzungen und zur chirurgischen Behandlung; aber sie finden auch bei den meisten Patienten, die von Physiotherapeuten behandelt werden, begrenzt Anwendung. Eigentlich waren sie nie für diese Art von Patienten gedacht. Für diese Begrenzung gibt es folgende Gründe:

1. Die meisten Patienten, die von Physiotherapeuten behandelt werden, haben keinen oder einen nur geringfügigen Funktionsverlust infolge von Störungen in der Nervenleitung. Meistens suchen sie wegen ihrer Symptome eine Behandlung auf.
2. Wie in früheren Kapiteln besprochen wurde, rühren Symptome nicht alleine von Veränderungen in der Nervenfaser her, sondern auch die Bindegewebe müssen als mögliche Symptomquelle berücksichtigt werden.

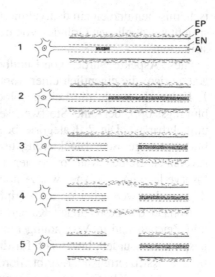

Abb. 9.8. Die Fünf-Stadien-Kategorisierung von Nervenverletzungen nach Sunderland. *EP* Epineurium, *P* Perineurium, *EN* Endoneurium, *A* Axon, *1* Leitungsblock, *2* Darstellung eines Axons mit intaktem Endoneurium, *3* Darstellung eines Axons und Endoneurium mit intaktem Perineurium innen, *4* Darstellung ohne epineurales Gewebe, 5 Darstellung des gesamten Stamms. Aus: Sunderland (1978)

3. Bei sich verändernder Leitungsfähigkeit steht den meisten Patienten häufig nur eine manuell ausgeführte neurologische Untersuchung zur Verfügung. Der Luxus einer Elektrodiagnose ist Patienten bzw. Physiotherapeuten nur selten frei zugänglich. Die Gefahren dieser Diagnosen (Kap. 6) besonders bei kleinen Traumen sind allgemein bekannt (Peterson und Will 1988). Die Klassifikationen gehen auf diese Gesichtspunkte gar nicht ein.

Werden die medizinischen Modelle zu dem ambulanten Patientengut der Physiotherapie mit Störungen der Gegenspannungskomponenten in Beziehung gesetzt, gehören die meisten von ihnen zur Kategorie 1 nach Sunderland bzw. sogar zu bisher noch gar nicht definierten Kategorien. Wenn diese Störungen auch für Neuropathien gehalten werden, gibt es doch keinen Beweis dafür, daß die Symptome neurogener Art sind; dies ist lediglich das Resultat einer klinischen Schlußfolgerung. Viele Symptombilder sollten eher als „versteckte Neuropathien" bezeichnet werden, denn die exakte pathoanatomische Ursache ist uns noch verborgen.

In den nächsten Abschnitten habe ich versucht, Nervenverletzungen in Kategorien einzuteilen, die den Erfordernissen der Physiotherapie entsprechen. Diese Einstufungen sollten, wenn möglich, in Verbindung mit den medizinischen Modellen gesehen werden.

Versuche, kleine Nervenverletzungen einzustufen

Sunderland (1978) beschäftigt sich mit einer Gruppe von Störungen, die nicht in seine Kategorien passen. Bei diesen Patienten ist die Leitungsfähigkeit normal, aber es besteht eine „verzerrte Funktion", die er als irritierbare Läsion bezeichnet. Sunderland vermutet, daß diese reizbaren Läsionen aus einer lokalen Pathologie entstehen. Kürzlich schlug Sunderland (in Jewett 1980) vor, daß die Läsionen der ersten Stufe unterteilt werden sollten, um zwischen einem ischämischen und einem demyelinierten Block zu unterscheiden. Jewett (1980) spricht aus ähnlichen Gründen von der Notwendigkeit einer „Null-Grad"-Klassifikation.

Diese Aspekte wurden von Lundborg (1988) aufgegriffen. Er definiert zwei Kategorien, die eigentlich einer Vorstufe von Kategorie 1 entsprechen. In der 1. Kategorie beruht die Leitungsblockierung auf einem intraneuralen Durchblutungsstopp, der eine Stoffwechselblockierung nach sich zieht und direkt umkehrbar ist. Die 2. Kategorie besteht aus einer durch intraneurale Ödembildung ausgelösten Blockierung und ist innerhalb von Tagen oder Wochen reversibel. Beiden Kategorien liegen Ischämien zugrunde und nicht Nervenfaserverletzungen. Bisher wurde noch nicht versucht, kleine Verletzungen an den Bindegewebsscheiden der peripheren Nerven zu kategorisieren.

Anhand der bestehenden Kategorien, mit mehr Betonung auf Symptomen und Zeichen und in Verbindung mit Forschungsergebnissen, wie sie in Teil I besprochen wurden, bietet sich für diese besondere Patientengruppe eine mögliche Klassifizierung an. Es gibt allerdings auch Vorbehalte, die vor Anwendung einer solchen Klassifizierung genannt werden sollten:

1. Überschneidungen sind unvermeidbar.
2. Es ist immer schwierig, klinische Phänomene direkt auf eine Pathoanatomie zu beziehen, und beim Nervensystem ist dies noch viel schwerer. Es bestehen unendlich viele Variationen in der auf das verletzte periphere Nervensystem bezogenen Symptomatologie. Solche Variationen reichen von der schmerzlosen akuten Nervenkompression wie der „Parkbank-Lähmung" bis hin zu den ungeheuer schmerzhaften Kausalgien. Manche Nervenverletzungen sind ganz einfach schmerzhaft und andere nicht – die Ursachen dafür werden heute noch nicht ganz verstanden. Der Tatsache, daß Schmerz und Dysästhesien periphere *und* zentrale Phänomene sind, muß ständig Rechnung getragen werden und auch dem Prinzip, daß die klinischen Ausdrucksformen spezifisch menschlich sind. Die Forschung auf diesem Gebiet wurde allerdings vorwiegend an Tieren durchgeführt.

Die Klassifizierung wird dadurch erleichtert, daß eine Reihe von Physiotherapeuten sich wiederholende Reaktionsmuster auf Spannungsteste bei Störungen wie dem Tennisellenbogen und Schmerzen in der ischiokruralen Muskelgruppe beobachteten. Es scheint klar zu sein, daß bei einer Verletzung im Bereich des Nervenstamms die Reaktionen bei mechanischer Verschiebung bei Körperbewegungen gleich bleiben.

Klassifikationen für Physiotherapeuten

Ich meine, daß Physiotherapeuten fähig sein sollten, die folgenden Kategorien bei Verletzungen des peripheren Nervensystems zu erkennen und zu interpretieren:

1. die mögliche Läsion
2. physiologischen Schmerz

3. den entzündeten und irritierbaren Nerv
   a. Reizung im Epineurium
   b. Einbruchstelle ins Perineurium
4. Fibrosen unterschiedlichen Grades
   a. intraneural
   b. extraneural

Die Zuordnung einer dieser Kategorien ist von der Symptomatologie, von den Körperzeichen und von der Beziehung zwischen beiden Faktoren abhängig; und natürlich auch von unseren Fachkenntnissen über die Pathologie des Nerven.

Die mögliche Läsion

Ohne die an den Nerv angrenzenden und ihn berührenden Gewebe zu berücksichtigen, sind Neurobiomechanik, Pathologie und die daraus resultierenden Symptome kaum richtig einzuschätzen. Der periphere Nerv und die angrenzenden Gewebe bilden ein komplexes Bewegungssegment. Bei Bewegung hängt die normale Mechanik der Nerven von der mechanischen Integrität der Nerven und der sie umgebenden Geweben ab. Diese Eigenschaften können durch mögliche Auswirkungen von anderen Stellen des Nervenstamms auf den Nerv und seine angrenzenden Gewebe beeinflußt werden. Verletzungen in angrenzenden Berührungsflächen anderer Gewebe oder auch Verletzungen des Nervensystems selbst können eine mögliche Verletzungssituation an ganz anderen Stellen des Nervensystems hervorrufen.

Einige Beispiele für klinische Situationen, die einen Nervenstamm für Verletzungen anfällig machen können, sind: Ödeme im Karpaltunnel (Faithfull et al. 1985), Blutansammlung um den N. tibialis nach einem Muskelriß in der ischiokruralen Muskelgruppe, auch eine Radiusfraktur (s. Kap. 12), ein irritierter sympathischer Grenzstrang und „Kompartmentsyndrome" (Prozesse in abgeschlossenen Gewebsräumen) (Mubarak et al. 1989). Zu dieser Kategorie der Verletzungsmöglichkeiten muß auch die Ruhigstellung durch Schienen und Gipse gerechnet werden. Es gibt viele Gründe für Immobilisation, aber ein Trauma, das Ruhigstellung erfordert, ist wahrscheinlich schwer genug, um Nerven zu beeinflussen. Ein steifes Gelenk kann für eine subklinische Neuropathie anfällig machen, die ihrerseits dann durch Trauma beschleunigt wird und sich klinisch darstellt. Mobilisation kann auch so ein Trauma sein.

Zu den zwar nachgewiesenen, aber vielleicht als solche nicht wahrgenommenen Traumen gehören Krankheitsbilder wie Spastizität (Stone und Keenan 1988) und die hemiplegische Schulter (Chino 1981).

Bei bestimmten klinischen Situationen ist deshalb ein besonders hohes Maß an Argwohn am Platz. Solange die mechanische Integrität des Nervs nicht untersucht wurde, kann bei vielen Schädigungen eine Verletzung nicht als „fixiert" bezeichnet werden. Beispielsweise muß bei einem Patienten, der einen Riß in der ischiokruralen Muskelgruppe hatte, trotz dieses scheinbar rein muskulären Verletzungsursprungs die volle Bewegung und Dehnfähigkeit des Ischiasnervs untersucht werden, bevor der Patient aus der Behandlung entlassen wird. Bei einem Patienten mit Zerrung der zervikalen kleinen Wirbelgelenke muß die Untersuchung sicherstellen, daß alle Spannungsteste der oberen Extremität befundfrei sind. Eine Haltungsberatung für Patienten sollte ebenfalls stets Überlegungen enthalten, wie sich bestimmte Positionen und Stellungen auf das Nervensystem auswirken können. Bestehen Einschränkungen in der Mechanik des Nervs, ist ein frühes Eingreifen notwendig, und zwar noch bevor das Nervensystem gereizt wird oder sogar fibroplastische Wucherungen in und um das System bildet.

Physiologische Schmerzen

Als normale Reaktionen auf Spannungsteste lassen sich spezielle Arten von Symptomen beobachten; meistens ist es Schmerz und oftmals auch nur ein großes Unbehagen. Durch strukturelle Differenzierung können diese Symptome entweder als neurogen oder als von einem anderen Ursprung herrührend identifiziert werden. Liegt kein Trauma vor, sind diese Symptome physiologischer Art, und wenn bewiesen werden kann, daß sie vom Nervensystem herrühren, sind sie als neurogen anzusehen.

Es ist durchaus möglich, daß diese Reaktionen vaskulär bedingt und somit vom Stoffwechsel abhängig sind. Wahrscheinlich entladen sich hypoxische Axone ektopisch, was aus Faserspaltungen resultiert, denen metabolische Reaktionen auf die großen Fasern vorausgingen (Noordenbos 1959). Natürlich gibt es viele andere mögliche Schmerzquellen (s. Kap. 4). Die Blutzufuhr zu einem Nerv hört bei etwa 15% seiner Verlängerung auf; bei etwa 8% wird sie bereits schwächer (Lundborg und Rydevik 1973; Ogata und Naito 1985). Besonders empfindlich sind Neurone in bezug auf die Blutversorgung, und sie können sich ektopisch bei etwa 6% ihrer Verlängerung entladen. Es ist nicht schwierig, diese Daten auf die Dehnung, die ein Tensionstest erlaubt, zu beziehen. Dies geht aus der Publikation von Millesi (1986) über Spannungsteste für die obere Extremität besonders klar hervor, denn er zeigt, wie der N. medianus sich einem Nervenbett anpassen muß, das 20% länger ist als der Nerv selbst. Ein Teil der 20% wird durch Gleiten des Nervensystems in Beziehung zu den angrenzenden Berührungsflächen anderer Gewebe ausgeglichen; der Rest durch Spannung. Die meisten Bewegungen in unserem täglichen Leben bewirken also weniger als 6% Verlängerung. Dieses Phänomen gehört zur Kategorie der sofort auflösbaren ischämischen Blockierungen, die Lundborg (1988) definiert.

Es gibt neben den Spannungstesten noch andere mögliche Quellen für die normale Symptomantwort. Die Bindegewebe des Nervensystems sind innerviert und bilden daher auch eine mögliche Quelle für Symptome. Es sollte auch an sich anschließende und angrenzende Faszien gedacht werden und an die möglichen Einflüsse von neuralen Reservoirs in den Ganglien und im Rückenmark. Bei einem komplexen Test wie dem ULTT1 ist es auch durchaus möglich, daß einige Symptome von der Nervenfaser, andere von den Bindegeweben und wieder andere von der Dehnung nichtneuraler Strukturen herrühren. Da die Nervenfasern durch das Bindegewebe umfassend geschützt sind, erscheint es allerdings unwahrscheinlich, daß die „normalen" Symptome von mechanischen Einwirkungen auf die Nervenfaser kommen.

Auch bei Verletzungen des Nervensystems können diese physiologischen Symptome auftreten, wobei aber nicht vergessen werden darf, daß sie sich in einiger Entfernung von der ursprünglichen Verletzungsstelle bemerkbar machen können. Kliniker haben viele Daten über die normalen Reaktionen bei Tensionstesten (Kap. 7 und 8) gesammelt; die Interpretationen sollten stets mit großer Vorsicht gemacht werden. Abnormale Reaktionen bei einem Spannungstest können auf einen Gegenspannungsmechanismus überall im Nervensystem aufmerksam machen. Fibrotische Verklebungen um einen Ast des Plexus brachialis können beim ULTT eine Symptomreaktion bewirken, die früher in der Beweglichkeit und/oder andersartig auftritt als eine sog. normale Reaktion. Bei vorhandener Vorspannung des Nervensystems sind die zwischen 6–15% liegenden kritischen Werte bereits mit viel weniger Bewegung zu erreichen. Ein Tensionstest kann lediglich darauf hindeuten, daß mit großer Wahrscheinlichkeit mit dem Nervensystem etwas nicht in Ordnung ist. Es hängt von der Erfahrung des Klinikers ab, ob er die Stellen von Gegenspannung finden kann. Meistens ergeben sich genügend Hinweise, wenn dem Patienten ausreichend einschlägige Fragen gestellt und diese mit den physischen Untersuchungsbefunden verglichen werden. Therapeuten, die in der Untersuchung angrenzender Berührungsflächen, z. B. von Gelenken und Muskeln, geschickt sind, haben anderen gegenüber vieles voraus.

Das entzündete und gereizte Nervensystem

Hier sind zwei Kategorien zu berücksichtigen:

a. wenn sich der Prozess auf das Epineurium beschränkt, und
b. wenn es zum Einbruch ins Perineurium kommt.

Irritation innerhalb des Epineuriums. Das Epineurium ist sehr gut durchblutet und innerviert. Es ist ein besonders reaktives Gewebe (Millesi 1986), das aber auch leicht zu verletzen ist. Ein kleines Trauma, wie sanfte Kompression oder Reibung, kann ein epineurales Ödem bewirken (Triano und Luttges 1982; Rydevik et al. 1984). Oft treten epineurale Risse bei Distorsionen des Fußgelenks auf (Nitz et al. 1985), und da sie die äußere Bindegewebshülle bilden, können sie leicht an den Berührungsflächen angrenzender Gewebe reiben.

Im Vergleich zu den Nervenverletzungen durch Kompression wurden die Auswirkungen von Reizungen des Nervensystems in der Literatur selten beschrieben. Weil die perineurale Sperre besteht, sollten epineurale Entzündungen – es sei denn, sie sind sehr stark und hartnäckig – vaskuläre Strukturen nicht beeinflussen können. Die Eigenschaften dieser perineuralen Barriere wurden in Kap. 1 beschrieben.

Klinisch gesehen scheint beim Palpieren oder Dehnen des entzündeten Epineuriums Schmerz aufzutreten. Es kann ein plötzlicher scharfer Schmerz sein, weil das gereizte Segment dann an einem unnachgiebigen Nachbargewebe entlang gleitet. Obwohl durch Spannungsteste Schmerz ausgelöst werden kann,

braucht nicht unbedingt auch ein gleichzeitiger Beweglichkeitsverlust vorzu-
liegen.

Den derzeitigen Nervenzustand zu erkennen ist die wichtigste klinische Kon-
sequenz, und dann sollte so behandelt werden, daß sich nicht auch noch eine
intraneurale Pathologie entwickelt. Dieser Nervenzustand kann mit haltungs-
verbessernden und ergonomischen Maßnahmen behandelt werden; eventuell
sind auch Elektrotherapie anwendbar und passive Bewegungen, die im folgenden Kapitel ausführlich besprochen werden. Besondere Aufmerksamkeit sollte
hier den symptomauslösenden angrenzenden Geweben geschenkt werden; als
Behandlung werden sanfte Bewegungen zwischen Nerv und Berührungsflächen
durch die Beweglichkeit hindurch empfohlen und vielleicht auch das Erzeugen
von leichter Spannung innerhalb des Epineuriums.

Einbruch ins Perineurium. Eine entzündliche Reaktion innerhalb des Nerven
kann aus einem Entzündungszustand um den Nerven resultieren. Sunderland
(1976) stellte Stadien dar (Kap. 3), die bei anhaltender Reizung und Kompression um den Nerven herum entstehen. Verminderte Blutzufuhr bewirkt als
Spätfolge eine Zerstörung der Kapillaren und eine Ödembildung, die die Nervenfaser und die endoneuralen Tubuli schädigen können. Die Entzündungsre-
aktion, die schließlich zum Faszikel Zugang findet, ist infolge der perineuralen
Diffusionssperre schwer zu beseitigen. Es kann intrafaszikuläres Fibroblast gebildet werden. Durch Druckerhöhung im intraneuralen Fluß kann auch die
Leitungsfähigkeit beeinträchtigt werden.

Die Patienten können über anhaltenden Schmerz klagen, und zwar meistens
in Bereichen, wo das Nervensystem anfällig ist (wie an Aufzweigungen oder
in Tunneln). Bei der Palpation werden dann meistens empfindliche und geschwollene Nerven gefunden. Eine vorläufige Hypothese besagt, daß die Angaben von Patienten über Beschwerden im Bindegewebe peripherer Nerven
den Beschreibungen bei Beschwerden in anderen Bindegeweben des Körpers
sehr ähnlich sind. Die eher bizarren Beschreibungen von Symptomen (z. B.
,,stranguliert", ,,brennend", ,,kriechend") könnten sich direkt auf Nervenfasern
beziehen (Tabelle 9.1).

Die wichtigste klinische Schlußfolgerung daraus besteht darin, die Aktivität,
die den Zustand verschlimmert, zu vermeiden oder das Material, das auf den
Nerv Druck ausübt, zu beseitigen, damit sich daraus nicht ein Dauerschaden
für die neuralen und/oder bindegewebigen Anteile entwickelt. Daß Nervendruck
infolge eines Zirkulärgipses entsteht, ist leicht verstehbar. Ein anderes Beispiel
dieser Kategorie wäre eine Sekretärin, die trotz Schwellungen im Karpaltunnel
weiterhin an der Schreibmaschinentastatur arbeitet. Zum Basiswissen des Physiotherapeuten gehört, daß er stets das Risiko einer fortschreitenden Pathologie
bei Verletzungen des peripheren Nervensystems in Betracht zieht. Passive Bewegungstechniken können mit Sicherheit Veränderungen in den intraneuralen
Druckverhältnissen bewirken. Den Nerv zu ,,melken", wo er durch einen Tunnel
verläuft und mobilisiert werden kann, unterstützt den Abtransport übermäßiger
intraneuraler Flüssigkeitsansammlung (Elvey 1986). Patienten mit der Diagnose
,,Karpaltunnelsyndrom" erfahren durch Automobilisation ihres Handgelenks
deutliche Erleichterung, was einen vergleichbaren Mechanismus darstellt.

Fibrose

Nach langanhaltenden entzündlichen Phasen ist die Bildung von fibroblastischem Narbengewebe leider unvermeidlich. Dabei zeigt sich unter Umständen keine meßbare Veränderung in der Leitungsfähigkeit, obwohl dies sehr viel näherliegen würde als in der vorhergehenden Kategorie, besonders auch dann, wenn eine intraneurale Fibrose endoneurale Tuben zerstört. Mackinnon und Dellon (1986) vermuteten, daß das am stärksten geschädigte Faszikel zu den Symptomen beitragen könnte und daß ein unzerstörtes Faszikel wahrscheinlich für eine normale Elektrodiagnose verantwortlich ist.

Fibrose kann innerhalb des Nervs und außen um den Nerv sehr unterschiedlich sein; dies hängt nicht nur von Ausmaß und Art eines Traumas ab, sondern auch von zeitlichen und physischen Faktoren. Manche Fälle können in diesem Stadium, in dem eine weitgehende Desorganisation und schwere Zerstörungen bei den Nervenfasern bestehen, nach Sunderland der Kategorie 3 zugeordnet werden. Andere Patienten sind eventuell schwierig zu klassifizieren, weil sie nur einige unreife Axone aufweisen, die sich in endoneuralen oder perineuralen Nervengeweben verfangen haben.

Eine Fibrose kann in jeder Phase auftreten, und nicht unbedingt nur in einem fortgeschrittenen Stadium. Es ist auch durchaus möglich, daß verschiedene Stadien innerhalb des gleichen Nervs anzutreffen sind. Zum Beispiel kann der N. medianus einen Verlust an Dehnung im Karpaltunnel aufweisen, was an ganz anderer Stelle eine Reizung bewirkt.

Die wichtigste klinische Schlußfolgerung daraus ist, Narbenbildung zu verhindern, und, wenn ein Nervenbereich vernarbt, das Risiko einer Symptomentwicklung in die Behandlung einzubeziehen. Dies wurde bereits früher angesprochen. Bei Narbenbildung muß es ein Stadium geben, in dem die Auswirkungen von fibroblastischer Aktivität zu vermindern sind; allerdings auch ein Spätstadium, in dem diese Aktivität nicht mehr zu verändern ist.

Fibrose kann extraneural auftreten, wobei die Möglichkeiten des Nerven, in seinem Bett zu gleiten, verändert werden. Bei intraneuraler Fibrose verändert sich die Dehnfähigkeit des Nerven selbst. Die Massage bei Neuromen ist als Technik bekannt, aber der Physiotherapeut sollte seineTechniken noch wesentlich verfeinern. Er sollte auch wissen, daß durch die Veränderung gebräuchlicher Techniken eigentlich jede Form von Fibrose zu beeinflussen ist. Diese Gesichtspunkte werden im folgenden Kapitel besprochen.

In dem beschriebenen Stadium haben sich wahrscheinlich die Nn. nervorum im vernarbten Epineurium oder in nicht ausgereiften Axonen verfangen. Neurome können auch im endoneuralen oder perineuralen Narbengewebe festsitzen, was zu einem abnormalen Mechanismus der Impulsgeneration führt.

Wie bereits betont, konzentriert sich dieses Buch mehr auf die Behandlung kleiner Nervenverletzungen, obwohl Physiotherapeuten auch bei der Behandlung schwerer Verletzungen des Nervensystems eine anerkannte Rolle spielen.

Zu den Verletzungen, die hier klassifiziert wurden, muß allerdings gesagt werden, daß ein klarer wissenschaftlicher Beleg, der diese Kategorien mit den klinischen Erscheinungsbildern bei Patienten verknüpft, noch aussteht; dies gilt besonders für die Vorstufe zu Kategorie 1 des Klassifikationssystems. Bei der Feststellung, ob ein Symptom neuropathischen Ursprungs ist, gibt es viele Unwägbarkeiten. Ein histologischer Nachweis kann mit Sicherheit nicht erbracht werden, denn bei so kleinen Verletzungen ist eine Nervenbiopsie nicht möglich. Elektrodiagnose weist bei kleinen Verletzungen sehr viele Mängel auf, und biomechanische Teste bringen auch keinerlei Beweise. Bisher wurden in diesem Bereich klinische Schlußfolgerungen einschließlich der strukturellen Differenzierung eingesetzt und auch genaues Beobachten der Symptombereiche und ihres Verhaltens in Verbindung mit der Geschichte der Verletzung sowie mit Daten aus Tierstudien und anatomischen Studien. Klinisch scheint es aber doch so zu sein, daß durch Spannungsteste feine Nervenverletzungen am besten aufzufinden sind. Auch Symptome, die aus subklinischen Einklemmungen entstehen (Kap.3), können durch Spannungsteste reproduziert werden.

Literatur

Asbury A H, Fields H L 1984 Pain due to peripheral nerve damage: an hypothesis. Neurology (Cleveland) 34:1587-1590

Buehler M J, Thayer D T 1988 The elbow flexion test: a clinical test for the cubital tunnel syndrome. Clinical Orthopaedics and Related Research 233:213-216

Butler D S 1989 Adverse mechanical tension in the nervous system: a model for assessment and treatment. Australian Journal of Physiotherapy 35:227-238

Chino N 1981 Electrophysiological investigation on shoulder subluxation in hemiplegics. Scandinavian Journal of Rehabilitation Medicine 13:17-21

Clare H A 1989 The clinical testing of upper limb neural tissue in repetitive strain injury. In: Jones H M, Jones M A, Milde M R (eds) Manipulative Therapists Association of Australia, Sixth biennial conference proceedings, Adelaide

Cyriax J, Russell G 1977 Textbook of orthopaedic medicine, 9th edn. Bailliere Tindall, London, vol 2

Elvey R L 1986 Treatment of arm pain associated with abnormal brachial plexus tension. Australian Journal of Physiotherapy 32:225-230

Faithfull D K, Moir D H, Ireland J 1985 The micropathology of the typical carpal tunnel syndrome. Journal of Hand Surgery 11B:131-132

Jewett D L 1980 Functional blockade of impulse trains caused by acute nerve compression. In: Jewett D L, McCarroll H R (eds) Nerve repair and regeneration. Mosby, St. Louis

Kennelleay M, Rubenach H, Elvery R 1988 The upper limb tension test: the SLR test of the arm. In: Grant R (ed) Clinics in Physical Therapy 17, The cervical and thoracic spines. Chruchill Livingstone, New York

Lundborg G 1988 Nerve injury and repair. Churchill Livingstone, Edinburgh

Lundborg G, Rydevik B 1973 Effects of stretching the tibial nerve of the rabbit: a preliminary study on the intraneural microcirculation and the barrier function of the perineurium. Journal of Bone and Joint Surgery 55B:390-401

Mackinnon S E, Dellon A L 1986 Experimental study of chronic nerve compression. Hand Clinics 2:639-650

Mackinnon S E, Dellon A L 1988 Surgery of the peripheral nerve. Thieme, New York

Maitland G D 1986 Vertebral manipulation, 5th edn. Butterworths, London
Deutsche Ausgabe:

Maitland G D 1994 Manipulation der Wirbelsäule. Rehabilitation und Prävention 24. Springer, Berlin, Heidelberg, New York

Millesi H 1986 The nerve gap: therapy and clinical practice. Hand Clinics 2:651-663

Mubarak S J, Pedowitz R A, Hargens A R 1989 Compartment syndromes. Current Orthopaedics 3:36-40

Nitz A J, Dobner J J and Kersey D 1985. Nerve injury and grade II and III ankle sprains. The American Journal of Sports Medicine 13:177-182

Noordenbos W 1959 Pain. Elsevier, Amsterdam

Ogata K, Naito M 1985 Blood flow of peripheral nerve, effects of dissection, stretching and compression. Journal of Hand Surgery 11B:11-14

Peterson G W, Will A D 1988 Newer electrodiagnostic techniques in peripheral nerve injuries. Orthopaedic Clinics of North America 19:13-25

Philip K, Lew P, Matyas T A 1989 The inter-therapist reliability of the slump test. Australian Journal of Physiotherapy 35:89-94

Rydevik B, Brown M D, Lundborg G 1984 Pathoanatomy and pathophysiology of nerve root compression. Spine 9:7-15

Sall J A, Dillingham M F, Gamburd R S, Fanton G S 1988 The pseudoradicular syndrome. Spine 13:926-930

Seddon H 1943 Three types of nerve injury. Brain 66:237-288

Stone L, Keenan M E 1988 Peripheral nerve injury in the adult with traumatic brain injury. Clinical Orthopaedics and Related Research 233:136-144

Sunderland S 1951 A classification of peripheral nerve injury producing loss of function. Brain 74:491-516

Sunderland S 1978 Nerves and nerve injuries, 2nd. edn. Churchill Livingstone, Edinburgh.

Sunderland S 1976 The nerve lesion in carpal tunnel syndrome. Journal of Neurology, Neurosurgery and Psychiatry 39:615-616

Thomas P K 1984 Clinical Features and differential diagnosis. In: Dyck P J, Thomas P K, Lambert E H, Bunge R (eds) Peripheral neuropathy, 2nd edn. Saunders, Philadelphia, vol 2

Torg J S, Pavlov H, Genuario S E et al 1986 Neuropraxia of the cervical spinal cord with transient quadriplegia. Journal of Bone and Joint Surgery 68A:1354-1370

Triano J J, Luttges M W 1982 Nerve irritation: a possible model of sciatic neuritis. Spine 7:129-136

Teil III

Behandlung
und Behandlungsresultate

10 Behandlung

Geschichte

Das Konzept und die Behandlungstechniken der Mobilisation des Nervensystems sind nicht neu. Eine Art chirurgische Behandlung, die sog. „Nervendehnung", stand am Ende des letzten Jahrhunderts in Frankreich und in England hoch im Kurs. Diese Technik wurde vorwiegend am N. ischiadicus und am Plexus brachialis angewandt; die Beschwerden deckten ein Spektrum von der Ischialgie bis hin zu lokomotorischer Ataxie ab. Im Falle der Ischiasdehnung nahm der Chirurg an der Glutealfalte oder tiefer einen Einschnitt vor, legte einen Haken oder seinen Finger unter den Ischiasnerv und zog dann kräftig daran. Nur wie stark und in welche Richtung gezogen werden sollte, stand damals zur Debatte. Im British Medical Journal wurde auch berichtet, wie „der Nerv zweimal fast 6 Inches (15,7 cm) über die Hautschicht hinaufgehoben und dann kräftig in seiner Längsachse gedehnt" werden sollte, oder: „Das Gewicht des Beins wurde am Nerv aufgehängt". Andere Chirurgen zogen so lange an dem Nerv, bis eine deutliche Pulsreaktion auftrat (Cavafy 1881). Der sog. „Nervendehner von M. Gillette" wurde damals für fortschrittlich gehalten; es war ein einfacher flacher Haken, der in 90° zu seinem Verlauf unter dem Nerv eingehakt wurde. Ein Assistent hielt die Extremität herunter, und ein Dynamometer wurde diesem Haken angeschlossen, so daß die angewandte Kraft auf den Nerv gemessen werden konnte (Cavafy 1881).

Infolge der Beliebtheit dieser Nervendehnungsbehandlung wurden verstärkt Untersuchungen an Leichen durchgeführt, die das Reißen von Nerven analysierten. Als Beispiel für die Leichenstudien aus dieser Zeit können die Ergebnisse bei einem 37jährigen zirrhotischen Mann angeführt werden, dessen Ischiasnerv 100 englische Pfund (ca. 48 kg) aushalten konnte, ohne zu zerreißen; sein linker Ischiasnerv allerdings zerbarst bei einem Gewicht von 90 englischen Pfund (ca. 39 kg). Ein anderes Beispiel aus dieser Zeit ist das eines sehr kleinen 17jährigen Mädchens, das an der „waxy disease" gestorben war und deren Ischiasnerv nur 84 englische Pfund (ca. 36 kg) aushalten konnte, bevor er zerriß. In der Literatur waren 240 englische Pfund (ca. 115 kg) der absolute Rekord, und das durchschnittliche Gewicht belief sich auf 140 englische Pfund (ca. 60,2 kg). Aus diesen Studien und sicherlich auch aus klinischen Erfahrungen wurde damals geschlossen, daß die therapeutische Dosierung zwischen 30 englischen Pfund (ca. 14,2 kg) und der Hälfte des Körpergewichts eines Patienten liegen sollte. Bei ataktischen Formen wurde ein Ziehen nach unten als das wirksamste Verfahren betrachtet. Bei Problemen im unteren

Rückenbereich wurde eine Zugrichtung nach rostral für erfolgversprechend gehalten. Die Behandlungsresultate reichten allem Anschein nach von beeindruckenden Verbesserungen bis hin zu einigen Todesfällen (Symington 1882; Marshall 1883).

Abgesehen von den Hinweisen auf die Wirkung von Dehnungskräften auf periphere Nerven sind diese Berichte für uns lediglich noch von historischem Interesse. Sie sind irrelevant, wenn es um die Fertigkeiten geht, die für Sicherheit und Erfolg bei der aktiven und passiven Mobilisation des Nervensystems erforderlich sind. Die Berichte sollten uns jedoch auf die Geschwindigkeit medizinischer Veränderungen aufmerksam machen. Es ist doch ganz interessant zu wissen, daß Nervendehnung bereits vor 100 Jahren selbstverständlich war, daß das Karpaltunnelsyndrom aber erst seit etwa 30 Jahren besser verstanden wird und daß auch erst vor etwa 20 Jahren unsere Aufmerksamkeit auf spezifische Schmerzbahnen gelenkt wurde. Wie weit wir selbst mittlerweile auf dem Weg zum vollständigen Verstehen aller neuro-orthopädischen Erkrankungen fortgeschritten sind, ist noch unklar.

Allgemeine Behandlungsaspekte

1. Durch jede Art von Bewegungsbehandlung wird das Nervensystem bewegt. Heutzutage mobilisieren die meisten Manualtherapeuten das Nervensystem völlig unbeabsichtigt. Zum Beispiel wird bei der Dehnung der ischiokruralen Muskelgruppe der Ischiasnerv mit seinen Verzweigungen und Anteilen an der Neuraxis bewegt und gedehnt. Bei Mobilisationen am Ende der Beweglichkeit, beispielsweise im Bereich des Schultergelenks durch die Technik des Schulterquadranten (Maitland 1977), werden der Plexus brachialis und die mit ihm verbundenen Nervenwurzeln und Nervenstämme bewegt. Sogar die sanftesten Atemübungen mobilisieren neurale Strukturen der Brustwirbelsäule und des Plexus brachialis (McLellan und Swash 1976). Dehnungen des M. trapezius und des M. iliopsoas bewirken ebenfalls eine Dehnung der dazugehörigen Nerven. Symptome und Zeichen haben sich bei Patienten durch passive und aktive Mobilisationstechniken verbessert, lange bevor die Ideen zur Mobilisation des Nervensystems, wie sie in diesem Buch vorgestellt werden, bekannt waren. Wenn ein Physiotherapeut jedoch auf der Suche nach besseren Behandlungsresultaten ist und auch besser verstehen möchte, warum seine Behandlungen derart begrenzt sind, dann sind für ihn die Überlegungen, die sich aus unserem Wissen über das Nervensystem ergeben, außerordentlich wichtig. Ist sichergestellt, daß das Nervensystem die geschädigte Struktur ist, die der Mobilisation bedarf, können die entsprechenden Techniken spezifischer und genauer angewandt werden. Zum Beispiel kann ein SLR mit Dorsalflexion im Fußgelenk und Adduktion im Hüftgelenk ausgeführt werden, wodurch diese Technik verfeinert und auf bestimmte Strukturen des Nervensystems ausgerichtet wird. Für das Nervensystem gibt es allerdings spezifische Vorsichtsmaßnahmen und Kontraindikationen. Ein Bestandteil des klinischen Beweisführungsprozesses ist

das Erstellen von Prognosen, die je nach den an einer Schädigung beteiligten Strukturen unterschiedlich ausfallen werden.

2. Maitland (1986) betonte, daß die analytische Befundaufnahme der Grundstein seines Konzepts sei. Die Techniken, die nach einer solchen Analyse eingesetzt werden, sind viel mehr als nur die Anwendung gelernter Techniken. Die eigentliche Ausführung einer Technik beinhaltet Faktoren wie Geschichte, geschicktes Handhaben, Kommunikation mit dem Patienten, Kenntnis der Biomechanik und Geschicklichkeit im Wiederbefund. Das für die Prognosestellung erforderliche Wissen ergibt sich allein aus geschickten Wiederbefunden und aus dem Erkennen der jeweils beteiligten Pathologie. Es gibt keine festgelegten Techniken oder Behandlungsrezepte bei einer speziellen Diagnose. Die Grundlage der Therapie ist stets der klinische Beweisführungsprozeß (Kap. 5).

3. Die benötigten Behandlungstechniken sind dem jeweiligen Einzelfall angepaßt und vom klinischen Beweisführungsprozeß abhängig. Zur Zeit ist nur eine Studie bekannt, die die Mobilisation des Nervensystems mit anderen Behandlungen vergleicht. In einer Doppelblindstudie untersuchten Kornberg und Lew (1989) 28 „Australian Rules"-Football-Spieler mit einem Riß 1. Grades in der ischiokruralen Muskelgruppe. Sie verglichen die Erfolge einer traditionellen Behandlung bei 16 Spielern mit den Therapieergebnissen bei 12 Football-Spielern, die eine traditionelle Behandlung und zusätzlich eine Mobilisation des Nervensystems erhielten. Unter den 12 Spielern, deren Behandlung auch das Nervensystem einbezog, gab es nur einen, der mehr als ein Spiel versäumte. Alle 16 Spieler, die in traditioneller Weise behandelt wurden, versäumten ein oder mehrere Spiele.

4. Die Mobilisationsbehandlung des Nervensystems ist keine schnell erlernbare Fertigkeit; sie ist auch nicht leicht auszuführen. Es könnte diskutiert werden, ob sie schwieriger ist als die Behandlung über ein Gelenk. Es gibt keine knöchernen Hebelarme, über die gearbeitet werden könnte, und es ist schwieriger, diese Art der Behandlung visuell darzustellen. Die Mobilisation des Nervensystems setzt außerdem eine Denkweise voraus, die den gesamten Körper einbezieht. Potentielle physische Reaktion können sich über ein größeres Gebiet und mit größerer Amplitude als bei einem Gelenk ausdehnen. Für die meisten Physiotherapeuten ist es wahrscheinlich schwierig, mit für sie relativ unbekanntem Gewebe umzugehen, das sie auch nach biomechanischen Kriterien beurteilen müssen; sie besitzen meistens weniger Kenntnisse über neurogenes Gewebe als über Muskeln und Gelenke.

5. Nach der Untersuchung des Patienten und wenn der Physiotherapeut zur Schlußfolgerung gelangt ist, daß eine relevante Spannungskomponente vorliegt, die zu den Beschwerden des Patienten in direkter Beziehung steht und verändert werden muß, gibt es drei mögliche Wege, um diese Schädigung über Bewegung zu beeinflussen:

- Direkte Mobilisation des Nervensystems, meistens über die Spannungsteste und deren Ableitungen, aber auch über Palpationstechniken.
- Behandlung angrenzender und zum Nervenstamm in Beziehung stehender Gewebe wie Gelenke, Muskeln, Faszien und Haut.

- Einbeziehung indirekter Behandlungswege wie Haltungsschule und ergonomisch gestaltete Arbeitsmöbel und -geräte.

In diesem und im nächsten Kapitel werden diese drei Ansätze besprochen. Im vorliegenden Kapitel geht es in erster Linie um die direkte Mobilisation des Nervensystems.

Grundprinzipien der Mobilisation

Wenn sich der Therapeut für die Mobilisation des Nervensystems entschieden hat, kann er sich bei der eigentlichen Behandlung an zwei Grundkonzepten orientieren.

1. Das Maitland-Konzept. Es beinhaltet eine Behandlung von Symptomen und Zeichen, die durch die Stärke des Schmerzes, durch die Irritierbarkeit des Zustands und durch die Natur des Problems festgelegt ist. Überlegungen, die diese Faktoren berücksichtigen, bilden die Grundlage des Maitland-Konzepts. In dieser Hinsicht unterscheidet sich die Mobilisationsbehandlung des Nervensystems in keiner Weise von der Konzeption, die von Maitland für die Gelenke ausgearbeitet wurde. Der Prozeß klinischer Schlußfolgerungen, der ein wesentlicher Bestandteil dieses Konzepts ist, kann problemlos auch auf jede nicht gelenkorientierte Behandlung übertragen werden.
2. Ein erweitertes Verständnis und Einbeziehen der „Natur" des Problems. Der Begriff „Natur" wird bei Maitland (1986) gebraucht, wobei er im erweiterten Sinne als „Pathologie" interpretiert wird. In einem klinischen Entscheidungsprozeß wird stets die Pathologie, dem derzeitigen Wissensstand entsprechend, mit einbezogen und in diesem Prozeß beurteilt. Die Überlegungen zur Pathologie sollten die mechanisch veränderten Stellen des Nervensystems einschließen und auch die beteiligten Gewebe des Nervensystems sowie Strukturen in der Umgebung und im Verlauf des Nervensystems, die seine normale Mechanik stören könnten. Darüber hinaus kann der Umfang an veränderter Mechanik und veränderter Physiologie analysiert werden. Über das Nervensystem ist bereits vieles bekannt, und diese Fakten sollten in die Behandlungsentscheidungen einbezogen werden.

Ein wichtiger Schlüssel zum erfolgreichen Behandeln ist die Orientierung des Physiotherapeuten mehr in Richtung von Mobilisation als in der von Dehnungen. Wenn wir bedenken, was *Mobilisation* beinhaltet – Berücksichtigen von aufgespürtem *Widerstand*, Finden des *Symptoms* und Beobachten der wechselseitigen Beziehungen dieser Faktoren während des Bewegungsablaufs, Anwendung einer sanften oder starken Behandlungstechnik und die wichtigen Kriterien für den Wiederbefund – dann ist ersichtlich, daß all diese Aspekte auch für die Mobilisation des Nervensystems zutreffen. Wir können sehr viel Besseres leisten, als einfach nur das Nervensystem dehnen.

Gradierung der Techniken

Viele Sachverhalte bestimmen die Auswahl einer Technik. Eine Möglichkeit, die gewünschte Stärke einer gewählten Technik festzulegen, besteht darin, die Beziehung zwischen Widerstand und den ausgelösten Symptomen innerhalb einer Bewegungsrichtung zu bestimmen. Dieser Aspekt wurde bereits sehr ausführlich für die Behandlung von Gelenken beschrieben (Magarey 1985; Maitland 1986). Leser, die mit diesen Gedankengängen noch nicht vertraut sind, sollten die einschlägigen Kapitel in Maitlands Buch (1986) lesen. Das Bewegungsdiagramm kann beim Nervensystem genauso angewendet werden wie beim Gelenk. Es regt auch den Physiotherapeuten an, mehr auf Widerstand während einer Bewegung zu achten und sich nicht nur auf die Symptome zu verlassen. Bewegungsdiagramme helfen, „Gefühl" und Verständnis für die wichtige Beziehung zwischen reproduzierten und ausgelösten Symptomen und aufgefundenem Widerstand zu entwickeln. Dies gilt sowohl für die Mobilisation des Nervensystems als auch für die der Gelenke.

Das Nervensystem kann ein viel größeres Spektrum an Symptomen entwickeln als Gelenke es je vermögen. Das bedeutet zugleich, daß viel mehr Informationen in ein Bewegungsdiagramm eingetragen werden, wie beispielsweise Parästhesien, Wärmegefühl und sogar Übelkeit. Wenn z. B. bei einem Patienten mit einer nicht irritierbaren Schädigung die Bewegung bis zum Ende der Bewegungsmöglichkeit (IV++) ausgeführt werden kann, dann sieht die Notierung des Bewegungsdiagramms des SLR vielleicht wie in Abb. 10.1 aus: Der SLR provoziert bei 40° Schmerzen in der ischiokruralen Muskelgruppe, und bei 75° setzen Kopfschmerzen ein. Die Symptome können in ein Diagramm eingetragen werden. Sollte der Physiotherapeut unter Berücksichtigung aller Faktoren wie Irritierbarkeit und eventuellen Vorsichtsmaßnahmen sich entscheiden, einen SLR als Behandlungstechnik anzuwenden und zwar so, daß er die Kopfschmerzen nicht reproduziert, so kann dies auch im Bewegungsdiagramm (gestrichelte Linie) vermerkt werden. Die Abbildung 10.1 zeigt also, daß die Technik etwa bei 70° mit nahezu einem Grad IV- ausgeführt wird.

Diese Bewegungsdiagramme sind sehr nützlich. Werden sie auf Papier notiert, sollten sie eine klare Darstellung des Gedankenprozesses des Physiotherapeuten ergeben, was Befundaufnahme und Behandlung angeht. Die Diagram-

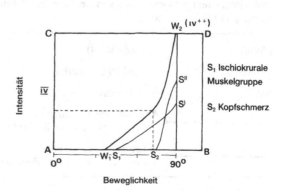

Abb. 10.1. Beispiel für ein Bewegungsdiagramm bei einem SLR

me sind in der Ausbildung von Physiotherapeuten besonders wertvoll, weil
sie es ermöglichen, mit den Studenten anhand visueller Darstellungen über die
Techniken zu sprechen.

Anwendungsmöglichkeiten in bezug auf Pathomechanik und Pathophysiologie

Die Mobilisation des Nervensystems ist bei Symptomen und Zeichen anwendbar, die ihren Ursprung in biomechanischen Kompromissen (Pathomechanik)
oder in entzündlichen Prozessen (Pathophysiologie) haben. Diese beiden Situationen gehen unvermeidlich miteinander einher, obwohl die Behandlung
jeweils von einem Zustand mehr bestimmt und spezifisch darauf ausgerichtet
wird. Ein pathologischer Zustand kann in einen pathomechanischen übergehen.
Es besteht ein enger Zusammenhang zwischen Pathologie und Irritierbarkeit
(Tabelle 10.1). Irritierbarkeit wurde in Kap. 5 kurz angesprochen. Das Konzept
der Irritierbarkeit wird jedoch bei Maitland (1986) ausführlicher diskutiert.

Die irritierbare Schädigung (Pathophysiologische Dominanz)

Die Behandlung irritierbarer Störungen bedeutet für die Physiotherapeuten eine
Herausforderung. Das deutlichste Symptom bei einer solchen Schädigung ist
ein konstanter Schmerz, der leicht verstärkt werden kann, und der lange Zeit
braucht, um sich zu beruhigen. Einige Beispiele für irritierbare Schädigungen,
die von Physiotherapeuten betreut werden, sind bestimmte Stadien nach Schleudertraumen, nach schweren Traumen und bei akuten entzündlichen Neuropathien wie dem Guillain-Barré-Syndrom. Bei dieser Behandlung spielt Ruhe
eine große Rolle. Angemessen sanfte Bewegungen können bei einer solchen

Tabelle 10.1. Beziehung zwischen Irritierbarkeit und Pathologie. Dominanz der pathophysiologischen und pathomechanischen Reaktion bei Befundaufnahme und Behandlung. Nach:
Butler und Gifford (1989)

(Akut)	(Subakut)	(Chronisch)
Irritierbar	Mäßig irritierbar	Nicht irritierbar
Störung	Irritierbar	
⟶	Abnehmende Dominanz der pathophysiologischen Reaktion	⟶
⟶	Zunehmende Dominanz der pathomechanischen Reaktion	⟶

Symptomatik jedoch hilfreich sein, und – was vielleicht viel wichtiger ist – dazu beitragen, die Möglichkeit postentzündlicher Narbenbildung zu verringern. Einige dieser möglichen Behandlungsauswirkungen werden später in diesem Kapitel zusammengefaßt.

Bei einer posttraumatischen irritierbaren Schädigung bestehen gleichzeitig vielfältige strukturelle Gewebsbeteiligungen. Bei einem Schleudertrauma können die kleinen Wirbelgelenke gezerrt sein, es könnten auch gebrochene Trabekel in Knochen vorhanden sein, und mit Sicherheit werden Muskeln und Nerven verletzt sein. Die jeweilige Beteiligung einer einzelnen Struktur an der Symptombildung herauszuarbeiten und die jeweils einschlägige Behandlung für jede Struktur festzulegen, kann sich dabei als äußerst schwierig gestalten. In Kap. 5 und 9 wurde bereits auf den diagnostischen Wert hingewiesen, den isolierte Bewegungen des Nervensystems haben können. Klinisch gesehen besteht bei einer irritierbaren Störung der Vorteil, daß eine Struktur ohne großen Einfluß auf andere Strukturen bewegt werden kann.

Das folgende Beispiel dient der Illustration von Richtlinien für eine Behandlung: Der Patient erlitt vor drei Wochen bei einem Verkehrsunfall ein Schleudertrauma. Der PKW-Schaden ließ vermuten, daß eine beträchtliche Gewalteinwirkung stattfand. Der Patient stellt sich mit intermittierenden, aber leicht auslösbaren Kopfschmerzen vor und mit konstanten zentralen und rechtsseitigen Schmerzen im Nacken und Armbereich. Keines der Symptome verbesserte sich, und der Zustand der Schulter wurde eher etwas schlechter. Der Patient trug einen Kragen und hielt Bettruhe. Die zervikale Rotation nach links zeigte 30° Einschränkung. Es wurde keine Palpationsuntersuchung vorgenommen.

Der Reiz, bei der Untersuchung dieses Patienten Komponenten der Techniken SLR oder linksseitigen ULTT einzusetzen, sollte hier – unter dem Aspekt der Irritierbarkeit – deutlich sein.

Richtlinien für die Anwendung einer ersten Technik

1. Zunächst sollte eine Technik weit vom Symptombereich entfernt eingesetzt werden. Im erwähnten Patientenbeispiel könnten ein SLR oder ein linksseitiger ULTT angewandt werden; vielleicht wären auch Techniken wie Ellenbogenstreckung links und etwas Schulterabduktion oder Streckung im Handgelenk rechts angebracht. Anstatt des traditionellen SLR könnte Knieextension bei Hüftflexion oder Adduktion im Hüftgelenk bei einem gewissen Grad von SLR erfolgreich eingesetzt werden. Bei manchen der irritierbaren Schleudertraumen reichen oft etwas Dorsalflexion und Plantarflexion in Knieflexionsstellung als Anfangstechnik aus. Es gibt ein breites Angebot von Techniken für den Beginn der Behandlung.
2. Die erste Technik sollte zunächst keinerlei Symptome auslösen oder verstärken. Bis die Irritierbarkeit des Zustands, die in Beziehung zur Behandlung steht, ganz offensichtlich wird, ist es meistens klug, die Anwendung

zunächst eher niedrig zu dosieren. Es könnten auch verspätete Reaktionen auftreten.

3. Die hier vorgeschlagenen Grade der Techniken sollten große Amplituden des Grads II enthalten, langsam und rhythmisch ausgeführt, wobei den Symptomen maximale Aufmerksamkeit geschenkt wird. Techniken des Grads IV-, gerade nur an den Widerstand anstoßend bei gleicher Vorsicht in bezug auf die Symptome, wären auch eine Möglichkeit (Lesern, die mit den Bewegungsgraden nicht vertraut sind, wird empfohlen, die Ausführungen bei Maitland (1986) zu lesen). Dabei sollte die größtmögliche Amplitude eingesetzt werden. Wenn es beispielsweise möglich ist, in Hüftflexion 20° Knieextension auszuführen, warum sollte dann keine größere Bewegungsamplitude eingesetzt werden – natürlich immer vorausgesetzt, daß der Zustand dadurch nicht irritiert wird?

4. Die Symptome, die die Schädigung verursacht, müssen permanent überwacht werden. Dies erfordert eine kontinuierliche verbale und nonverbale Kommunikation mit dem Patienten. Ein dumpfes konstantes „Wehtun" sollte unbedingt vermieden werden. Wenn der Physiotherapeut es für zumutbar für den Patienten hält, daß die Symptome reproduziert werden, sollte dies aber nur im Rhythmus mit der Mobilisationstechnik geschehen.

5. Daraus ergibt sich auch die Forderung, daß der Patient, um ein optimales Bewegen des Nervensystems und seiner angrenzenden Berührungsflächen mit anderen Strukturen zu erreichen, bei der Behandlung entspannt und bequem liegen sollte. Das kann durchaus bedeuten, daß der Physiotherapeut einige Zeit für die schmerzfreie Lagerung des Patienten aufwenden muß. Die an das Nervensystem angrenzenden Strukturen sind überwiegend Muskeln. Sind Muskeln angespannt, kann es passieren, daß der gleitende Anteil des Nervensystems mechanisch beeinträchtigt wird. Es ist dann möglich, daß während der Behandlung Symptome verändert werden, oder sie können sich auch einige Stunden danach verändern.

6. Wird der Zustand als weniger irritierbar eingeschätzt, können sehr sanfte Bewegungen auch im Symptombereich angewandt werden. In dem oben besprochenen Patientenbeispiel mit Schleudertrauma wäre Depression oder Elevation des rechten Schultergürtels, als Grad II ausgeführt, eine angemessene Technik. Der übrige Körper sollte ganz spannungsfrei gelagert werden: Der Ellenbogen ist gebeugt, unter den Kniegelenken liegen Kissen, und der Hals liegt in Seitlage zur rechten Seite hin. Dann kann wieder den oben beschriebenen Richtlinien entsprechend vorgegangen werden. Bei der Wahl der Technik sollten sich die Überlegungen auf die Lage der Berührungsflächen angrenzender Gewebe richten. Bessere Bewegungen des Nervensystems können erreicht werden, wenn sich die angrenzenden Strukturen in ihren Mittelstellungen befinden. So könnte in unserem Patientenbeispiel Depression des Schultergürtels eine bessere Technik sein als die Abduktion der Schulter.

Progression

1. Es gibt unzählige Verfahrensweisen, um das Nervensystem durch Techniken zu beeinflussen, und der Physiotherapeut muß die therapeutischen Möglichkeiten jeweils sorgfältig ausloten. Es gibt bei Patienten keine gleichen Symptome und Zeichen; sie alle müssen individuell und voneinander unterschiedlich behandelt werden. Wird durch eine bestimmte Technik ein Behandlungserfolg erzielt, sollte der Physiotherapeut der Versuchung widerstehen, diese Technik einfach zu wiederholen. Sie mag vorteilhaft sein, aber der Physiotherapeut weiß dennoch nicht genau, ob diese Behandlung die beste ist. Die betreffende Technik kann dann in einer Kombination mit anderen Techniken benutzt oder auch variiert werden, wobei jeweils anschließend im Wiederbefund die Reaktionen beurteilt werden.

2. Die Anzahl der Wiederholungen einer Technik kann gesteigert werden. Bei einer irritierbaren Verletzung benutze ich gerne Sequenzen sanfter Oszillationen von etwa 20 Sekunden Dauer und überprüfe ihre Auswirkungen. Die Anzahl dieser Sequenzen kann dann erhöht werden, so daß diese Anwendungen mehrere Minuten dauern.

3. Die Amplitude der Technik kann vergrößert werden. Die Technik könnte auch bis zu einem Punkt gesteigert werden, wo Symptome reproduzierbar sind, oder auch bis zu dem Punkt, wo etwas Widerstand in der Bewegungsrichtung auftritt.

4. Die Technik könnte jetzt auch mit etwas Spannung wiederholt werden. Im oben erwähnten Beispiel könnte Knieextension in Hüftflexion ausgeführt und dabei etwas Nackenflexion hinzugenommen werden. Und ähnlich sollte bei der Schultergürteldepression eine Lateralflexion der Halswirbelsäule von der Behandlungsseite weg oder eine Ellenbogenextension dazugenommen werden. Dabei sollten sich die Überlegungen des Therapeuten auf die Quelle der Symptome konzentrieren. Wird eine intraneurale Komponente bei der Störung vermutet, wäre es angebracht, bei der Ausführung der Technik mehr Spannung auf das Nervensystem auszuüben.

5. Wurde eine distal lokalisierte Technik wie Knieextension bei Hüftflexion angewandt, könnte anschließend eine Technik näher an der Quelle des Symptombereichs eingesetzt werden. Im genannten Beispiel könnte der traditionelle SLR mit Hüftflexion und Knieextension als Behandlungstechnik folgen.

6. Die Auswirkungen der Behandlung auf andere Strukturen, die an der Störung beteiligt sind, müssen beim Wiederbefund berücksichtigt werden. Später in diesem Kapitel wird die Behandlung der Berührungsflächen angrenzender Strukturen beschrieben. Es wäre sehr ungewöhnlich, wenn bei einer Verletzung des Nervensystems andere Strukturen unversehrt blieben. Auf unseren Patienten bezogen müßte nach Ausführung einer Technik auch ein Befund des dazugehörigen Gelenks (aktive Bewegungen, Palpationszeichen), der Muskeln (Länge, Palpation und Schutzspasmus) und eventuell noch anderer beteiligter Strukturen erhoben werden. Dies ist ein grundle-

gendes Prinzip in der Manualtherapie und ein wichtiger Grundsatz für einen fortgesetzten Lernprozeß.

Deshalb muß der Patient stets befragt werden, ob und in welcher Weise die Symptome sich verändern. Dabei sollte nicht vergessen werden, daß das Nervensystem eine große Vielfalt von Symptomen auslösen kann, und deshalb muß immer wieder nach allen Symptomen gefragt werden. Bei starken Schmerzen kann der Patient leicht die weniger dominierenden Schmerzen vergessen, und gerade die Informationen darüber könnten wertvoll für die Progression einer Behandlungstechnik sein. Es können auch Symptome wie z. B. Magenschmerzen auftreten, die ursprünglich keine direkte Beziehung zur Gegenspannung zeigten. Das kann sich aber im Verlauf der Behandlung ändern, und die einzige Möglichkeit, dies herauszufinden besteht darin, den Patienten danach zu fragen.

7. Das Nervensystem läßt es jedoch auch problemlos zu, die Stärke der angewandten Technik wieder zurückzunehmen. Wenn durch eine Technik Symptome ausgelöst wurden, dann ist zu überlegen, ob diese Technik sanfter ausgeführt oder gegen eine andere Technik ausgetauscht werden sollte; es besteht auch die Möglichkeit, die Technik unter weniger Spannung anzuwenden. In dem Beispiel des Patienten mit starken Schmerzen könnte Schulterdepression dann mit etwas Lateralflexion der Halswirbelsäule zur Behandlungsseite hin ausgeführt und verstärkte Knieflexion hinzugefügt werden; vielleicht würde sogar geringe Extension der Wirbelsäule der Technik zu mehr Erfolg verhelfen.

Die nicht irritierbare Störung (Pathomechanische Dominanz)

Je länger eine Störung besteht, desto größer wird die Wahrscheinlichkeit, daß durch Nichtgebrauch der Strukturen Probleme entstehen und die Folgen entzündlicher Reaktionen pathomechanische Züge annehmen. Daraus ergibt sich auch, daß der einzige Weg, ein pathomechanisches Problem zu beeinflussen, Techniken sind, die auf die Mechanik einwirken. Behandlungsarten wie Medikamente, Bettruhe und Elektrotherapie werden das Problem kaum lösen können. Chirurgische Eingriffe könnten eventuell eine Alternative dazu bilden.

Wie bei irritierbaren Störungen gibt es auch hier keine festgelegten Techniken, aber eine große Anzahl von Möglichkeiten. Jede Technik stellt eine Hypothese dar, deren Wert bewiesen werden muß. Die Beschwerden der meisten Patienten, die in die physiotherapeutische Ambulanz zur Behandlung kommen, sind eher den nicht irritierbaren Störungen zuzuordnen.

Richtlinien für die Anwendung der ersten Technik

1. Die Anfangstechnik muß hier etwas in den Widerstand hineingehen, z. B. als Grad III durch die Bewegung hindurch und/oder als Grad IV. Es ist unwahrscheinlich, daß Techniken, die den Widerstand nicht berühren, etwas verändern werden. Dennoch sollte die erste Technik keinen Schmerz provozieren.

   Mobilisationen, als Grad III über einen bestimmten Zeitraum ausgeführt, bewirken viel Bewegung und nur eine geringe Dosis an Spannung am Ende der Beweglichkeit. Umgekehrt erzeugt eine Grad-IV-Technik mit nur wenig Bewegung anhaltende Spannung am Ende der Beweglichkeit. Der Befundaufnahme entsprechend führen bestimmte Pathologien und Untersuchungsergebnisse zu der Schlußfolgerung, daß eine Technik im Vergleich zu anderen besser für die Behandlung geeignet ist. Unter dem Aspekt der Pathologie sollte eine große Bewegungsamplitude durch die Beweglichkeit hindurch (Grad III) angewandt werden, wenn eine abnormale Mechanik des Nervensystems in Beziehung zu seinen Berührungsflächen mit anderen Geweben vorliegt, d.h. bei extraneuralen Störungen. Die kleine Amplitude am Ende der Beweglichkeit (Grad IV) kann benutzt werden, wenn eine intraneurale Störung als dominierend angenommen wird. Allgemein gesagt, sind Bewegungen mit Grad II weniger symptomprovozierend als Mobilisationen mit Grad IV. Jede Art von Symptomen, die während der Behandlung ausgelöst werden, sollte unmittelbar nach Beendigung der Technik verschwinden. Aus bestimmten Gründen kann es vorkommen, daß eine Parästhesie bei nicht irritierbaren Zuständen noch einige Minuten nach der Behandlung anhält. (s. Kap. 14 „Ein Beispiel für extraneurale Pathologie").

2. Die für die Behandlung gewählte Position und Bewegungskomponente weicht vielleicht von der vertrauten Spannungslagerung ab. Bei einem nicht irritierbaren Zustand hat der Physiotherapeut bessere Möglichkeiten, die Bewegungen zu untersuchen, die von der Störung beeinträchtigt werden. Für jede Behandlung ist sorgfältig nach der besten Lagerung zu suchen, wobei auch Hinweise aus der subjektiven Untersuchung und Fachwissen über Neurobiomechanik hilfreich sind. Ansonsten erfolgt die Behandlung nach der physischen Untersuchung so, wie sie im vorhergehenden Kapitel besprochen wurde. Wird eine Technik eingesetzt, die nicht Teil eines Grundtests ist, kann der Basistest als Wiederbefund benutzt werden, um die Wirksamkeit dieser Technik zu überprüfen. Sind die Symptome jedoch bei einem Basistest leicht zu reproduzieren, kann dieser als Behandlungstechnik eingesetzt werden; vielleicht kann dann ein anderer Basistest für den Wiederbefund benutzt werden, um zu überprüfen, ob sich die Symptomkomponente in der vorliegenden Störung verändert hat.

3. Die Irritierbarkeit des Zustands wird wiederum eine wesentliche Rolle bei der Behandlungsentscheidung spielen. Der Grad dieser Irritierbarkeit ist in der Gruppe der „nicht irritierbaren Beschwerden" jeweils unterschiedlich. Zu Beginn könnte es angebracht sein, in der Anwendung einer Komponente einen gewissen Abstand zur Quelle der Symptome zu halten. Wenn bei-

spielsweise die Hypothese besagt, daß eine Beweglichkeitseinschränkung im Plexus brachialis vorliegt, könnte die erste Behandlung, die in einiger Entfernung zu dieser Quelle ansetzt, wie folgt aussehen: IN: schmerzauslösende ULTT-Position, TAT: Ellenbogenextension oder Bewegungen der Halswirbelsäule. Nimmt die Irritierbarkeit ab, kann der Physiotherapeut, sobald er mit der Behandlungstechnik vertraut ist, mit einer weiteren Komponente näher an die vermutete Quelle der Symptome herangehen.

4. Nach der ersten Mobilisation müssen in einem Wiederbefund alle Komponenten der Störung überprüft werden. Dies kann bedeuten, daß alle strukturellen Komponenten und auch andere Komponenten des Nervensystems einbezogen werden müssen. Die erste Behandlung kann immer nur eine Hypothese ergeben, deren Effektivität im Wiederbefund bewiesen werden muß.

Progression

1. Wenn notwendig, kann die Anfangstechnik längere Zeit oder auch stärker dosiert ausgeführt werden, beispielsweise mehr in den Widerstand hinein, also mit weniger Vorsicht beim Auslösen von Symptomen.
2. Die gleiche Anfangstechnik kann auch im Zusammenhang mit anderen Komponenten in verschiedenen Stellungen ausgeführt werden, wobei sich die Spannung dann meistens verstärkt.
3. Die verwendete Komponente kann sich auch der Quelle der Symptome nähern. Wenn die Quelle der Gegenspannung bei einer symptomauslösenden Spannungsposition im Bereich der Schulter liegt, könnte Ellenbogenextension eingesetzt werden: IN: schmerzauslösende Spannungsstellung, TAT: Außenrotation im Schultergelenk.

Aus klinischen Studien (Kap. 2) und aus klinischen Erfahrungen wissen wir, daß die Technik, durch die das Nervensystem am besten analysiert werden kann, auch die verletzte Komponente einbeziehen muß, die hypothetisch als Quelle der Spannung in Frage kommt, und dann die neurale Spannung progressiv steigern sollte.

Wenn z. B. der tiefe N. peroneus an einer Gegenspannungssituation im Bereich des vorderen Anteils des Sprunggelenks beteiligt ist, und Plantarflexion und Inversion die positiven Komponenten waren, könnte zuerst diese Bewegungskomponente aufgenommen, dann der SLR hinzugefügt und schließlich Plantarflexion mit Inversion als Behandlungstechnik ausgeführt werden. Wenn Physiotherapeuten, die mit der Mobilisation des Nervensystems vertraut sind, überlegen, wie der „Slump"-Test bei der Behandlung von Gegenspannungsstörungen eingesetzt werden kann, deren Quelle meistens die Lendenwirbelsäule ist, werden sie sich für Knieextensionskomponenten entscheiden. Dies ist jedoch eine Komponente, die von der Wirbelsäule entfernt liegt, und es kann schließlich eine Technik notwendig werden, durch die in der „Slump"-Position die Wirbelsäule direkt mobilisiert wird.

4. Als Progression können schließlich auch Komponenten anderer Strukturen, die an der Störung beteiligt sind, in einer Spannungsposition behandelt werden. Im oben erwähnten Beispiel kann dies folgendes bedeuten: IN: „Slump"-Langsitzposition/Plantarflexion/Inversion, TAT: anteroposteriore Mobilisation auf dem Talus.

Einige weitere Aspekte der Progression werden im folgenden besprochen.

Aspekte der Behandlung bei nicht irritierbaren Störungen

1. Der Gesichtspunkt der Stärke einer Behandlung wird im Abschnitt „Häufig gestellte Fragen" (s. S. 311) angesprochen. Es lohnt sich, einen Punkt immer wieder zu betonen: Wenn ausschließlich Grundteste als Behandlungstechniken benutzt werden, ist meistens eine größere Kraftanwendung erforderlich, um das Nervensystem korrekt zu analysieren, als wenn Techniken benutzt werden, deren Bewegungen Symptome und Zeichen besser reproduzieren. Während beispielsweise ein SLR die Störung in der Lendenwirbelsäule durchaus zu erreichen vermag, kann diese Störung jedoch mit weniger Kraftaufwand analysiert werden, wenn die Wirbelsäule dabei in Lateralflexion liegt und dann einige der sensibilisierenden Bewegungen des SLR wie Adduktion oder mediale Rotation im Hüftgelenk angewandt werden. Für Physiotherapeuten, die primär auf Gelenke bezogen arbeiten, ist vielleicht der folgende Leitgedanke aufschlußreich: Starker anteroposteriorer Druck auf den Processus spinalis kannn durchaus zur Wiederherstellung von Rotation beitragen, aber das gleiche Ergebnis läßt sich auch mit viel sanfterem unilateralen Druck oder kombinierten physiologischen Bewegungen erreichen.
2. Die Frage danach, wie viele Male, wie stark und wie lange mobilisiert werden soll, wird im klinischen Entscheidungsprozeß beantwortet. Eine Behandlung enthält eine Sequenz langsam ausgeführter Oszillationen von etwa 20–30 Sekunden Dauer oder eine Anzahl von Wiederholungen. Als allgemeine Leitlinie ist folgender Gedankengang hilfreich: Je mehr Sorgen die Irritierbarkeit oder die Schwere einer Schädigung bereiten, desto wahrscheinlicher ist es, daß Behandlungen mit oszillierenden Techniken benutzt werden müssen. Dabei hat der Physiotherapeut mehr Gelegenheit, den Patienten während der Anwendung der Technik nach seinen Symptomen zu befragen. Bei weniger irritierbaren Zuständen, bei denen die Pathomechanik mehr Anlaß zur Besorgnis gibt, bevorzugt der Physiotherapeut vielleicht eine oder zwei kraftvolle Wiederholungen einer Technik. Hier ist auch eine weitere Progression mit Techniken möglich, die über längere Zeit angehalten werden. Interessanterweise scheinen langsame angehaltene Bewegungen wirkungsvoller zu sein. Dies stimmt vielleicht auch in gewisser Hinsicht mit den zeitweise auftretenden Eigenschaften des Nervensystems überein, die als Reaktion bei Dehnung beobachtet werden (Kap. 3). Manche Patienten berichten über abnehmende Symptome, wenn eine bestimmte Position bei-

behalten wird. Oszillationen können die Muskulatur um das Nervensystem aktivieren; deshalb scheint es besser zu sein, die Bewegungen anzuhalten oder nur sehr langsam zu oszillieren. Mein Rat: Eine Technik sollte nicht länger als 10 Sekunden beibehalten werden.

Bei manchen Patienten muß die Technik auch Geschwindigkeit beinhalten. Die Hinweise dafür ergeben sich aus der subjektiven Untersuchung. Zum Beispiel kann ein Schmerz nur beim Ballanstoßen auftreten oder auch als stechendes Gefühl beim Aufschlagen eines Tennisballes. Ich interpretiere dies als ein Unvermögen des Nervensystems, sich schnell an die umgebenden Gewebe anzupassen. Die Technik kann dann mit Geschwindigkeit angewandt werden und die Symptome verändern. Bei dieser Art von Schmerzbild ist es durchaus berechtigt, den umgebenden Geweben Aufmerksamkeit zu schenken.

3. Es wird manchmal zu leicht vergessen, daß das Nervensystem ein Kontinuum ist. Bei den meisten Gegenspannungsschädigungen sollte sowohl auf axiale als auch auf transversale Tensionen geachtet werden. Bei einer Person mit optimalen Spannungstestresultaten im Bereich der oberen Extremitäten muß auch der „Slump"-Test optimale Ergebnisse zeigen (z. B. axiale Bewegung des Nervensystems) und umgekehrt. Dazu gehört auch ein optimaler ULTT des anderen Arms. Analog dazu setzt ein optimaler Spannungstest mit gebeugtem Knie (PKB) eine optimalen SLR voraus.

4. Die Behandlung nicht irritierbarer Zustände ist für den Patienten immer mit einigem Unbehagen während der Anwendung einer Technik verbunden. Die Reproduzierung der Symptome ist eine wichtige Richtschnur für die Behandlung. Bei der Mobilisation des Nervensystems nicht irritierbarer Störungen sollten die reproduzierten Symptome unabhängig von der Stärke der Behandlungstechnik innerhalb von Sekunden nach Beendigung der Technik verschwinden. Das hängt vermutlich damit zusammen, daß sich die Nervenfasern, die durch Dehnung oder Kompression hypoxisch wurden, sofort wieder mit Blut anfüllen. Bleiben aber Restbeschwerden bestehen, sind vielleicht auch andere Gewebe beeinflußt worden, oder die Behandlung des Nervensystems war für diesen Patienten oder für den Zustand seiner Störung zu stark. Mit anderen Worten: Die Irritierbarkeit wurde unterschätzt. Es kommt nicht häufig vor, daß ein Patient beim Wiederbefund sagt: „Mein Rücken ist durch die Behandlung viel besser geworden, aber mein Nacken tut mir jetzt sehr weh," – wobei der Physiotherapeut den Nacken kaum berührt hat. Wenn mit dieser Situation nicht richtig umgegangen wird, kann daraus ganz abrupt ein Kommunikationsverlust entstehen. Überlegungen zu den biomechanischen Aspekten zeigen, daß ein solches Symptombild durchaus möglich ist. Wird Spannung in einem Bereich verändert, entsteht dadurch eine veränderte Spannungssituation und auch eine veränderte Beziehung des Nervensystems zu den Berührungsflächen angrenzender Strukturen in anderen Bereichen. Dies kann Symptome auslösen, und der Patient benötigt dann einige Zeit, um sich darauf einzustellen. Es kann auch bedeuten, daß diese angrenzenden Strukturen behandelt werden müssen.

Therapeutisch gesehen werden sanfte Mobilisationen der gleichen oder ähnlicher Bewegungsrichtungen durch die vorhandene Beweglichkeit hindurch

Behandlungsschmerz vermeiden oder reduzieren. Nach starken Behandlungstechniken wie SLR oder „Slump" ist Kniestreckung in Hüftbeugestellung eine besonders angenehme Technik. Schulterdepression und Elevation scheinen nach stark ausgeführten ULTT-Techniken hilfreich zu sein.

5. Ein Nerv und seine Faszie können, wenn sie in der Untersuchung zu erfassen sind, durch Friktion behandelt oder auch durch oszillierenden Druck mobilisiert werden. Wenn das Nervensystem gespannt wird, ist dies sehr leicht auszuführen. Zum Beispiel können Techniken der Tiefenfriktionsmassage, die viele Physiotherapeuten beim Tennisellenbogen anwenden, erfolgreicher sein, wenn sie in der Position des ULTT2, also mit besonderem Spannungsakzent auf dem N. radialis, ausgeführt werden. Palpationstechniken wurden in Kap. 9 besprochen.

6. Wenn eine Technik keinen Erfolg hat, ist es sinnlos, sie weiter zu benutzen. Jede Technik sollte sofort nach der Anwendung auf ihren Wert hin evaluiert werden. Dies gilt für die subjektive und auch für die physische Untersuchung. Ähnlich wie bei irritierbaren Störungen lohnt es sich immer, nach den Symptomen zu fragen, selbst dann, wenn es Symptome sind, die weder der Patient noch der Physiotherapeut ursprünglich mit der Störung in Zusammenhang sahen. Das Nervensystem ist ein Kontinuum, und die Auswirkungen von Behandlungen eines Bereichs können sich auch in einem ganz anderen Bereich im Körper auswirken. Beispiele für Symptome, die sich oft zu Beginn einer Behandlung verändern, sind Gefühle von Schwellung, Nachtschmerz und Morgensteifigkeit. Manchmal wird der Patient nur auf direktes Befragen hin über diese Symptome Auskunft geben. Eine andere interessante Veränderung ist das Auftreten von „Nervenknirschen". Es wird häufiger im Bereich der oberen Extremität beobachtet, und es scheint eine Besserung der Beschwerden anzukündigen; der Patient berichtet hier über ein „Quietschen" entlang des Nerven während der Mobilisation, besonders bei großen durch die Beweglichkeit hindurchführenden Bewegungen.
Ein enorm wichtiger Punkt beim Wiederbefund ist – wie bereits bei den irritierbaren Störungen betont – die Auswirkung der Mobilisation des Nervensystems auf andere Zeichen. Es gehört zu den manualtherapeutischen Grundsätzen, daß bei Mobilisationen eines spezifischen Gewebes auch die Wirkung auf andere Gewebe evaluiert werden muß. Das ist die Basis eines multifaktoriellen Ansatzes.

Behandlung der Berührungsflächen angrenzender Strukturen

Ein positiver Spannungstest ist noch keine definitive Indikation für eine Mobilisation des Nervensystems. Wenn die pathologische Situation, die die positiven Spannungszeichen verursacht, extraneural lokalisiert ist, kann eine Veränderung dieser Situation zur Verbesserung der Spannungszeichen und der entsprechenden Symptome führen. Der Physiotherapeut muß hier die Spannungszeichen genau unter die Lupe nehmen, um sicherzugehen, daß sie ohne Befund sind. Das Nervensystem ist außerordentlich selten, wenn überhaupt jemals, die einzige Struktur, für die eine Mobilisationsbehandlung erforderlich ist. Je geschickter und erfahrener der Physiotherapeut bei der Untersuchung und Behandlung der Berührungsflächen angrenzender Strukturen vorgeht, desto erfolgreicher ist er bei der Untersuchung und Behandlung des Nervensystems.

Bestimmten Bereichen und Berührungsflächen des Nervensystems muß mehr Aufmerksamkeit gewidmet werden als anderen Regionen. Falls in diesen Bereichen Symptome oder Quellen für Symptome bestehen, muß der Behandlung der Berührungsflächen unbedingt Vorrang gegeben werden. Wir sprechen hier von „empfindlichen Punkten", (s. Kap. 3).

Ein Physiotherapeut, der nicht mit dem Konzept der Mobilisation des Nervensystems vertraut ist, zieht es vielleicht zunächst vor, die jeweils beteiligten nichtneuralen Strukturen zu behandeln und abzuwarten, welche Auswirkung diese Behandlung auf die Spannungszeichen hat.

Die Beziehung des Nervensystems und der Berührungsflächen angrenzender Strukturen muß fortwährend durch Wiederbefunde überprüft werden; so kann der Therapeut beurteilen, welche Strukturen jeweils in der Behandlung Vorrang haben müssen. In einer Störung wie beispielsweise der „Frozen Shoulder" können die wichtigsten physischen Zeichen direkte Bewegungseinschränkungen des Schultergelenks und auch ein positiver Spannungstest der oberen Extremität sein. Obwohl hier zunächst eine Gelenkbehandlung angezeigt sein mag, kann sich die Gelenkbeweglichkeit doch nur bis zu einem gewissen Punkt verbessern, weil dann das Nervensystem die Hauptursache für die Bewegungseinschränkung bildet. Wahrscheinlich müssen beide Strukturen behandelt werden; zum Beispiel kann in Bauchlage der ULTT1 ausgeführt und posteroanterior Mobilisationsdruck auf den Humeruskopf gegeben werden.

Wenn angrenzende Gewebe zu behandeln sind, müssen sie während der Anwendung der Mobilisation nicht unbedingt in Neutralstellung sein. Es können bessere Behandlungsresultate erzielt werden, wenn die Berührungsflächen der angrenzenden Gewebe in Spannungspositionen behandelt werden. Beispielsweise können interkarpale Bewegungen des Handgelenks in einer Position des ULTT ausgeführt werden, Rippen können in der „Slump"-Position und das Knie kann in der SLR-Stellung mobilisiert werden.

Vielleicht ist es sinnvoll, einige der unbegrenzten Behandlungsmöglichkeiten aufzuführen, die bei einer Beteiligung des Nervensystems zur Verfügung stehen:

- Mobilisation des Nervensystems („Nervous System Mobilisation", NSM) in Neutralstellung (z. B. mediale Rotation des Hüftgelenks)
- NSM in bestimmten Gelenkstellungen (z. B. Inversion des Fußes in SLR-Stellung)
- NSM bei bestimmten Muskellagerungen (z. B. ULTT1 unter Dehnung der Mm. scaleni)
- NSM in Faszienlagerung (z. B. SLR/DF mit Dehnung der Plantarfaszie)
- Gelenktechniken in bestimmten Positionen des Nervensystems (z. B. posteroanteriorer Druck auf den Humeruskopf in ULTT Stellung, unilaterale Mobilisationen auf einer Rippe im Langsitz der „Slump"-Position)
- Muskeltechnik bei bestimmten Stellungen des Nervensystems (z. B. Kontraktion-Lockerlassen der ischiokruralen Muskelgruppe in SLR-Position)

- NSM in bestimmten Stellungen des Nervensystems (bilateraler SLR mit bilateralem ULTT1).

Eventuell sind auch andere Strukturen zu untersuchen, wenn ihre Funktion durch veränderte Leitungsfähigkeit oder Veränderung im Axoplasmafluß geschädigt wurde. Ziel jeder Behandlung ist es, alle Komponenten aller vorhandenen Zeichen zu beseitigen. Ein optimaler Gesundheitszustand des Zielgewebes ist für die Funktion der Zellkörper und damit für das gesamte Nervensystem vorteilhaft (Farragher und Kidd 1987; Dahlin und Lundborg 1990).

Der Aspekt der Automobilisation des Nervensystems wird in Kap. 11 besprochen.

Fragen, die häufig im Zusammenhang mit Behandlungen gestellt werden.

„Ist es besser, erst das Gelenk oder erst den Nerv zu behandeln?"
Die Frage könnte auch lauten: „Ist es besser, erst den Muskel oder erst die Faszie zu behandeln"? Diese Frage wurde bereits in Kap. 1 eingehend beantwortet. Zusammenfassend kann gesagt werden: Wird die Einschränkung bei Spannungstesten durch extraneurale Ursachen ausgelöst, können diese Strukturen (Gelenke, Muskeln, Faszien oder andere Gewebe) zuerst behandelt werden. Ein Therapieansatz im Sinne von „Versuch und Irrtum" ist hier ratsam, wobei erst nur die eine Struktur behandelt und die Auswirkung evaluiert wird; darauf folgt die Behandlung der anderen beteiligten Strukturen mit einem Wiederbefund der Resultate.
Es folgen einige Beispiele für Fälle, in denen das Nervensystem vorrangig behandelt wird:

- wenn es die den Symptomen und Zeichen unmittelbar vergleichbare Struktur ist, z. B. wenn die neuralen Zeichen für die Symptome des Patienten wichtiger sind als physische Zeichen, die von anderen Strukturen wie etwa Gelenken und Muskeln herrühren;
- wenn der Patient bereits eine angemessene Behandlung anderer an der Störung beteiligter Strukturen erhalten hat;
- wenn dem Physiotherapeuten vertraute Muster von Pathologien oder von Zeichen und Symptomen auffallen, die die Behandlung des Nervensystems notwendig erscheinen lassen.

In manchen Fällen findet sich in der Geschichte ein absolut eindeutiger Hinweis auf die Beteiligung des Nervensystems an der Störung, woraus sich dann die Notwendigkeit für seine Mobilisation ergibt (s. Kap. 14, Beispiel für eine extraneurale Pathologie).

„Wie stark sollte das Nervensystem gedehnt werden?"
Meistens warne ich die Person, die diese Frage stellt, und mache sie darauf aufmerksam, daß die Mobilisation des Nervensystems und der Umgebungs-

strukturen nicht als ein einfaches grobes Dehnen verstanden werden sollte. Diese Frage wäre etwa mit der eines „gelenkorientierten" Physiotherapeuten zu vergleichen, der wissen möchte, mit wieviel Traktion eine Halswirbelsäule behandelt werden solle. Auch darauf gibt es keine einfache Antwort. Das wichtigste Ziel einer jeden Behandlung ist, eine bestimmte Technik mit minimalem Kraftaufwand im Hinblick auf eine optimale Wirkung anzuwenden.

Die zuvor erwähnten Studien an Leichen, die in früheren Beispielen beschrieben wurden, sind für dieses Konzept wenig hilfreich. Die einwirkenden Kräfte, die bei diesen Experimenten benutzt wurden, sind viel größer als die Kräfte, die der Physiotherapeut beim Nervensystem eines Patienten anwenden darf.

Die Frage wird einzig und allein im klinischen Entscheidungsprozeß beantwortet. Die Basis dafür bildet ein methodisch durchgeführter fortlaufender Wiederbefund, der einen festen Platz im Repertoire jedes Klinikers haben sollte, wenn er nach dem Maitland-Konzept arbeitet. Er sollte eine gewisse Anzahl von Behandlungen durchführen, um sich allmählich an eine Kraftanwendung heranzuarbeiten; die Entscheidung dafür oder dagegen richtet sich stets nach den Auswirkungen der vorausgegangenen Behandlungen. Ein Kliniker, der mit klinischen Entscheidungsprozessen Erfahrung hat und mit einem großen Basiswissen arbeitet, wird die optimale Dosierung einer Behandlung natürlich schneller finden. Das Nervensystem ist widerstandsfähig und kann sich auch an von außen einwirkende Kräfte anpassen; daher ist manchmal bei nicht irritierbaren Zuständen eine relativ starke Behandlungstechnik erforderlich. Der Physiotherapeut sollte bei der Ausführung einer Technik dennoch ständig darüber nachdenken, ob es nicht doch einen noch sanfteren Weg für die Anwendung einer Technik geben könnte. Anstatt einen massiv einwirkenden SLR auszuführen, wären bessere und sanftere Ergebnisse zu erreichen, wenn z. B. die Wirbelsäule in etwas Lateralflexion gelagert und dann das Hüftgelenk in Adduktion und in einer SLR-Position behandelt würde, die am Beginn der Symptomreproduzierung beibehalten wird. Vielleicht wirkt auch eine geschickte Behandlung der Berührungsflächen angrenzender Strukturen vor Anwendung starker Mobilisationstechniken günstig auf das Nervensystem.

„Was ist, wenn während der Behandlung Kribbeln
oder distaler Schmerz auftreten?"
Kribbeln ist, wie in bestimmten Fällen der Schmerz, eine neurale Antwort. Bei Spannungstesten und besonders bei dem Test, der den N. medianus betont, ist Kribbeln eine recht häufige Reaktion (Kenneally et al. 1988). In den meisten Fällen sollte die Behandlungstechnik kurz vor dem Einsetzen von Kribbeln zurückgenommen werden. In anderen Situationen aber ist es notwendig, Kribbeln oder „Ameisenlaufen" auszulösen. Um an eine Bindegewebsstörung des Nervensystems überhaupt heranzukommen, kann es durchaus notwendig sein, eine neurale Reaktion zu provozieren. Der Physiotherapeut muß jedoch vor Anwendung einer bestimmten Technik ganz sicher sein, daß das Kribbeln ein nicht irritierbares Symptom bei einer nichtprogressiven Schädigung ist. Ich persönlich würde eher dazu neigen, bei einem Patienten kein Kribbeln auszulösen, wenn er nicht vorher schon darüber geklagt hat; andererseits würde ich

es reproduzieren, wenn der Patient Kribbeln bereits als Teil seiner Störung angegeben hat. Taubheit darf durch Techniken weder verschlimmert werden noch darf es sich ausbreiten. Wie bei der zweiten Frage ist auch hier der Entscheidungsprozeß hinsichtlich Stärke und Art der Symptome, die reproduziert werden dürfen, das Resultat einer methodischen Befundaufnahme mit Wiederbefund.

"Was ist zu tun, wenn ein Behandlungsplateau erreicht wird?"
Wenn der Physiotherapeut den Zustand eines Patienten bis zu einem gewissen Punkt hin verbessern konnte, aber der Behandlungserfolg dann dort „stehenbleibt", was häufig passiert, sollte der nächste Schritt in einer Analyse der Prognose bestehen. Es kann durchaus ein besonderer Grund dafür vorhanden sein, warum die Beschwerden des Patienten nicht besser werden, und Physiotherapeut und Patient vergeuden dann nur ihre Zeit. Es gibt eine Reihe von Gesichtspunkten, die hier bedacht werden sollten:

- Wurde allen möglichen Interpretationen der Prognose genügend Rechnung getragen? Dieser wichtige Aspekt wird später in diesem Kapitel noch ausführlich besprochen.
- Wurde die Störung kräftig genug behandelt? (s. S. 311)
- Erreichen die Behandlungstechniken überhaupt die Störung oder müssen sie verfeinert eingesetzt werden?
- Wurden auch andere Stellen im Verlauf des Nervensystems mit Spannung berücksichtigt, die zur Symptombildung beitragen könnten, und wurde nicht vergessen, daß das Nervensystem ein Kontinuum bildet? Wenn wir behaupten, daß Bewegungen Symptome verändern können, dann kann es konsequenterweise auch weitere Quellen zwischen dem bewegten Bereich und dem Symptom geben, die Einfluß auf dieses Symptom nehmen. Wenn also passive Nackenflexion lumbale Symptome verändert, können – selbst wenn die lumbale Wirbelsäule die wahrscheinlichste Quelle dafür ist – andere Strukturen von überall zwischen dem Kopf und der Lendenwirbelsäule auf die Symptombildung Einfluß nehmen. Im allgemeinen brauchen Physiotherapeuten mehr Selbstvertrauen, um bei der Untersuchung weiterzugehen als lediglich einen Symptombereich mit seinen bekannten Ausstrahlungsstellen zu analysieren. Gegenspannung im Nervensystem bildet durchaus einen guten Grund dafür, immer weiterzusuchen.

„Worin besteht der Unterschied zwischen einer aktiven
und einer passiven Mobilisation des Nervensystems?"
Beide Methoden spielen zwar eine Rolle, aber ich persönlich neige dazu, die passive Mobilisation als die bessere Methode zur Beeinflussung des Nervensystems zu bewerten. Die meisten Berührungsflächen angrenzender Strukturen werden von Muskeln gebildet. Um die beste Bewegung für diese Berührungsflächen zu erzielen, scheint es mir logisch, den Nerven und seine umgebenden Strukturen in einem soweit wie möglich entspannten Zustand zu mobilisieren. Andererseits aber könnte eine abnormale Bewegungsbeziehung zwischen Nerv und Muskel nur bei Anspannung des Muskels erkennbar sein.

Bei einem Heimprogramm müssen manche Übungen aktiv ausgeführt werden. Nachdem ich die Arbeit geschickter Vertreter des Therapiekonzepts „Propriozeptive neuromuskuläre Facilitation" (PNF) kennengelernt habe, bei dem Muskeltechniken in Positionen mit gespanntem Nervensystem ausgeführt werden, habe ich sowohl die Behandlung nichtneuraler Strukturen in Spannungspositionen als auch aktive Bewegungen in Spannungspositionen schätzen gelernt.

„Wie verhält es sich mit Hypermobilität und dem Nervensystem?"
Das Nervensystem ist mit jedem anderen System vergleichbar, das an Bewegung beteiligt ist. Natürlich braucht eine hypermobile Person ein beweglicheres und elastischeres Nervensystem als eine hypomobile Person. Diese Mobilität beschränkt sich aber nicht nur auf das Nervensystem, sondern betrifft auch Haut, Faszien, Durchblutungssystem, Gelenke und Muskeln. Wenn eine dieser Strukturen an Mobilität verliert, dann können die anderen durchaus darunter leiden.

„Wie lange muß behandelt werden?"
Diese Frage kann anhand von zwei besonderen Patientengruppen beantwortet werden. Bei der ersten Gruppe kann nach einigen Behandlungen entschieden werden, daß Physiotherapie im derzeitigen Stadium der Störung nicht die optimale Behandlung darstellt. Die zwei Hauptanhaltspunkte für diese Entscheidung ergeben sich aus der jeweiligen Pathologie und der Reaktion der Beschwerden auf die Behandlung. Bei diesen Patienten ist eventuell ein chirurgischer Eingriff, eine medikamentöse Behandlung, eine Beratung – oder auch gar keine Einflußnahme notwendig. Bei der zweiten Gruppe besteht vielleicht seit vielen Jahren eine chronische Schädigung, die sich langsam durch die Mobilisation des Nervensystems zu erholen beginnt. In einer umfassenden Befundaufnahme sollte sich herausstellen, daß es eigentlich keinen Grund dafür geben kann, daß die Beschwerden dieser Person nicht noch besser werden sollten. Das bedeutet, daß in ihrer Geschichte kein schweres Trauma oder eine gravierende Erkrankung vorkommt. Bei diesen Patienten halte ich eine Behandlung über viele Monate für gerechtfertigt, und sie ist auch ökonomisch vertretbar. Bei Langzeitbehandlungen ist die Automobilisation des Patienten von großer Bedeutung. Die wichtigsten Indikationen ergeben sich jedoch aus der fortgesetzten Evaluation der Behandlungen. Wenn sich die Beschwerden eines Patienten nicht verbessern, hat es auch keinen Sinn, diese Behandlung fortzusetzen.

„Wie würden Sie beschreiben, was Sie bei der Mobilisation des Nervensystems tun, und wie erklären Sie Ihre Ergebnisse?"
Die Antwort auf diese Frage weiß ich nicht, und ich kann dazu nur einige Hypothesen anbieten. Übrigens ist der genaue Mechanismus der Symptomerleichterung bei einer chirurgisch ausgeführten Dekompression an der Einklemmungsstelle eines Nerven und anderswo auch nicht bekannt.

Es sollte klar sein, daß es bei der erfolgreichen Mobilisation des Nervensystems gar nicht so wichtig ist, die pathologischen und biomechanischen Prozesse, die den Störungen zugrundeliegen, bis ins Detail zu verstehen – das dazu erforderliche Wissen steht uns übrigens auch noch gar nicht zur Verfügung.

Der klinische Entscheidungsprozeß, auf dem das Maitland-Konzept basiert, ermöglicht eine wirksame und risikoarme Behandlung (s. Kap 5). Physiotherapeuten sollten wenigstens versuchen, diese Form des Vorgehens bei Gegenspannungsstellen auszuprobieren und Beweise für ihre Hypothesen zu suchen; sie sollten auch versuchen, über die physischen und/oder mechanischen Veränderungen, die ihre Behandlung bewirkt, nachzudenken oder sie zu analysieren.

Die Mobilisation des Nervensystems hat eine mechanische Wirkung, die ihrerseits die vaskuläre Dynamik, das axonale Transportsystem und die mechanischen Eigenarten der Nervenfaser und des Bindegewebes beeinflußt.

- Es ist leicht vorstellbar, daß Bewegungen für einen „festgehakten" Nerv oder für die Dura mater, wenn sie von frischem Blut und Ödemen umgeben ist, nutzbringend sind.
- Bewegung könnte die Auflösung eines intraduralen Ödems infolge von Druckveränderungen im Nervensystem beschleunigen (Kap. 2). Dies könnte die Erleichterung erklären, die Personen mit einem Karpaltunnelsyndrom empfinden, wenn sie ihre Handgelenke selbst mobilisieren.
- Es ist auch vorstellbar, daß Demyelinisierung durch Mobilisation der Nervenfaser günstig beeinflußt werden kann.
- Nach Verletzungen verringert eine Wiederherstellung normaler Bindegewebsmechanik die Gefahr, daß Nerven in sie umgebendem Bindegewebe eingeklemmt werden oder verkleben. Der N. sinuvertebralis könnte dann in duralem Narbengewebe eingefangen werden. Ähnliches gilt für die Nn. nervorum, die in Bindegewebshüllen festhaken, oder verletzte und regenerierende Nervenfasern, die in endoneuralem Narbengewebe hängenbleiben und verkleben.
- Das Nervensystem kann durchaus dahingehend trainiert werden, daß es sich verlängert. Während offensichtlich ganz einfache Dehnungen möglich sind, laufen aber wahrscheinlich komplexere Mechanismen ab. Bora et al. (1980) zeigten, daß genähte Nerven bei Ratten nachgiebiger sind und vermuteten, daß diese Eigenschaft wiederhergestellter Nerven eine Anpassung an Mobilisation erlauben könnte. Vielleicht enthält ein Zellkörper von der Verletzungsstelle ein Signal (vermutlich durch retrograden Axoplasmafluß) und wird „aufgefordert", die Geschmeidigkeit eines Nerven zu verändern. Ähnliche Signale können vom Zielgewebe ausgehen. Zum Beispiel könnte die Dehnung der ischiokruralen Muskelgruppe aus neurotrophischen Botschaften bestehen, die dazu auffordern, die Beweglichkeit des Ischiasnerven zu verändern. Es gibt eine interessante klinische Studie, die diese Hypothese stützt. Ramamurthi (1980) bemerkte, daß Spannungszeichen bei Patienten mit chirurgisch nachgewiesenen Bandscheibenschäden bei indischen Frauen und Männern, die westliche Gewohnheiten angenommen hatten, ausgeprägter waren als im Vergleich zu Personen, die eher traditionsgebunden lebten, d. h. viel häufiger Beuge- und Hockstellungen einnahmen. Er vertrat die

Hypothese, daß sich das Nervensystem bei der letztgenannten Gruppe mit der Zeit gedehnt und verlängert hatte.

- Wenn sich eine schnelle Verbesserung einstellt, kann dies zumindest teilweise der verbesserten Blutversorgung hypoxischer Nervenfasern zugeschrieben werden. Die Druckgradienten um das Nervensystem stehen in einem empfindlichen Gleichgewicht. Eine Behandlung sich berührender Gewebe und die Mobilisation des Nervensystems könnte diese Gradienten normalisieren und dadurch die Blutversorgung ausgleichend beeinflussen. Hier sollte die Wirkung einer direkten oder über die Rippen ausgeführten Mobilisation des sympathischen Grenzstrangs nicht unterschätzt werden. Distorsionen und Angulationen des sympathischen Grenzstranges wurden bisher noch nicht mit vegetativ unterhaltenen Syndromen in Zusammenhang gebracht, obwohl Nathan (1986) klare pathologische Beweise für Veränderungen im sympathischen Grenzstrang und in den Ganglien anführte. Eine ausgeprägte Neuroischämie wurde im Ischiasnerven von Kaninchen nach Stimulation der lumbalen sympathischen Kette nachgewiesen (Selander et al. 1985).
- Normale Bewegungen unterstützen Zirkulation und Perkulation der zerebrospinalen Flüssigkeit. Mindestens die Hälfte des Ernährungsbedarfs einer Nervenwurzel kommt vom Liquor (s. Kap. 1).
- Normale Bewegungen verbessern auch die axonalen Transportsysteme. Dies kann durch Veränderung der Beschränkung an Axoplasma erreicht werden oder durch Verbesserung der Durchblutung, was dann die Energie, die für den axonalen Transport zur Verfügung steht, vergrößert. Eine Manipulation des Segments oder Verbesserung der Gelenkbewegung entlastet den Energiebedarf von dem so befreiten Segment.

Es stellt sich auch die Frage, ob eine Mobilisation des Nervensystems Axone in ihrer Regeneration unterstützt:

- Longitudinal polarisiertes Narbengewebe könnte eine bessere Kontaktleitung für regenerierende Axone erlauben (Lundborg 1988).
- Größere Krafteinwirkung bei der Behandlung kann kleine Nervenverletzungen bewirken und dadurch Promotionsfaktoren der Neuriten wie den Wachstumsfaktor des Nerven („nerval growth factor", NGF) anregen. Die Anwesenheit dieser neurotrophischen Proteine ist für eine aktive Regeneration und Verlängerung der Neuriten notwendig. Heumann et al. (1987) zeigten, daß der NGF-Spiegel im Nerven an der Stelle eines Nervenschnittes 15mal höher war als in einem normalen Nerv. Lundborg (1988) bietet eine ausgezeichnete Zusammenfassung über die neurotrophischen Faktoren und ihre Wirkung auf Neurone.
- Bei einem genähten Nerven wird ein Minimum an Spannung auf diese Naht für günstig gehalten, um es einer optimalen Anzahl von regenerierenden Axonen zu ermöglichen, durch das Narbengewebe hindurchzudringen. Bedacht wurde dabei jedoch nicht, daß es praktisch unmöglich ist, das Nervensystem ruhigzustellen. Bei einer Naht des N. medianus am Handgelenk wird trotz Ruhigstellung der Finger, des Handgelenks und des Ellenbogengelenks der Nerv immer noch durch Schulter- und Nackenbewegungen am Handgelenk bewegt und gespannt (Kap. 2).

Diese Hypothesen und Gedanken müssen ebenso bedacht werden wie die Tatsache, daß das Nervensystem und besonders das periphere Nervensystem eine enorme Regenerationskraft besitzt.

Eine Prognose stellen

Ich denke, daß die Physiotherapeuten ihre Fähigkeiten, Prognosen zu stellen und auch ihr Vorgehen während der Behandlung an eine Prognose anzupassen, verbessern können. In vielen Fällen wird eine prognostische Entscheidung über die physiotherapeutische Behandlung eher von anderen Fachleuten getroffen als vom Physiotherapeuten in Zusammenarbeit mit diesen Fachleuten. Ohne hier den Wert der Interpretation von Symptomen und Zeichen und ihrer Reaktionen auf Behandlungen bestreiten zu wollen, muß jedoch in vielen Situationen eine Entscheidung, die eine Prognose für die physiotherapeutische Behandlung beinhaltet, aus dem Wissen über die dahinterstehende Pathologie getroffen werden.

Es ist eine gute Übung, gleich nach der ersten Befundaufnahme eine Einschätzung der potentiell möglichen prozentualen Verbesserung der Beschwerden in einem bestimmten Zeitraum vorzunehmen. Wenn der Physiotherapeut sich nach einem gewissen Behandlungszeitraum rückblickend fragt: „Warum dachte ich eigentlich, ich würde diesen Patienten um 80% verbessern können?", stellen sich damit Lernfortschritte und Übung in der Selbstevaluation ein.

Das ideale Ergebnis wäre natürlich 100%. Vom Patienten aus gesehen, der vor der Verletzung schmerzfrei und unbehindert war, bedeutet dies eine völlige Befreiung von allen durch die Verletzung verursachten Beschwerden. Bei einem anderen Patienten dagegen mit wiederholten Schädigungen bei vorhandenen chronischen Beschwerden bedeuten 100% Verbesserung, ihn in den Zustand, den er vor der Verletzung hatte, zurückzubringen (– aber doch hoffentlich etwas mehr zu erreichen). Die Patienten selbst können eine Schätzung ihrer Verbesserung durch die Behandlungen in Prozentzahlen vornehmen; ebenso kann der Physiotherapeut die Veränderungen einschätzen, wenn er die Zeichen analysiert.

Faktoren, die ein „ideales" Ergebnis beeinträchtigen können

1. Schwere der Verletzung. Schwere Traumen des Nervensystems können zu irreversiblen Fibrosen und Veränderungen der Leitung führen. Schwere Traumen, wie ein Sturz aus größerer Höhe oder ein Unfall bei großer Geschwindigkeit, z. B. mit dem Motorrad, verletzen zwangsläufig viele Strukturen. Neben den eigentlichen Verletzungen des Nervensystems können Folgeerscheinungen der Verletzung wie Blut und Ödeme von anderen Strukturen die ursprüngliche Schädigung des Nervensystems noch vergrößern. Hier ist die

Mobilisation des Nervensystems eventuell viel schwieriger, weil die umgebenden Strukturen zu schmerzhaft und zu unbeweglich sind.

2. Ort der Verletzung. Wenn ein pathologischer Prozeß einmal zum Nervensystem Zugang gefunden hat, sei es intrafaszikulär oder intradural, und wenn
sich Narben bilden, kann dieser Prozeß teilweise irreversibel sein. Findet eine
Verletzung an empfindlichen Stellen der Wirbelsäule wie z. B. T6 statt, wo
der Rückenmarkkanal am engsten ist, können die klinischen Auswirkungen
größer sein als an anderen Stellen. Diese empfindlichen Stellen des Körpers
wurden in Kap. 3 besprochen.

3. Beharrliche Berührungsflächen der angrenzenden Strukturen. Bei Veränderungen anderer Strukturen, die unmittelbar an das Nervensystem angrenzen, ist vielleicht eine weitreichende Verbesserung, zu der das Nervensystem
normalerweise selbst fähig wäre, nicht möglich. Beispiele dafür sind die Kanalstenosen, fixierte und physiologische Haltungen wie der „Dowager"-Buckel,
Angulationen nach Frakturen, myofasziale Bänder über Nerven und kongenitale
Anomalien.

4. Der Patient. Aus vielfältigen Gründen kann der Patient dem Therapeuten
den Zugang zu seinem Problem verstellen. Die Gründe dafür können von einer
niedrigen Schmerzschwelle des Patienten über eine mangelnde Kommunika-
tionsfähigkeit des Physiotherapeuten, simulierte Beschwerden, mögliche finan-
zielle Vorteile bis hin zu psychologisch bedingten Symptomen des Patienten
reichen. Es gibt anscheinend auch Personen, deren Nerven weniger belastbar
sind, ähnlich wie Maitland (1986) manche seiner Patienten als „gelenkempf-
findliche" Personen beschreibt. Die jeweiligen Mechanismen scheinen ganz
ähnlich abzulaufen. Vielleicht haben diese Patienten auch eine niedrige Schwel-
le für Stimuli, die zentral als Schmerz interpretiert werden. Bei Störungen mit
hohen psychologisch bedingten Anteilen werden die Veränderungsmöglichkei-
ten der physischen Komponenten über den Weg der psychologischen Komponenten meistens nicht genügend in Betracht gezogen.

5. Verteilung der Symptome. Bei Patienten, die über weit gestreute Symptome
berichten, kann sich ein 100prozentiger Behandlungserfolg schwieriger gestalten als bei solchen, die über lokale Schmerzen klagen. Der Physiotherapeut
sollte zunächst stets optimistisch sein. In manchen Situationen wie z. B. bei
einem „Double-crush"-Syndrom (Kap. 3) kann die Spannungsverminderung
an einer Stelle im Nervensystem zur Symptomerleichterung an einer anderen
Stelle führen. Klinisch betrachtet kann die Wiederherstellung normaler Bewegung für Strukturen der Brustwirbelsäule viele weit gestreute und sehr unterschiedliche Symptome (Bauchschmerzen, Kopfschmerzen und vage Symptome
in den Extremitäten) erleichtern; sie alle sind Teilaspekte des sog. „T4-Syn-
droms" (McGuckin 1986).

6. Verteilung der Zeichen. Die Behandlung eines Patienten, der sich mit einem
bilateral eingeschränkten SLR bei 30° und limitiertem ULTT vorstellt, wird

viel schwieriger sein, als bei einem Patienten mit nur einseitiger SLR-Einschränkung bei 60°.

7. Chronische Beschwerden. Je länger eine Störung besteht, desto größer ist die Gefahr weiterer anatomischer, physiologischer und psychologischer Beteiligungen. Es braucht Zeit, um die Abwehrmechanismen des Nervensystems wie beispielsweise die perineurale Diffusionsschranke zu durchbrechen.

8. Beruf. Bestimmte berufliche Anforderungen können bei manchen Personen weitere Schädigungen begünstigen oder auch Veränderungen im Nervensystem hervorrufen, die dazu beitragen, daß ein Zustand irreversibel wird. Beispiele dafür sind: Positionen, die über eine lange Zeit beibehalten werden müssen, wiederholte Bewegungsabläufe, Bewegungswiederholungen in einem Körperteil, während der restliche Körper statisch fixiert verharrt (Arbeit an Tastaturen) oder Arbeitsabläufe, die mit Krafteinwirkungen wie Vibrationen (Preßlufthammer) verbunden sind.

9. Chirurgische Eingriffe. Nach Operationen bleiben manchmal Symptome bestehen oder werden sogar schlimmer. Einer der Hauptgründe dafür sind Bindegewebswucherungen, die durch Trauma oder chirurgische Eingriffe ausgelöst werden. Mißglückte Operationen verschlechtern die Prognose noch zusätzlich.

10. Kongenitale Anomalien. Bekannte oder unbekannte kongenitale Anomalien des Nervensystems oder seiner Umgebungsstrukturen können eine Person für die Entstehung von Gegenspannungssyndromen prädisponieren und auch die Behandlungsmöglichkeiten einschränken. Einige der Anomalien wurden in Kap. 3 besprochen.

11. Erkrankungen. Vorher bestehende Erkrankungsprozesse können die Möglichkeiten für einen optimalen Behandlungserfolg schmälern. Häufig auftretende Beispiele dafür sind Diabetes und Herpes zoster. Während eine Mobilisationsbehandlung durch Symptomerleichterung eine gewisse Linderung der Beschwerden bewirken kann, ist aber mit Sicherheit keine Heilung möglich.

12. Behandlungsreaktionen. Nur geringe Reaktionen auf frühe Behandlungsversuche können die Prognose ebenfalls negativ beeinflussen.
Die Prognose sollte im Lauf der Behandlung modifiziert werden, was einerseits von den (subjektiven und objektiven) Behandlungsreaktionen abhängt und andererseits von der schrittweise vorgenommenen Abklärung der verschiedenen Aspekte der Schädigung. Alle genannten Faktoren können, aber müssen nicht unbedingt einen Einfluß auf den 100prozentigen Behandlungserfolg haben.

Nach einer Behandlungsserie, in der die prognostischen Ziele nicht erreicht werden konnten, sollte die Möglichkeit einer schwererwiegende Pathologie als Ursache der Störung in Betracht gezogen werden.

Die Überlegungen zur Prognose sollten sich nicht auf die möglichen Ergebnisse beschränken, die der Physiotherapeut mit seiner Behandlung erreichen kann. Die Mobilisation kann durchaus mit anderen Behandlungsformen wie

Chirurgie, innere Medizin, orthopädische Technik oder Psychotherapie kombiniert werden.

Kommunikation

Kommunikative Fähigkeiten und ihre Bedeutung werden in den Lehrbüchern von Maitland (1977, 1986) ausführlich beschrieben. Ich persönlich habe gar keine Zweifel, daß die wichtigste Fähigkeit des Therapeuten in der Manualtherapie in einer engagierten Gesprächsführung während der Behandlung des Patienten besteht. Die besten Physiotherapeuten haben die Gabe, ihre kommunikativen Fähigkeiten den sehr unterschiedlichen Patienten, die zur Behandlung kommen, individuell anzupassen. Die Mobilisation des Nervensystems bringt noch einige weitere Aspekte mit sich, die für die Gesprächsführung des Physiotherapeuten wichtig sind.

Für die Patienten ist es oft schwer zu verstehen, daß ihre Nerven mobilisiert werden. Bis zu einem gewissen Grad und eher allgemein verstehen sie, was bei der Behandlung von Muskeln und Gelenken geschieht, aber das Nervensystem ist für sie ein Geheimnis. Meiner Erfahrung nach antworten Patienten auf die Fragen, wie groß sie sich den Hauptnerven zur Hand hin vorstellen, daß er etwa die Stärke eines Fadens habe. Wenn einem Patienten ohne eine weitere Erklärung gesagt wird, daß sein Nervensystem in der Behandlung „mobilisiert" wird oder daß seine Nerven sogar „gedehnt" werden, entstehen bei ihm eigenartige Vorstellungsbilder, die die Kommunikation zum Teil empfindlich stören können. Deshalb sind entsprechende Erläuterungen angebracht. Beispielsweise könnte ihm erklärt werden, daß der Nerv in seinem Gesäß, und zwar an der Stelle, wo er sitzt, so stark ist wie sein kleiner Finger. Eine Erklärung und Demonstration, warum z. B. zervikale Extension während eines „Slump"-Tests Schmerzerleichterung in der ischiokruralen Muskelgruppe bringen kann, nimmt nur wenig Zeit in Anspruch, kann aber für seine positive Einstellung zur Behandlung wichtig sein.

Die Analogie zu einem „Bremskabel" halte ich hier für recht nützlich (Abb. 10.2). Das Nervensystem ist das Kabel, und die Umhüllung sind die

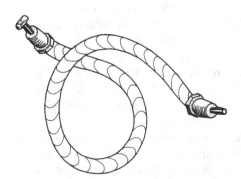

Abb. 10.2. Vergleich mit einem Bremskabel

Berührungsflächen der angrenzenden Strukturen. Die Behandlung kann entweder darin bestehen, daß das Kabel oder daß die Umhüllung bewegt wird. Das Kabel muß in Beziehung zur Hülle eine gewisse Bewegungsfreiheit aufweisen, und auch die Umhüllung muß einige Beweglichkeit haben.

Die Patienten wissen relativ wenig über das Nervensystem. Kognitive Symptome und durch Nerven ausgelöste Symptome infolge von körperlichen Verletzungen sind ihnen ebenfalls oft nicht bekannt. Aubrey et al. (1989) fanden in einer Studie heraus, daß Laien physische Verletzungen als mögliche Folge eines Schleudertraumas kennen, daß ihnen aber kognitive Symptome wie Verlust an emotionaler Hemmung oder Depression unbekannt waren.

Die kommunikativen Fähigkeiten des Physiotherapeuten sind eng mit seinem Wissen über die möglichen Auswirkungen der Behandlung veknüpft. Die Bereitschaft des Patienten, Veränderungen seiner Symptome zum Besseren oder zum Schlechteren zu akzeptieren, wird von den Kommunikationsfähigkeiten des Therapeuten beeinflußt, die auf einem fundierten Fachwissen basieren sollten. Es ist zu hoffen, daß jeder Physiotherapeut, der dieses Buch gelesen hat, und der bei einem Patienten das Nervensystem mobilisiert, eine vernünftige Antwort auf folgende Fragen seines Patienten geben kann: „Warum bekomme ich manchmal, wenn Sie die SLR-Technik gemacht haben, Kopfschmerzen?" Oder: „Sie sagen, daß es mir besser geht, aber warum habe ich jetzt auf einmal diesen Schmerz in meinem guten Arm?"

Einige chronische Störungen mit ausgedehnter pathomechanischer Beteiligung können durch eine Behandlung zunächst gereizt werden. Dabei ist eine besondere Geschicklichkeit erforderlich, um dies dem Patienten im Gespräch zu erklären. Wie bei den oben erwähnten Fragen muß stets erklärt werden, warum Symptome in einem anderen Bereich sich plötzlich verschlechtern. Bei der Mobilisation des Nervensystems tritt diese Situation häufiger auf als bei der Behandlung anderer Strukturen, denn das Nervensystem bildet ein mechanisches und physisches Kontinuum. Wenn der Patient äußert, daß er sich schlechter fühlt, muß diese Aussage stets abgeklärt werden. Es sollte auch immer sichergestellt sein, daß der Patient alle Symptome angibt. Es ist durchaus möglich, daß sich die objektiven Zeichen verbessert haben, während der Patient aber über eine subjektive Verschlechterung klagt. Ich denke auch manchmal, daß eine Bewegung, die der Patient für längere Zeit nicht ausführen konnte, schmerzhaft sein kann, wenn er sie dann wieder einsetzen soll. Das Gefühl kann manchmal mit dem Unbehagen verglichen werden, das auftritt, wenn zum ersten Mal nach Jahren wieder ein langer Fußmarsch unternommen wird.

Toleranz spielt in der Kommunikation eine große Rolle. Nicht immer sind die Symptome Schmerzen; das läßt sich anhand des Nervensystems belegen. Beispielsweise beschreiben Patienten ein „Wehtun" und bestehen darauf, daß es sich dabei nicht um einen Schmerz handle. Eine Verletzung des Nervensystems kann für eine Fülle von Symptomen verantwortlich sein, besonders dann, wenn auch die neuralen und Bindegewebselemente berücksichtigt werden. Für manche Patienten ist es unendlich schwierig, ihre Symptome angemessen zu beschreiben. Manchmal hilft es beim Gespräch über die Symptome, den Ausdruck „Unbehagen" zu benutzen. Ein „Unbehagen" läßt dem Patienten viel mehr Spielraum, seine Symptome in der ihm eigenen Sprache zu beschreiben.

Kommunikation mit anderen Fachbereichen

Die Mobilisation des Nervensystems zu beschreiben ist tatsächlich schwierig. Auch ist dieses Konzept neu und wahrscheinlich für viele medizinisch orientierte Berufsgruppen – Physiotherapeuten eingeschlossen – fremdartig. Die Störung sollte soweit wie möglich in einer pathoanatomischen Terminologie beschrieben werden. Wenn ein Arzt beispielsweise einen Brief liest, der folgenden Satz enthält: „Bei diesem Patienten wurden Gegenspannungen des Nervensystems mit dem Spannungstest 3 für die obere Extremität behandelt", dann würde fast jeder Empfänger dieses Briefs voller Unverständnis den Kopf schütteln und den Brief wahrscheinlich wegwerfen. Begriffe wie Narben, Neurome, Neuropathie, neuropathisch, neurogen, „Double-crush"-Syndrom eignen sich viel besser für einen Bericht. Dabei wird der Physiotherapeut auch ermutigt, wohlkalkulierte Vermutungen anzubringen hinsichtlich beteiligter Pathologien. Liegt beim Patienten eine offensichtliche Schädigung des Nervensystems als Teil der Störung vor, sollten alle Veränderungen, die in der neurologischen Untersuchung gefunden wurden (Schwäche, Veränderungen in der Vibrationswahrnehmung), notiert werden. Dies unterstützt die Annahme, daß ein neurogener Prozeß vorliegt.

Die beste Kommunikationsart mit anderen Fachgruppen ist jedoch Schreiben, Forschen und Publizieren.

Literatur

Aubrey J B, Dobbs A R, Rule B G 1989 Laypersons' knowledge about the sequelae of minor head injury and whiplash. Journal of Neurology, Neurosurgery and Psychiatry 52:842-846

Bora F W, Richardson S, Black J 1980 The biomechanical responses to tension in a peripheral nerve. Journal of Hand Surgery 5:21-25

Cavafy J 1881 A case of sciatic nerve-stretching in locomotor ataxy: with remarks on the operation. British Medical Journal of Dec 17:973-974

Dahlin L B, Lundborg G 1990 The neurone and its response to peripheral nerve compression. Journal of Hand Surgery 15B:5-10

Farragher D, Kidd G L 1987 Eutrophic electrical stimulation for Bell's palsy. Clinical Rehabilitation 1:265-271

Heumann R, Korsching S, Bandtlour C et al 1987 Changes of nerve growth factor synthesis in non-neuronal cells in response to sciatic nerve transection. Journal of Cell Biology 104:1623-1631

Kenneally M, Rubenach H, Elvry R 1988 The upper limb tension test: the SLR of the arm. In: Grant R (ed) Physical therapy of the cervical and thoracic spine, Clinics in Physical Therapy 17. Churchill Livingstone, New York

Kornberg C, Lew P 1989 The effect of stretching neural structures on grade 1 hamstring injuries. The Journal of Orthopaedic and Sports Physical Therapy June: 481-487

Knorr I M 1985 Neurochemical and neurotrophic consequences of nerve deformation. In: Glasgow E F et al (eds.) Aspects of Manipulative Therapy, 2nd edn. Churchill Livingstone, Melbourne

Lundborg G 1988 Nerve injury and repair. Churchill Livingstone, Edinburgh

Magarey M E 1985 Selection of passive treatment techniques. In: Proceedings fourth biennial conference, Manipulative Therapists Association of Australia, Brisbane

Maitland G D 1977 Peripheral manipulation, 2nd edn. Butterworths, London
Deutsche Ausgabe:

Maitland G D 1994 Manipulation der peripheren Gelenke, 2.Aufl. Rehabilitation und Prävention 20. Springer, Berlin, Heidelberg, New York

Maitland G D 1986 Vertebral manipulation 5th edn. Butterworths, London
Deutsche Ausgabe:

Maitland G D 1994 Manipulation der Wirbelsäule, 2. Aufl. Rehabilitation und Prävention 24. Springer, Berlin, Heidelberg, New York

Marshall J 1883 On nerve stretching for the relief or cure of pain. British Madical Journal 2:1173-1179

McGuckin N 1986 The T4 syndrome. In: Grieve G P (ed) Modern manual therapy of the vertebral column. Churchill Livingstone, Edinburgh

McLellan D L, Swash M 1976 Longitudinal sliding of the median nerve during movements of the upper limb. Journal of Neurology, Neurosurgery and Psychiatry 39:556-570

Nathan H 1986 Osteophytes of the spine compressing the sympathetic trunk and splanchnic nerves in the thorax. Spine 12:527-532

Ramamurthi B 1980 Absence of limitation of straight leg raising in proved lumbar disc lesion. Journal of Neurosurgery 52:852-853

Selander D, Mansson L G, Karlsson L et al 1985 Adrenergetic vasoconstriction in peripheral nerves in the rabbit. Anesthesiology 62:6-10

Symington J 1882 The physics of nerve stretching. British Medical Journal 1:770

11 Selbst ausgeführte Behandlung

Einleitung

Die therapeutische Zusammenarbeit des Physiotherapeuten mit dem Patienten wird selten den gewünschten maximalen Erfolg bringen können, wenn der Patient nicht auch zu Hause und außerhalb der Behandlungspraxis therapeutische Bewegungen und Prinzipien anwendet.

Es gibt zwei Hauptgesichtspunkte bei einer selbst ausgeführten Behandlung. Den ersten bilden Automobilisationstechniken, die einer Behandlung gleichkommen oder auch eine Progression und Fortsetzung der aktuellen Arbeit mit dem Physiotherapeuten darstellen. Der zweite Aspekt beinhaltet eine posturale Anpassung, die auf das Nervensystem ausgerichtet ist. Beide Bereiche werden, wie jede Behandlungstechnik, in Art, Zeiteinteilung und Häufigkeit der Anwendungen von Patient zu Patient unterschiedlich gestaltet. Ein Grundsatz des Maitland-Konzepts (1986), der hier wieder einmal betont werden sollte, lautet: „Techniken sind die Geisteskinder der Erfindungsgabe".

Die durch den Patienten selbst ausgeführte Mobilisation des Nervensystems sollte sich nicht wesentlich von der Mobilisation anderer Strukturen unterscheiden. Es ist aber wirklich schwierig, eine Struktur selbst zu mobilisieren, ohne gleichzeitig eine andere zu beeinflussen. Wenn Vorsichtsmaßnahmen, Kontraindikationen, Neurobiomechanik und Pathologie beachtet werden, sollte sich die Anwendung von Übungen allerdings nicht zu schwierig gestalten. Die Übungen haben keine kräftigende Wirkung (es sei denn auf das Zielgewebe); die Geschicklichkeit macht die Wirkung der Mobilisation aus.

Automobilisation

Es gibt es eine Reihe empfohlener Grundsätze und Richtlinien:

1. Bevor einem Patienten Mobilisationen zur eigenen Ausführung verordnet werden, sollten Physiotherapeut und Patient die möglichen Auswirkungen dieser Automobilisation kennen. Diese können in der Behandlung ausprobiert werden. Wenn Behandlungstechniken den gewünschten Erfolg zeigen, sollte auch ein ähnlich ausgeführtes Heimprogramm die gewünschten Resultate erbringen. Dabei können durchaus vier oder fünf Behandlungssequenzen notwendig sein, bevor der Kliniker genug über die Schädigung und die entsprechende Behandlungsausrichtung weiß.

2. Die Technik muß genau zu dem Patienten passen. Es kann hier weder ein allgemeingültiges Übungsrezept geben noch irgendwelche Übungsblätter (vervielfältigte Übungsanleitungen erhöhen die Bereitschaft des Patienten zur Mitarbeit kaum). Wenn eine Behandlung auf den jeweiligen Patienten zugeschnitten sein muß, sollte dies auch für eine selbst ausgeführte Mobilisation zu Hause gelten. Alle hierfür geltenden Richtlinien wurden bereits in den vorigen Kapiteln über Befundaufnahme und Behandlung vorgestellt.

3. Nur sehr wenige Patienten, denen ein Übungsprogramm gegeben wird, führen dieses wie vorgeschrieben aus. Annähernde Berechnungen anhand der Fachliteratur über die tatsächliche Einnahme von Medikamenten und die Ausführung von Übungen zur Selbstbehandlung würden ergeben, daß mindestens 50% der Patienten, denen einfache Übungen verordnet wurden, diese nie ausgeführt haben (Stone 1979; Peck und King 1982). Von den 50% der Patienten, die ihre Übungen ausführen, wird eine beachtliche Anzahl sie entweder überdosieren, zu selten bzw. zu wenig intensiv machen oder es doch irgendwie schaffen, völlig andere Übungen daraus zu machen. Alle diese Gruppen müssen unbedingt überprüft werden. Ich persönlich glaube, daß bei einem Mobilisationsprogramm die Bereitschaft zur Mitarbeit größer ist als bei Muskeltrainingsprogrammen. Eine Automobilisation des Nervensystems besteht nur aus einigen wenigen Bewegungen, sie nimmt auch nur wenig Zeit in Anspruch (vielleicht ein paar Minuten pro Tag); meistens müssen die Patienten dabei auch nicht schwitzen und fühlen sich danach besser.

   Einige Faktoren können die Übungsbereitschaft der Patienten erhöhen (Stone 1979): die Einfachheit einer Übungsanleitung, ein weder gönnerhaft noch herablassend wirkendes Gesprächsverhalten des Physiotherapeuten (Bradshaw et al. 1975), Aufklärung des Patienten, was die Auswirkungen einer mangelnden Mitarbeit betrifft (Peck und King 1982) sowie spezielle Informationen über Häufigkeit und Dauer der entsprechenden Mobilisationen und darüber, wann der Patient damit aufhören kann (Glossop et al. 1982; Peck und King 1982). Experten unterschätzen oftmals die Intelligenz ihrer Patienten und überschätzen aber zugleich deren Fachwissen.

4. Die Automobilisation kann an irritierbare und an nicht irritierbare Schädigungen angepaßt werden. Es bedarf größter Sorgfalt, wenn Übungen auf eine irritierbare Schädigung des Patienten eingestellt werden. Bei manchen Patienten mit bestimmten Schädigungen ist es am besten, dem Patienten die Mobilisationstechnik selber zu überlassen. Dabei ist besonders an bestimmte Beschwerdebilder nach Schleudertrauma zu denken. Bei manchen dieser posttraumatischen Zustände ist es dem Physiotherapeuten vielleicht gar nicht möglich, die verschiedenartigen Komponenten der beteiligten Strukturen klar zu erkennen. Bei der Analyse von Symptomatologie und Geschichte kann eine Beteiligung des Nervensystems vielleicht nur vermutet werden. Für die Verordnung von Übungen bei irritierbaren Zuständen gelten die gleichen Prinzipien wie für die aktuell durchgeführte physiotherapeutische Behandlung (s. die vorhergehenden Kapitel über Befundaufnahme und Behandlung).

5. Bei nicht irritierbaren und chronischen Schädigungen können ein besorgter Ehepartner, Familienmitglieder oder Freunde hilfreich sein. In den meisten Fällen sind für Laien die Bewegungssequenzen der Spannungsteste für die obere Extremität viel zu komplex. Für einen flexibel denkenden Physiotherapeuten kann es hier aber doch Ausnahmen geben. Wenn z. B. ein Patient auf einer Schaffarm bei Oodnadatta in Südaustralien lebt, also etwa 1500 km vom nächsten Physiotherapeuten entfernt, würde sich der große Aufwand lohnen, seiner Frau die Ausführung der ULTT-Technik zu zeigen und sie mit ihr zu üben, wenn sich beide einmal im Jahr in der Stadt aufhalten. Der „Slump"-Langsitz ist ein gutes Beispiel für eine Übung, bei der eventuell eine Hilfskraft gebraucht wird. Wenn eine Technik für das Heimprogramm gewählt wird, bei der eine Hilfsperson notwendig ist, kann die Vorstellung eines „Entlastungsventils" nützlich sein. Zum Beispiel sollte der Patient in der „Slump"-Langsitzposition die Nackenbeugung kontrollieren. Wenn die Hilfsperson zu eifrig ist, kontrolliert der Patient die Nackenextension, um der Spannung, die im Nervensystem entsteht, auszuweichen. Diese Technik wird später in diesem Kapitel (s. Abb. 11.7) dargestellt.

6. Ich denke, daß das Prinzip der mechanischen Schmerzauslösung, von McKenzie (1981) entwickelt, bei der Automobilisation besonders hilfreich ist. Es bedeutet, daß der Patient während der Übung Symptome auslösen kann (Art und Stärke der Symptome müssen vorher in der Behandlung klar festgelegt werden), die beim Beenden der Mobilisation sofort aufhören sollten. Der Patient sollte dem Prinzip folgen: „Führe die Übung so lange aus, bis Du den gewünschten Schmerz spürst, löse dann die Dehnung auf; vorausgesetzt, daß die Symptome sofort abklingen, ist es ratsam, mit dieser Übung weiterzumachen." Wenn dieses einfache Prinzip ebenso wie die Ratschläge des Physiotherapeuten befolgt wird, kann die Technik auch zunehmend stärker und über längere Zeit ausgeführt werden.

7. Die Entscheidung darüber, wann wieviele Mobilisationen wie stark ausgeführt werden müssen, sollte auf der Basis klinischer Entscheidungsprozesse getroffen werden. Es gibt hierzu keine allgemeingültige Antwort. Es gibt auch andere Zielsetzungen als die des Muskelkraftaufbaus – beispielsweise mehr Beweglichkeit, bessere funktionelle Fähigkeiten und schmerzfreie Bewegung. Ganz allgemein gesagt, gilt das gleiche wie für die passive Mobilisationsbehandlung durch den Physiotherapeuten: die optimale Ausführung einer Mobilisation zeigt sich in der geringstmöglichen Kraftanwendung, durch die eine möglichst sichere und eindeutige Verbesserung der physischen Zeichen erreicht werden soll. Bei manchen pathologischen Zuständen sind wiederholte sanfte Mobilisationen erfolgreich, während bei anderen mit chronischen pathomechanischen Schädigungen eine bis zwei starke Bewegungen die beste Wirkung zeigen; diese Mobilisationen müssen allerdings über einen längeren Zeitraum ausgeführt werden. Eine schwere Fibrose, die Zugang zum Nervensystem gefunden hat, wird vielleicht als irreversibel eingeschätzt. Obwohl es sich tatsächlich um eine irreversible Komponente handeln kann, bringt meiner Erfahrung nach eine in der physiotherapeutischen Behandlung und zu Hause fortlaufend durchgeführte Mobilisation doch einigen Erfolg. Das Tragen von Druckkleidung unmittelbar

auf Hautdeformationen nach Verbrennungsunfällen ist ein gutes Beispiel dafür, wie auch noch nach vielen Jahren Veränderungen bewirkt werden können, und es ermutigt dazu, mit einer Therapie weiterzumachen, die nur wenige Risiken in sich birgt und erfolgversprechend ist. Wie die meist problemlosen Anpassungen an Beinverlängerungen zeigen, hat das Nervensystem, und hier besonders das periphere Nervensystem, die Fähigkeit, sich auch über lange Zeiträume anzupassen. Es ist anzunehmen, daß bei der schwierigen Aufgabe des Nervensystems, eine intraneurale Reaktion abzuräumen, ein potentiell gefährliches intraneurales Ödem doch noch lange nach der scheinbaren Auflösung der Unfallfolgen fortbestehen kann. Eine dafür nützliche Prophylaxe könnten einfache Mobilisationsbewegungen von vielleicht nur wenigen Minuten Dauer pro Tag sein. In Fällen, wo irreversible Komponenten vorliegen, ist die Automobilisation eine nützliche Dauerbehandlung.

8. Bei der Automobilisation gelten ähnliche Prinzipien der Progression, wie sie im vorherigen Kapitel angesprochen wurden. Kompromisse sind jedoch immer notwendig, und die angemessene Anwendung der Automobilisationen hängt davon ab, wie flexibel der Physiotherapeut vorgeht. Bestimmte Spannungsteste oder manche Komponenten davon sind als Automobilisationen schwierig einzusetzen. Beispielsweise könnte der ULTT2 schwer auszuführen sein, aber in einer Behandlung, die vom Patienten selbst durchgeführt wird, kann durchaus der ULTT1 benutzt werden, auch wenn er nicht positiv ist. In vielen Fällen sind aber nur aktive (oder unterstützte aktive Bewegungen) und keine passiven Bewegungen möglich. Dem Physiotherapeuten sollte es, wenn er etwas nachdenkt, nicht schwerfallen, Automobilisationstechniken bei sportlich ausgerichteten oder aerobic-ähnlichen Bewegungsprogrammen einzusetzen. Beispielsweise könnten Freistilschwimmbewegungen als sich abwechselnde rechts- und linksseitige Spannungsteste für die obere Extremität analysiert werden. Der Wasserauftrieb unterstützt aktive Übungen und ist wahrscheinlich für eher irritierbare Zustände wie das Schleudertrauma besonders zuträglich. In einem angepaßten Übungsprogramm könnten Techniken in Form von Halten/Lockerlassen eingesetzt werden, die der Patient selbst unter Spannung ausführt, oder auch Gurte, die die Bewegung begrenzen.

Einige nützliche Techniken

Die hier beschriebenen und dargestellten Techniken sind Varianten und Ergänzungen zu den Basistesten. Sie bilden jedoch nur eine Auswahl von Techniken, und es wäre schade, wenn der Leser annehmen würde, daß es sich hier um eine vollständige Aufstellung handeln könnte; die Möglichkeiten und Variationen sind unendlich.

Techniken mit angehobenem gestrecktem Bein (SLR)

In der Physiotherapie wurden schon immer SLR-Dehnungen verordnet, sei es um den N. ischiadicus und seine Wurzeln zu dehnen oder – wie in den allermeisten Fällen – um die ischiokrurale Muskelgruppe zu verlängern. Um die Dehnung der ischiokruralen Muskelgruppe in eine Dehnung für das Nervensystem zu verwandeln, muß nur ein wenig laterales Denken praktiziert werden. Es können feine Anpassungen an bereits vorhandene Techniken gemacht werden, um das Nervensystem besser zu erreichen. Wenn die SLR-Dehnung beispielsweise mit Innenrotation im Hüftgelenk ausgeführt wird, was als sensibilisierende Maßnahme für das Nervensystem bekannt ist, dann ist der Zugang zu den neuralen Geweben freier, und die Betonung der Muskeln wird gleichzeitig vermindert.

Einige der Rücken- und Beinstörungen können sich durch Ableitungen des SLR wie Knieextension in Hüftflexion (Abb. 11.1) verbessern. Diese Technik kann für lumbale Symptome mit einem Element von Irritierbarkeit nützlich sein, weil die Komponente Knieextension relativ weit von der Quelle der Symptome entfernt ist. So wird sie zu einer geeigneten Startposition für die Automobilisationstechnik SLR. Vorsicht ist allerdings bei Patienten mit Symptomen im Bereich der Arme geboten, besonders auch dann, wenn diese mit der lumbalen Symptomatik in Verbindung stehen; den Oberschenkel in Flexion zu halten, könnte die Armsymptome reizen. Es gibt auch Situationen, in denen eine deutliche schmerzhafte Einschränkung des SLR besteht. Dies erfordert eine Behandlung mit Komponenten des SLR wie z. B. Dorsalflexion oder Innenrotation des Hüftgelenks, bevor die Hüfte gebeugt werden kann. Dabei ist daran zu denken, daß ein Patient, der sich in Rückenlage befindet, bereits durch die gestreckten Kniegelenke ziemlich viel Spannung im Ischiastrakt hat. Ich habe Patienten nach Schleudertraumen oder nach einem Sturz aus großer Höhe betreut, wo Dorsalflexion im Fußgelenk die Ausgangsposition für Schmerzen im Bereich der Halswirbelsäule sein mußte.

Wenn stärker wirkende Techniken ausgeführt werden sollen, erweist sich eine offene Tür als nützlich (Abb. 11.2). Das ist aber nur dann sinnvoll, wenn der SLR des Patienten nicht größer als 90° ist. Diese Technik kann mehr auf das Nervensystem ausgerichtet werden, indem sensibilisierende Testbewegun-

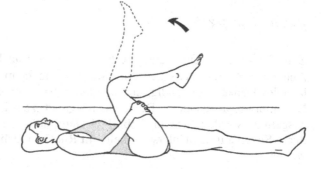

Abb. 11.1. Aktive Knieextension in Hüftflexion bei einer Irritierbarkeit mittleren Grads der LWS

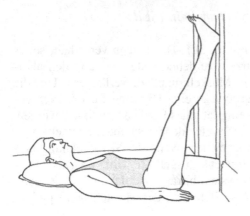

Abb. 11.2. SLR im Türrahmen bei offener Tür

gen wie Dorsalflexion des Fußes, Innenrotation im Hüftgelenk und Beugung der Halswirbelsäule hinzugefügt werden. Um das Fußgelenk in Dorsalflexion zu halten, kann ein Handtuch benutzt werden. Das Handtuch ermöglicht eine bessere Kontrolle über den gesamten Fuß und die Zehen als ein Gürtel oder ein schmales Seil. In dieser Stellung kann bei einem Patienten, der die Bewegung aktiv ausführt, auch Plantarflexion und Inversion des Fußgelenks dazugenommen werden. Weitere Techniken werden im folgenden beschrieben.

Bilaterale SLR-Techniken (BSLR) können an der Wand geübt werden. Wenn der SLR auf der einen Seite mehr als auf der anderen Seite eingeschränkt ist, kann dieses Bein in der BSLR-Stellung mobilisiert werden. Mit beiden Beinen an der Wand wird die stärker limitierte Seite gebeugt, und sie kann in Extension durch Herunterdrücken des Kniegelenks mobilisiert werden. Etwas Puder an der Ferse verbessert dabei deren Gleiten an der Wand (Abb. 11.3).

Techniken mit Anspannen/Entspannen sind für die ischiokrurale Muskelgruppe leicht auszuführen und scheinen klinisch gesehen nützlich zu sein. Wahrscheinlich wird dadurch, ähnlich wie beim Dehnen der ischiokruralen Muskelgruppe, ein freier Zugang zum Nervensystem möglich infolge einer Reduzierung der Muskelverspannung beim verkürzten SLR. Es gibt Situationen, in denen eine Störung in der Beziehung Muskel/Nerv besteht; ihr ist am besten mit einer Muskeltechnik (wie Anspannen/Entspannen) zu begegnen, bei der das Nervensystem in einem bestimmten Grad von Spannung gehalten wird.

Knieflexion (PKB)

Beim Dehnen der Quadrizepsmuskelgruppe wird auch gleichzeitig der obere Anteil des N. femoralis gedehnt. Ähnlich wie beim SLR ist nur ein wenig laterales Denken notwendig, um die Quadrizepsdehnung in eine Dehnung des N. femoralis abzuändern. Die einfache Quadrizepsdehnung kann im Stehen ausgeführt werden, wie in Abb. 11.4 dargestellt. Eine Dehnung kann auch durch Sitzen auf den Unterschenkeln mit Rückwärtslehnen des Rumpfs erreicht werden.

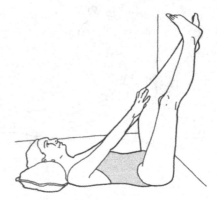

Abb. 11.3. Bilateraler SLR an der Wand

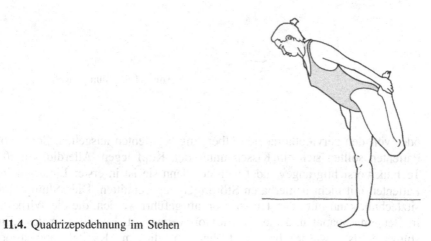

Abb. 11.4. Quadrizepsdehnung im Stehen

Kombinationen des „Slump"

SLR und PKB werden mit zusätzlichen Wirbelsäulenbewegungen kombiniert.

Die „Slump"-Langsitzposition ist eine nützliche Basistechnik, die für den Hausgebrauch leicht verfeinert und mit anderen Komponenten sensibilisiert werden kann. Ich wähle sie oft bei Störungen in der „Slump"-Komponente für ein Heimprogramm aus. Die Patienten erkennen leicht, wie weit ihre Stirn vom Knie entfernt ist und bekommen damit eine Zielsetzung für ihre Übungen. Die Dorsalflexion im Fußgelenk kann durch Anstellen der Füße gegen die Wand ergänzt werden (Abb. 11.5); auch die Plantarflexion/Inversion läßt sich ergänzen, indem der Fuß in einer Ecke des Raums in die Inversionsstellung gezwungen wird. Dieser Position können leicht Innenrotation im Hüftgelenk und Lateralflexion der Wirbelsäule hinzugefügt werden.

Eine stärkere „Slump"-Technik, die ohne eine Hilfsperson ausgeführt werden kann, wird in Abb. 11.6 gezeigt. Ich habe sie als hilfreiche Automobilisation bei Patienten mit Störungen eingesetzt, die von der oberen Brustwirbelsäule

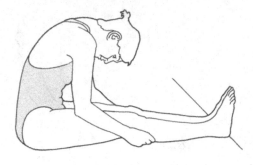

Abb. 11.5. „Slump"-Langsitz mit Dorsalflexion der Füße

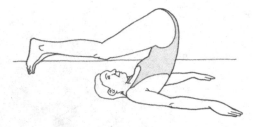

Abb. 11.6. „Slump"-Rolle

oder von den zervikothorakalen Übergangssegmenten ausgehen. Sehr mobile Patienten sollten sich ein Kissen unter den Kopf legen. Allerdings muß die Technik vorsichtig angewendet werden, denn sie ist in erster Linie auf junge Patienten mit nicht irritierbaren Störungen zugeschnitten. Die „Slump"-Langsitztechnik kann mit einer Hilfsperson ausgeführt werden, die die Wirbelsäule in Beugung spannt und die Hüftflexion vergrößert. Das Prinzip des „Entlastungsventils" wurde bereits früher in diesem Kapitel angesprochen (Abb. 11.7). Falls notwendig, kann die Kniestreckung mit Gurten gehalten werden.

Beim „Slump"-Langsitz muß der SLR-Anteil zuerst ausgeführt werden. Bei manchen Störungen ist allerdings die „Slump"-Technik im Sitzen erforderlich. Um das Bein zu mobilisieren, wird eventuell eine Hilfsperson gebraucht, obwohl ich einmal einen einfallsreichen Patienten hatte, der sein Bein erfolgreich selbst mobilisieren konnte, indem er den Fuß auf ein Rollbrett setzte und dann, wie in Abb. 11.8 gezeigt, das Bein bewegte. Solche Ideen müssen nicht allein von Seiten des Physiotherapeuten kommen. Wenn dem Patienten eine für ihn notwendige Mobilisation vorgeführt und er gebeten wird, einen Weg zu finden, um diese Mobilisation selbst auszuführen, können von ihm durchaus sehr hilfreiche Lösungen entwickelt werden – und der Physiotherapeut lernt dadurch eine neue Technik dazu.

Oft kann sich ein Patient tagsüber, besonders wenn er berufstätig ist, nicht hinlegen. Manchmal möchten sich auch Patienten mobilisieren, wenn sie bei einer sportlichen Veranstaltung zusehen. In Abb. 11.9 wird eine recht nützliche Technik gezeigt, bei der im Stehen Adduktion und Innenrotation im Hüftgelenk und verschiedene Fuß- und Wirbelsäulenstellungen eingesetzt werden.

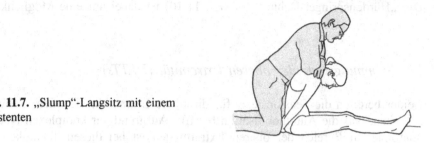

Abb. 11.7. „Slump"-Langsitz mit einem
Assistenten

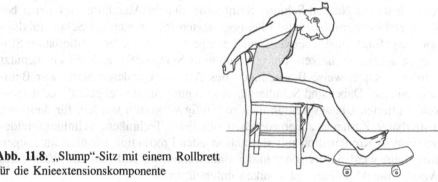

Abb. 11.8. „Slump"-Sitz mit einem Rollbrett
für die Knieextensionskomponente

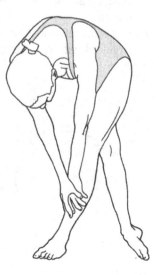

Abb. 11.9. „Slump"-Position im Stehen mit dem Fuß in
Plantarflexion/Inversion unter Beibehaltung von Knieextension

Ein PKB kann, wenn notwendig, der „Slump"-Position hinzugefügt werden. Die „Hürdenspringer-Dehnung" (Abb. 11.10) ist dabei nur eine Möglichkeit.

Die Spannungsteste der oberen Extremität (ULTTs)

Leider bereiten die Tensionsteste für die obere Extremität viel mehr Schwierigkeiten, was die Automobilisation betrifft. Aufgrund der komplexen Neuroanatomie im Bereich der oberen Extremitäten ist bei diesen Techniken im Vergleich zur Mobilisation der Beine viel mehr Verfeinerung erforderlich. Die oberen Extremitäten sind viel leichter zu reizen als die unteren, und deshalb ist größere Vorsicht angebracht.

Bei mehr akuten und irritierbaren Störungen reicht eine einzige Spannungskomponente als Mobilisationstechnik oft völlig aus. Wenn beispielsweise neurogen bedingte Nacken-Schulter-Symptome sich in Abduktion des Arms bei 40° verschlimmern, ist sanfte Ellenbogenextension, in weniger Schulterabduktion ausgeführt, möglicherweise eine geeignete Technik. Bei irritierbaren Störungen sollten Techniken, die entfernt vom Symptombereich liegen, benutzt werden, beispielsweise Bewegungen des Arms der anderen Seite oder Beinbewegungen. Dabei sind Schultergürtelbewegungen, die bei gelenk- oder muskelorientierten Übungsprogrammen so häufig vergessen werden, für diese Art irritierbarer Zustände außerordentlich nützliche Techniken. Schultergürteldepression in Kombination mit Retraktion oder Protraktion könnten im Liegen ausgeführt werden oder sogar in der Badewanne, wo Auftrieb und Wärme des Wassers die Mobilisationstechniken unterstützen.

Techniken, die an der Wand ausgeführt werden können, kommen dem ULTT1 sehr nahe. Die in Abb. 11.11 gezeigte Position könnte als Ausgangsstellung genommen werden, die dann mit vielen Varianten bei Positionen und Mobilisationskomponenten kombiniert wird. Folgende Varianten sind denkbar:

- Innenrotationen und Außenrotationen im Schultergelenk sind leicht auszuführen.
- Das Ausmaß von Abduktion, horizontaler Flexion und Extension im Schultergelenk ist veränderbar.

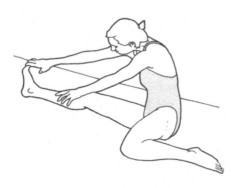

Abb. 11.10. „Hürdenläufer-Dehnung": Verbindung von PKB und SLR

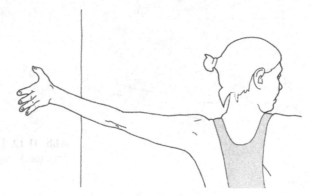

Abb. 11.11. Grundposition
ULTT1 an der Wand

- Der Unterarm kann entweder proniert oder supiniert werden.
- Die Mobilisation kann auch vom Nacken, vom Körper oder vom Ellenbogen ausgehen.

Die Schulterdepression ist bei allen Automobilisationstechniken, bei denen Spannungsteste der oberen Extremität eingesetzt werden, besonders schwierig zu halten. Eventuell muß der Patient die Depressionskomponente mit dem anderen Arm/der anderen Hand hinunterhalten (Abb. 11.12).

Der ULTT2 ist als Automobilisation recht schwierig auszuführen. Die besten Verfahren scheinen mir die Kombination mit den Armen/Händen hinter dem Rücken zu sein (Abb. 11.13). Wenn Schulterdepression die wichtigste Komponente für die Automobilisation ist, kann der Patient seine Knie strecken, während er seitlich an einem Tisch steht und sich festhält. Der ULTT3 ist leicht auszuführen. Der Patient legt einfach seine Hand auf oder nah an sein Ohr und setzt dann zur Verfeinerung der Technik Abduktion im Schultergelenk, Beugung im Handgelenk und Beugung im Ellenbogengelenk ein (Abb. 11.14). Diese Automobilisationstechnik wird verstärkt, wenn der Patient seine Achselhöhle in Richtung Wand auszuflachen versucht.

Die Stellung der Klapp-Kriechtechnik ist bei bilateralem ULTT (s. Kap. 13) eine recht nützliche Behandlungsart. In diese Stellung kann auch Flexion und Lateralflexion der Halswirbelsäule integriert werden.

Körperhaltungen

Einige Überlegungen zur Körperhaltung, die bisher vielleicht noch gar nicht genauer durchdacht wurden, erweisen sich als durchaus aufschlußreich, wenn sie der Biomechanik des Nervensystems und seiner Kontinuität Rechnung tragen. Dabei sind drei Aspekte zu bedenken:

1. Statische Haltungen, bei denen das Nervensystem unter voller Dehnung steht;
2. Wiederholung als Teil einer dynamischen Haltung;

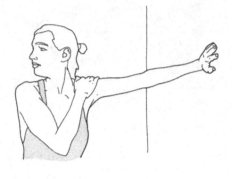

Abb. 11.12. ULTT1: die Schultergürtelde-
pressionskomponente wird gehalten

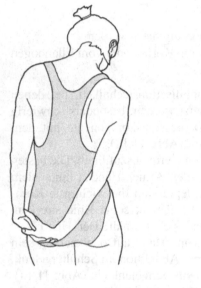

Abb. 11.13. ULTT2

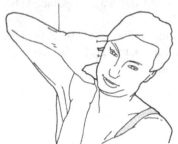

Abb. 11.14. ULTT3

3. Kombinationen von statischen und dynamischen Haltungen.

Es gibt viele eindeutige Beispiele für Haltungen, in denen das Nervensystem unter voller Dehnung steht. So bietet sich der Patient, der über Symptome klagt, wenn er abends im Bett im Sitzen liest, geradezu für eine posturale

Analyse und auch eine Korrektur an, weil die eingenommene Langsitzstellung mit der „Slump"-Position vergleichbar ist (Abb. 11.15). Die Seitlage, die viele Menschen beim Lesen im Liegen einnehmen, ist der ULTT3-Position sehr ähnlich (Abb. 11.16). Einige Positionen, die über lange Zeit beibehalten werden wie Wirbelsäulenflexion beim Autofahren oder Flexion in der Brustwirbelsäule während der Arbeit an einer Tastatur bringen das Nervensystem zwar nicht ans Ende seiner Dehnfähigkeit, aber es wird doch unter einigen Zug gesetzt. Über einen längeren Zeitraum kann diese verstärkte Dehnung schließlich Symptome auslösen oder doch zur Entstehung von Symptomen beitragen.

Wiederholung als Teil einer dynamischen Haltung bedarf der Analyse. Die Auswirkungen von Wiederholung auf das Nervensystem werden in Kap. 12 mit dem Hinweis angesprochen, daß sie bisher im Hinblick auf die Ätiologie von Nervenverletzungen unterschätzt wurden. In diesem Zusammenhang könnten posturale Anpassungen, z. B. in Gymnastikpausen während der Arbeit, so interpretiert werden, daß dabei das Nervensystem durch große Bewegungsausschläge genommen wird, und daß eben nicht nur Muskelübungen und Gelenkbewegungen stattfinden.

Kombinationen von statischer Haltung mit wiederholten Bewegungsabläufen sind wahrscheinlich am schädlichsten. Eine Sekretärin, die den ganzen Tag mit etwas Wirbelsäulenflexion und noch dazu mit nach vorn geschobenem Kinn an der Schreibmaschine sitzt und schreibt, und die diese Haltung nach

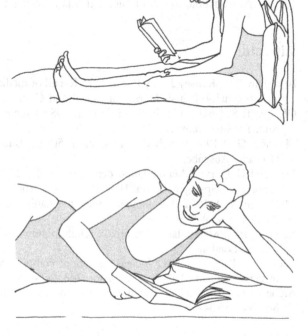

Abb. 11.15. Lesen im Bett – Analogie zur „Slump"-Langsitzstellung

Abb. 11.16. In Seitlage im Bett lesen – Analogie zum ULTT3

der Arbeit beibehält, wenn sie mit dem Auto nach Hause fährt und dann in einem tiefen Sessel Fernsehen schaut, ist dafür ein gutes Beispiel. Die Bewegungsabläufe des Tippens können möglicherweise den N. medianus im Karpaltunnel schädigen. Diese Situation kann durch die Dehnung des sympathischen Grenzstrangs, die bei ihrer Arbeitshaltung an der Schreibmaschine entsteht, noch verstärkt werden; vielleicht wird dabei sogar die Blutzufuhr zum N. medianus am Handgelenk gehemmt. Wenn diese Person keine Aktivitäten ausübt, die die Spannung ihres Nervensystems wegnehmen, sondern lieber heimgeht, strickt und Fernsehen schaut, entwickeln sich auf diesem „Schleichweg" weitere Ansatzpunkte für Verletzungen des Nervensystems.

Prophylaxe

Gelenk- und Muskeldehnungen gelten fast überall auf der Welt als Prophylaxe gegen Verletzungen. Dabei stellt sich die Frage: „Wie wäre es mit Mobilisationsübungen zur Gesunderhaltung des Nervensystems?" Darauf gibt es mehrere Antworten. Zunächst einmal wird das Nervensystem bei Routinedehnungen unvermeidlich auch mobilisiert. Manche Erfolge dieser Übungen können durchaus der Mobilisation von neuralen Strukturen zugeschrieben werden bei gleichzeitiger positiver Auswirkung auf das Zielgewebe. Dies gilt für die Aufwärmungsphase vor Aktivitäten ebenso wie für die Abkühlungsphase danach. Ein gesundes und bewegliches Nervensystem ist deshalb so notwendig, weil es dazu beiträgt, daß nichtneurale Strukturen in ihrer vollen Dehnfähigkeit benutzt werden können. Als Hypothese formuliert könnte das Durchspülen des intraneuralen vaskulären Systems infolge von Dehnungen die Zufuhr von Sauerstoff für das Aktionspotential und auch für das Axoplasmatransportsystem erhöhen.

Literatur

Bradshaw P W, Kensey J, Ley P et al 1975 Recall of medical advice, comprehensibility and specificity. British Journal of Social and Clinical Psychology 14:55-66

Glossop E S, Goldenberg E, Smith D et al 1982 Patient compliance in back ad neck pain. Physiotherapy 68:225-226

Maitland G D 1986 Vertebral manipulation, 5th ed. Butterworths, London
Deutsche Ausgabe:

Maitland G D 1994 Manipulation der Wirbelsäule, 2. Aufl. Rehabilitation und Prävention 24. Springer, Berlin, Heidelberg, New York

McKenzie R A 1981 The lumbar spine: mechanical diagnosis and therapy. Spinal Publications, Waikanae

Lewit K 1985 Manipulative therapy in rehabilitation of the locomotor system. Butterworths, London

Peck C L, King N J 1982 Increasing patient compliance with prescriptions. Journal of the American Medical Association 248:2874-2877

Stone G C 1979 Patient compliance and the role of the expert. Journal of Social Sciences 35:34-59

Teil IV

Ausgewählte Störungen und Fallbeispiele

12 Störungen neuraler Gegenspannung, die sich vorwiegend an den Extremitäten abspielen

Einleitung

In diesem Kapitel werden die unterschiedlichen Aspekte der neuralen Gegenspannung bei bestimmten Störungen diskutiert, die an den Extremitäten auftreten können. In den Teilen II und III wurden die Grundlagen für die Untersuchung und für die Behandlung des Nervensystems dargestellt. Dieses Kapitel beschäftigt sich mit den folgenden Themen:

1. Störungen, die die Extremitäten einbeziehen. Es werden detaillierte Analysen, das dazu notwendige anatomische Wissen und die jeweils spezifischen Untersuchungs- und Behandlungstechniken vorgestellt. Diese Informationen sind weitestgehend für alle Stellen mit Gegenspannung relevant.
2. Für das Syndrom der thorakalen Austrittstellen werden Ursachen und dazu beitragende Faktoren, die bei der Untersuchung berücksichtigt werden müssen, aufgelistet. Es wird auch verdeutlicht, wie wichtig die Untersuchung der Biomechanik des Nervensystems dabei ist.
3. „Meralgia paraesthetica" wird als ein Sonderfall der Nerveneinklemmung besprochen.
4. Auch chirurgische Eingriffe an peripheren Nerven werden hier vorgestellt; ein chirurgisches Fallbeispiel wird besprochen, und die betreffenden Symptome werden in einem Untersuchungsprozeß, wie dieses Buch ihn vorschlägt, analysiert.
5. Muskelrisse, mit Schwerpunkt auf der ischiokruralen Muskelgruppe, werden besprochen, und es wird dargestellt, welche Rolle das Nervensystem bei Befundaufnahme und Behandlung spielt.
6. Die Analyse neuraler Gegenspannungsphänomene bei Verletzungen des Nervensystems durch sich wiederholende Überbeanspruchungen („Repetition Strain Injury", RSI) wird diskutiert, und es werden bestimmte Gesichtspunkte ihrer Erscheinungsbilder besprochen.

Die Extremitäten

Bestimmte Eigenschaften der Hand und des Fußes machen beide Körperteile für die Entwicklung von neuralen Gegenspannungssyndromen anfällig. Folgende Eigenschaften sind gemeint:

- Hand und Fuß sind sehr beweglich.
- Viele der Nerven in Hand und Fuß sind Hautnerven.
- Die Strukturen sind stärker innerviert als anderswo.
- Proximal gelegene Verletzungsstellen können sich erheblich auf die Extremitäten auswirken.
- Verletzungen des Nervensystems sind an den Extremitäten leichter zu diagnostizieren, und sie werden daher auch stärker beachtet.

Die Prinzipien der mechanischen Untersuchung des Nervensystems sind bei Hand und Fuß sehr ähnlich. Obwohl grundsätzlich die Spannungsgrundteste angewendet werden, müssen sie doch häufig in umgekehrter Reihenfolge benutzt werden. Beispielsweise wird zuerst eine Hand- oder eine Fußkomponente ausgeführt, und erst dann werden Bewegungen, die das Nervensystem zunehmend spannen, hinzugefügt.

Die Bedeutung des Nervensystems wird, wie auch für alle anderen Körperregionen, für die Extremitäten noch unterschätzt. Kopell und Thompson schrieben im Jahr 1960:

> „Eine gleichzeitig vorhandene Neuropathie wird häufig übersehen, und die Symptome und Fehlfunktionen werden den ligamentären und gelenkbezogenen Strukturen zugeschrieben."

In letzter Zeit ist allerdings mehr Interesse am peripheren Nervensystem zu verzeichnen. Es werden sogar gelegentlich Diskussionen über Störungen wie die Quervain-Erkrankung geführt. Die neuere Forschung (Saplys et al. 1987) bestätigte das bereits bestehende klinische Mißtrauen (Rask 1978) gegen die offenkundigen Fehldiagnosen der Quervain-Erkrankungen bei Beteiligung des N. radialis superficialis. Verletzungen des N. radialis superficialis werden später in diesem Kapitel besprochen. Wenn die Nervenverletzung als Einklemmungsneuropathie diagnostiziert wird, ist die Verletzung des Nervs bereits ausgeprägt und örtlich festgelegt. Obwohl es im Nervensystem allgemein bekannte empfindliche Stellen gibt, sollten die kleineren Störungen und ebenso die Tatsache beachtet werden, daß Verletzungen mit Symptombildung überall im Nervensystem auftreten können.

Der Fuß und das Fußgelenk

Störungen, an denen der N. peroneus beteiligt ist

Der N. peroneus communis verläuft vom Fibulaköpfchen nach medial zur Vorderfläche des Unterschenkels. Einige Zentimeter oberhalb des Fußgelenks tritt er unterhalb des Muskelbauches des M. extensor hallucis longus aus. Der Nerv verläuft dann unter dem oberen und unteren Retinaculum der Extensoren des Fußes. Dieser Bereich wird als vorderer Tarsaltunnel (Marinacci 1968) bezeichnet und enthält auch die vorderen Tibialgefäße. Unterhalb dieses Tunnels teilt sich der Nerv in einen lateral verlaufenden Ast auf, der für die motorische

Versorgung der Mm. extensores digitorum breves und der umliegenden Gelenke verantwortlich ist. Der mediale Ast begleitet die dorsale Arterie des Fußes und versorgt die einander zugekehrten Hautflächen des Zwischenzehenraums der Großzehe und der zweiten Zehe (Abb. 12.1). Kopell und Thompson (1963) entdeckten eine Einklemmungsneuropathie des Nerven peroneus profundus unter dem unteren Retinaculum der Extensoren. Mackinnon und Dellon (1988) berichteten von dem gleichen Einklemmungsort distal des vorderen Tarsaltunnels unmittelbar über dem Übergang des Os cuneiforme 1 und 2 zum 1. Metatarsalknochen. Hier kreuzt der M. extensor hallucis brevis den medialen (sensiblen) Ast. Mackinnon und Dellon (1988) fanden heraus, daß ein bestimmtes Damenschuhmodell mit Riemchen für dieses Phänomen verantwortlich ist (Abb. 12.2) Es könnte als eine Art externes „Double-crush"-Phänomen bezeichnet werden. Dabei sollte auch bedacht werden, daß die durch hohe Absätze erzwungene Plantarflexion die Peroneusnerven unter etwas Spannung setzt. Auch zu fest anliegende Schuhe wurden von Borges et al. (1981) und Gessini et al. (1984) als eine mögliche Ursache angegeben.

Der N. peroneus superficialis durchdringt unter dem M. peroneus brevis die tiefe Faszie des Unterschenkels, etwa 10–12 cm oberhalb des lateralen Malleolus. Dann teilt er sich in seine Endäste auf, den N. cutaneus dorsalis medialis und den N. cutaneus dorsalis intermedius, die die dorsale Seite des Fußes

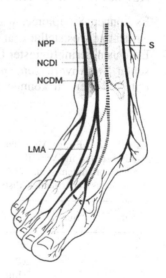

Abb. 12.1. N. saphenus und N. peroneus am Fuß. *NPP* N. peroneus profundus, *NCDI* N. cutaneus dorsalis intermedius, *LMA* lateraler motorischer Ast, *NCDM* Äste des N. cutaneus dorsalis medialis (*NCDI* und *NCDM* sind Äste des N. peroneus superficialis), *S* N. saphenus

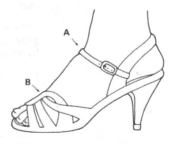

Abb. 12.2. Bei einem der gängigen Damenschuhmodelle verlaufen die Riemchen über die beiden anatomisch empfindlichen Stellen des N. peroneus profundus. *A* Der Nerv verläuft im anterioren Tarsaltunnel. *B* Der Nerv verläuft unter dem Streckmuskel der großen Zehe. Aus: Mackinnon und Dellon (1988)

überqueren (Kosinski 1926). Der Nerv versorgt die Haut des Fußrückens mit Ausnahme des Zwischenzehenraums zwischen der Großzehe und der 2. Zehe. Er führt eine motorische Versorgung für die Mm. peronei brevis und longus mit sich, aber dieser Ast tritt viel höher durch die Faszie aus. Die häufigsten Orte für Verletzungen, wie z. B. Fußgelenkverstauchungen und andere Fußgelenktraumen liegen dort, wo der Nerv durch die Faszie tritt. Zu eng anliegendes Schuhwerk kann den Nerv am Fußrücken komprimieren. Druckerhöhungen innerhalb von geschlossenen Räumen beeinflussen die Nervenfunktion im Unterschenkel (Hargens 1989).

Kenzora (1984) hob in seinem Bericht über einschneidende Neurome die Empfänglichkeit der Hautnerven für Verletzungen am Fußrücken hervor. Er fand in der Nachuntersuchung, daß 17 von 25 Patienten nach Routineoperationen im Bereich des Fußrückens Neurome mit einer schweren Symptomatik entwickelten. Er beobachtete, daß sie in 76% der Fälle im oberen Bereich des Fußrückens auftraten, den er „neuromatische Zone" nannte. Dieser Bereich wird in die großen Bewegungen der Sprunggelenke einbezogen und ist auch ein Ort, der besonders dem Druck von zu festem oder schlecht sitzendem Schuhwerk ausgesetzt ist. Die Peroneusnerven sind auch bei Verstauchungen des Fußgelenks gefährdet.

Auf das Nervensystem ausgerichtete Untersuchung

Es können Symptome, wie sie in Kap. 4 besprochen wurden, bestehen. Eine eindeutige Feststellung auch der kleinsten sensiblen Veränderungen und das Erkennen geringfügigster Lähmungserscheinungen ist hier notwendig, um zwischen Nervenverletzungen und etwaigen Verletzungen der Nervenwurzel L5 unterscheiden zu können (s. Tabelle 12.1). Die neurologische Untersuchung

Tabelle 12.1. Einige Merkmale, mit deren Hilfe eine Differenzierung unterschiedlicher Verletzungsstellen im Verlauf des N. peroneus communis möglich ist. Es können mehrere Störungen vorhanden sein. *NPC* N. peroneus communis, *NPP* N. peroneus profundus, *NPS* N. peroneus superficialis, distal seitlich vorne am Bein

Ort der Verletzung	Schwäche	Symptome
L5	Alle von L5 innervierten Muskeln, einschließlich Mm. tibialis und gluteus medius	Untere Extremität seitlich, Fußrücken, Rücken
NPC	Dorsalflexoren der Sprunggelenke, Muskeln für die Eversion, Zehenextensoren	Bein seitlich, Fußrücken, deutlicher umschrieben als bei L5
NPP	Extensor digitorum brevis	Zwischenzehenraum, 1. und 2. Zeh
NPS	Keine	Fußrücken, mit Ausnahme der Zwischenzehenräume

wird hier routinemäßig ausgeführt; jedes Zeichen trophischer Störungen (Rötung, glänzende Haut, Schwellung, Schwitzen) sollte beachtet werden.

Meiner Meinung nach ist es nützlich, über dem vorderen Tarsaltunnel zu palpieren, über dem Austrittsbereich des N. peroneus superficialis aus der Faszie, und auch die Äste des N. peroneus superficialis am Fußrücken und den N. peroneus communis am Kniegelenk (s. Kap. 9).

Schwellung oder flüssigkeitsangereichertes Gewebe im anterolateralen Kompartment kann nach zu starkem Gebrauch der Muskeln gefunden werden.

Die Spannungsteste können, ebenso wie die Grundteste, in umgekehrter Reihenfolge ausgeführt werden, weil dadurch ein besserer Zugang zum Nervensystem des Fußes gewährleistet ist. Zur Untersuchung der Nn. peroneus superficialis und communis werden Plantarflexion und Inversion in den Sprung- und Fußgelenken ausgeführt, mit anschließendem zusätzlichem SLR. Diese Untersuchungsteste wurden in Kap. 7 gezeigt und beschrieben. Die weitere Sensibilisierung kann durch Flexion, Adduktion und Innenrotation im Hüftgelenk erfolgen. Sollten diese Bewegungen im Hüftgelenk den Fußschmerz verändern, kann auf eine Beteiligung des Nervensystems geschlossen werden. Wird aber eine Beteiligungskomponente vom Rücken her vermutet, könnte der „Slump"-Test, im Sitzen oder im Langsitz ausgeführt, unter Hinzunahme von Plantarflexion und Inversion eindeutiger sensibilisierend wirken.

Bei Fußverletzungen wird die Biomechanik der Peroneusnerven des Fußes häufig gestört. Mir fiel auf, daß die meisten Fußverstauchungen in Inversion bei Symptombildung eine Komponente veränderter Nervensystemmechanik zeigen. In einer Pilotstudie untersuchte Manhart (1989) 20 Patienten mit chronischen Zuständen nach Fußgelenkverstauchungen und fand, daß die Testgruppe im Vergleich zur Kontrollgruppe einen Verlust in der schmerzfreien Beweglichkeit von Plantarflexion/Inversion/SLR (PFI/SLR) aufwies. Bei Frakturen infolge eines Inversionstraumas scheint eine direkte oder auch indirekte Auswirkung auf den Peronealnerven aufgrund von Druck durch Blutansammlung, Ödeme oder Gipsversorgung unvermeidlich zu sein.

In Kap. 9 wurde dargestellt, wie bei Untersuchungen der klinische physiologische Schmerz auf das Nervensystem verweisen kann. Bei der Ausführung der PFI/SLR am linken Bein kann z. B. die Symptomantwort in der ischiokruralen Muskelgruppe auftreten, beim rechten Beim dagegen vielleicht im Bereich der Wadenmuskulatur. Diese Reaktionen, die noch nicht einmal die Schmerzen des Patienten zu reproduzieren brauchen, können trotzdem darauf hindeuten, daß etwas mit dem Nervensystem nicht ganz in Ordnung ist. Bei einzelnen Patienten bedarf die Störung einer sensibilisierenden Testweise; es wäre beispielsweise vorteilhafter, einen Patienten, der über Symptome nach körperlich schwerer Arbeit berichtet, gleich nach dieser Aktivität zu untersuchen. Wie bei allen anderen Störungen kann das Nervensystem nicht isoliert von anderen Strukturen untersucht werden, sondern die betreffenden Gelenke und Muskeln müssen ebenfalls überprüft werden.

Auf das Nervensystem ausgerichtete Behandlung

Gleich nach einer Verletzung, wenn die Störung noch stark oder irritierbar ist, sind sanfte Bewegungen durch die Bewegungsmöglichkeit hindurch angebracht, wie z. B. Plantarflexion bei Knie- und Hüftflexion. Als Progression kommen stärkere Behandlungstechniken unter Spannung und in verschiedenen Stellungen zu den Berührungsflächen in Frage. Soll der Nerv unter maximale Spannung gesetzt werden, wird der Fuß in Plantarflexion und Inversion gehalten und dann der SLR ausgeführt mit zusätzlichen sensibilisierenden Bewegungen wie z. B. Adduktion oder Innenrotation im Hüftgelenk (Abb. 12.3). Auch die Zehen können plantarflektiert werden. Wenn sich eine Komponente der Störung im Spinalkanal oder im Bereich des Rückenmarks oder der Meningen befindet, könnte auch mit Techniken des „Slump"-Tests begonnen werden. Gibt es bei der Untersuchung und Behandlung des SLR Schwierigkeiten, kann der Langsitz eingesetzt werden, der dann auch für die Automobilisation beim Heimprogramm nützlich ist. Extraneurale Quellen für erhöhte Spannung können sich im Bereich des Fußes, am Fibulaköpfchen, im unteren Lumbalbereich und in der Mitte der Brustwirbelsäule befinden.

Eine Beratung der Patienten in der Frage, welche Art Schuhwerk sie bevorzugt tragen sollten, zeigt oft schnelle Resultate, weil die Krafteinwirkungen auf bestimmte Berührungsflächen am Fuß sofort entfallen. Die möglichen Verletzungen des N. peroneus bei bewußtlosen Patienten oder bei Patienten mit Lähmungserscheinungen am Fuß, wenn dieser unter einer straffgezogenen Bettdecke in Plantarflexion gezwungen wird, sollten hier auch nicht vergessen werden.

Fast immer sind bei Verletzungen des N. peroneus durch operative Eingriffe ausgezeichnete Behandlungserfolge zu erzielen, wenn diese außerhalb der Einwirkungsmöglichkeiten physiotherapeutischer Techniken liegen. Mackinnon und Dellon (1988) berichteten in einer Übersichtsarbeit zum Thema über fast 100prozentige Erfolge ohne jegliche Komplikationen bei solchen Eingriffen.

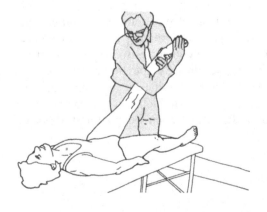

Abb. 12.3. Die Spannung wird für den Peronealtrakt durch Plantarflexion/Inversion im Fuß mit Knieextension und Innenrotation sowie Adduktion im Hüftgelenk erhöht

Störungen im Bereich des N. tibialis

Der posteriore Tarsaltunnel ist die in der Literatur am häufigsten erwähnte Stelle für Einklemmungen. Dieser Tunnel enthält das Flexorenretinaculum, das den Raum zwischen medialem Malleolus und Kalkaneus überbrückt. Der Tarsaltunnel kann mit dem Karpaltunnel durchaus verglichen werden, weil er neben dem N. tibialis auch Sehnen und Gefäße enthält. Ähnlich wie beim Karpaltunnel nimmt auch die Aufmerksamkeit für diesen Bereich als möglicher Quelle von Symptomen zu, wie z. B. der plantaren Fasziitis oder Metatarsalgie (Mackinnon und Dellon 1988). Der N. tibialis posterior teilt sich im Tarsaltunnel in den N. plantaris medialis, in den N. plantaris lateralis und meistens auch in einen kalkanearen Ast (Rami calcanei mediales) auf (Dellon und Mackinnon 1984). Nervenverzweigungen zeigen sich auch in Bereichen großer Mobilität und machen das Nervensystem an diesen Stellen empfindlicher (Kap. 3).

Von Verletzungen der Nn. plantaris medialis und lateralis wird darüber hinaus an den Stellen berichtet, wo die Nerven unter dem M. abductor hallucis verlaufen; sie sind unter dem Namen „Joggerfuß" (Oh und Lee 1987) bekannt. Auch im Bereich des 3. und 4. Metatarsalknochens kommen Verletzungen des N. plantaris vor, und er ist häufig an einem bekannten Einklemmungssyndrom, dem Morton-Neurom, beteiligt. Charakteristisch ist dabei das Auftreten von Schmerzen im Stehen und/oder Gehen, besonders mit hohen Absätzen oder in Zehenextension. Diese Störung ist unter den Neuropathien einzigartig; denn die normalerweise erfolgreiche chirurgische Behandlung besteht im Herausschneiden des betreffenden Nervensegments. Dadurch wurden auch pathologische Analysen möglich. Lassman et al. (1976) fanden dabei verdicktes und interfaszikuläres Epineurium und Perineurium sowie eine ausgedehnte Zerstörung von Fasern und, von der Stärke der Kompression abhängig, Waller-Degenerationsprozesse. Diese Befunde sind nicht neuromtypisch.

Natürlich können überall Verletzungen entstehen. Durch Untersuchungen mit strukturdifferenzierenden Testen und Palpation entdeckte ich bei einem Sportler, der mit pronierten Fersenbeinen lief, daß seine Schmerzen medial am Kalkaneus neurogenen Ursprungs waren. Ich habe den Eindruck, daß die plantare Fasziitis in vielen Fällen einen neurogenen Ursprung haben könnte. Diese Symptomatik steht oft mit dem posterioren Tarsaltunnel in Verbindung, aber es können auch kleine Hautäste der Plantarnerven mit Faszien verklebt sein.

Auf das Nervensystem ausgerichtete Untersuchung

Die Verteilung von Symptomen deutet vielleicht auf Druck hin, der auf einzelne Nervenäste einwirkt. Beispielsweise könnten Schmerzen am Fersenbein auf den N. calcaneus hinweisen. Es können auch einschießende Schmerzen im Verlauf einzelner Nerven auftreten. Gewichtsübernahme, besonders in Schuhen mit hohen Absätzen, kann ein Morton-Neurom am Zeh auslösen.

Bei der Palpation des Tarsaltunnels können Schwellungen gefunden werden. Drücken oder Beklopfen des N. tibialis kann eine neurale Reaktion überall in seinem Verlauf auslösen. Bei Beteiligung des N. plantaris medialis ist am großen Zeh eine neurale Reaktion zu spüren; beim N. plantaris lateralis tritt die Reaktion am kleinen Zeh auf oder am Ort einer Einklemmung. Fachkenntnisse über Hautinnervationen sind hier sehr hilfreich (Kap. 6). Die Palpation kann unter Spannung und auch bei entspanntem Nervensystem ausgeführt werden; dabei sollte dem Nervverlauf am Fuß gefolgt werden.

Die Gegenspannungskomponente kann in einer schmerzreproduzierenden Stellung untersucht werden, wobei dann eine distale Komponente hinzugefügt wird, wie beispielsweise Bewegungen des Hüftgelenks in SLR-Position. Eine Alternative dazu wäre, den Patienten in die SLR- oder „Slump"-Stellung zu bringen und dann die symptomerregenden Bewegungen auszuführen. Wenn der N. tibialis verletzt ist, sollte Dorsalflexion und Eversion im Sprunggelenk die Bewegungsrichtung der Wahl sein. Zusätzliche Pronation des Fußes würde erwartungsgemäß den N. plantaris lateralis belasten (Abb. 12.4) und Abduktion und Pronation den N. plantaris medialis. Dorsalflexion der Zehen erhöht die Spannung zusätzlich. Die Ferse könnte dabei noch mehr abduziert werden, um den kalkanearen Ast unter mehr Spannung zu setzen.

Eine weitere nützliche Art der Untersuchung bei einer Störung wie dem Fersensporn besteht darin, bei der Palpation den schmerzhaften Punkt zu suchen (z. B. mit dem stumpfen Ende eines Kugelschreibers) und dann unter dem örtlich angesetzten Palpationsdruck die Nervenspannung mit SLR oder „Slump" zu verändern. Wenn eine Nervenkomponente besteht, wird sich auch die Schmerzreaktion verändern; bei einem symptomatischen Fersensporn sollte der Schmerz unverändert bleiben. Palpation kann auch zur Differenzierung der Quelle von Symptomen dienen. Unter Beibehaltung der schmerzhaften Position wird der N. tibialis hinter dem oberen und unteren Sprunggelenk palpiert oder gezupft. So können Symptome im Fuß reproduziert werden. Die Palpationstechniken wurden in Kap. 9 besprochen.

Befunde, die Muskeln oder Gelenke betreffen, können differenziert werden. Wenn z. B. die Metatarsalreihe zusammengedrückt wird, können Symptome

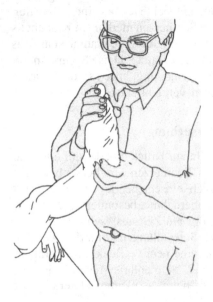

Abb. 12.4. In SLR/Dorsalflexion und Eversion im Fußgelenk mit Pronation im Vorfuß steht der Ast des N. plantaris lateralis unter Spannung

einer Metatarsalgie reproduziert werden, als deren Quelle Gelenke oder auch Nerven in Frage kommen. Wenn aber die zusätzliche Erhöhung der Nervenspannung die Symptome verändert, muß eine neurogen bedingte Komponente vorliegen.

Auf das Nervensystem ausgerichtete Behandlung

Durch die Mobilisation des Nervensystems und der Strukturen, die es umgeben, können ausgezeichnete Erfolge erzielt werden, bevor fortgeschrittene pathologische Veränderungen eine Behandlung erforderlich machen, die über die Reichweite physiotherapeutischer Maßnahmen hinausgeht.

In Abb. 12.5 wird ein Beispiel für eine kombinierte Gelenk-Nerven-Technik bei einem Morton-Neurom gezeigt. Im „Slump"-Langsitz mit Dorsalflexion im Fuß wird ein intermetatarsales Gleiten zwischen dem 3. und 4. Metatarsale ausgeführt. Diese Technik kann auch in der SLR-Position ausgeführt werden. Bewegliche Patienten können sie später auch als Automobilisation ausführen.

Es kommen auch andere Stellen entlang des Tibialistrakts in Frage, z. B. der Kniegelenkbereich, eventuell der M. piriformis, die Lendenwirbelsäule, die mittlere Brustwirbelsäule und alle Gebiete, die ein Trauma erlitten haben, wenn es um möglicherweise erhöhte neurale Spannung geht.

Wir sollten nicht vergessen, daß die Behandlung von Berührungsflächen wie beispielsweise dem Fußgelenk oder pathologischer Berührungsflächen wie z. B. von Ödemen einen Spannungstest dramatisch verändern können. Eine sehr einfache Maßnahme wie etwa ein erhöhter Absatz kann vorübergehend Spannung vom N. tibialis nehmen.

Beteiligung des N. suralis

In der Fossa poplitea entsteht der N. suralis sowohl aus dem Peronealnerven als auch aus dem N. tibialis. Obwohl er häufig übersehen wird, stellt er doch infolge seiner Innervation eine häufige Quelle von Schmerzen im Bereich der

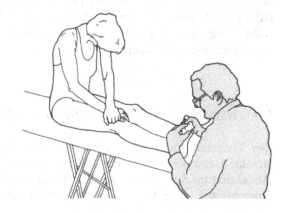

Abb. 12.5. Ein Beispiel für die Behandlung der Gelenke bei gleichzeitiger Spannung des Nervensystems; hier für Metatarsalgie. IN: „Slump" LS/DF, TAT: intermetatarsales Gleiten der 3. und 4. Metatarsalknochen

lateralen Ferse, des Fußes und der Wade dar. Pringle et al. berichteten immerhin erst im Jahr 1974 von ersten bekannten Fällen von Einklemmungen. Von den vier beschriebenen Fällen stand einer mit einem verletzten Fußgelenk in Zusammenhang, zwei der Fälle wurden durch Ganglien hervorgerufen, und bei einem Fall blieb die Quelle der Beschwerden ungeklärt. In Kap. 7 wurde ein Test beschrieben, in dem zum in Dorsalflexion und Inversion gehaltenen Fuß der SLR hinzugefügt wird. Der Nerv kann lateral am Fuß und lateral entlang der Achillessehne palpiert werden. Zu den möglichen Stellen für Einklemmungen gehört auch seine Austrittsstelle aus der Faszie etwa 16 cm proximal vom lateralen Malleolus und die Stellen, wo der Nerv am Fuß auf Knochen aufliegt. Ich habe den Eindruck, daß dieser Nerv bei der Rehabilitationsbehandlung nach Achillessehnenriß, Frakturen und Fußgelenkverstauchungen häufig vergessen wird. Biopsien können permanente Taubheit und Parästhesien hinterlassen (Dawson et al. 1983). Smith und Litchy (1989) berichteten über 46 Fälle, in denen der N. suralis bei der Elektrodiagnose einbezogen war und den Symptombereich auslöste. Meistens bildeten posttraumatische Situationen, aber auch Venenoperationen und das Tragen hochhackiger Schuhe die Ursachen für diese Beschwerden. Ein lediglich sensibler Nerv kann zur Quelle von Symptomen werden und bei Verletzungen einen Verlust an sensibler Innervation bewirken. Ähnliche Untersuchungs- und Behandlungstechniken wie bei den Verzweigungen des N. tibialis und des N. peroneus können hier angewandt werden, obwohl der Spannungstest für den N. suralis so ausgeführt werden sollte, daß er den Nerv auch wirklich genau erreicht. Da der N. suralis von beiden Ästen des N. ischiadicus kommt, können Verletzungen dieser Äste dann auch den N. suralis für Verletzungen prädisponieren oder auch zu anhaltenden Störungen in diesem Nerven beitragen.

Ein anderer Nerv, der zu Störungen im Bereich des Fußes beitragen kann, ist der N. saphenus, dessen Untersuchung in Kap. 7 dargestellt wurde.

Die Hand und das Handgelenk

Von den möglichen Verletzungen des Nervensystems im Bereich des Handgelenks und der Hand habe ich die Folgeerscheinungen von Frakturen, des Karpaltunnelsyndroms und der Einklemmung des N. radialis superficialis ausgewählt. Alle drei weisen bei der Untersuchung unterschiedliche Gesichtspunkte von Spannungssyndromen auf.

Die distale Radiusfraktur loco typico (Colles-Fraktur)

Der Verletzungsmechanismus besteht meistens aus einem Fall auf die ausgestreckte Hand bei Ellenbogenextension und einigen Graden Außenrotation und Abduktion im Schultergelenk. Das Handgelenk kann beim Fallen des Körpergewichts auf die Hand in Hyperextension gedrückt werden. Die Behandlung besteht in den meisten Fällen aus einer Gipsversorgung für ca. 4 Wochen, selten ist eine operative Reposition notwendig. In 10–17 % der Fälle wird von Nervenkompression oder von neuralen Komplikationen wie dem „Schulter-Hand-Syndrom" infolge der Verletzung oder auch durch die Nachbehandlung berichtet (Cooney et al. 1980; Stewart et al. 1985; Aro et al. 1988). Nach einer Radiusfraktur am Handgelenk ist das Karpaltunnelsyndrom die häufigste neurologisch bedingte Komplikation.

Bei der Analyse der Handgelenksstellungen während des Unfalls zeigt sich meistens, daß diese Positionen auf eine erhöhte Spannung im Nervensystem hinweisen. Dabei scheint der N. medianus ganz besonders gefährdet zu sein. Zusätzliche komplizierende Faktoren sind die relativ hohe Geschwindigkeit, mit der solche Unfälle geschehen, und die Tatsache, daß viele Personen der Altersgruppe, die von solchen Verletzungen besonders häufig betroffen ist, wahrscheinlich bereits einige degenerative Veränderungen im Bereich der Halswirbelsäule haben, auch mit eventuellen Verklebungen der Nervenwurzeln (Edwards und La Rocca 1983); dadurch wurde das Nervensystem eventuell bereits in Vorspannung gebracht. Die überwiegende Zahl der Patienten, die eine Radiusfraktur erleiden, sind weiblich und zwischen 50 und 70 Jahre alt (Frykman 1967). Die Patienten können bei dem Unfall auch in der „Slump"-Position landen oder zumindestens in forcierter bilateraler SLR-Stellung. Der hohe Prozentsatz an neurologisch bedingten Komplikationen, von denen immer wieder berichtet wird, ist eigentlich nicht verwunderlich, wenn alle Möglichkeiten einer Nervensystemverletzung auch an anderen Stellen und die Verletzungsauswirkungen am Handgelenk selbst betrachtet werden; dazu gehören Kalkformationen, Blutungen und Ödeme in und um den Karpaltunnel. Primärverletzungen des Nervensystems infolge von Dehnung oder Verletzung durch einen scharfen Knochensplitter sind auch möglich. Neurogene Symtome, über die Patienten nach dem Unfall und während der Behandlungsphase klagen, müssen prozentual häufiger auftreten, als die Berichte real angeben. Ich habe den Eindruck, daß kleine Verletzungen nicht berücksichtigt bzw. gar nicht wahrgenommen werden und daß die Bindegewebe des Nervensystems als mögliche Quelle von Beschwerden noch zu wenig Beachtung finden. Eine kleine Pilotstudie (Young 1989) zeigte, daß der ULTT1 nach einer Radiusfraktur Symptome reproduziert und daß das Nervensystem in bis zu 35% der Fälle für Bewegungseinschränkungen verantwortlich war.

Die Idee der Gegenspannungsstörungen nach Frakturen bringt neue Aspekte für die Nachbehandlung bei allen Arten von Frakturen mit sich:

* Ein Trauma wird alle Gewebe im Verletzungsgebiet in irgendeiner Art beeinflussen.
* Der Verlust der Muskelpumpe und Ruhigstellung können Fibrosebildungen in und um den Nerv unterstützen. Ein Gips, so notwendig er meist auch sein mag, könnte eine mögliche pathologische Berührungsfläche bilden.
* Bei der Verletzung können andere Stellen des Nervensystems wie z. B. Nervenwurzeln an den Symptomen des Handgelenks beteiligt sein.
* Die Verletzung könnte weiterbestehende Veränderungen in der Nervenstruktur oder im angrenzenden Gewebe hinterlassen.

Obwohl der Patient symptomfrei ist und oftmals als geheilt aus der Behandlung entlassen wird, habe ich dennoch die Hypothese, daß eine solche Verletzung des Nervensystems infolge erhöhter Spannung den Patienten auch in Zukunft für andere Störungen empfänglicher macht; vielmehr, als wenn diese Verletzung nicht stattgefunden hätte.

Physiotherapeutische Behandlung

Die Quelle der Symptome und Zeichen des Patienten müssen in der Rehabilitationsphase analysiert werden. Manche Muster deuten vielleicht auf eine Komponente von Gegenspannung hin (Kap. 4). Bei der notwendigen neurologischen Untersuchung könnten Muster sensibler und motorischer Verluste gefunden werden. Zusätzlich zur Untersuchung von Muskeln und Gelenken müssen die Spannungsteste der oberen Extremität ausgeführt werden, wobei dem N. medianus besondere Aufmerksamkeit geschenkt werden sollte (ULTT1 und ULTT2 mit Betonung des N. medianus). Ist der Patient fähig, den Verletzungsmechanismus zu beschreiben, können die entsprechenden Komponenten bei Spannungstesten eingesetzt werden. Wie beim Fuß sind die Spannungsteste bei allen Patienten auch „vom anderen Ende her" anwendbar. Dabei werden die symptomatischen Handgelenks- und Handbewegungen zusammen mit Supination des Unterarms, Ellenbogenextension und Außenrotation mit Abduktion im Schultergelenk ausgeführt. Wenn aufgrund des Symptombereichs oder motorischer Schwäche der Verdacht besteht, daß der N. radialis oder der N. ulnaris beteiligt sein könnten, sollten bei der Untersuchung die Spannungsteste, die diese Nerven betonen, angewandt werden: ULTT3 für den N. ulnaris und ULTT2 mit Betonung des N. radialis.

Eine erhöhte Aufmerksamkeit für Verletzungen von Strukturen entlang des Nervensystems einschließlich der Wirbelsäule ist dabei notwendig. Es wird empfohlen, die Brustwirbelsäule in allen Fällen nach einer Radiusfraktur mit Symptombildung mitzuuntersuchen. Dies trifft ganz besonders dann zu, wenn es Hinweise auf veränderte Funktionen des autonomen Nervensystems gibt und diese einen Teil der Störungen bilden. Irritationen im sympathischen Grenzstrang können zu den Symptomen der Hand beitragen.

Bei der Behandlung müssen neben dem Handgelenk eventuell auch andere Strukturen einbezogen werden. Obwohl die Bewegungseinschränkung der Handgelenkextension vielleicht zunächst durch die radiokarpalen und interkarpalen Gelenke bedingt ist, kann nach Wiederherstellung ihrer vollen Beweglichkeit zusätzlich Spannung im Nervensystem und in den Muskeln auftreten. Umgekehrt, wenn Nerven und Muskeln etwas befreit worden sind, können auch Gelenke weitere bewegungslimitierende Strukturen aufweisen. Ein multifaktorieller Behandlungsansatz ist bei leichten und bei komplexeren Verletzungen sehr wichtig.

Die Erhaltung der Schulter- und Ellenbogenbeweglichkeit während der Gipsversorgung wirkt sich sehr günstig auf das Nervensystem am Handgelenk aus. Wenn die Wirkung auf das Nervensystem so günstig ist, muß dies auch für das Zielgewebe gelten. Durch Strecken des Ellenbogens können die Patienten sich das Nervensystem am Handgelenk selbst mobilisieren, wobei sie die Symptome bei Schulterabduktion und Depression des Schultergürtels sorgfältig beobachten sollten.

Maitland (1977, 1991) beschreibt Techniken für die Mobilisation der vielen Gelenke, die das Handgelenk und die Hand bilden; diese Techniken können auch unter Spannung ausgeführt werden. Beispielsweise können Mobilisationstechniken für die Interkarpalreihe und für das Radiokarpalgelenk in einer ULTT-Stellung ausgeführt werden. Dabei ist es durchaus möglich, daß die Reaktionen unter Nervenspannung anders sind, als wenn nur in verschiedenen Gelenkpositionen mobilisiert wird (z. B. IN: ULTT-Stellung mit dem Handgelenk in der symptomreproduzierenden Position, TAT: Ellenbogenextension).

Das Karpaltunnelsyndrom (KTS)

Diese Einklemmungsneuropathie kommt besonders häufig vor, und sie wurde auch am häufigsten untersucht. Das KTS wird hier exemplarisch für andere Neuropathien besprochen. Mackinnon und Dellon (1988) beschrieben dieses Syndrom als einen Tisch, der umgedreht auf seiner Tischplatte steht: Die Handwurzelknochen bilden dabei die Tischplatte und die Beine des Tisches werden vom Haken des Os hamatum, vom Os pisiforme, vom Tuberkulum des Os trapezium und vom distalen Teil des Os scaphoideum gebildet. Das Ligamentum transversale verläuft quer über die nach oben zeigenden Beine des Tisches. Der N. medianus verläuft lateral zum M. flexor digitorum superficialis des langen Zeigefingerbeugers und medial zum M. flexor carpi radialis. In Kap. 3 wurde dies bereits dargestellt. Das Ligamentum carpotransversale, die einzige weiche Begrenzung, bildet am Eingang und Ausgang des Tunnels einen scharfen Rand.

Das Syndrom beginnt, wenn die Platzverhältnisse im Tunnel eingeengt werden oder die Inhalte sich vergrößern. Der N. medianus kann für die Ausbildung dieses Syndroms prädisponiert sein, wenn sich infolge einer Verletzung irgendwo in seinem Verlauf, z. B. in den Pronatorenmuskeln, eine erhöhte Spannung aufgebaut hat. Gelbermann et al. (1981) benutzten Kathetertechniken, wie sie in Kap. 3 beschrieben wurden, um den durchschnittlichen Druck im Karpaltunnel bei gesunden Testpersonen zu messen; er betrug 2,5 mmHg, im Vergleich zu 3,2 mmHg bei Patienten mit einem Karpaltunnelsyndrom. Werner et al. (1983) fanden ganz ähnliche Werte. Die Druckwerte bei der Gruppe mit KTS lagen weit über den Werten, bei denen der axonale Transport und die intraneurale Durchblutung verändert werden (Kap. 3). Was das wiederholte Auftreten dieser Störungen betrifft – sie werden später in diesem Kapitel noch diskutiert – so sind die Forschungen von Werner et al. (1983) von einiger Bedeutung; sie fanden, daß maximale Kontraktionen von Handgelenks- und Fingermuskeln, wie sie bei Tetanusstimulationen anzutreffen sind, die Druckwerte im Karpaltunnel mindestens um das Dreifache erhöhen können. Bei Sunderland (1978), Dawson et al. (1983), Mackinnon und Dellon (1988), Lundborg (1988), Szabo (1989) und anderen Autoren sind ausführliche Beiträge über das Karpaltunnelsyndrom zu finden.

Im folgenden werden Erkrankungen und bestimmte Situationen, die zu einem Karpaltunnelsyndrom beitragen, aufgelistet. Sie können durchaus auch im Zusammenhang mit anderen Einklemmungsstellen auftreten:

- Nichtspezifische Sehnenscheidenentzündung (Phalen 1966; Faithfull et al. 1986). Die geschwollenen Sehnen und die Synovia nehmen innerhalb des Tunnels mehr Raum ein und erhöhen dadurch den Druck im Tunnel;
- Rheumatische Arthritis (Herbison et al. 1973);
- Kongenitale Anomalien, wie z. B. abnormal verlaufende Muskeln im Tunnel (Lakey und Aulisino 1986);
- Tumoren und Ganglien im Tunnelbereich;
- Hormonelle Faktoren. Ein solcher Zustand tritt bei Frauen mittleren Alters häufiger auf sowie auch im Zusammenhang mit Schwangerschaften. Der Grund dafür kann entweder in Flüssigkeitsretention oder in geschwollener Synovia liegen (Massey 1978);
- Arbeiten, die mit sich wiederholenden Aktivitäten verbunden sind. Arbeitsgeräte, die Vibration erzeugen, werden mit dem Einsetzen von KTS in Verbindung gebracht (Cannon et al. 1981). Lundborg (1988) empfiehlt, bei männlichen Patienten mit KTS die Arbeitsplatzfaktoren immer genau zu hinterfragen;
- Nach Frakturen des Handgelenks. Kongsholm und Olerud (1986) haben in Verbindung mit Radiusfrakturen im Karpaltunnel Druckverhältnisse von 36 mmHg gefunden. Radiusfrakturen wurden in diesem Kapitel bereits besprochen;
- Erhöhte Anfälligkeit eines Nervs gegenüber Kompression. Sie kann zu Störungen anderswo im Verlauf des N. medianus oder an Nervenwurzeln führen. Eventuell ergibt sich daraus die erste Kompressionskomponente bei einem doppelten „Double-crush"-Syndrom, wobei der Karpaltunnel die zweite Druckkomponente darstellt, oder bei systemischen peripheren Neuropathien wie dem Diabetes mellitus.

Physiotherapeutische Behandlung

Die Möglichkeiten einer physiotherapeutischen Behandlung werden beim Karpaltunnelsyndrom häufig übersehen. Dies überrascht auch nicht, weil Elektrotherapie und die Anwendung von Schienen – wenn sie auch vorübergehend einige Erleichterung für die Symptomatik bringen können – Pathologie und Pathomechanik des beteiligten Nervensystems und seiner Umgebungsstrukturen nicht angemessen genug ansprechen und beeinflussen. Wenn z. B. das Problem in einem interneuralen Ödem innerhalb des Nervs besteht mit gleichzeitigen Tunneleinengungen infolge von Hypermobilität der Karpalknochen, erfordert dieser Zustand Bewegung und nicht Ruhigstellung.

Geeignete Behandlungstechniken wurden im Abschnitt über Radiusfrakturen besprochen. Den Schlüssel für die erfolgreiche physiotherapeutische Behandlung eines Karpaltunnelsyndroms liegt meiner Ansicht nach in der folgenden Behandlung:

- Frühmaßnahmen, bevor pathologische Veränderungen diese Störung aus der Reichweite physiotherapeutischer Einflußnahme bringen;
- alle strukturellen Komponenten wie Muskeln, Gelenke, Nerven und Haut in die Behandlung einbeziehen;
- wenn notwendig, Untersuchung und Behandlung von Stellen im Verlauf des Nervensystems;
- die möglichen sympathischen Phänomene, die – so wird vermutet – meist von der Brustwirbelsäule ausgehen, in die Behandlung einbeziehen;
- sollte ein chirurgischer Eingriff notwendig sein, den neurolysierten Nerv sobald wie möglich nach der Operation mobilisieren (Mackinnon und Dellon 1988).

Die Quervain-Tendosynovitis und der N. radialis superficialis

Der N. radialis superficialis zweigt in Höhe des lateralen Epikondylus vom N. radialis ab. Im Gegensatz zum N. interosseus posterior muß er sich nicht an den radialen Tunnel anpassen. Distal am Arm, etwa ein Drittel des Wegs zwischen Handgelenk und Ellenbogen, tritt er an die Oberfläche, um zwischen der Sehne des M. extensor carpi radialis longus und der Sehne des M. brachioradialis subkutan zu werden. Bei Pronation des Unterarms wird der Nerv durch eine Art Scherenbewegung der Sehnen komprimiert (Dellon und Mackinnon 1984). Der N. radialis superficialis ist auch Druckeinflüssen von außen ausgesetzt, weil er ohne Schutz auf dem Radius aufliegt und z. B. von Armbanduhren und Handschellen Kompression erhalten kann (Massey und Pleet 1978). Der Nerv ist ausschließlich sensibel und versorgt die dorsoradiale Seite des Daumens und die Daumen-Zeigefinger-Spanne, die dorsale Seite des Indexfingers, des Mittelfingers und des Ringfingers bis zu den proximalen Interphalangealgelenken.

Die Quervain-Erkrankung bietet sich als Beispiel an für die mögliche Beziehung zwischen Sehne, Sehnenscheidenentzündung und angrenzendem Nerv. Mackinnon und Dellon (1988) sind der Meinung, daß die Diagnose einer Einklemmung des N. radialis superficialis zu selten gestellt wird. Saplys et al. (1987) führten eine Nachuntersuchung ihrer Patienten aus. Einundsiebzig Patienten wurden bei Einklemmung des N. radialis superficialis behandelt und 82 Patienten gegen Neurome des N. radialis superficialis und des N. cutaneus antebrachii lateralis. Bei 17 Patienten der ersten Gruppe und bei 24 Patienten der zweiten Gruppe wurde eine Quervain-Erkrankung diagnostiziert. Für keinen dieser Patienten trat nach der Entlastungsoperation des ersten Streckerkompartments eine Besserung ein.

Physiotherapeutische Behandlung

Hier wäre der ULTT2 mit Radiusbetonung (Kap. 8) anzuwenden. Dabei können die distalen Komponenten (Daumenflexion, ulnare Abduktion des Handgelenks und Unterarmpronation) zuerst aufgenommen werden, denn die Störungsstelle liegt meistens distal. Der N. radialis superficialis kann dort, wo er auf dem Radius aufliegt, palpiert und in transversaler Richtung verschoben oder gezupft werden (Kap. 9), was auch bei der Diagnose hilfreich ist. Der Finkenstein-Test (1930), bei dem der Daumen in den gebeugten Fingern gehalten und das Handgelenk in ulnare Deviation gebracht wird, ist sowohl auf den N. radialis superficialis als auch auf eine Tendosynovitis der ersten dorsalen Extensorensehne ausgerichtet. Wenn dieser Test die Symptome des Patienten reproduziert, ist eine Differenzierung der Quelle der Beschwerden durch zusätzliche Ellenbogenextension und Schultergürteldepression oder Abduktion im Schultergelenk möglich. Sollte Schultergelenkabduktion oder Depression des Schultergürtels die Symptome verändern, ist es unwahrscheinlich, daß die Symptome von der Sehne oder Sehnenscheide herrühren; eine neurogene Quelle der Symptome ist dann naheliegender.

Vorausgegangene andere Verletzungsstellen wie der distale und der proximale Handbereich, das Ellenbogengelenk, besonders das radiohumerale Gelenk, der Schulterbereich, die erste Rippe und auch die intervertebralen Ebenen 5 und 6 der Halswirbelsäule sollten dabei berücksichtigt werden.

Das Syndrom der thorakalen Austrittstellen

Cherington (1986), Cherington et al. (1986) und Phillips und Grieve (1986) waren skeptisch, ob das Syndrom der thorakalen Austrittstellen wirklich ein klinisches Geschehen darstelle. Phillips und Grieve (1986) schrieben im Zusammenhang mit diesem Syndrom: „Es ist sehr aufschlußreich und lohnend, jede Struktur, von der die Symptome herrühren könnten, gründlich zu untersuchen". Dieser Grundsatz für klinische Beweisführungen stellt den Schlüssel zur Abklärung des Syndroms thorakaler Austrittstellen dar. Meiner Ansicht nach wurde dabei bisher das Nervensystem nicht ausreichend untersucht. So kann eine eigentlich erklärbare Gruppe von Symptomen und Zeichen weiterhin als Syndrom bezeichnet werden.

Es ist schwierig, in der Literatur übereinstimmende Belege dafür zu finden, was das Syndrom der thorakalen Austrittstellen wirklich ausmacht. Pratt (1986) beschreibt es als „eine typische Diagnose bei Symptomen, die für eine Einklemmung des Plexus brachialis und der subklavikularen und axillaren Gefäße charakteristisch sind." Die Symptomatologie ist naturgemäß komplex, denn der Plexus liegt in der Nähe der Meningen und des Rückenmarks, und eine Einklemmung kann jeden Nervenstamm betreffen. Es müssen viele unterschiedliche Strukturen bedacht und untersucht werden. Sunderlands Beschreibungen der anatomischen Verhältnisse im Zervikobrachialbereich und ihrer Beziehungen zum Syndrom der thorakalen Austrittstellen (1978) sind sehr lesenswert. Lundborg (1988) und Toby und Koman (1989) bieten eine Zusammenfassung des derzeitigen Kenntnisstands sowie der gebräuchlichen chirurgischen Maßnahmen.

Sowohl Blutgefäße als auch Nerven können an den thorakalen Austrittstellen komprimiert werden. Nach Toby und Koman (1988) ist aber in etwa 90% der

Fälle das Syndrom der thorakalen Austrittstellen neurogen bedingt. Es müßte jedoch auch bestimmte Kombinationen von vaskulären und neurogenen Störungen geben.

Die Strukturen, die der Physiotherapeut beim Syndrom der thorakalen Austrittstellen untersuchen sollte, sind im folgenden zusammengestellt; dabei ist ein multifaktorieller Untersuchungsansatz erforderlich.

Alle Spannungsteste sind auszuführen. Dabei sollte der ULTT3 nicht vergessen werden, weil die tieferen Nervenstämme bei diesem Syndrom stärker gefährdet und auch häufiger beteiligt sind. Die Auswirkungen von Lateralflexion von der Testseite weg und zur Testseite hin müssen untersucht werden. Um eine etwaige Gegenspannungskomponente im Spinalkanal zu erfassen, werden im Sitzen und im Langsitz Spannungsteste am gegenüberliegenden Arm und der „Slump"-Test empfohlen. Untersuchungen der Gelenke von Rippe 1 und 2, der kleinen Wirbelgelenke und besonders der unteren Halswirbelsäule und der oberen Brustwirbelsäule sind ebenfalls notwendig. Auch die Länge der Skalenusmuskeln sollte sorgfältig untersucht werden.

Die Untersuchung kann sich jedoch nicht auf diese lokalen Stellen beschränken, denn es bestehen darüber hinaus weiter entlegene Quellen und zum Syndrom beitragende Faktoren. Die Akromioklavikulargelenke, die Schultergelenke und eventuell die Ellenbogen- und Handgelenke müssen untersucht werden – besonders dann, wenn bereits doppelte oder vielfache „Crush"-Syndrome bestehen. Länge und Kraft des M. trapezius, des M. levator scapulae, der Pectoralmuskulatur und der kurzen Halsbeuger sollten untersucht werden. Ich denke auch, daß eine eventuelle Beteiligung des vegetativen Nervensystems teilweise durch Spannungsteste, wie sie hier beschrieben wurden, untersucht werden kann; die betreffenden sympathischen Phänomene können von einer Irritation im Bereich des unteren Rumpfes herrühren, wo die Masse der sympathischen Fasern liegen, die für den Arm verantwortlich sind, oder sie können von den Stämmen und Ganglien selbst ausgelöst werden.

Eine physiotherapeutische Behandlung sollte auf der angemessenen Untersuchung all dieser Strukturen basieren. Es ist nicht ausreichend, lediglich möglicherweise beteiligte Strukturen und einzelne zum Syndrom beitragende Faktoren herauszukristallisieren. Der Physiotherapeut muß die Fähigkeit besitzen, jede Struktur im Hinblick auf vergleichbare physische Zeichen zu untersuchen, die zu den jeweiligen Symptomen des Patienten passen. Obwohl sich dieses Buch auf Faktoren des Nervensystems konzentriert, sollten die Muskeln und Gelenke bei der Behandlung nicht übersehen werden.

Meralgia paraesthetica

Die Einklemmung des N. cutaneus femoris lateralis oder Meralgia paraesthetica wurde 1895 erstmals beschrieben (Sunderland 1978). Dies ist deshalb interessant, weil das Karpaltunnelsyndrom erst seit etwa 30 Jahren bekannt ist. Von geschichtlichem Interesse ist vielleicht auch, daß Sigmund Freud unter dieser Störung litt und sie zunächst als psychologisch begründet interpretierte; in späteren Jahren änderte er seine Meinung darüber (Dawson et al. 1983). Bei Sunderland (1978) und Dawson et al. (1983) ist eine detaillierte Gesamtdarstellung dieses Syndroms zu finden. Der N. cutaneus femoris lateralis, eine Verzweigung der oberen lumbalen Nervenwurzeln, ist sensibel. Er tritt vom lateralen Rand des M. psoas major hervor und verläuft durch das Becken und unter dem Leistenband nahe bei seiner Befestigung an der Spina iliaca anterior superior. Dann tritt der Nerv in das Gewebe der Fascia lata ein. Verlaufsvarianten sind häufig im Bereich der Spina iliaca anterior superior anzutreffen (Sunderland 1978). Aufgrund der faszialen Strukturierung ist der Nerv relativ fest in die Faszie eingebunden, besonders dort, wo sie sich in einen anterioren und einen posterioren Teil aufspaltet (Sunderland 1978).

Die Symptome sind häufig nur geringfügig und bestehen aus einer unangenehmen Parästhesie, leichtem Schmerz und Brennen im Bereich des vorderen und vorderen/seitlichen Anteils des Oberschenkels; sie sind meistens klar umschrieben. Extension im Hüftgelenk und Gehen lösen die Symptome oft aus, und Hüftflexion, wie z. B. beim Sitzen, verringert die Beschwerden (Sunderland 1978; Dawson et al. 1983). Obwohl der Versorgungsbereich des N. cutaneus femoris lateralis recht groß ist, kann der Symptombereich nur handgroß sein.

Der Nerv kann nach Bauchchirurgie in das Narbengewebe einbezogen werden, er kann aber auch durch feste Korsetts oder bei einem Trauma durch den Sicherheitsgurt irritiert worden sein. Oftmals können Patienten gar keine prädisponierenden Faktoren angeben. In der Literatur wird als häufigste Quelle das Ligamentum inguinale für die Irritation/Kompression verantwortlich gemacht (Murphy 1974; Sarala et al. 1978). Eine Studie von Guo-Xiang et al. (1988) beschreibt 13 Patienten mit einer Meralgia paraesthetica, die beim Myelogramm eine nachweisliche Stenose in Höhe von L3, 4 zeigten. Eine chirurgische Dekompression auf Operationshöhe war therapeutisch erfolgreich. Kopell und Thompson (1963) vermuteten ursprünglich, daß diese Beschwerden auf einer Störung im Bereich der Lendenwirbelsäule basieren könnten, die zur erhöhten Spannung in der Fascia lata führt und den N. cutaneus femoris lateralis einklemmt.

Bei diesem Nerv wurden auch Belege für subklinische Neuropathien gefunden. Jefferson und Eames (1979) fanden bei normalen Autopsieproben Schäden an der Myelinhülle in Höhe des Leistenbandes. Edelson (1975) berichtete, daß bei Studien an Leichen (Erwachsenen) in 51% der Fälle ein Pseudoganglion im Nerv gefunden wurde, und zwar dort, wo er unter dem Ligamentum inguinale vorbeiläuft.

Physiotherapeutische Behandlung

Patienten mit einer solchen Störung werden häufig nicht in eine physiotherapeutische Behandlung überwiesen. Es ist aber doch logisch, daß therapeutische Bewegungen die Symptome beseitigen können, solange etwaige pathologische Veränderungen noch nicht irreversibel sind.

Zu Beginn sollte die Diagnose im Blickfeld behalten werden. Die Quellen der Symptome können im Innervationsfeld des N. cutaneus femoris lateralis liegen; sie können das Hüftgelenk einbeziehen, eine Neuropathie des N. femoris oder geleitete Symptome von den kleinen Wirbelgelenken an der oberen Lendenwirbelsäule und auch von den Nervenwurzeln. Weil der Nerv ausschließlich sensibel ist, sollte die klare Beschreibung der sensiblen Veränderungen hilfreich sein.

Palpation oder Beklopfen des Nervs im Leistenband kann im Vergleich zur anderen Seite die Beschwerden des Patienten in der Art einer gewissen Empfindlichkeit reproduzieren oder auch die Symptome im Versorgungsgebiet auslösen. Um den Nerv mit einem Spannungstest zu untersuchen, muß der PKB dahingehend abgeändert werden, daß in Extension des Hüftgelenks mit etwas Abduktion getestet wird. Sowohl der Eintritt des Nervs durch das Ligamentum inguinale als auch die Wirbelsäulenebenen L2–L4 sollten untersucht werden, da sie für erhöhte Spannung in Frage kommen.

Sind die Symptome erst einmal reproduziert, kann die entsprechende Stellung als Behandlung mit zusätzlicher Knieflexion oder mit den betreffenden Bewegungen im Hüftgelenk für die Mobilisation benutzt werden.

Nervenverletzungen bei Muskelrissen in der unteren Extremität

Es gibt drei wesentliche Überlegungen zur Rolle des Nervensystems bei einem Muskelriß:

- Es können Symptome auftreten, die von einem direkt verletzten oder einem infolge von Druck durch austretendes Blut hypoxischen Nerv kommen.
- Es ist eine Struktur, deren Mechanik nicht unbedingt mit einem traumatisch oder entzündlich bedingten Exsudat vom Muskel in Zusammenhang stehen muß.
- Es kann für den Muskelriß mitverantwortlich sein. Ein möglicher Mechanismus besteht darin, daß Verletzungen von Neuronen an einer anderen Stelle des Beins einen veränderten Axoplasmofluß nach sich ziehen, der seinerseits zu Veränderungen im Zielgewebe führt und dieses schwächt (Kap. 3).

Risse in der ischiokruralen Muskelgruppe

In neueren Berichten wird erwähnt, daß der „Slump"-Test bei Fußballspielern mit Zerrungen der ischiokruralen Muskelgruppe oftmals positiv ist (Bourke et al. 1986; Kornberg 1987; Barrett 1987; Kornberg und Lew 1989). Dies legt die Vermutung nahe, daß das Nervensystem direkt oder indirekt mitgeschädigt wurde oder auch, daß das Nervensystem vor der Muskelgruppenläsion geschädigt war. Diese Studien stammen aus Australien. Die einschlägige Literatur darüber aber spricht meistens nur von einer Schwäche und von einem Elastizitätsverlust der ischiokruralen Muskelgruppe (Sutton 1984).

Es gibt zwei Gruppen von Patienten, die nach einem Riß in der ischiokruralen Muskelgruppe eine physiotherapeutische Behandlung erhalten. Die eine Gruppe zeigt eine eindeutige Geschichte, und es sind Blutergüsse und Schwellungen vorhanden, während bei der anderen Gruppe die Mechanismen der Störung nicht so offenkundig sind. Hier bestehen eventuell gar keine Blutergüsse, der Verletzungsmechanismus ist unklar, und es gibt eine schwer palpierbare schmerzhafte Stelle sowie eigenartige Rückenschmerzen. Hier sollte ein Gegenspannungssyndrom in Betracht gezogen werden. Ähnliche Überlegungen sind bei Patienten mit Leisten- und Wadenschmerzen angebracht. Manche Patienten, besonders Sportler und Frauen, klagen oftmals über „fortgesetzte Verletzungsgeschehnisse".

Es gibt Belege dafür, daß Mobilisationsbehandlungen des Nervensystems Fußballspielern eine viel schnellere Rückkehr auf das Spielfeld ermöglichen (Kornberg und Lew 1989); in der betreffenden Studie wurde eine Mobilisation durch „Slump"-Langsitzdehnungen ausgeführt. Natürlich sind nicht nur Fußballspieler für Muskelverletzungen prädestiniert. Den in Kap. 10 dargestellten Prinzipien entsprechend könnte sich eine Behandlung bei einem Riß mittlerer Schwere in der ischiokruralen Muskelgruppe an den folgenden breitangelegten Empfehlungen orientieren. Der bestimmenden Faktor für die Behandlungsprogression bilden die Heilungsschritte der angrenzenden Berührungsflächen.

1. Tag. Die Berührungsflächen müssen in die Behandlung einbezogen werden. Falls notwendig, werden in geringer Kniebeugung Dorsalflexion und Plantarflexion ausgeführt. Passive Nackenflexion oder passive Nacken- und Thoraxflexion sind oft hilfreich. Jede beteiligte Berührungsfläche im Verlauf der Wirbelsäule sollte berücksichtigt werden.

2. Tag. Wiederholung der gleichen Behandlung und ihre Weiterführung. Wenn notwendig, sind Dorsalflexion und Plantarflexion bei Kniestreckung zu untersuchen, auch Innenrotation und Adduktion des Hüftgelenks. Techniken wie Knieflexion und Knieextension können in Bauchlage ausgeführt werden; der M. quadriceps kann trainiert werden.

3. Tag. Wiederholung der Dorsalflexions- und Plantarflexionskomponenten im „Slump"-Langsitz. Andere Möglichkeiten sind Knieextension und geringe Hüftflexion und auch Adduktion im Hüftgelenk bei einigen Graden von SLR.
Vielleicht sollte noch einmal betont werden, daß die Mobilisation des Nervensystems bis zum 3. Tag schwerpunktmäßig selektiv erfolgt: die ischiokrurale Muskelgruppe wird in nur sehr geringem Umfang gedehnt, aber der Nerv wird unabhängig von der ischiokruralen Muskelgruppe mobilisiert. Zunächst sind Bewegungen durch die Beweglichkeit hindurch angebracht. Dann wird um den 3. Tag etwas Spannung hinzugefügt. Alle diese Techniken können mit anderen Modalitäten wie Eis und Elektrotherapie verknüpft werden. Der Patient sollte auch fähig sein, Automobilisationstechniken auszuführen, die Fußbewegungen einbeziehen oder Bewegungen seiner Halswirbelsäule. Diese Steigerungen müssen dem einzelnen Patienten individuell angepaßt werden.

4. Behandlung. Steigerung der Streckung im Kniegelenk mit größerer Hüftflexion. Dorsalflexion und Plantarflexion werden in einigen Graden von SLR
ausgeführt. Steigerung des „Slump"-Langsitzes durch gleichzeitige Adduktion
und Innenrotation im Hüftgelenk.

5. Behandlung. „Slump"-Position kombiniert mit Langsitz, Spannungs- und
Entspannungstechniken, um den SLR wiederzuerlangen.

Jede dieser Bewegungen könnte auch in einem individuellen Heimprogramm
als Selbstmobilisation des Patienten eingesetzt werden. Das Grundprinzip dabei
ist klar: Der Schmerz kann durch diese Behandlung vermindert werden; es
wird verhindert, daß sich aus postentzündlichen und posttraumatischen Exsu-
daten Narbengewebe bildet (s. das folgende Fallbeispiel), die physiologischen
Bewegungen des Nervs unterstützen den Abbau des ihn umgebenden Häma-
toms. Es ist vorstellbar, daß die Wiederherstellung einer normalen Nervenfunktion auch die bestmögliche Heilung des Muskels fördert. Dabei ist es
wichtig, sich das Nervensystem als ein Kontinuum vorzustellen, weil dies den
Physiotherapeuten dazu zwingt, nach umliegenden zur Störung beitragenden
Faktoren Ausschau zu halten. Dies wiederum ermöglicht das Auffinden und
Behandeln wichtiger Störungsstellen, die für die Prävention von wiederholten
Verletzungen der ischiokruralen Muskelgruppe wichtig sein können.

Chirurgische Eingriffe bei peripheren Nerven

Es ist einsichtig, daß die Wiederherstellung der richtigen Mechanik eines Nervensegments nach einem chirurgischem Eingriff einen wesentlichen Faktor für
die erfolgreiche Chirurgie darstellt. Bei einfachen Operationen könnte dies
durch normale Bewegungsabläufe geschehen, oder der Chirurg könnte dem
Patienten auch Übungen für Zuhause mitgeben. In anderen Fällen wird eine
physiotherapeutische Nachbehandlung empfohlen, die in enger Zusammenarbeit mit dem Chirurgen erfolgt und entsprechendes Fachwissen und Geschicklichkeit voraussetzt. Es gibt vier Hauptarten von chirurgischen Eingriffen:

1. Externe Neurolyse, bei der bandartige Fibrosen über dem Nerven oder vernarbtes Epineurium abgelöst werden.
2. Interne Neurolyse, bei der die Faszikel getrennt werden. Dies beinhaltet
   eine Epineurektomie und, je nach Art des Nervs und seiner Verletzung, die
   Spaltung des inneren Epineuriums.
3. Verlegung eines Nervs.
4. Zusammennähen von durchschnittenen Nerven und Gewebstransplantatio-
   nen. Dabei werden sowohl epineurale als faszikuläre Reparaturen vorgenommen. Es gibt keine Hinweise darauf, welche Technik der anderen überlegen ist (Mackinnon und Dellon 1988). Das Ziel ist dabei, die Faszikel
   so gut wie möglich zusammenzufügen, um korrelierenden Axonen das Zusammentreffen zu ermöglichen. Sollte ein Nervenabschnitt durch die Ver-

letzung zerstört sein, kann eine Gewebsverpflanzung vorgenommen werden.
Der N. suralis und der N. cutaneus antebrachii lateralis werden als Spender
dafür bevorzugt. Auf diesem Spezialgebiet der Handchirurgie arbeiten Chirurgen und Physiotherapeuten eng zusammen. Chirurg und Physiotherapeut
müssen über ein fundiertes Wissen über Neurobiomechanik verfügen, um
die Auswirkungen bei veränderter Mechanik nachvollziehen zu können.

Ein Fallbeispiel

Anhand eines Fallbeispiels, das im Journal of Neurosurgery veröffentlicht wurde (Søgaard 1983) sollen im folgenden Operationen an peripheren Nerven
diskutiert und einige Untersuchungstechniken zu bestimmten chirurgischen Befunden in Beziehung gesetzt werden.

Ein 51jähriger Mann, der in der Klink aufgenommen wurde, berichtete über eine
3jährige Geschichte „zahnschmerzenähnlicher Beschwerden" mit Parästhesien, die
sich von der Wadenmuskulatur bis zur Ferse zogen. Die Symptome verschlimmerten
sich, wenn der Patient 10 Minuten lang saß oder lag; beim Essen kniete er. Glück-
licherweise hatte er einen Beruf, den er im Stehen ausüben konnte. Der Patient
gab keinerlei Schmerzen im Bereich der unteren Lendenwirbelsäule oder Symptome
im anderen Bein an. Er berichtete von einem Sturz auf einer Steintreppe, den er
drei Monate, bevor seine Beschwerden begannen, erlitten hatte, wobei er auf sein
linkes Gesäß aufgeprallt war. Die Entfernung einer Exostose nahe dem Trochanter
minor schenkte ihm für einige Monate etwas Erleichterung. Das EMG des linken
M. gastrocnemius war normal.
Der Chirurg fand keine pathologischen Veränderungen in den motorischen und sensiblen Leitungsfunktionen, und der Lasègue-Test war beidseitig negativ. Durch Beklopfen des Oberschenkels in seinem mittleren Drittel entstand eine Parästhesie, die
sich bis zur Ferse ausbreitete. Es wurde eine externe Neurolyse ausgeführt; die
Operationsbefunde werden in Abb. 12.6 gezeigt. Der Patient wurde symptomfrei
und hatte auch bei der fünf Monate später stattfindenden Nachuntersuchung keine
Beschwerden mehr.

Es waren interessante Untersuchungsbefunde zu verzeichnen. Der Patient hatte
einen negativen Leseague-Test, obwohl Aktivitäten Beschwerden auslösten,
die darauf schließen ließen, daß Spannungsteste die Symptome reproduzieren
könnten. Wahrscheinlich hätten mit sensibilisierenden Ergänzungen zum SLR
Symptome reproduziert werden können. Der „Slump"-Test wäre dafür vielleicht
geeignet gewesen, weil der Patient Symptome bei Sitzen angab.
    Dieses Beispiel zeigt die Wichtigkeit der Palpation des Nervensystems. In
diesem Fall gelang der operative Eingriff, ohne meßbare neurologische Defizite
zu hinterlassen.
    Die Frage ist jedoch, ob eine Mobilisationsbehandlung des Nervensystems
die Situation, die auf dem oberen Operationsphoto deutlich zu sehen ist, hätte
verhindern können. Es erscheint zweifelhaft, daß in diesem Stadium eine Mobilisation des Nervensystems eine auch nur geringfügige Erleichterung der Beschwerden hätte erzielen können. Dennoch besteht die Möglichkeit, daß zu
einem früheren Zeitpunkt die Behandlung der Berührungsflächen der ischiokru-

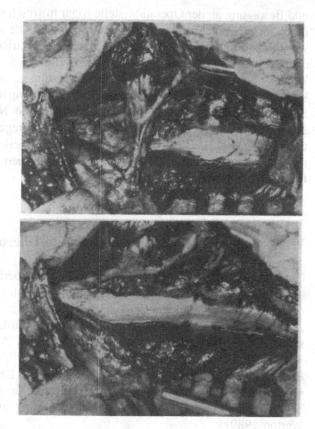

Abb. 12.6. Operationsfotos. Oben: der Ischiasnerv und eine Abzweigung zum M. biceps femoris wird von einem myofaszialen Band unter Druck gesetzt. Unten: der Nerv nach Druckentlastung. Er sieht etwas geschwollen aus. Aus: Søgaard (1983)

ralen Muskelgruppe und die Bewegungen des Nerven in Beziehung zur ischiokruralen Muskelgruppe ein posttraumatisches Hämatom überwunden hätte und die spätere Situation hätte verhindern können.

Im Zusammenhang mit Nähten bei abgeschnittenen Nerven ergeben sich für die physiotherapeutische Behandlung einige wichtige Aspekte. Der Operationserfolg nach Nervennähten ist abhängig von der Narbenbildung um die Naht und von Anzahl und Art der Axone, die das Nervengewebe durchdringen und dann mit anderen Axonen zusammentreffen. Es muß ein optimaler Spannungszustand um die Naht herum bestehen, der diesen Prozeß ermöglicht. Eine Studie von Millesi und Meissl (1981) zeigt, daß eine spannungsfreie Zone am günstigsten ist. Obwohl minimale oder gar keine Spannung für optimal gehalten werden, wird der Tatsache, daß das Nervensystem überhaupt gar nicht ruhiggestellt werden kann, keinerlei Rechnung getragen. Bei einer Naht am N. medianus im Bereich des Handgelenks wird der Nerv durch Bewegungen der Schulter und der Halswirbelsäule mobilisiert, auch wenn Hand und Ellenbogengelenk ruhiggestellt sind. Lundborg (1988) vermutet, daß etwas Spannung und Bewegung an der Operationsstelle sogar hilfreich sei. Infolge von Lenkung durch umgebende Strukturen wachsen regenerierende Axone. Lundborg (1988) weist darauf hin, daß die longitudinal angelegte Polarisierung von Fibrinklümpchen von etwas Spannung günstig beeinflußt wird. Ähnliche Mechanismen können auch bei fortdauernden Nervenverletzungen, sogar bei chronischen Erkrankungen, stattfinden, wobei etwas Narbendehnung die axonale Regeneration facilitiert. Jahrelang in ein Neurom eingeklemmte Nervenfasern sind, wenn sie befreit werden, in einem gewissen Umfang regenerationsfähig (Holmes und Young 1942). Diese Überlegungen bieten vielleicht eine Erklärung für manche Langzeiterfolge, wenn Nervenmobilisationen bei Verletzungen ausgeführt werden, die schon seit langem bestehen.

Verletzungen durch sich wiederholende Überbeanspruchung

Unter „Verletzungen durch sich wiederholende Überbeanspruchung" („Repetition Strain Injury", RSI) ist ein Symptomkomplex mit Schmerzen an der oberen Extremität und im Bereich des Rumpfes zu verstehen, der auch als „kumulative traumatische Störungen" bezeichnet wird. Diese Beschwerden entstehen infolge von sich monoton wiederholenden Aktivitäten. In Australien scheinen Personen, die an Schreibmaschinen oder Computern arbeiten, empfindlicher zu sein als sonst irgendwo auf der Welt. Dieses Thema wurde lange sehr emotional diskutiert, wobei viele Hausärzte an der Existenz einer ernsthaften organischen Pathologie bei dieser Störung zweifelten (Ireland 1988; Warton 1989).

Warum sind „Verletzungen durch sich wiederholende Überbeanspruchung" so in Verruf geraten? Ich denke, es liegt daran, daß bisher keine konsistenten Muster von Symptomen und Zeichen erkannt werden konnten. Eine andere Erklärung wäre, daß bei dieser Störung zwar Gelenk- und Muskelkomponenten untersucht wurden, aber nicht die Komponenten des Nervensystems. Ich bin davon überzeugt, daß hier die abnormale Physiologie und Mechanik des Nervensystems bei den Bewegungen weit unterschätzt wird. Es gibt eine Reihe von Faktoren, die diese Argumentation unterstützen.

1. In einer klinischen Studie von Elvey et al. (1986), in der 60 Patienten untersucht wurden, wurde bei 59 der Patienten ein positiver ULTT1 festgestellt. Es wird auch erwähnt, daß die Palpation des Nackenbereichs über dem neuralen Gewebe im Bereich der zervikalen transversalen Rinne auf der symptomatischen bzw. symptomatischeren Seite eine große Empfindlichkeit zeigte. Diese klinische Studie wurde später von Quintner et al. (1987) aktualisiert. Dabei wurden 165 Patienten, die mit der Diagnose „Beschwerden infolge von sich wiederholender Überbeanspruchung" oder „Verletzung infolge von Übergebrauch der oberen Extremitäten" überwiesen worden waren, fortlaufend beobachtet. Auch Patienten, die bei der Standarduntersuchung keinen Hinweis auf einen lokalen pathologischen Zustand zeigten, der die Symptome bewirken konnte, wurden in diese Studie ein-

bezogen. In 146 der 165 Fälle wiesen die Patienten einen abnormalen ULTT1 auf, und 46% zeigten einen positiven „Slump"-Test. Den Autoren fiel auch auf, daß viele der Patienten (50%) eine Haltung mit nach vorne geschobenem Kinn zeigten. Diese Daten können zusätzlich noch durch meine klinischen Erfahrungen in der Befundaufnahme und Behandlung von ungefähr 130 Patienten ergänzt werden, die zwischen 1986 und 1990 mit der Diagnose „Beschwerden durch sich wiederholende Überbeanspruchung" zu mir kamen. Diese Patienten zeigten alle positive Spannungsteste im Bereich der oberen Extremität; allerdings traf das nicht in allen Fällen für den ULTT1 zu, und die klinischen Befunde waren nicht immer für die vorhandenen Probleme relevant. Der ULTT2 und ULTT3 waren oftmals deutlicher positiv, und manche der Patienten hatten eher Gelenk- und Muskelbefunde als Zeichen von Gegenspannung. Der Versuch, die Muster der Symptombildung, über die die Patienten klagten, den objektiven Untersuchungsbefunden zuzuordnen und eine gemeinsame anatomische und physiologische Basis für diese Beschwerden zu finden, bildet die Grundlage vieler klinischer Beweisführungsprozesse, wie sie in diesem Buch besprochen wurden.

2. Für diese Symptome und Zeichen ist eine gemeinsame anatomische Basis, wie sie in Teil I bereits vorgestellt wurde, durchaus möglich. Sie schließt die Möglichkeit ein, daß auch die Bindegewebe und die neuralen Gewebe von anderen entfernteren Stellen des Systems zu Symptomen beitragen können; und auch, daß nichtneurale Strukturen an Symptomen beteiligt sein können. Neuere wissenschaftliche Untersuchungen, wonach der Axoplasmafluß sehr leicht durch mechanische Einwirkung oder/und einen minimalen Entzug in der Blutversorgung verändert werden kann (s. Kap. 3), bieten zumindest für einige dieser Symptomatologien eine Basis. Ändert sich der Axoplasmafluß, so kann sich das auch auf die Zielgewebe auswirken (vielleicht in Hyperempfindlichkeit). Auch im Verlauf des Neurons kann sich eine Auswirkung zeigen, indem sich vielleicht eine erhöhte Bereitschaft für ein „Double-crush"-Syndrom oder für Arten von „Multiple-crush"-Syndromen anbahnt (s. Kap. 3).

3. Es gibt ein erkennbares Muster von Symptomen (s. Kap. 4). Bei Patienten, die nur unter Gelenk- und Muskelbeschwerden leiden, ist dieses Symptommuster nicht erkennbar, wohl aber beim Auftreten von neuralen Gegenspannungszeichen. Meistens werden diese Muster verbessert, sobald die physischen Zeichen der neuralen Gegenspannung behandelt werden.

4. Zur Zeit ist ein Meinungswandel zu beobachten; denn mittlerweile wird das Nervensystem bei manchen Störungen als beteiligte Komponente interpretiert. Saplys et al. (1987) bewiesen chirurgisch und elektrodiagnostisch, daß Einklemmungen des N. radialis als Quervain-Syndrom fehldiagnostiziert wurden. Quinter (1989) verwies auf das sehr häufige Vorhandensein erhöhter Spannungsteste bei Patienten, die ein Schleudertrauma erlitten hatten. Mackinnon und Dellon (1988) berichteten von häufig aufgefundenen Einklemmungen des N. tibialis im posterioren Tarsaltunnel, was als plantare Fasziitis fehlinterpretiert wurde. Auch den kleinen Nervenverletzungen, den sog. Präneurapraxien, wird jetzt mehr Aufmerksamkeit geschenkt (Kap. 9) (Loeser 1986; Lundborg 1988).

5. In der Literatur werden gehäuft Beispiele für Neuropathien infolge von sich wiederholenden Aktivitäten aufgeführt. Dabei wird auf Patienten aus bestimmten Berufsgruppen verwiesen wie Felsenbohrer (Chatterjee et al. 1982), Übersetzer für die Taubstummensprache (Meals et al. 1988) und Berufsmusiker (Fry 1986).

Wie alle anderen Strukturen, so ist auch das Nervensystem nur begrenzt in der Lage, permanent sich wiederholende physische Beanspruchungen auszuhalten. Wiederholung und die für das Nervensystem daraus entstehenden Reibungsverletzungen werden zur Zeit noch wenig verstanden und sind auch noch kaum erforscht. Kompressionen auf das Nervensystem sind hingegen vielfach untersucht worden, allerdings nicht die intermittierenden Kompressionen. Dabei muß zu Beginn ein physiologisches Defizit oder vielleicht auch eine mechanische Schwäche, die subklinisch verläuft, vorliegen.

Die bestehenden Klassifikationen von Verletzungen von Sunderland und Seddon sind bei den Wiederholungsverletzungen von Nerven für den Physiotherapeuten nicht besonders hilfreich. Kliniker dürften die in Kap. 9 angebotenen Klassifikationen als nützlicher empfinden. Zusätzlich zu diesen Klassifikationen für das periphere Nervensystem müßten allerdings noch andere Symptomquellen berücksichtigt werden wie die Halswirbelsäule, die peripheren Gelenke und weiter entlegene zur Störung beitragende Faktoren wie das autonome Nervensystem sowie die Haltungsgewohnheiten eines Patienten am Arbeitsplatz.

Wilson (1990) verweist in einer Arbeit über sympathisch aufrechterhaltene Schmerzen auf eine Gruppe von Störungen, die als „schmerzhafte Dysfunktionssyndrome" bezeichnet werden. Diese beinhalten sympathische Veränderungen, die sich sekundär nach einer oftmals schleichend verlaufenden Verletzung ausbilden. Wilson schreibt, daß Patienten, die unter klinischen Erscheinungsbildern wie dem Überanstrengungssyndrom durch sich wiederholende Beanspruchung leiden, wie es von McDermott (1986) und Fry (1986) beschrieben wurde, durchaus in das Bild mit einer Beteiligung des autonomen Nervensystems passen würden. Ich habe den Eindruck, daß diese sympathische Beteiligung durch statisch bedingte Haltungsbelastungen entsteht, die sich auf den sympathischen Grenzstrang auswirken (Kap. 2). Eine ursprünglich kleinere Verletzung, wie z. B. Überbelastung von Strukturen in und um den Karpaltunnel, wird durch Haltungsspannung oder durch eine alte Verletzung des sympathischen Grenzstranges weiterhin unterhalten. In Kap. 2 wurde die Hypothese vertreten, daß der sympathische Grenzstrang, wenn er normal funktionieren soll, über eine normale Beweglichkeit und Elastizität verfügen muß. Die Beteiligung der Brustwirbelsäule an Symptomen, wie sie durch den „Slump"-Test und durch Gelenkteste mit kombinierten Bewegungen und passive Zusatzbewegungen (s. Maitland 1986) nachgewiesen werden kann, ist hier sehr häufig anzutreffen. Dabei sollte nicht vergessen werden, daß der zervikale Teil des sympathischen Grenzstrangs von der Brustwirbelsäule kommt.

Aspekte der Behandlung

Das irritierbare und das irritierbare chronische Überanstrengungssyndrom infolge von sich wiederholender Beanspruchung ist schwer zu behandeln. Es ist eine multifaktorielle Störung, bei der viele Gewebe beteiligt sind. Bei diesem Zusammenspiel müssen auch externe Faktoren berücksichtigt werden wie die Arbeitsplatzbedingungen des Patienten und die Konsequenzen, die sich aus der Diagnose „Überanstrengungssyndrom durch sich wiederholende Belastungen" ergeben, wenn der betreffenden Person nicht geglaubt wird, daß sie unter derartigen Symptomen leidet. Die in Kap. 10 und 11 empfohlenen Behandlungen berücksichtigen nur die für die Physiotherapie relevanten Aspekte. Solche Patienten reagieren auf die unterschiedlichste Weise. Wenn die Diagnose früh genug gestellt wurde, genügt vielleicht schon eine Veränderung von Haltung und Bewegung oder der Einsatz veränderter Techniken am Arbeitsplatz und eine Mobilisationsbehandlung der jeweils beteiligten Strukturen. Es gibt eine große Gruppe von Patienten, die ihre Symptome bereits seit längerer Zeit haben; diese wurden aber weder von ihnen früh genug angegeben noch in der Therapie rechtzeitig identifiziert. Die Mehrzahl dieser Patienten wird auf eine Langzeitbehandlung reagieren, bei der die Physiotherapie nur einen gewissen Teil ausmacht. Alle beteiligten Strukturen sollten in die Behandlung einbezogen werden. Es kann angenommen werden, daß sich die Symptome verschlechtern, wenn das Nervensystem unbeachtet bleibt und lediglich Gelenke und Muskeln behandelt werden. Andererseits gibt es am anderen Ende der Skala auch Patienten, deren Beschwerden sich nicht verbessern lassen; natürlich können auch Simulanten darunter sein. Bei den Patienten, deren Symptome keinerlei Erleichterung zeigen, handelt es sich oft um Personen, die nicht die Sprache des Landes sprechen, in dem sie arbeiten und die aus Angst, ihren Arbeitsplatz zu verlieren, weiterarbeiten; oft müssen sie auch schlechte ergonomische Bedingungen in Kauf nehmen. In solchen Fällen kommen häufig zu viele negative prognostische Faktoren zusammen (Kap. 10).

In Australien nimmt die Anzahl neuer Patienten, die unter dieser Symptomatik leiden, ab (Ferguson 1987). Die Störung als solche ist durchaus nicht neu und tritt seit Jahrhunderten in dieser oder jener Form immer wieder auf (Chatterjee 1987). Es ist nach wie vor eine weit verbreitete Symptomatik, und dies wird wahrscheinlich auch immer so bleiben. Die mentalen Faktoren, die bei Personen mit einem solchen Syndrom relevant sind, konnten leicht untersucht werden, aber die Erforschung der physischen Aspekte dieser so charakteristisch menschlichen und dabei gutartigen Störung ist sehr schwierig. Verletzungen infolge sich wiederholender Überanstrengung sind ein sehr komplexes Thema; sie führen unweigerlich zu Fragen von Haltung und Bewegung am Arbeitsplatz, von Behandlungsmodalitäten sowie auch zu Fragen nach sozialen Faktoren und nach den jeweiligen Kompensationssystemen. Ich denke, daß ein besseres Erkennen der Rolle, die das Nervensystem als eine der an dieser Störung beteiligten Strukturen spielt, dazu beitragen könnte, manche der mit der Behandlung dieser Beschwerden verbundenen Probleme zu lösen.

Literatur

Aro H et al 1988 Late compression neuropathies after Colles' fracture. Clinical Orthopaedics and Related Research 233:217-225

Barrett P G 1987 The hamstring injury in footballers. Unpublished thesis, South Australian Institute of Technology, Adelaide

Barton N 1989 Repetitive strain disorder. British Medical Journal 229:405-406

Borges L F, Hallett M, Selkoe D J, Welch K 1981 The anterior tarsal tunnel syndrome. Journal of Neurosurgery 54:89-92

Bourke A, Alchin C, Little K et al 1986 Hamstring synptoms and lumbar spine relationship in sports people: a pilot study. Proceedings of the Australian Physiotherapy Association National Conference, Hobart

Cannon L J, Bernacki E J, Walter S D 1981 Personal and occupational factors associated with carpal tunnel syndrome. Journal of Occupational Medicine 23:255-258

Chatterjee D S 1987 Repetition strain injury: a recent review. Journal of the Societiy of Occupational Medicine 37:100-105

Chatterjee D S, Barwick D D, Petrie A 1982 Exploratory electromyography in the study of vibration-induced white finger in rock drillers. British Journal of Industrial Medicine 39:89-97

Cherington M 1986 Surgery for the thoracic outlet syndrome? New England Journal of Medicine 314:322

Cherington M, Happer I, Machanic B et al 1986 Surgery for the thoracic outlet syndrome may be hazardous for your health. Muscle & Nerve 9:632-634

Cooney W P, Dobyns J H, Linscheid R L 1980 Complications of Colles' fractures. The Journal of Bone and Joint Surgery 62A:613-619

Dawson D M, Hallett M, Millender L H 1983 Entrapment neuropathies. Little, Brown, Boston

Dellon A L, Mackinnon S E 1984 Tibial nerve branching in the tarsal tunnel. Archives of Neurology 41:645-646

Dellon S E, Mackinnon S E 1984 Susceptibility of the superficial sensory branch of the radial nerve to form painful neuromas. Journal of Hand Surgery 9B:42-45

Edelson E G 1986 Meralgia paraesthetica: an anatomical interpretation. Journal of Bone and Joint Surgery 58A:284

Edwards W C, La Rocca H 19883 The developmental segmental sagittal diameter of the cervical spinal canal in patients with cervical spondylosis. Spine 8:20-27

Elvey R L, Quintner J L, Thomas A N 1986 A clinical study of RSI. Australian Family Physician 15:1314-1319

Faithfull D K, Moir D H, Ireland J 1986 The micropathology of the typical carpal tunnel syndrome. Journal of Hand Surgery 11B:131-132

Ferguson D A 1987 RSI: putting the epidemic to rest. Medical Journal of Australia 147:213-214

Finkelstein H 1930 Stenosing tenovaginitis at the radial styloid process. Journal of Bone and Joint Surgery 12A:509-539

Fry J H 1986 Overuse syndrome in the upper limb in musicians. Medical Journal of Australia 144:182-185

Frykman G 1967 Fracture of the distal radius including sequelae: shoulder-hand-finger syndrome, disturbance in the distal radioulnar joint and impairment of nerve function: a clinical and experimental study. Acta Orthopaedica Scandinavica (Suppl) 108:1-155

Gelberman R H, Hergenroeder P T, Hargens A R et al 1981 The carpal tunnel syndrome: a study of carpal tunnel pressures. Journal of Bone and Joint Surgery 63A:380-383

Gessini L, Jandolo B, Pietrangeli A 1984 The anterior tarsal tunnel syndrome. Journal of Bone and Joint Surgery 66A:786-787

Guo-Xiang J, Wei-Dong X, Ai Hao W 1988 Spinal stenosis with meralgia paraesthetica. Journal of Bone and Joint Surgery 70B:272-273

Hargens A R 1989 Measurement of tissue fluid pressure as related to nerve compression syndromes. In: Szabo R M (ed) Nerve compression syndromes. Slack, Thorofare

Herbison G J, Teng C, Martin J H, Ditunno J F 1973 Carpal tunnel syndrome in rheumatoid arthritis: a preliminary study. Americal Journal of Physical Medicine 52:68-74

Holmes W, Young J Z 1942 Nerve regeneration after immediate and delayed suture. Journal of Anatomy 77:63-93

Ireland D C R 1988 Psychological and physical aspects of occupational arm pain. Journal of Hand Surgery 13B:5-10

Jefferson D, Eames R A 1979 Subclinical entrapment of the lateral femoral cutaneous nerve: an autopsy study. Muscle & Nerve 2:145-154

Kenzora J E 1984 Symptomatic incisional neuromas an the dorsum of the foot. Foot and Ankle 5:2-15

Kongsholm J, Olerud C 1986 Carpal tunnel pressure in Colles' fracture. Acta Orthopaedica Scandinavica 57:258-259

Kopell H P, Thompson W A L 1963 Peripheral entrapment neuropathies. Williams & Wilkins, Baltimore

Kopell H P, Thompson W A L 1960 Peripheral entrapment neuropathy of the lower extremity. New England Journal of Medicine 262:56-60

Kornberg C M 1987 The incidence of positive slump in Australian rules football players with grade I hamstring strain. Proceedings of the 10th International Congress, WCPT, Book II, Sydney

Kornberg C, Lew P 1989 The effect of stretching neural structures on grade I hamstring injuries. The Journal of Orthopaedic and Sports Physical Therapy, June:481-487

Kosinski C 1926 The course, mutual relations and distribution of the cutaneous nerve of the metagional region of the leg and foot. Journal of Anatomy 60:274-279

Lakey M d, Aulicino P L 1986 Anamalous muscles associated with compression neuropathies. Orthopaedic Review 14(4):19-28

Lassmann G, Lassman H, Stockinger L 1976 Morton's metatarsalgia: light and electron microscopic observations and their relation to entrapment neuropathies. Virchow's Arch (A) 370:307-321

Linscheid R L 1965 Injuries to the radial nerve at the wrist. Archives of Surgery 91:942-946

Loser J D 1985 Pain due to nerve injury. Spine 10:232-235

Lundborg G 1988 Nerve injury and repair. Churchill Livingstone, Edinburgh

Mackinnon S E, Dellon A L 1988 Surgery of the peripheral nerve. Thieme, New York

Maitland G D 1977 Peripheral manipulation, 2nd edn. Butterworths, London

Maitland G D 1986 Vertebral manipulation, 5th edn. Butterworths, London
Deutsche Ausgabe:

Mailand G D 1994 Manipulation der Wirbelsäule, 2. Aufl. Rehabilitation und Prävention 24. Spinger, Berlin, Heidelberg, New York

Maitland G D 1991 Peripheral Manipulation, 3rd edn. Butterworths, London
Deutsche Ausgabe:

Maitland G D 1994 Manipulation der peripheren Gelenke, 2. Aufl. Rehabilitation und Prävention 20. Springer, Berlin, Heidelberg, New York

Marinacci A A 1968 Neurological syndromes of the tarsal tunnels. Bulletion of Los Angeles Neurological Society 33:90-100

Massey E W 1978 Carpal tunnel syndrome in pregnancy. Obstetrical and Gynaecological Survey 33:145-154

Massey E W, Pleet A B 1978 Handcuffs and cheiralgia paresthetica. Neurology 28:1312-1313

Mauhart D 1989 The effect of chronic inversion ankle sprains on the plantarflexion/inversion straight leg raise test. Unpublished thesis, South Australian Institute of Technology, Adelaide

McDermott F T 1986 Repetition strain injury: a review of current understanding. Medical Journal of Australia 144:196-200

Meals R A, Payne W, Faines R 1988 Functional demands and consequences of manual communication. Journal of Hand Surgery 13(A):686-691

Millesi H, meissl G 1981 Consequences of tension at the suture line. In: Gorio A, Millesi H, Mingrino S (eds) Post traumatic peripheral nerve regeneration: experimental basis and clinical implications. Raven Press, New York

Murphy J P 1974 Meralgia paraesthetica: a nerve entrapment syndrome. Maryland State Medical Journal 23:57-58

Nitz A J, Dobner J J, Kersey D 1985 Nerve injury and grade II and III ankle sprains. The Americal Journal of Sports Medicine 13:177-182

Oh S J, Lee K W 1987 Medial plantar neuropathy. Neurology 37:1408-1410

Phalen G S 1966 The carpal tunnel syndrome: seventeen years experience in diagnosis and treatment of 654 hands. Journal of Bone and Joint Surgery 48A:211-228

Phillips H, Grieve G P 1988 The thoracic outlet syndrome. In: Grieve G P (ed) Modern manual therapy of the vertebral column. Churchill Livingstone, Edinburgh

Pratt N E 1986 Neurovascular entrapments in the regions of the shoulder and posterior triangle of the neck. Physical therapy 66:1894-1900

Pringle R M, Protheroe K, Mukherjee S K (1974) Entrapment neuropathy of sural nerve. The Journal of Bone and Joint Surgery 56B:465-468

Quinter J, Elvey R L, Thomas A N 1987 Regional pain syndrome. Medical Journal of Australia 146:230-231

Quinter J L 1989 A study of upper limb pain and paraesthesiae following neck injury in motor vehicle accidents: assessment of the brachial plexus test of Elvey. British Journal of Rheumatology 28:528

Rask M R 1978 Superficial radial neuritis and de Quervain's disease. Clinical Orthopaedics and Related Research 131:176-178

Saplys R, Mackinnon S E, Dellon A L 1987 The relationship between nerve entrapment versus neuroma complications and the misdiagnosis of de Quervain's disease. Contemporary Orthopaedics 15:51-57

Sarala P K, Nishihara T, Oh S J 1979 Meralgia paresthetica: electophysiological study, Archives of Physical Medicine and rehabilitation 60:30-31.

Smith B E, Litchy W J 1989 Sural mononeurophathy: a clinical and electrophysiological study. Neurology 39 (Suppl 1):296

Søgaard I 1983 Sciatic nerve entrapment. Journal of Neurosurgery 58:275-276

Stewart H D, Innes A R, Burke F D 1985 The hand complications of Colles' fractures. The Journal of Hand Surgery 10B:103-106

Sunderland S 1978 Nerves and nerve injuries. Churchill Livingstone, Edinburgh

Sutton G 1984 Hamstrung by hamstring strains: a review of the literature. Journal of Orthopaedic and Sports Physical Therapy 5:184-195

Szabo R M 1989 Superficial radial nerve compression syndrome. In: Szabo R M (ed) Nerve compression syndromes. Slack, Thorofare

Toby E B, Koman L A 1989 Thoracic outlet compression syndrome. In: Szabo R M (ed) Nerve compression syndromes. Slack, Thorofare

Werner C O, Elqvist D, Ohlin T 1983 Pressure and nerve lesions in the carpal tunnel. Acta Orthopaedica Scandinavica 54:312-316

Wilson P R 1990 Sympathetically maintained pain: diagnosis, measurement and efficacy of treatment. In: Stanton-Hicks M (ed) Pain and the sympathetic nervous system. Kluwer, Norwell

Young L 1989 The upper limb tension test response in a group of post Colles' fracture patients. Unpublished thesis, South Australian Institute of Technology, Adelaide

13 Störungen neuraler Gegenspannung, die sich vorwiegend im Spinalkanal abspielen

Für dieses Kapitel wurden verschiedene Störungen mit neuraler Gegenspannung ausgewählt, wie sie sich vorwiegend im Spinalkanal abspielen. In Teil II und III wurden bereits die allgemeinen Prinzipien der Befundaufnahme und der Behandlung vorgestellt. Dieses Kapitel beinhaltet:

1. Akute und chronische Störungen der zervikalen und thorakalen Nervenwurzeln. Die besonderen Merkmale dieser Störungen und für die Therapie geeignete Techniken werden besprochen.
2. Verlust an lumbaler Extension. Die mögliche Bedeutung neuraler Gegenspannung sowie ihre Behandlung bei diesem so häufigen Befund werden erläutert.
3. Das Schleudertrauma. Ich bin der Überzeugung, daß dabei die Bedeutung des Nervensystems weit unterschätzt wird, was auch Gegenstand der Diskussion sein wird.
4. Epidurale Hämatome werden als eine der möglichen Quellen noch unerklärbarer Wirbelsäulenschmerzen besprochen, wobei zwar positive Spannungsteste vorliegen, aber vorhandene Veränderungen in der Leitung und die Symptomverteilung nicht spezifisch sind.
5. Kokzygodynie und Spondylolisthesis. Betont wird hier, wie wichtig das Erkennen der Gegenspannungskomponenten bei dieser Störung ist.
6. Zustand nach Operationen an der Lendenwirbelsäule. Hier werden sowohl akute als auch chronische postoperative Situationen besprochen. Ein Behandlungsansatz für Patienten mit akuten postoperativen Zuständen wird empfohlen.
7. Kopfschmerzen. Es wird der Versuch unternommen, durale Kopfschmerzen zu beschreiben; dazu werden einige Vorsichtsmaßnahmen und Behandlungsempfehlungen besprochen. Es wird auf Kopfschmerzen nach Lumbalpunktion eingegangen.
8. Das T4-Syndrom. Wird bei diesem Beschwerdebild ein multifaktorieller Ansatz in Untersuchung und Behandlung von Symptomen und Zeichen angewandt, kann das T4-Syndrom besser therapiert werden.
9. Neurologische Erkrankungen und Störungen im zentralen Nervensystem. Dazu werden einige Überlegungen über die Anwendung des Konzepts der neuralen Gegenspannung bei der Betreuung von Patienten mit Hirntrauma und entzündlichen Prozessen wie dem Guillian-Barré-Syndrom vorgebracht.

Verletzung der Nervenwurzeln

Wenn kein direktes Trauma des Nervensystems vorliegt, sind Nervenwurzel-verletzungen meistens auf Veränderungen oder auf ein Trauma der extraneuralen Strukturen zurückzuführen. Der Verdacht richtet sich dabei meistens auf die benachbarten kleinen Wirbelgelenke oder auf die Bandscheiben. Sind die Nervenwurzeln einmal beschädigt, können sich in ihnen selbst Irritationen und Symptomatologien entwickeln, und zwar sowohl lokal als auch in ihren Innervationsfeldern (s. Kap. 3). Wichtig ist es, dabei zu beachten, daß die Irritation/Kompression der Nervenwurzel zu einer ausgedehnteren Symptomatologie führen kann als die ursprünglich zugrundeliegende Ursache. Extraneurale Strukturen, wie z. B. Bandscheiben, können Symptome leiten, und es kommt oftmals zu irreführenden Überlappungen mit geleiteten Symptomen, die von der Nervenwurzel kommen.

Das klinische Spektrum von Verletzungen zervikaler Nervenwurzeln ist sehr breit. Diese Verletzungen müssen oft völlig unterschiedlich voneinander behandelt werden und haben auch unterschiedliche Prognosen. Sie werden am besten als akute bzw. chronische Verletzungen eingestuft, um ihr deutlich voneinander abweichendes Darstellungsbild und die daraus folgende unterschiedliche Handhabung zu betonen.

Die akute Verletzung der zervikalen Nervenwurzel

Es gibt ein leicht erkennbares Muster von Zeichen und Symptomen bei Patienten mit einer akuten Nervenwurzelverletzung. Sie klagen vielleicht über Schmerzen im gesamten Dermatom, die in der Peripherie oft stärker und auch dominierend sind. Diese Patienten sehen wirklich krank aus, und die Beschwerden lassen sie nachts nicht zur Ruhe kommen. Die Patienten beschreiben ihre Schmerzen als „unangenehm", „tief", „brennend" und „plötzlich heftig ansteigend". Keine Stellungswechsel oder irgendeine Lagerung können diese Schmerzen beruhigen, und sie verstärken sich immer wieder nach gewissen Latenzzeiten. Manchmal beschreiben die Patienten auch Parästhesien.

Bei diesen Patienten ist eine sehr sanfte Untersuchung angebracht – mehr können sie auch gar nicht aushalten. Die Symptome verhalten sich häufig den extraneuralen Strukturen entsprechend. Zum Beispiel werden bei zervikaler Rotation und Extension die intervertebralen Foramina kleiner, und dies kann eine geschwollene Nervenwurzel reizen. Einige der in Kap. 4 beschriebenen Positionen, die Spannung entlasten, erweisen sich hier als wirkungsvoll. Bekannt ist das Beispiel von Patienten mit einer C5/6-Nervenwurzelreizung, die eine Erleichterung ihrer Schmerzen spüren, wenn sie ihre Hände auf den Kopf legen.

Normalerweise ist es nicht notwendig, die Wirbelsäule zu palpieren. Ein oder zwei aktive Teste, ein modifizierter Spannungstest, wie er für irritierbare Zustände in Kap. 9 beschrieben wurde, und die neurologische Untersuchung enthalten die notwendigen Komponenten der physischen Untersuchung. Logischerweise werden die Spannungsteste für die obere Extremität klinisch positiv sein. Der kontralaterale Arm könnte mit Spannungstesten untersucht werden, und auch ein SLR-Test sollte gemacht werden. Die Zeichen veränderter Nervenleitung dürfen nicht schlechter werden; dies sicherzustellen ist ein wichtiger Teil der Untersuchung. Die neurologische Untersuchung muß jeden Tag ausgeführt werden, um die neurologischen Zeichen genau zu kontrollieren.

Behandlung

Die Behandlung der Wahl bildete für diese Patienten bisher die Traktion in schmerzfreier Lagerung (Maitland 1986). Bei anderen Patienten werden eine oder zwei Behandlungsarten bei grundsätzlicher Ruhehaltung in Frage kommen, z. B. Elektrotherapie, Wärmeanwendungen, entzündungshemmende und schmerzreduzierende Medikation; auch das Tragen eines Kragens wird empfohlen. Die Frühresultate dieser Behandlung sind häufig nicht vorhersagbar.

Mit der Mobilisation des Nervensystems kann der Behandlung akuter Nervenwurzelverletzungen eine weitere Dimension hinzugefügt werden. Dabei sind zwei Gesichtspunkte zu berücksichtigen: erstens, ob die Spannung an der geschädigten Nervenwurzel in gewissem Umfang durch eine Behandlung an einer anderen Stelle im Verlauf des Nervensystems verändert werden kann; zweitens, ob eine direkte Mobilisation des Nervensystems zulässig ist.

In der ersten Situation könnte eine Behandlung oberhalb und unterhalb der Verletzungsebene Erleichterung bringen. Dabei könnte eine Mobilisation oder Manipulation der Brustwirbelsäule die Spannung in der Halswirbelsäule etwas erleichtern. Es ist denkbar, daß sympathisch bedingte Phänomene, die von der Brustwirbelsäule kommen, damit erleichtert werden. Vielleicht sollten auch andere in Frage kommende Spannungsstellen wie der Karpaltunnel, der Kubitaltunnel oder die 1. Rippe untersucht und behandelt werden. Wird Nervenspannung in der Peripherie entlastet, könnte die Nervenwurzel mechanisch weniger empfindlich werden. Dadurch wird auch der möglichen Entwicklung eines „Double-crush"-Syndroms entgegengearbeitet. Konsequent ist es auch, dem Patienten in der Haltungsschulung spannungsfreie Positionen zu zeigen.

Zu überdenken wäre, ob die verletzte Nervenwurzel nicht direkt mit Mobilisationen behandelt werden soll, was in Verbindung mit Traktion oder mit der Behandlung angrenzender Strukturen geschehen könnte. Es scheint unbedingt notwendig, den Nerv so früh wie irgend möglich zu bewegen, damit sich intraneurale und/oder extraneurale Ödeme oder Blutansammlungen besser verteilen können. Diese Behandlung kann sehr sanft ausgeführt werden. Dabei lohnt es sich, eine Mobilisation durch vorsichtiges Spannen des anderen Arms auszuprobieren. Wird die Halswirbelsäule schmerzfrei oder annähernd schmerzfrei gelagert (z. B. Traktion oder Lagerung auf Kissen), kann mit einer sehr sanften Mobilisationsbehandlung des betroffenen Arms begonnen werden. Eine geeignete Technik wäre: IN: schmerzreduzierender Lagerung der HWS, TAT: leichte Ellenbogenextension in 20–30° Schulterabduktion. Sogar Zustände, die noch relativ stark irritierbar sind, eignen sich für eine solche Mobilisation. Sanfte Mobilisation der Hand am beschädigten Arm oder SLR können ebenfalls ausprobiert werden. Elvey (1986) beschrieb und zeigte für diese Art von Störungen nützliche Techniken. Dabei ist große Vorsicht geboten; die Techniken dürfen nicht reizen, und die vorhandenen Symptome sollten sich nicht verschlechtern. Ich halte es für besser, diese Patienten zunächst unterzubehandeln, um spätere unliebsame Reaktionen zu vermeiden. Der Leser sollte sich in diesem Zusammenhang nochmals mit der Liste von Vorsichtsmaßnahmen in Kap. 5 und den in Kap. 6 angesprochenen Fragen zur Abklärung der jeweiligen Störungsbilder beschäftigen.

Nach der Beruhigung der zervikalen Nervenwurzel kann dann zu stärkeren Techniken übergegangen werden, wie sie in Abb. 13.1 dargestellt sind. Dabei ist zu beachten, daß die angewandte Technik zunächst in einer entlasteten Spannungslagerung beginnt. Dann streckt die Patientin ihren Ellenbogen (den Arm auf das Behandlungsbett fallen lassen ist mehr als nur eine Mobilisationstechnik) bei Lateralflexion oder Translation der HWS. Eine Steigerung der Behandlung kann leicht durch mehr Abduktion im Schultergelenk erreicht werden. Die meisten Patienten lernen schnell, sich zuhause selbst zu mobilisieren. Elvey (1986) beschrieb nützliche Techniken für die aufbauende Behandlung einer zervikalen Nervenwurzelstörung.

In der akuten Phase einer Nervenwurzelverletzung reagieren manche Patienten leider nicht auf die physiotherapeutischen Anwendungen. Eine ausge-

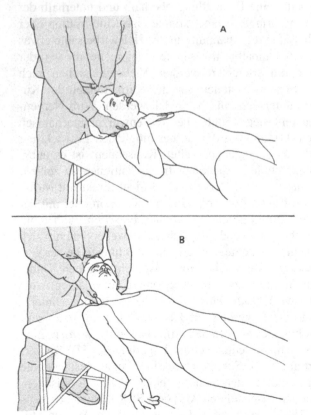

Abb. 13.1 A, B. Mobilisation einer nichtakuten Nervenwurzelstörung. Diese Technik bringt das Nervensystem von einer vollständigen Entlastungsposition bis zu einem Zustand erheblicher Spannung

prägte Pathologie der angrenzenden Strukturen ist wahrscheinlich die Ursache dafür. Bei diesen Patienten sind chirurgische Eingriffe oder andere invasive Behandlungen erforderlich. Dem einen oder anderen Patienten kann auch nur teilweise oder gar nicht geholfen werden. Diese Patienten müssen an andere Spezialisten überwiesen oder zu ihrem einweisenden Arzt zurückgeschickt werden.

Chronische Verletzungen der zervikalen Nervenwurzeln

Patienten mit einer chronischen Nervenwurzelverletzung ähneln, was ihre Schmerzbereiche betrifft, den Patienten mit akuten Nervenwurzelverletzungen. Die Schmerzen sind weniger einheitlich flächig verteilt und in der Peripherie auch weniger betont; manchmal sind sie nur lästig. Auf Befragung sagen diese Patienten oftmals, daß sie nie schmerzfrei sind und gelernt haben, mit diesen Schmerzen zu leben. Manche der Patienten können eine bestimmte Aktivität zeigen, die den Schmerz sofort auslöst, bei anderen aber ist eine Akkumulation von Aktivitäten wie z. B. Rennen oder lange Spaziergänge nötig, bevor die Schmerzen auftreten. Die Störung kann ein Restbestand nach einer akuten Verletzung sein oder auch Teil einer Verletzung wie z. B. eines Schleudertraumas. Bei der Untersuchung und Behandlung chronischer Nervenwurzelverletzungen muß herausgefunden werden, ob der Zustand stabil ist. Weil diese Patienten oft eine sehr starke Behandlung benötigen, ist es absolut notwendig, etwas über die Aktivitäten des Patienten und über das Verhalten dieser Störung übertags und im Lauf der letzten Monaten zu erfahren. Der Physiotherapeut sollte feststellen, ob diese Störung in ihrem Verhalten stabil ist oder nicht.

Bei den meisten chronischen Nervenwurzelverletzungen gibt es eine Pathomechanik, die unbedingt verändert werden muß, wenn es dem Patienten auch langfristig wieder besser gehen soll.

Die Behandlung in Mittelpositionen der Gelenke, Muskeln und Nervenkomponenten zeigt bei dieser Art Störung meistens nicht den gewünschten Erfolg. Für die wirksamsten Techniken müssen die Positionen der strukturellen Komponenten kombiniert eingesetzt werden. Es folgen einige Behandlungsbeispiele für nicht irritierbare Störungen.

Behandlung

Ich finde es sehr hilfreich, die Halswirbelsäule in Spannungsstellungen zu behandeln. Der ULTT1 ist dazu am geeignetsten und kann in dreierlei Weise angewandt werden: Der Patient kann entweder seinen Arm selber in der Spannungsposition halten, oder eine Hilfsperson hält ihn in der gewünschten Stellung. Der Physiotherapeut kann auch den Arm zwischen seinen Knien halten, indem er rittlings steht und mit dem einen Oberschenkel oberhalb und mit dem anderen unterhalb des Ellenbogens die Extension kontrolliert. Außenrotation oder Innenrotation im Schultergelenk können auf die gleiche Weise gehalten werden. Lateralflexion der Halswirbelsäule, in der Stellung des ULTT1 ausgeführt, ist ein gutes Beispiel für die Anwendung einer Technik in dieser Position (Abb. 13.2). Natürlich ist es immer einfacher, zusammen mit einem Assistenten zu arbeiten (Abb. 13.3); dabei kann die zervikale Lateralflexion dann durch die ulnare Kante der Hand des Therapeuten genau auf eine Wirbelebene lokalisiert werden. In der Stellung des ULTT1 können auch unilaterale posteroanteriore Mobilisationen ausgeführt werden. Die Palpationsbefunde werden sich bei dieser Technik je nach Stärke der angewandten Spannung drastisch voneinander unterscheiden. Liegt der Patient am Ende des Behandlungstischs, kann auch eine Technik in der ULTT1-Position ausgeführt werden, die die Muskeln und Faszien anterior dehnt; dabei wird die Hilfe einer Assistentin empfohlen (Abb. 13.4). Sanfte Techniken mit Halten/Lockerlassen können die automatischen Muskelkontraktionen bei der Atmung nutzen. Wenn notwendig, kann bei allen Techniken auch der bilaterale ULTT1 eingesetzt werden.

Eine maximale Wirkung auf das Nervensystem ist zu erreichen, wenn die vorgeschlagenen Sequenzen addierter Komponenten genau in der beschriebenen Reihenfolge ausgeführt werden. Dabei wird die Komponente, die die Quelle für die erhöhte Spannung darstellt, zuerst aufgenommen, dann wird Spannung hinzugefügt, und die zuerst aufgenommene Komponente wird behandelt. Manchmal ist diese Sequenzierung aber nicht möglich. Dann reicht es auch aus, den Patienten in eine Spannungsposition zu bringen und die Behandlung mit Bewegungen der Halswirbelsäule auszuführen.

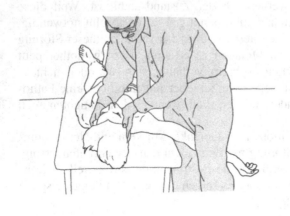

Abb. 13.2. Zervikale Lateralflexion zur anderen Seite in ULTT1-Stellung

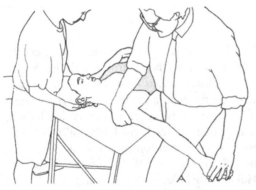

Abb. 13.3. Zervikale Lateralflexion zur anderen Seite in ULTT1-Stellung mit einer Assistentin

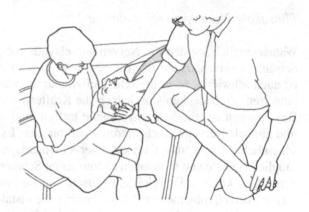

Abb. 13.4. Mobilisation der vorderen Strukturen an der HalswirbelsäuleIn ULTT1-Stellung

Für Nervenwurzelstörungen in Höhe von C7, C8 und T1 kann der ULTT3 benutzt werden (Kap. 8). Der Assistent hält die ULTT3-Position, und dadurch wird es dem Physiotherapeuten möglich, die Halswirbelsäule in verschiedene Stellungen wie Flexion oder Lateralflexion zur anderen Seite, von der Spannung weg, zu bringen und Zusatzbewegungen auf den entsprechenden kleinen Wirbelgelenken auszuführen.

In diesem Zusammenhang sollte auch die Rolle von Gegenspannung bei der fixierten Haltung des vorgeschobenen Kopfs („Dowager's Hump") angesprochen werden. Diese Haltung, die in Kap. 4 dargestellt wurde, kann als eine der Spannung ausweichende Haltung beschrieben werden, weil die Extension der oberen Halswirbelsäule Spannung auf das Rückenmark, auf die Meningen und auf die Nervenwurzeln vermindert. In Verbindung mit den Haltungsanpassungen, die bei so vielen im Sitzen ausgeübten Berufen erforderlich sind, kann sich diese Fehlhaltung fixieren. Beim Gebrauch der ULTT1-Position ist mir aufgefallen, daß der Versuch, die Fehlhaltung zu korrigieren, die Symptome verstärkt, die durch den ULTT1 bereits reproduziert wurden. Umgekehrt, bei korrigierter Fehlhaltung verstärkte der dann hinzugefügte ULTT1 oftmals die bereits reproduzierten Symptome. Als Behandlungstechnik kann in der ULTT1-Position oder in einer bilateral eingenommenen Spannungsstellung die Retraktion der Halswirbelsäule über die Behandlungstischkante ausgeführt oder auch ein Keil unter die betreffende thorakale Ebene gelegt werden. Alle diese Techniken sollten nicht als ein Rezept verstanden, sondern individuell an den jeweiligen Patienten angepaßt werden.

Die beschriebenen Techniken sind sehr wirksame Mobilisationen; sie dürfen nur bei nicht irritierbaren Zuständen angewandt werden. Die Irritierbarkeit von Störungen wurde in Kap. 4 besprochen, und Maitland (1986) beschreibt sie ausführlich. Die Mobilisation des Nervensystems ist kein Allheilmittel. Die Techniken erweitern nur das Behandlungsrepertoire des Physiotherapeuten und bilden lediglich einen Teil des multifaktoriellen Behandlungszugangs. Sicherlich gibt es auch noch andere nützliche Techniken. Die Patienten sollten auch nach genauen Anweisungen ein Heimprogramm durchführen; einige Gedanken dazu wurden in Kap. 11 ausgeführt.

Thorakale Nervenwurzelsyndrome

Wahrscheinlich werden die Nervenwurzelsyndrome im Bereich der Brustwirbelsäule unterschätzt. In der Literatur gibt es dazu wenige Hinweise, und es ist auch schwierig, neurologische Defizite an thorakalen Nervenwurzeln nachzuweisen. Zu bedenken sind jedoch die Kräfteeinwirkungen, die bei normalen Bewegungen auf die Brustwirbelsäule treffen, und auch, wie häufig zervikale und lumbale Nervenwurzelsyndrome vorkommen. Es scheint deshalb nur wahrscheinlich zu sein, daß thorakale Nervenwurzelsyndrome bestehen und eine mögliche Quelle von thorakalen abdominalen Schmerzen und Thoraxbeschwerden bilden können. Die gleichen Muster wie sie bei zervikalen und lumbalen Nervenwurzelproblemen bestehen – wobei die distale Schmerzkomponente allerdings stärker ist – können auch thorakal auftreten. Diese Schmerzen können mit einer Diagnose wie „Rippenknorpelzerrung" oder „gebrochene Rippe" versehen werden.

Nach Marinacci und Courville (1962) können Nervenwurzelirritationen in Höhe von T6/7 epigastrische Schmerzen auslösen, auf der Ebene von T7/8 Gallenblasenschmerzen, in Höhe von T9 Nierenprobleme, und in Höhe von T11/12 können sie Irritationen der Harnleiter und Blasenprobleme erzeugen. Natürlich sind nicht alle Thoraxschmerzen ursprünglich Nervenwurzelprobleme. Vorausgesetzt, daß Strukturen des Bauchbereichs und des Mediastinums als Quelle ausgeschlossen werden können, bilden auch die Interkostalnerven und die interkostalen Muskeln mögliche Ursachen.

Behandlung

Oft reicht die Behandlung der Berührungsflächen angrenzender Strukturen aus, wie z. B. Mobilisation oder Manipulation des betreffenden Wirbelsäulensegments. Um eine schnellere Wirkung auf Syndrome zu erzielen, die etwas langsamer reagieren, kann das Nervensystem, falls es an der Störung beteiligt ist, in Verbindung mit anderen Strukturen behandelt werden. Dazu werden Kombinationen des „Slump"-Tests empfohlen, wenn notwendig zusammen mit Lateralflexion und Rotation der Brustwirbelsäule, um einen besseren Zugang zum Nervensystem zu erreichen. Es lohnt sich, den „Slump"-Test und auch den Langsitz zu analysieren. In einigen dieser Stellungen lohnt es sich auch, die Wirkung der Tiefenatmung auf die Symptome auszutesten. Ich habe es bei der Mobilisation nicht irritierbarer Störungen, die eine thorakale Nervenwurzel mitbeteiligen, am wirksamsten gefunden, den Patienten aus der „Slump"-Langsitzstellung heraus zu behandeln. Dabei gebe ich Überdruck auf die thorakale Flexionsstellung, eventuell sogar mit geringer Lateralflexion, und rotiere die Wirbelsäule von der schmerzhaften Seite weg. Eine dieser Stellungskomponenten, beispielsweise Rotation, kann als Mobilisationsbehandlung benutzt werden. Eine ähnliche Stellung wird in Abb. 13.6 für das T4-Syndrom gezeigt.

Obwohl sich diese Ausführungen hier auf thorakale und zervikale Nervenwurzeln beziehen, gelten bei akuten und chronischen Nervenwurzelsyndromen ähnliche Behandlungsprinzipien.

Verlust an Wirbelsäulenextension

Für die meisten Störungen mit Gegenspannung sind Symptome charakteristisch, die bei Längsbewegungen des Nervensystems ausgelöst werden, aber in manchen Fällen ist dies anders. Ich habe bereits die mögliche Beziehung zwischen dem Nervensystem und den Berührungsflächen der angrenzenden Strukturen angesprochen, wobei beim Loslassen einer Bewegung Symptome produziert werden (Kap. 4 und 9). Es wurde dabei betont, daß in solchen Fällen eine sorgfältige Untersuchung der Berührungsflächen erforderlich ist. Als Beispiele für eine scheinbare Entlastung der Spannung, die Symptome auslöst und letztlich eine Bewegungseinschränkung bewirkt, sind Fälle geeignet, in denen ein Verlust von Wirbelsäulenextension beobachtet wird.

In allen Stellungen und Positionen steht das Nervensystem stets unter etwas Spannung. Die Neuraxis und die Meningen müssen sich sowohl an Flexion als auch an Extension anpassen (Kap. 2). Werden diese Anpassungsmechanismen gestört, können beim Versuch einer Bewegung Symptome ausgelöst werden. Vielleicht sind das dorsomediale Band oder die duralen Ligamente in irgendeiner Weise pathologisch verändert und begrenzen so die notwendige anteriore und posteriore Beweglichkeit des Rückenmarks im Spinalkanal.

Erstmals wurde ich klinisch darauf aufmerksam, als ich bemerkte, daß SLR-Techniken häufig bei Patienten mit akuten und chronisch verlaufenden lumbalen Rückenschmerzen die lumbale Extension verbesserten.

Die Patienten mit chronischen Rückenschmerzen im Bereich der Lendenwirbelsäule, von denen hier die Rede ist, passen in die von McKenzie beschriebene Kategorie der „Dysfunktionen". Versuche, eine lumbale Extension über die von McKenzie empfohlenen Techniken wiederherzustellen oder über posteroanteriore Mobilisationstechniken – vielleicht sogar in lumbaler Extensionsstellung ausgeführt, wie Maitland (1986) es empfiehlt – bringen vielleicht nicht immer befriedigende Resultate. Bei diesen Patienten sollten der SLR, der PNF und der „Slump"-Test untersucht werden. Steht ein beweglicher Untersuchungstisch zur Verfügung, mit dem die Wirbelsäule in Extension gelagert werden kann, sollten auch SLR und PNF in lumbaler Extensionsstellung untersucht werden.

Die Techniken müssen – wenn sie anwendbar sind – ziemlich stark ausgeführt werden; danach ist sogleich eine Veränderung in der Extension der Lendenwirbelsäule zu beobachten. Wie der „Slump"-Test und der SLR, kann auch der SLR in lumbaler Extension eine nützliche Technik darstellen. Wahrscheinlich wird dabei die Dura nach vorne in den Spinalkanal gezogen, und die posterioren Anteile der Dura mater mit ihren Verbindungen zum Ligamentum flavum werden mobilisiert.

Die Mobilisation des Nervensystems findet eher bei akuten lumbalen Schmerzbildern Anwendung, wie z. B. bei einer verletzten Bandscheibe. Dabei ist es faszinierend, wie eine Mobilisationsbehandlung des Nervensystems so ausgeführt werden kann, daß die Berührungsflächen angrenzender Strukturen kaum beeinflußt werden. Zum Beispiel kann bei Verdacht auf eine Bandscheibenverletzung die Technik wie folgt ausgeführt werden: IN: Flexion des Hüftgelenks, TAT: Kniestreckung; die Bandscheiben und die sie umgebenden Strukturen müssen dabei nicht bewegt werden. Es lohnt sich, diese Technik auch bei mehrfachen Gewebsverletzungen wie z. B. nach einem Schleudertrauma anzuwenden. Hierbei wird dann nur eine der beteiligten schmerzempfindlichen Strukturen bewegt.

Bei manchen dieser Patienten könnte auch der PKB posititv sein; er kann dann als Behandlungstechnik die Wiederherstellung von lumbaler Extension unterstützen und gleichzeitig zur Verbesserung des SLR beitragen.

Das Schleudertrauma

Bei einem schweren Trauma ist eine Verletzung des Nervensystems unvermeidlich. Das Nervensystem kann direkt verletzt werden oder auch nur sein Gefäßanteil. Zum Beispiel wäre es durchaus möglich, daß das Nervensystem infolge erhöhter Druckverhältnisse durch Blutungen oder Ödeme in benachbarten nichtneuralen Strukturen geschädigt ist. In einem späteren Stadium können Teile des Nervensystems an Narbenbildungen der nichtneuralen Strukturen beteiligt sein; das Schleudertrauma gehört zu dieser Art von Verletzungen.

Zusammenhang zwischen Nervensystem und Schleudertrauma

Bogduk (1986) hat die Pathologie der Verletzungen des Nervensystems in einer Übersichtsarbeit zusammengefaßt. Von den Pathologien im Bereich des Gehirns einmal abgesehen, gibt es relativ wenig Literatur über Verletzungen des Nervensystems. Ich habe den Eindruck, daß die Verletzungen, die das Nervensystem bei einem Schleudertrauma erfährt, unterschätzt werden. Bestimmte Aspekte, die diese Hypothese stützen, werden im folgenden besprochen.

1. Das Schleudertrauma ist durch eine Mechanik charakterisiert, die das Nervensystem in Mitleidenschaft zieht. Die auslösende Bewegung beim Schleudertrauma ist eine unkontrollierte zervikothorakale Extension, die das neuromeningeale Gewebe im Bereich der intervertebralen Foramen komprimieren kann. Die zweite Phase besteht aus einer unkontrollierten Flexion der Wirbelsäule, die im gesamten Nervensystem Spannung erzeugt. Die meisten Schleudertraumen beinhalten jedoch nicht nur eine Flexions-/Extensionsbewegung, sondern es kann auch Seitneige oder Rotation der Halswirbelsäule beteiligt sein, wenn vor dem Aufprall eine entsprechende Haltung eingenommen wurde, oder auch infolge der Richtung der Gewalteinwirkung. Es wurde gezeigt, daß Lateralflexion die Spannung sowohl im Spinalkanal als auch im Plexus brachialis verändern kann (Breig 1978). Das Schleudertrauma tritt mit einer gewissen Geschwindigkeit ein. Deshalb sind Verletzungen vieler Gewebe möglich, und das Nervensystem hat weniger Zeit, all seine Spannungsmechanismen zu entfalten. Beispielsweise können beim Schleudertrauma schnelle Kräfteeinwirkungen auf das Ner-

vensystem im Bereich des Kopfs, des Nackens und des Thorax auftreffen, während die Verteilung von Kräften in Beinen und Armen geringfügiger ist.

2. Bei einem Schleudertrauma kann das Gehirn verletzt werden (Ommaya et al. 1968). Wenn das sorgfältig geschützte Gehirn und der Hirnstamm bei entsprechender Gewalteinwirkung verletzt werden können, kann auch – wenn von der Kontinuität des Nervensystems ausgegangen wird – das Rückenmark verletzt werden. Darauf verweisen die Verletzungen bei Versuchen mit Affen (Ommaya et al. 1968). Es scheint auch einsichtig, daß das Rückenmark der gleichen Gegenschlagverletzung ausgesetzt ist wie das Gehirn. Nichts spricht dagegen, daß Neuraxis und Meningen in der Flexionsphase eines Schleudertraumas, wenn sie sich sehr schnell verlängern müssen, verletzt werden können. Der gesamte Verlauf des Nervensystems im Spinalkanal ist dabei gefährdet.

3. In der Extensionsphase eines Schleudertraumas kann der zervikale sympathische Strang, der vor der Flexions-/Extensionsachse liegt, gezerrt werden. Dies wurde bei Affen experimentell nachgewiesen (MacNab 1971). Auch der sympathische Grenzstrang in der Brustwirbelsäule ist in Gefahr, bei Flexion der Wirbelsäule und aufgrund seiner Verbindung zu den Nervenwurzeln mitverletzt zu werden.

4. Bei schweren Verletzungen nichtneuralen Gewebes scheint eine Beteiligung des Nervensystems unvermeidbar. Clemens und Burrow (1972) fanden bei ihren Studien an Leichen häufig Risse in den Bandscheiben und im Ligamentum longitudinale auf Höhe von C4/5 bis C6/7; das ist der Bereich, wo der Spinalkanal am engsten ist. Sobald eine Blutung stattfindet, könnte theoretisch eine Schädigung der Nervenwurzel eintreten, die zu Fibrose führt (Bogduk 1986). Wenn die Mm. scaleni entweder gezerrt wurden oder im Schutzspasmus stehen, haben sie eine unmittelbare Auswirkung auf die Stränge des Plexus brachialis, die durch sie hindurchziehen.

5. Das Bild der Symptome, wie es nach einem Schleudertrauma so häufig zu sehen ist, unterstützt in vieler Hinsicht die in diesem Buch formulierten Hypothesen: Das Muster zervikaler Schmerzen in Verbindung mit Schmerzen im Brustkorbbereich und gelegentlich auftretenden lumbalen Beschwerden ist gar nicht so selten. Die Studie von Clemens und Burrow (1972) zeigt, daß die meisten Verletzungen in Höhe von C5/6 auftreten, d.h. auf der Ebene des Spannungspunkts. Eine Studie von Maimaris et al. (1988) besagt, daß Patienten, die unter den Nachwirkungen eines Schleudertraumas leiden und während der ersten drei Wochen nach dem Unfall über Schulterblattschmerzen klagen, eine schlechtere Prognose haben als die Patienten, die nur Schmerzen im Bereich der Halswirbelsäule angeben.

6. Durch meine Beobachtungen an ungefähr 150 Patienten, die ein Schleudertrauma erlitten, habe ich den Eindruck gewonnen, daß die veränderte Mechanik des Nervensystems eine wichtige Rolle in der Symptomatologie spielt, die einem Schleudertrauma folgt. Die strukturelle Differenzierung bildet den Schlüssel zum Nachweis dieser Hypothese. Auch bei scheinbar milden Schleudertraumen kann der SLR sehr häufig Kopf- und Nackenschmerzen reproduzieren. Liegt ein Arm in der Spannungsposition, wird

die Extension im Handgelenk die zervikalen Symptome verändern. Diese Schmerzen müssen in irgendeiner Weise mit dem Nervensystem oder mit den Strukturen, an denen das Nervensystem befestigt ist, in Zusammenhang stehen.

Quintner (1989) berichtet, daß der Spannungstest des Plexus brachialis bei 55 von 61 symptomatischen Armen bei 37 Patienten, die über Armschmerzen nach einem Schleudertrauma klagten, positiv war. Dies unterstützt Bogduks These, daß die Nervenwurzeln an Narbenbildungen nach Blutungen ins Gewebe beteiligt sein müssen.

Aspekte der Behandlung

In Kap. 10 wurden die Grundprinzipien der Behandlung beschrieben. Anhand des akuten Schleudertraumas kann demonstriert werden, wie das Nervensystem auch von weit entfernt gelegenen Stellen des Körpers aus behandelt werden kann. Für die akute und irritierbare Störung bietet die Behandlung Schmerzerleichterung an, und sie dürfte logischerweise auch Narbenbildung im Nervensystem begrenzen oder sogar ganz vermeiden helfen. Andere Strukturen, die an der Traumatisierung beteiligt waren, sollten mitbehandelt werden.

Prognose, Schleudertrauma und das Nervensystem

Das Beschwerdemuster, wie es sich nach Schleudertraumen häufig manifestiert, ist allgemein bekannt. Die Symptome können jahrelang anhalten, und sie können auch anfallartig auftreten. Manche Schmerzen beruhigen sich mit der Zeit wieder, aber andere müssen behandelt werden. Der Physiotherapeut sollte stets bedenken, daß manche Symptome und Zeichen irreversibel sein können, was vor allem vom Ausmaß der Verletzung abhängig ist; der Grund dafür kann aber auch in bereits vorher bestehenden Störungen liegen oder in besonderen Eigenschaften des Patienten. Ich denke, daß diese Irreversibilität zum großen Teil durch die Verletzung des Nervensystems bedingt ist. Wenn eine entzündliche Reaktion erst einmal intraneural oder extraneural etabliert ist, kann ihre Auflösung sehr langsam vor sich gehen und zu irreversiblen Veränderungen in Form von Narben führen (Murphy 1977; Ford und Ali 1985; Fernandez und Pallini 1985). Sogar kleinste intraneurale Schwellungen im Nerv brauchen Monate, ehe sie sich ganz zurückbilden (Triano und Luttges 1981). Frühzeitiges Bewegen kann diese Irreversibilität teilweise verhindern. Wahrscheinlich werden die Heilungsschritte der Zielgewebe in irgendeiner Weise durch Zusammensetzung und Fluß des Axoplasmas zu und von den Zielgeweben beeinflußt. Das verletzte Nervensystem mit geschädigten Axoplasmatransportsystemen kann die Heilungsschritte verlangsamen.

Epidurale Hämatome

Viele Arten von Verletzungen können das Rückenmark und die Meningen beeinträchtigen. In der Literatur werden gelegentlich spinale epidurale Hämatome erwähnt. Ich führe sie hier als Beispiel für eine mögliche Erklärung von ausgeprägten Symptomen und Zeichen neuraler Gegenspannung bei Patienten mit Minimaltraumen an, bei denen es wenige oder gar keine Hinweise auf Leitungsveränderungen gibt. Die Entwicklung des MRI (Magnetresonanztomograpie) macht diesen Zustand der Diagnostik inzwischen besser zugänglich (Pan et al. 1988). Es wird angenommen, daß diese Verletzungen vom venösen Plexus aus im Duralraum entstehen. Die dünnwandigen Venen im epiduralen Raum können durch einwirkende Zugkräfte gezerrt werden, oder die intravenösen Druckverhältnisse können sich plötzlich erhöhen (Scott et al. 1976). Die Ätiologie ist jedoch noch ungewiß, und viele der beschriebenen Hämatome treten spontan ohne klar erkennbaren Grund auf (Wittebol und Van Veelen 1984).

In vielen Fällen erholen sich die Patienten innerhalb weniger Tage oder Wochen spontan, während das Fremdmaterial abgebaut wird. Bei anderen Patienten wird eine chirurgische Entfernung des Materials notwendig. Die normale Bewegung von Neuraxis und Meningen sollte mit therapeutischen Bewegungen oder mithilfe von Operationen gefördert oder wiederhergestellt werden, bevor irgendeine Art von Verklebung entstehen kann. Jede Mobilisationsbehandlung sollte stets in Absprache mit dem überweisenden Arzt durchgeführt werden.

Kokzygodynie und Spondylolisthese

Diese beiden Störungen sind Beispiele für spinal bedingte Beschwerden, wobei oftmals ausgedehnte Gegenspannungskomponenten vorhanden sind, die aber meiner Ansicht nach nicht ausreichend untersucht und behandelt werden.

Nicht alle Schmerzen kommen von lokalen Strukturen, die das Os coccygis komprimieren. Es gibt zwei unterschiedliche Muster der Präsentation von Kokzygodynie. Bei der ersten Gruppe ist die Beteiligung des Steißbeins offensichtlich. Der Patient kann beispielsweise direkt auf das Steißbein gefallen sein, als er auf einem harten Gegenstand landete, oder er kann auch einen unmittelbaren Stoß auf sein Steißbein erhalten haben; auch während des Geburtsvorgangs kann es zu Verletzungen des Steißbeins kommen. Eine röntgenologisch nachweisbare Fraktur kann vorliegen. Während die Ursache für lokale Symptome meistens offensichtlich ist, können beim Unfall doch auch sekundär Strukturen verletzt worden sein, die dann an manchen dieser Symptome beteiligt sind und/oder sie sogar unterhalten. Die andere Patientengruppe, die über Schmerzen im Bereich des Steißbeins klagt, kann auf Befragen jedoch keinen Grund für diese Beschwerden angeben. Richards (1954) überprüfte 102 Fälle mit der Diagnose „Kokzygodynie" und stellte fest, daß weniger als die Hälfte der Patienten eine Verletzungsgeschichte angeben konnten. Er glaubte, daß die Ursache zentral durch einen Bandscheibenvorfall im unteren Lumbalbereich ausgelöst würde. Manchmal geben Patienten Informationen, die direkt auf das Nervensystem verweisen. Sie beschreiben Schmerzen beim Sitzen, die stärker werden, wenn sie den Kopf nach vorne neigen. Folgender Test könnte bei allen Patienten mit Steißbeinbeschwerden ausgeführt werden: Der Patient wird aufgefordert, sich so hinzusetzen, daß er seinen Schmerz auslöst; dann werden Flexion oder Extension der Halswirbelsäule hinzugefügt, und es wird abgewartet, ob sich der Schmerz verändert.

Obwohl bei der Behandlung „Slump"-Techniken hilfreich sind, sollte doch den Berührungsflächen angrenzender Gewebe, wie z. B. den Bereichen der Spannungspunkte und den Illiosakralgelenken Aufmerksamkeit geschenkt werden. Es ist auch möglich, daß Gelenke der unteren Lendenwirbelsäule Symptome in das Steißbein senden. Das Os coccygis kann vom Patienten selbst und vom Therapeuten z. B. im „Slump"-Langsitz mobilisiert werden.

Meine Hypothese geht dahin, daß der Zusammenhang von Gegenspannungssyndromen und Kokzygodynie im Filum terminale begründet liegt, das an der dorsalen Fläche des Os coccygis befestigt ist. Wenn das Filum terminale für feinste Rückmeldungen über Spannungszustände in den Meningen zuständig ist (Kap. 1), könnte es selbst und auch seine Befestigungen am Coccyx auf Spannungsveränderungen an anderen Stellen im Verlauf der Neuraxis und in den Meningen besonders empfindlich reagieren.

Patienten klagen gelegentlich nach starken SLR-Techniken und Mobilisationen in „Slump"-Positionen gegen Widerstand über Schmerzen in der Steißbeingegend. Meistens bleiben sie einen oder zwei Tage bestehen und scheinen darauf hinzudeuten, daß sich etwas bewegt hat, und daß das Os coccygis nun etwas Spannung vertragen kann. Wenn das Steißbein keine lokale Pathologie aufweist, verschwindet dieser Schmerz nach ein paar Tagen meistens wieder.

Spondylolisthese

Viele Physiotherapeuten wissen, daß mit einer Spondylolisthese eine gespannte ischiokrurale Muskelgruppe einhergeht. Ich frage mich, ob wirklich nur Spannung in der ischiokruralen Muskelgruppe besteht. Eine Spondylolisthese, die die Raumverhältnisse im Spinalkanal verändert, kann natürlich auch die Mechanik des Nervensystems verändern, sei es direkt oder als Auswirkung der bestehenden Neuroischämie. Mit zunehmendem Alter kann sich dieser Zustand verschlechtern, weil wiederholte entzündliche Phasen zu pathomechanischen Veränderungen führen. Ich habe beobachtet, daß Patienten mit Spondylolisthese auch eine spinale Spannung zeigen; häufig sind die spinalen Spannungspunkte C5/6 und T6 beteiligt.

Die Mobilisation des Nervensystems bietet hier eine Möglichkeit, die Schmerzen zu behandeln und die Beweglichkeit des Nervensystems im Bereich der Spondylolisthese zu erhalten. Die Techniken haben dabei den Vorteil, daß sie das Nervensystem bewegen, ohne daß Gelenkstrukturen bewegt werden. Wenn eine veränderte Mechanik des Nervensystems vermutet wird, sollten auch unbedingt höher gelegene Ebenen der Wirbelsäule mituntersucht werden. Etwas Spannung könnte von der symptomatischen Stelle weggenommen werden, wenn die beteiligten spinalen Berührungsflächen anderer Strukturen in die Behandlung einbezogen werden.

Die postchirurgische Lendenwirbelsäule

Die normale Physiologie und Mechanik des Nervensystems wird durch chirurgische Eingriffe an der Wirbelsäule unweigerlich verändert. Selbst wenn der Duralsack chirurgisch nicht verändert wurde, könnte die Dura mater oder die Duraltaschen doch von Blutungen, Ödemen und Bindegewebsproliferationen infolge durchschnittener Bänder beeinflußt werden. Nach einer Operation der Wirbelsäule sollte in Abstimmung mit dem Chirurgen eine Mobilisation des Nervensystems durchgeführt werden.

Dabei sind zwei Gruppen von Patienten mit unterschiedlichen Beschwerdebildern zu berücksichtigen: die akute postoperative frühe Situation, in der vom ersten Tag nach der Operation Techniken eingesetzt werden können, und die chronische Störung, wo Techniken auch noch viele Jahre nach dem chirurgischen Eingriff anwendbar und wirksam sind. Die Beeinflussung von Schmerz und die Verminderung von Narbenbildung nach Laminektomie sind die Hauptziele der Behandlung. Es ist immer bedauerlich, wenn chirurgische Erfolge dadurch vermindert werden, daß auf ein paar postoperative Anwendungen, die sogar Schmerzen erleichtern können, verzichtet wird. Es gibt einige Untersuchungen über biologische Substanzen, z. B. Fette und nichtbiologische Substanzen wie silastische Membranen, die die Narbenbildung nach Laminektomie verringern sollen (Mikawa et al. 1986). Auch die frühe Mobilisation des Nervensystems sollte logischerweise als Maßnahme zur Verringerung von Narbenbildungen betrachtet werden; unter diesem Aspekt wäre sie dann auch in Studien zu prüfen.

Um die Narbenbildungen nach Öffnung des Spinalkanals zu beschreiben, wird die Bezeichnung „spinale Fibrose" benutzt (de la Porte und Siegfried 1983). Diese vage Terminologie wird auch bei der Beschreibung von intermeningealer Fibrose gebraucht, z. B. zwischen der Arachnoidea und der Dura mater oder zwischen der Arachnoidea und den Nervenwurzeln. Die Bezeichnung „Arachnoiditis" wird ähnlich für eine bestimmte Art von spinaler Fibrose verwendet. „Spinale Fibrose" wird auch vage als Bezeichnung für die Fibrosenbildung der Dura mit anderen Strukturen innerhalb des spinalen Kanals benutzt. Der unterschiedliche Gebrauch dieses einen Begriffs muß richtig verstanden werden. Wenn das Rückenmark in einer pathologischen Weise mit Bindegewebe verklebt ist, aus dem dann Rückenmarkszeichen entstehen, sehen Behandlungsansätze, Prognose und Vorsichtsmaßnahmen ganz anders aus. Für diese bestimmte Situation sind die Techniken, die ich hier empfehle, vielleicht nicht angemessen.

Wenn erst einmal die Kontinuität des Duralsacks unterbrochen ist oder intradural entzündliche Prozesse stattfinden, scheint Bindegewebe zu proliferieren

(Fernandez und Pallini 1985; Hoyland et al. 1988). Bereits erforschte Ursachen dafür sind:

- Myelographie. Dadurch traten häufiger Probleme auf, als die Kontrastmittel noch auf einer Ölbasis hergestellt wurden (Quiles et al. 1978; Benoist et al. 1980).
- Operationen innerhalb des Spinalkanals (Hoyland et al. 1988).
- Trauma. Ein Bandscheibenprolaps kann an der Dura mater zerren und einen intraduralen Riß provozieren (Blikra 1969; Lee und Fairholm 1983). Bei einem Autounfall können möglicherweise Durarisse entstehen. Beide Situationen resultieren wahrscheinlich aus der Tatsache, daß die Dura in horizontaler Zugrichtung sehr schwach ist (Kap. 1).
- Degenerationsprozesse der Bandscheibe (Ransford und Harris 1980) und Kanalstenose (Clark 1969). Die Abfallprodukte der Entzündungsprozesse können zu Fibrose führen, wenn sie nicht abtransportiert werden.

Es gibt sehr viel Literatur über das „Failed-back"-Syndrom (therapieresistente Rückenbeschwerden). Als Hauptursachen dafür werden intraspinale und meningeale Fibrosen angegeben. Bei wiederholter Laminektomie ist das vorhandene Narbengewebe deutlich erkennbar. Hoyland et al. (1988) vermuteten, daß Personen, die zu einer Überproduktion von Narbengewebe neigen und nach Hautverletzungen Keloid bilden, auch meistens spinale Fibrose zeigen. In vergleichenden Studien konnte eine gestörte fibrinolytische Aktivität, die zu ungenügendem Wegräumen von Fibrindepots führt, bei Patienten mit chronischen Rückenschmerzen nachgewiesen werden. Dies könnte eine Eigenart des „Failed back" darstellen (Pountain et al. 1987). Diese Autoren betonen jedoch auch, daß bei Patienten mit Rückenschmerzen zuwenig Körperbewegung fibrinolytische Störungen in Gang setzt.

Fahni (1966) stellte drei seiner postchirurgischen Patienten vor. Er empfahl sanfte SLR-Behandlungstechniken nach der Operation und dachte dabei mehr daran, die Adhäsionen in einem elastischen Zustand zu erhalten, als Verklebungen gänzlich zu verhindern. Louis (1981) führte wahrscheinlich eine der umfassendsten Untersuchungen über neuromeningeale Biomechanik durch. Er betont: „Um nach Operationen schmerzhafte Folgeerscheinungen im Bereich des lumbosakralen Kanals zu vermeiden, die durch eine postchirurgische Epiduritis ausgelöst wurden, müssen die Nervenwurzeln der Cauda equina unbedingt beweglich erhalten werden."

Der akute postoperative Patient

Der akute postchirurgische Patient wird notgedrungen ganz anders behandelt als der Patient, der vielleicht zwei Monate oder gar einige Jahre nach seinem operativen Eingriff in die Behandlung kommt. Es wird hier ein Basisprogramm empfohlen, das mit der Routinebehandlung (z. B. Mobilisation und Atemübungen) verknüpft ist und mit dem Chirurgen, der die Operation ausgeführt hat, abgesprochen sein sollte. Bei den meisten Patienten besteht kein Grund dafür, warum mit der Mobilisation des Nervensystems nicht schon am Tag nach der Operation begonnen werden sollte.

1. Tag. Dorsalflexion und Plantarflexion im Fußgelenk, ausgeführt in großen Bewegungsausschlägen durch die Beweglichkeit hindurch, ebenso Abduktion und Adduktion im Hüftgelenk, Hüftrotation aus Neutralstellung und passive Nackenflexion.

2. Tag. Wiederholung der Behandlungssequenz vom 1. Tag und zusätzlich in großen Bewegungsamplituden Extension im Kniegelenk in geringen Graden von Hüftflexion. Dabei kommt es nur zu minimalen Bewegungen des Spinalkanals, aber das Nervensystem ist gespannt und bewegt worden. Manche Patienten vertragen auch einige Bewegungen mit SLR.

3. Tag. Wiederholung der Techniken vom Vortag. Erweiterung der Behandlung durch Kniestreckung in etwas mehr Hüftflexion; dazu werden Adduktionsbewegungen im Hüftgelenk in geringen Graden einer SLR-Position empfohlen.

4. Tag. Wiederholung der Techniken vom Vortag; zusätzlich werden Adduktion und Innenrotation im Hüftgelenk bei größeren Graden eines SLR empfohlen.

Die Vorgehensweise ist so angelegt, daß das Nervensystem zwar bewegt wird, die Techniken aber die Wirbelsäule nicht ursächlich bewegen, wie es allerdings ein SLR tun würde. Es ist sinnlos, Spannung auf das Nervensystem auszuüben, wenn es Bewegung braucht. Spannung kann immer noch später, wenn sich der Zustand verbessert, in die Behandlungstechniken eingebracht werden. So ein Programm muß an den jeweiligen Patienten stets individuell angepaßt werden.

Die Patienten sind voneinander verschieden, und die Behandlungsziele werden für jeden Patienten und auch für jeden Behandlungstag unterschiedlich sein müssen. Hat der chirurgische Eingriff in Höhe von L2/3 stattgefunden, muß auch der PKB in die Behandlung einbezogen werden.

Das Behandlungsziel sollte sich zunächst auf die postoperative Erleichterung von Schmerzen und Symptomen ausrichten und gleichzeitig die postlaminektomische Narbenbildung in allen intraneuralen und extraneuralen Geweben eingrenzen; dies kann in sanfter Weise geschehen, so daß der derzeitige Zustand nicht gereizt wird.

Auch wenn sich der Patient zu bewegen beginnt und außerhalb des Betts sitzt, ist durchaus noch Aufmerksamkeit für das Nervensystem angebracht. Beispielsweise kann der Patient im Sitzen Automobilisationstechniken durch Nacken- und Thoraxflexion ausführen. Der Patient kann auch in einer teilweise eingenommenen „Slump"-Position sein Knie beugen und strecken. Obwohl die meisten Physiotherapeuten sich durchaus des Werts einer SLR-Mobilisation bei diesen Patienten bewußt sind, werden dennoch die zunächst sehr sanften Bewegungen und auch die Mobilisation vom Kopfende her häufig nicht genügend berücksichtigt.

Der chronische postchirurgische Patient

Schmerzzustände nach operativen Eingriffen an der Wirbelsäule und Bewegungseinschränkungen sind sehr häufig. Dabei sollte nicht vergessen werden, daß Patienten, die sich schließlich einer Operation unterziehen müssen, bereits multistrukturelle Probleme haben; der chirurgische Eingriff ist jedoch nur auf eine oder zwei der beteiligten Strukturen ausgerichtet.

Bei vielen dieser Patienten sind starke Mobilisations- und Automobilisationstechniken angezeigt. Alle beteiligten Strukturen und Wirbelsäulenebenen, die auch viel höher liegen können als die Operation selbst, sollten in die Behandlung einbezogen werden. In fast allen Fällen werden manche Faktoren des derzeitigen Störungszustands irreversibel sein. Wenn optimale Behandlungsresultate erreicht werden sollen, müssen die beteiligten Strukturen in kombinierten Bewegungspositionen behandelt werden, in denen die Bewegungseinschränkungen auch am besten zu beurteilen sind. Ein gutes Beispiel dafür ist die von Stoddard (1969) empfohlene Technik, bei der lumbale Rotation mit SLR des oben liegenden Beins ausgeführt werden. Auch SLR in Verbindung mit Traktion kann Erfolg bringen. Dabei werden Mobilisationstechniken durch die vorhandene Beweglichkeit hindurch und am Limit empfohlen. Um zum bestmöglichen Behandlungserfolg beizutragen, muß der Patient sehr gewissenhaft seine Automobilisationsübungen zuhause ausführen; oft braucht er hier eine weitere Person, die ihm bei der Durchführung seiner Übungen hilft. Obwohl bei diesen Patienten eine starke Behandlung angezeigt ist, muß doch auf eine eventuelle Instabilität der Wirbelsäule und Syndrome mit Verklebungen des Rückenmarks geachtet werden.

Kopfschmerzen

Durale Kopfschmerzen

Die kraniale und zervikale Dura sind innerviert (Kap. 1); deshalb können sie auch als Quelle von Kopfschmerzen in Frage kommen (Bogduk 1986, 1989). Es ist vorstellbar, daß Irritationen der zervikalen Dura mater Kopfschmerzen bewirken, was auch Cyriax (1978) erwähnte; Kopfschmerzen können vermutlich auch von extrasegmentalen Leitungsmustern der lumbalen Dura mater ausgelöst werden (Smyth und Wright 1958; El Mahdi et al. 1981). Die Bezeichnung „duraler Kopfschmerz" wird von Physiotherapeuten häufig benutzt; es ist jedoch schwierig, ihm ein eindeutiges Muster von Zeichen und Symptomen zuzuordnen. Besondere Sorgfalt ist angebracht, ehe die Vermutung ausgesprochen werden kann, daß die Symptome von der Dura her kommen. Es scheint auch ziemlich unwahrscheinlich, daß die Dura mater die einzige Quelle derartiger Symptome ist. Wie Bogduk (1989) ganz klar beschrieb, ist Aktivität im trigeminozervikalen Nukleus Voraussetzung dafür, daß Kopfschmerzen überhaupt empfunden werden. Der N. trigeminus ist nicht der einzige Nerv, der im Nukleus endet. Nozizeptive Afferenzen von der Dura mater und intrakranialen Blutgefäßen sind andere Beispiele (Bogduk 1989). Aktivität im trigeminozervikalen Nukleus könnte auch durch Bewegung des Nukleus selbst ausgelöst werden (Breig 1978).

Provisorisch kann versucht werden, Symptome und Zeichen von duralen Kopfschmerzen einzuordnen. Mögliche Symptome dural bedingter Kopfschmerzen können folgende Aspekte beinhalten:

- Die Symptome könnten nicht im Dermatom verlaufend auftreten. Zum Beispiel können Patienten über „Schmerzmützen", nichtdermatomale Streifen, „Spannung" und „Völlegefühl im Kopf" klagen.
- Die Symptome wechseln oftmals die Seite, und zwar häufiger als die Kopfschmerzen, die von den Zygapophysealgelenken entstehen. Die Symptome werden oft als bilateral und zentral beschrieben.
- Die Symptome können durch Bewegungen ausgelöst werden, die das Nervensystem spannen. Ein Beispiel dafür ist der Langsitz im Bett.
- Es gibt dabei noch ein weiteres Symptommuster, das auf das Vorhandensein von neuraler Gegenspannung verweist; z. B. Schmerzen in Spannungspunkten oder Schmerz im Bereich des Steißbeins (Kap. 4).
- Fast immer aber, und häufig übersehen, besteht eine vorgeschichtliche Verletzung des Nervensystems. Ein Schleudertrauma ist dabei nicht selten, ebenso auch Kopfschmerzen nach epiduralen und lumbalen Punktionen.

Mögliche Zeichen bei duralen Kopfschmerzen können folgendes beinhalten:

- Spannungsteste können positiv sein oder klinische physiologische Symptome aufdecken. SLR, „Slump", „Slump"-Langsitz und die Spannungsteste der oberen Extremität sollten je nach Ausmaß der Irritierbarkeit ausgeführt werden. Bei manchen Störungen können sogar schon Dorsalflexion im Fuß oder PKB den Kopfschmerz auslösen.
- Häufig wird bei Spannungstesten vom Untersucher schon ein Widerstand gespürt, bevor eine Symptomreaktion eintritt.
- In einem bestimmten Stadium der Störung sind Gelenkzeichen an den Spannungspunkten zu finden.
- Festgestellte Zeichen, die von anderen vergleichbaren Strukturen, wie z. B. den Zygapophysealgelenken und Muskeln herrühren, passen nicht zu den subjektiven Beschwerden des Patienten. Manchmal kann erst retrospektiv eine Diagnose gestellt werden, wenn Gelenk- und Muskelzeichen behandelt und verändert wurden, weil dann die Beteiligung der Dura mater klarer herausgearbeitet worden ist.

Behandlung

Die subjektive Untersuchung muß genügend detailliert sein, um das Muster der Kopfschmerzen zu erfassen. Meistens gibt es auch andere mit dem Kopfschmerz verbundene Symptome. Beispielsweise kann ein Patient ein gewisses dumpfes Gefühl oder auch ein Spannungsgefühl in einem Arm empfinden oder einen bestimmten Schmerz (vielleicht im M. trapezius), der den Kopfschmerzen vorausgeht. Bei Störungen, die leicht irritierbar sind, muß die gewählte Behandlung mit großer Aufmerksamkeit für diese mit dem Zustand in Beziehung stehenden Symptome ausgewählt werden.

Es ist auch wichtig, daß der Physiotherapeut während der neuralen Spannungsteste Widerstand wahrnimmt. Viele Therapeuten haben erfahren, daß bei Verdacht auf dural bedingten Kopfschmerz die Beschwerden bereits ausgelöst werden, wenn dieser Widerstand beim Spannungstest übergangen wird.

Eine gründliche Untersuchung der angrenzenden Berührungsflächen anderer Strukturen ist notwendig. Sie betrifft die Spannungspunkte, Bereiche zwischen diesen Spannungspunkten, Muskeln wie beispielsweise die Mm. scaleni und den M. erector trunci und auch das Steißbein. Klingen Kopfschmerzen durch die Mobilisation der Lendenwirbelsäule ab, sollte uns dies nicht erstaunen. Bei Kopfschmerzen, die als vom Nervensystem hervorgerufen interpretiert werden, müssen alle Spannungsteste, SLR und PKB eingeschlossen, ausgeführt werden. Auch wenn der Patient ohne Kopfschmerz zur Behandlung kommt, können manche der Teste ihn dann doch auslösen.

Wenn ein Kopfschmerz als dural interpretiert wird, ist ein vorsichtiges Vorgehen geboten. Der „Slump"-Test kann diese Art von Kopfschmerzen leicht in Gang setzen. Es ist zu empfehlen, daß Mobilisationstechniken für das Nervensystem zu Beginn sanft und mit großer Aufmerksamkeit für Widerstand und die damit verbundenen Symptome ausgeführt wird.

Kopfschmerzen nach Lumbalpunktion

Gelegentlich werden Physiotherapeuten gebeten, Kopfschmerzen zu behandeln, die nach einer Lumbalpunktion auftreten. Diese Art von Kopfschmerzen ist ein gutes Beispiel dafür, was geschehen kann, wenn die normale Biomechanik gestört wird. Kopfschmerz stellt sich nach einer Lumbalpunktion häufig ein. Vandam und Dripps (1956) berichten über eine Häufigkeit von 11% in 10 000 Fällen. Diese Kopfschmerzen beginnen meist innerhalb von 24 Stunden nach der Lumbalpunktion. Die Patienten klagen über Hinterkopfschmerzen, Nackenschmerz oder Schmerzen hinter den Augen; ein Steifigkeitsgefühl im Bereich der Halswirbelsäule ist ebenfalls möglich. Es besteht eine Beziehung zu Lageveränderungen, denn die Symptome klingen meistens im Flachliegen ab, werden aber im Sitzen und Stehen stärker. Kopfschmerzen dieser Art verschwinden meistens schnell wieder, obwohl Vandam und Dripps (1956) feststellten, daß manche Patienten noch zwischen 7 und 12 Monaten nach dem Eingriff unter Kopfschmerzen litten.

Es gibt viele Hinweise, die vermuten lassen, daß diese Kopfschmerzen mit dem Auslaufen von zerebrospinaler Flüssigkeit in Zusammenhang stehen. Es tritt eine kaudale Verschiebung des Rückenmarks ein, die auf die Kranialnerven, Blutgefäße und duralen Befestigungen Zug ausübt. Wenn in den meisten Fällen eine Erleichterung der Beschwerden durch Bauchlage bewirkt wird, bedeutet dies, daß die Neuraxis in eine Antischwerkraftlagerung kommt. Es wäre interessant herauszufinden, ob diese Patienten eine weitere Erleichterung empfinden, wenn die Knie gebeugt sind und der Kopf ohne Kissen gelagert ist, weil dadurch nämlich im Verlauf des gesamten Nervensystems Spannung weggenommen wird.

In 80% der Fälle ist eine Liquordruckverminderung im lumbalen Bereich zu erwarten; die Kopfschmerzen können bei diesen Patienten durch Injektionen von physiologischer Kochsalzlösung in das Rückenmark erleichtert werden (Thorsen 1947; Wolff 1963). Eine Blockade des Lecks durch aufgesetzte epidurale Blutstückchen, wobei venöses Blut in den Epiduralraum gespritzt wird, ist für die Beseitigung der Kopfschmerzen auch sehr wirksam (Ostheimer et al. 1974).

Ähnliche Mechanismen können sich abspielen, wenn eine epidurale Injektionsnadel falsch eingestochen wird oder auch bei kleinen Rissen in der Dura mater.

Das T4-Syndrom

„Ein Gesamtbild von Symptomen und Zeichen, auf das die Bezeichnung ‚Syndrom' zutrifft, vermittelt zweifellos Richtlinien für die Patientenbehandlung; häufig ist hier jedoch auch von einem mangelnden Wissen auszugehen, was Ursache und Pathologie beim einzelnen Patienten betrifft" (Phillips und Grieve 1986).

Diese Aussage nahm ursprünglich Bezug auf das Syndrom der thorakalen Austrittsstellen; sie gilt aber ebenso für das T4-Syndrom.

Das T4-Syndrom beschreibt einen Symptomkomplex, der durch ausgedehnte und vage Schmerzen in den oberen Extremitäten und im Bereich des Kopfs gekennzeichnet ist. Alle diese Beschwerden können scheinbar durch die Manipulation des Wirbelsäulensegments T4 oder auch der benachbarten Segmente erleichtert werden (McGuckin 1986). Ich denke, daß dieses Syndrom aus verschiedenen Gründen in einem anderen Licht gesehen werden sollte:

1. Die kritischen Wirbelsäulenebenen können über oder unter der T4-Ebene liegen, ungefähr zwischen T2–T7 (Maitland 1986). Die T4-Gelenke zeigen nicht immer die entsprechenden Befunde.
2. Ein Muster von Zeichen und Symptomen als T4-Syndrom zu bezeichnen, würde unseren klinischen Beweisführungsfähigkeiten und unserem fachlichen Können, die Quelle von Symptomen manuell herauszudifferenzieren, widersprechen. T4 verweist auf eine Gelenkdominanz; die Befunde deuten jedoch häufig auf neurale Gegenspannung und Muskelschwäche hin.
3. Über dieses Syndrom wird seit vielen Jahren diskutiert, aber es gibt keinen Beweis dafür, daß ausschließlich T4 dafür verantwortlich zu machen ist. Auch weisen weder T4 noch andere Stellen spezifische anatomische Merkmale auf, die die Grundlage für dieses Syndrom bilden könnten.

In den letzten Jahren wurden viele Physiotherapeuten darauf aufmerksam, daß Patienten mit einem sog. T4-Syndrom positive Spannungsteste der oberen Extremität zeigen und manche von ihnen sogar einen positiven „Slump"-Test. Diese klinischen Beobachtungen geben eine Erklärung für die Symptomverteilung und für die offenkundigen Phänomene, die auf eine Beteiligung des autonomen Nervensystems schließen lassen. Die Gelenke auf Höhe von T4 können gewiß nicht alleine für diese ausgedehnte Symptomatologie verantwortlich gemacht werden. Die Segmente T4–T9 bilden eine enge Zone des Spinalkanals (Dommisse 1974), wo kleinste Raumverkleinerungen eine Kompression der Neuraxis und der Meningen bewirken können. Bei Verletzung von umgebenden Gelenken könnte eine Stelle mit neuraler Gegenspannung entstehen. Ebenso wie lokale Schmerzquellen, die von den ursprünglich verletzten Strukturen herrühren, können auch andere Gewebe wie der sympathische Grenzstrang und die Ganglien, die Dura mater und die Nervenwurzeln letztlich irritiert werden. Auch die Möglichkeit einer Beteiligung präganglionärer Neurone im Rückenmark kann nicht ausgeschlossen werden.

Behandlung

Maitland (1986) beschrieb manipulative Techniken für spezielle Ebenen der Brustwirbelsäule. McGuckin (1986) befürwortete die Behandlung und verwies besonders auf die „Klapp-Kriechübungen"; ein Beispiel dafür wird in Abb. 13.5 gezeigt. Während Manipulationstechniken einen dramatischen Erfolg haben können, müssen doch andere Strukturen im Auge behalten werden, besonders wenn die Störung anhält oder wieder zurückkehrt. Maitland (1986) beschrieb Mobilisationen, die für die kostotransversalen Gelenke notwendig werden können. Aufgrund meiner Erfahrungen rate ich, den ULTT1 und ULTT2, den „Slump"-Test im Sitzen und im Langsitz und diesen in Kombination mit Rotation und Lateralflexion der Brustwirbelsäule zu benutzen. Alle diese Untersuchungstechniken können bei Bedarf auch als Behandlungen angewandt werden. Die Technik, bei der die kostotransversalen Gelenke im „Slump"-Langsitz mobilisiert werden, kann sich ebenfalls als sehr nützlich erweisen (Abb. 13.6). Ich denke, daß diese Technik den sympathischen Grenzstrang durch die darüberliegenden kostotransversalen Gelenke mobilisiert.

Eine weitere beliebte Technik für die Brustwirbelsäule in Höhe von T6 und darunter besteht aus anteroposterior gerichteten Mobilisationen, die über die Brustkorbwand ausgeführt werden. Ein Keil oder eine Handtuchrolle kann unter die Wirbelsäulenebene gelegt werden, die behandelt werden soll. Die Mobilisation wird dann durch die Thoraxwand hindurch ausgeführt oder durch Retraktion des unteren Zervikal- und oberen Thorakalbereichs. Diese Technik kann ihrerseits bei Bedarf in einer Lagerung in bilateraler ULTT-Stellung oder in bilateraler SLR-Stellung ausgeführt werden.

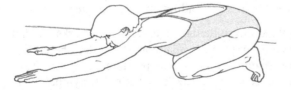

Abb. 13.5. Ein Beispiel für Extension der Brustwirbelsäule – eine der „Klapp-Kriechübungen"

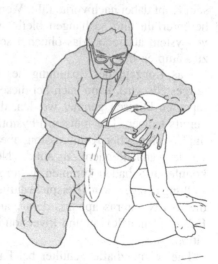

Abb. 13.6. Im „Slump"-Langsitz können die kostotransversalen Gelenke mobilisiert werden. Die Technik kann als eine anteroposteriore Bewegung auf dem Gelenk oder auf der Rippe ausgeführt werden. In dieser Stellung kann auch eine physiologische Bewegung wie beispielsweise Rotation ausgeführt werden

Trauma und Entzündungsprozesse der Neuraxis

Ich glaube, daß die Mobilisation des Nervensystems eine noch unbekannte Rolle in der physiotherapeutischen Behandlung von Patienten mit Hemiplegie und Guillain-Barré-Syndrom spielen kann. Im folgenden Abschnitt werden einige Beobachtungen über diese Behinderungsbilder dokumentiert. Das Ziel ist dabei, die neurologisch orientierten Physiotherapeuten für die Thematik, die in diesem Buch vorgestellt wird, zu interessieren, damit sie den Wert des hier Gesagten an ihren Patienten überprüfen können. Ich denke, folgende Gesichtspunkte sind von einiger Bedeutung:

1. Eine symptomatische Behandlung der Schmerzempfindungen, die vom Nervensystem verursacht werden, bei Patienten mit Hemiplegie und mit einem Guillain-Barré-Syndrom;
2. die Verringerung von Narbenbildungen nach Entzündungsprozessen;
3. die Unterstützung des Heilungsprozesses; z. B. sollte bei Haltungsveränderungen die neurale Spannung vermindert werden.

Der zerebrovaskuläre Insult

Wenn im Gehirn oder im Hirnstamm eine Blutung stattfand und die neuralen Gewebe beginnen, ihre Funktionen zu wiederzuerlangen, sollte die Spannung im Nervensystem vermindert werden, um eine optimale Erholung dieser Funktionen zu ermöglichen. Dabei muß besonders eine Dauerspannung verhindert werden. Wenn der Patient, der einen zerebrovaskulären Insult erlitten und dadurch Lähmungen zurückbehalten hat, in einem tiefen Sessel sitzt, wobei seine Beine auf einem Hocker hochgelagert sind, wird das Nervensystem gespannt. Diese Spannung wird noch erhöht, wenn der Patient so sitzend einschläft und sein Kopf dabei nach vorne fällt. Wenn der gelähmte Arm dann noch zusätzlich herunterfällt und so hängen bleibt, wird noch mehr Spannung auf das Nervensystem ausgeübt, das ohnehin schon mit großen Heilungsschwierigkeiten zu kämpfen hat.

Das Konzept der Spannung des Nervensystems, wie es in diesem Buch vorgestellt wird, kann auch bei diesen Patienten angewandt und von den Therapeuten klinisch genutzt werden, die die Vorteile einer korrekten Lagerung bereits kennen. Die meisten Physiotherapeuten wissen um die Konsequenzen unphysiologischer Kompression, aber nur wenige sind sich der Auswirkungen von lang andauerndem Zug auf das Nervensystem bewußt. Der gelähmte Patient könnte zu Schaden kommen, wenn sein Nervensystem in andauernder Dehnstellung gelagert wird. Beispiele dafür sind die Protraktionsstellung der Schulter, die den N. suprascapularis dehnt, auch fest eingesteckte Bettdecken, die den Fuß in Plantarflexion und Inversion halten und das Sitzen in der „Slump"-Position.

Die schmerzhafte Schulter bei Patienten mit Hemiplegie stellt oftmals ein Hindernis im Rehabilitationsprozeß dar. Wie bei jeder Schulter kann, vor allem, wenn ein Verlust an Muskulatur besteht, Schmerz durch das Gelenk selbst produziert werden oder auch durch die Rotatorenmanschette oder von der Halswirbelsäule her geleitet sein. In der Literatur wurden diese Aspekte von van Langenberghe et al. (1988) zusammenfassend erörtert. Während in manchen Fällen der gedehnte Plexus brachialis als Quelle für die Schmerzen in der hemiplegischen Schulter verantwortlich gemacht wurde (Kaplan et al. 1977; Chino 1981), verweisen die meisten Autoren in der Übersicht von van Langenberghe auf die Rotatorenmanschette und auf das Schultergelenk.

Meinen Beobachtungen und Erfahrungen im Umgang mit ULTT2 zufolge reicht bei vielen Hemiplegikern die forcierte Schulter- und Schultergürtelstellung schon aus, um Schmerzreaktionen infolge von Spannung auf den Plexus brachialis auszulösen. Dies gilt besonders auch dann, wenn der Ellenbogen gestreckt ist. Bei diesen Patienten wäre eine strukturelle Differenzierung durch zusätzliche Handgelenkextension auszuführen und dann abzuwägen, ob sich eine Veränderung der Schulterschmerzen einstellt. Wenn Symptome neurogenen Ursprungs sind, könnten hypoxische und gedehnte periphere Nervenfasern die Quellen für Schmerzen bilden; auch durch unter Dehnung stehende Bindegewebsschichten und durch Weiterleitungen von den Nervenwurzeln, von den duralen Taschen oder von der Dura mater selbst könnten die Schmerzen ausgelöst werden. Bei vorausgegangenem Hirnschaden besteht auch die Möglichkeit von postinsultbedingten zentralen Schmerzen.

Das Vorkommen von peripheren Nervenverletzungen bei Patienten mit Schädel-Hirn-Trauma wurde untersucht. Stone und Keenan (1968) untersuchten 50 Patienten mit einem Schädel-Hirn-Trauma, wobei keiner eine Vorgeschichte peripherer Neuropathien aufwies. Bei 34% dieser Gruppe zeigten sich neurophysiologisch nachweisbare Verletzungen des peripheren Nervensystems. Besonders häufig wurden Verletzungen beim N. ulnaris im Kubitaltunnel und beim Plexus brachialis gefunden. Die Verletzungen lagen überwiegend im Bereich der spastischen und neurologisch geschädigten Extremität.

Es läßt sich leicht vermuten, daß die Symptome und Zeichen bei Patienten mit Hirnverletzungen von einer zentralen Quelle stammen. Was bei gesunden Personen eine recht unbedeutende muskuloskelettale Anomalie darstellt, kann sich bei Behinderten als katastrophal erweisen. Berichte darüber illustrieren in ausgezeichneter Weise die Vorteile früher rehabilitativer Maßnahmen und machen auf die Folgeerscheinungen der Flexorenspastizität für den empfindlichen N. ulnaris aufmerksam. In der Patientengruppe, die von Stone und Keenan (1988) vorgestellt wurde, klagte kein einziger Patient über Beschwerden. Dadurch wird die Notwendigkeit sorgfältiger und geschickter Beobachtung des Zielgewebes, besonders der Gewebe von Muskeln und Haut, unterstrichen.

Das Guillain-Barré-Syndrom

Das Krankheitsbild des Guillain-Barré-Syndroms ist durch die plötzliche Entwicklung von Muskelschwächen und von sensiblen Symptomen charakterisiert. Im akuten Stadium ist diese Störung sehr schmerzhaft. Genis et al. (1989) berichteten, daß 61% einer Gruppe von 26 Patienten über erhebliche Schmerzen meistens im Bereich des Oberschenkels, des Gesäßes, der Beine und der Lendenwirbelsäule klagten. Deutliche neurogene Spannungszeichen wurden in zwei der Fälle beschrieben (Simonato et al. 1988). Ich war bei den Untersuchungen dieser Fallstudien von Simonato et al. (1988) beteiligt, wobei der eine Patient im Akutstadium der Erkrankung war (gerade von der Intensivstation überwiesen) und der andere Patient vor seiner Entlassung aus dem Krankenhaus stand. Der Patient in der Akutphase wurde in Entlastungspositionen für neurogene Spannung gelagert, entwickelte hinsichtlich der Mechanik des Nervensystems jedoch ein eigenartiges Bewegungsmuster. Zum Beispiel wurden bei Bewegungen wie Schulterdepression, die Spannung erhöhen, Schmerzen verstärkt, während bei anderen Bewegungen, die Spannung vermindern, ebenfalls Schmerzen ausgelöst wurden. Dies war besonders bei den Armen zu beobachten. Hier konnte eine schmerzhafte Stellung gehalten werden, aber die zusätzliche Seitneige der Haltswirbelsäule zum so gelagerten Arm hin erhöhte die Schmerzreaktion. Folgen wir den Hypothesen, die in diesem Buch entwickelt wurden, muß ich diese Beobachtungen folgendermaßen interpretieren: Das Nervensystem schmerzte, während es bewegt wurde und nicht, wenn intraneurale Spannung sich erhöhte. Dies paßt zu der Ansicht von Thomas (1982), daß die Nn. nervorum im entzündlichen Stadium einer Polyradikuloneuritis beteiligt sind. Die Schmerzen können deshalb sowohl vom Bindegewebe des Nervensystems ausgelöst werden als auch von der offensichtlichen Quelle, nämlich den Nervenfasern. Ich hatte den Eindruck, daß passive Bewegungen dem Patienten Erleichterung verschaffen könnten, aber sie müßten auf eine ganz spezielle Weise ausgeführt werden. Ein Beispiel für so eine spezielle Bewegungssequenz wäre Schulterdepression und Elevation bei gleichzeitiger spannungsfreier Lagerung der Extremitäten; oder Knieextension in einigen Graden von Hüftgelenkflexion oder Dorsalflexion im Fußgelenk mit spannungsfreier Lagerung für den Rumpf.

Der zweite Patient, der unmittelbar vor seiner Entlassung stand, klagte über Schmerzen im Bereich der Lendenwirbelsäule. Die SLR-Teste beider Seiten waren eingeschränkt und reproduzierten diesen Schmerz; auch der „Slump"-Test war positiv. Nach der Untersuchung mit Spannungstesten verbesserten sich die Schmerzen und Bewegungseinschränkungen sehr schnell.

Hoffentlich bieten diese Ausführungen ausreichend Material, das den Leser zu weiteren Untersuchungen der geschädigten Neurobiomechanik bei dieser Art von Patienten anregt.

Literatur

Benoist M, Ficat C, Baraf P et al 1980 Postoperative lumbar epiduro-arachnoiditis: diagnosis and therapeutic aspects. Spine 5:432-436

Blikra G 1969 Intradural herniated lumbar disc. Journal of Neurosurgery 31:676-679

Bogduk N 1986 Cervical causes of headache and dizziness. In: Grieve G P (ed.) Modern manual therapy of the vertebral column. Churchill Livingstone, Edinburgh

Bogduk N 1986 The anatomy and pathophysiology of whiplash. Clinical Biomechanics 1:92-101

Bogduk N 1989 Anatomy of headache. In: Dalton M (ed.) Proceedings of headache and face pain symposium, Manipulative Physiotherapists Association of Australia, Brisbane

Breig A 1978 Adverse mechanical tension in the central nervous system. Almqvist & Wiksell, Stockholm

Chino N 1981 Electrophysiological investigation on shoulder subluxation in hemiplegics. Scandinavian Journal of Rehabilitation Medicine 13:17-21

Clark K 1969 Significance of the small lumbar spinal canal: cauda equina compression syndromes due to spondylosis: clinical and surgical significance. Journal of Neurosurgery 31:495-498

Clemens H J, Burrow K 1972 Experimental investigation on injury mechanisms at frontal and rear-front vehicle impacts. In: Proceedings of the Sixteenth Stapp Car Crash conference 76-104

de la Porte C, Siegfried J 1983 Lumbosacral spinal fibrosis (spinal arachnoiditis). Spine 8:593-603

Dommisse G F 1974 The blood supply of the spinal cord: a critical vascular zone in spinal surgery. The Journal of Bone and Joint Surgery 56B:225-235

El Mahdi M A, Latif F Y A, Janko M 1981 The spinal nerve root innervation, and a new concept of the clinicopathological interrelations in back pain and sciatica. Neurochirurgia 24:137-141

Elvey R L 1986 Treatment of arm pain associated with abnormal brachial plexus tension. Australian Journal of Physiotherapy 32:225-230

Fahni W H 1966 Observations on straight leg rasing with special reference to nerve root adhesions. Canadian Journal of Surgery 9:44-48

Fernandez E, Pallini R 1985 Connective tissue scarring in experimental spinal cord lesions: significance of dural continuity and the role of epidural tissues. Acta Neurochirurgica 76:145-148

Ford D J, Ali M S 1985 Acute carpal tunnel syndrome. Journal of Bone and Joint Surgery 65B:758-759

Genis D, Busquets C, Manubens E et al 1989 Epidural morphine analgesia in Guillain Barré syndrome. Journal of Neurology, Neurosurgery and Psychiatry 52:999-1001

Hoyland J A, Freemont A J, Denton J et al 1988 Retained surgical swab debris in post-laminectomy arachnoiditis and peridural fibrosis. Journal of Bone and Joint Surgery 70B:659-662

Kaplan P E, Meredith J, Taft G et al 1977 Stroke and brachial plexus injury: a difficult problem. Archives of Physical Medicine and Rehabilitation 58:415-418

Lee S, Fairholm D 1983 Intradural rupture of lumbar intervertebral disc. The Canadian Journal of Neurological Sciences 10:192-194

Louis R 1981 Vertebroradicular and vertebromedullar dynamics. Anatomica Clinica 3:1-11

MacNab I 1971 The whiplash syndrome. Orthopaedic clinics of North America 2:389-403

Maimaris C, Barnes M R, Allen M J 1988 Whiplash injuries of the neck: a retrospective study. Injury 19:393-396

Maitland G D 1986 Vertebral manipulation, 5th edn. Butterworths, London Deutsche Ausgabe:

Maitland G D 1994 Manipulation der Wirbelsäule, 2.Aufl. Rehabilitation und Prävention 24. Springer Berlin, Heidelberg, New York

Marinacci A A, Courville C B 1962 Radicular syndromes simulating intra-abdominal surgical conditions. American Surgery 28:59-63

McGuckin N 1986 The T4 syndrome. In Grieve G P (ed) Modern manual therapy of the vertebral column. Churchill Livingstone, Edinburgh

McKenzie R A 1981 the lumbar spine: mechanical diagnosis and therapy. Spinal Publications, Waikanae

Mikawa Y, Hamagami H, Shikata J et al 1986 An experimental study on prevention of postlaminectomy scar formation by the use of new materials. Spine 11:843-846

Murphy R W 1977 Nerve roots and spinal nerves in degenerative disc disease. Clinical Orthopaedics and Related Research 129:46-60

Ommaya A K, Faas F, Yarnell P 1968 Whiplash injury and brain damage. The Journal of the American Medical Association 204:285-289

Ostheimer G W, Palahniuk R J, Shnider S M 1974 Epidural blood patch for post-lumbar-puncture headache. Anesthesiology 41:307-308

Pan G, Kulkarni M, MacDougall D J et al 1988 traumatic epidural haematoma of the cervical spine: diagnosis with magnetic resonance imaging. Journal of Neurosurgery 68:798-801

Phillips H, Grieve G P (ed.) Modern manual therapy of the vertebral column. Churchill Livingstone, Edinburgh

Pountain G D, Keegan A L, Jayson M I V 1987 Impaired fibrinolytic activity in defined chronic back pain syndrome. Spine 12:83-85

Quiles M, Marchisello P J, Tsairis P 1978 Lumbar adhesive arachnoiditis. Spine 3:45-50

Quinter J L 1989 A study of upper limb pain and paraesthesiae following neck injury in motor vehicle accidents: assessment of the brachial plexus tension test of Elvey. British Journal of Rheumatology 28:528-533

Ransford A o, Haries B J 1972 Localised arachnoiditis complicating lumbar disc lesions. Journal of Bone and Joint Surgery 54B:656-665

Richards H J 1954 Causes of coccydynia. Journal of Bone and Joint Surgery 36B:142-148

Scott B B, Quisling R G, Miller C et al 1976 Spinal epidural haematoma. The Journal of the American Medical Association 235:513-515

Simionato R, Stiller K, Butler D 1988 Neural tension signs in Guillain Barré syndrome: two case reports. Australian Journal of Physiotherapy 34:257-259

Smyth M J, Wright V 1958 Sciatica and the intervertebral disc. Journal of Bone and Joint Surgery 40A:1401-1418

Stoddard A 1969 Manual of osteopathic practice. Hutchinson, London

Stone L, Keenan M E 1988 Peripheral nerve injuries in the adult with traumatic brain injury. Clinical Orthopaedics and Related Research 233:136-144

Thomas P K 1982 Pain in peripheral neuropathy: clinical and morphological aspects. In: Culp W J, Ochoa J (eds) Abnormal nerves and muscles as impulse generators. Oxford, New York

Thorsen G 1947 Neurological complications after spinal anaesthesia and results from 2493 follow-up cases. Acta Chirurgerie Scandinavica 95(Suppl 121):7-272

Triano J J, Luttges M W 1982 Nerve irritation: a possible model of sciatic neuritis. Spine 7:129-136

Van Langenberghe H V K, Partridge C J, Edwards M S et al 1988 Shoulder pain in hemiplegia: a literature review. Physiotherapy Practice 4:155-162

Vandam L D, Dripps R D 1956 Long-term follow-up of patients who received 10,098 spinal anaesthetics: syndrome of decreased intracranial pressure (headache and occular and auditory diffculties). The Journal of the American Medical Association 161:586-591

Wittebol M C, van Veelen C W M 1984 Spontaneous spinal epidural haematoma. Clinics in Neurology and Neurosurgery 86:265-270

Wolff H G 1963 Headache and other head pain, 2nd ed. Oxford, New York

14 Ausgewählte Fallbeispiele

Dieses Kapitel stellt anhand von Fallaufzeichnungen eine Auswahl verschiedener Störungen vor. Die Vorgeschichten der fünf von mir ausgewählten Patienten werden in anderer Art als bisher beschrieben, um bestimmte Aspekte der Befundaufnahme, der Behandlung und der Prognose herauszuarbeiten.

Ein etwas ungewöhnlicher und vager Fußschmerz. Die Betonung liegt dabei auf dem klinischen Beweisführungsprozeß und auf den Techniken, durch die der Grund für die Symptome herausgefunden wird.

Ein Beispiel für extraneurale Pathologie. Eine tagebuchartige Behandlungsbeschreibung wird vorgestellt, die Wert und Nutzen pathologischen Fachwissens bei der Behandlungsentscheidung verdeutlicht.

Ein Zustand, bei dem es „überall wehtut" – wo ist zu beginnen? Hier werden Aspekte der Analyse von multiplen Schmerzbereichen vorgestellt; im Evaluierungsprozeß werden die zueinander passenden Befunde aufeinander bezogen, und für die ersten Behandlungen werden entsprechende Techniken ausgewählt.

Der Tennisellenbogen – ein einfacher folgerichtiger Therapieansatz. Der klinische Entscheidungsprozeß, der zum Erkennen der Gegenspannungskomponente führt, wird erläutert, und es werden Überlegungen zur Prognose und zur Auswahl von Behandlungstechniken angestellt.

Ein Fingerspitzenschmerz – kurz erwähnt. Die Verwendung verschiedener Positionen, die die Symptome in der Behandlung reproduzieren, wird besprochen, und es werden einige Gedanken zur möglichen Wirkungsweise dieser Behandlung geäußert.

Ein etwas ungewöhnlicher und vager Fußschmerz

Die subjektive Untersuchung

Eine gesund aussehende 26jährige Frau kam wegen vager Schmerzen im Bereich ihres rechten Fußes zur Behandlung. Sie betonte zunächst, daß sie eigentlich nicht zur Behandlung hätte kommen wollen, weil die vorausgegangene Elektrotherapie ohne Erfolg geblieben war; ihr Arzt bestand jedoch auf einer Behandlung der Beschwerden. Die Patientin konnte keinen spezifischen Schmerzbereich angeben und beschrieb ihre Beschwerden als ein „dumpfes Wehtun", ein „Schweregefühl" und als ein „Schwellungsempfinden". Diese Symptome begannen vor drei Jahren, und sie dachte, daß sie wahrscheinlich durch einen Wasserskiunfall ausgelöst worden waren. Sie konnte sich an keinen besonderen Verletzungsmechanismus mehr erinnern und war sich dieser Vorgeschichte auch nicht mehr ganz sicher. Sie verneinte jegliche Schmerzen an der Wirbelsäule und sagte, daß außer im Bereich des Fußes das ganze Bein sich genauso anfühle wie das andere. Bewegungen wie beim Netzballspielen schienen die Beschwerden eher zu verbessern. Sie konnte keine anderen schmerzauslösenden Aktivitäten beschreiben außer längere Spaziergänge und eine schmerzhafte Einschränkung in der Hocke. Sie schien auch nicht sonderlich beunruhigt über ihren Fuß, weil er sie angeblich in keinster Weise im Alltag einschränkte; allerdings gab sie zu, daß der Fuß zunehmend etwas steifer wurde. Spezielle abklärende Fragen ergaben keinerlei Hinweise auf eine gefährliche Pathologie; die Patientin war vor der Überweisung in meine Praxis von ihrem Arzt gründlich untersucht worden.

Überlegungen dazu

„Das ist etwas eigenartig", dachte ich. Zu diesem Zeitpunkt schienen die einzelnen Merkmale nicht kongruent zu sein. Bei einer jungen, gesunden Person wie dieser Patientin gab es keinen zwingenden Grund für das Fortbestehen eines doch scheinbar minimalen Traumas im Bereich des Fußgelenks. Meine ursprüngliche Hypothese ging dahin, daß – obwohl einige Zeichen von den Fußgelenken und Muskeln her vorhanden sein würden (die schmerzhafte Hocke sprach dafür) – andere Strukturen beteiligt sein mußten. Die vagen Symptome, der chronische Verlauf, Beschwerden wie Schwere und Schwellung ließen diese Schlußfolgerungen zu. Ich wußte, daß sowohl der Fuß als auch die Lendenwirbelsäule und das Nervensystem in meine ersten Untersuchungen einbezogen werden mußten und – falls zeitlich möglich – auch das Kniegelenk. Ich folgerte, daß die Spannungsteste in unterschiedlichen Fußpositionen ausgeführt werden sollten, obwohl gerade die Dorsalflexion in der Hocke schmerzhaft war. Dies aber wäre nicht unbedingt nur ein Problem des Nervensystems, weil Knieflexion in der Hocke die Spannung im tibialen und peronealen Nerventrakt erleichtert.

Physische Untersuchung

Bei der Beobachtung der Haltung gab es bei der Patientin nichts bemerkenswertes zu sehen; die lumbalen Rückenstrecker sahen etwas gespannt aus und die Lendenlordose schien ein wenig verstärkt. Mir fiel der ausgeprägte Flachrücken auf, der fast eine Lordose in der Brustwirbelsäule bildete. Auf Befragen verneinte die Patientin die geringsten Beschwerden im Wirbelsäulenbereich. Die Stellung des Fußes war normal. Es gab eine kleine Schwellung um die Malleoli und auf der Dorsalseite des Fußes. Ich meinte, auch beobachten zu können, daß der Umfang der rechten Wade etwas geringer sei.

Infolge der bereits gewonnenen Informationen wollte ich zwei funktionelle Positionen untersuchen: Gehen und Hockstellung. Bei beschleunigtem Gehen begann die Patientin etwas zu hinken, empfand aber keinen Schmerz dabei. Ich dachte, daß Dorsalflexion beim Abdrücken unter Schmerzhemmung stehen könnte und daß sich dies bei der Untersuchung der Dorsalflexion vielleicht beweisen ließe. Die Hocke löste anterior und posterior vom talokruralen Gelenk Schmerz aus und war in der Dorsalflexion eindeutig eingeschränkt. Ich notierte die Beweglichkeit (Fersen-Gesäßabstand 30,48 cm), und hatte den Eindruck, daß es keine sensibilisierende Komponente gab, die ich dem Hocksitz hätte hinzufügen können. Interessehalber bat ich sie doch, den Kopf in der Hocke nach vorne zu beugen und nach hinten zu strecken; der Fußschmerz blieb dabei gleich. Ich stellte die Hypothese auf, daß die Einschränkung ein kombiniertes Problem von seiten des talokruralen Gelenks (infolge des Schmerzbereichs) und des M. soleus sei und vermerkte, daß ich diese Strukturen noch sorgfältig zu untersuchen hätte.

Weitere wichtige Befunde der physischen Untersuchung werden nachfolgend besprochen.

- Die lumbale Extension war bei etwa 10° eingeschränkt, und die Bewegung verursachte lokal in der Lumbalgegend Schmerzen. Eine leichte thorakale Ausweichbewegung nach rechts war bei lumbaler Extension zu beobachten – wurde diese korrigiert, verstärkten sich Schmerz und Bewegungseinschränkung im Lumbalbereich. Flexion und die Lateralflexionen waren bis auf etwa drei Viertel der normalen Beweglichkeit eingeschränkt. Im Sitzen betrugen die Rotationsbewegungen der Brustwirbelsäule ungefähr 60° und lösten ein krampfartiges Gefühl über den Rippen der gegenüberliegenden Seite aus.
- Der gesamte Fußschmerz konnte mit dem SLR in 50° Hüftflexion ohne jede Bewegung des Fußes ausgelöst werden, und er verstärkte sich mit Adduktion im Hüftgelenk.
- Die Dorsalflexion des rechten Fußgelenks war schmerzhaft und reproduzierte den gleichen Schmerz, den die Patientin in der Hocke spürte. Ich hielt den Fuß bei Schmerzbeginn in Dorsalflexion und fügte dann SLR hinzu, der den Schmerz geringfügig verstärkte. Dies bestätigte meine Hypothese, daß ich es wahrscheinlich mit zwei oder mehreren Schmerzquellen zu tun hatte. SLR/DF löste mehr Schmerzen aus als DF/SLR. Der rechte SLR provozierte etwas Schmerz hinter dem Knie, der beim SLR des linken Beines nicht entstand. Dieser Schmerz verstärkte sich bei DF/SLR.
- Die Plantarflexion am rechten Fuß reproduzierte den gleichen Schmerz wie die Dorsalflexion und erhöhte sich, wenn SLR hinzugefügt wurde.
- Flexion des Rumpfes und des Nackens waren ohne Befund, aber bei zusätzlicher Kniestreckung rechts bis 60° (ohne Dorsalflexion) wurde der

Fußschmerz der Patientin reproduziert. Die darauf folgende Entlastung der Nackenflexion nahm den Fußschmerz vollständig weg, und die Patientin konnte 10° mehr Kniestreckung ausführen, bevor der Fußschmerz wieder reproduziert wurde.

- Ich führte eine Palpation der Lendenwirbelsäule aus. Schutzspasmus war über dem Segment T12 rechts zu spüren; in Höhe von L4/5 fühlten sich beide Seiten verdickt und gummiartig an, und das Gelenk war nicht sauber zu palpieren (Kap. 4). Ich palpierte auch um T6. Auf dieser und einigen tiefergelegenen Wirbelsäulenebenen reproduzierten zentrale unilaterale (Zygapophysalgelenke) und posteroanteriore Mobilisationen auf den kostotransversalen Gelenken etwas lokal Schmerz, und ich spürte einen deutlichen Widerstand.
- Bei der neurologischen Untersuchung erwies sich die Sensibilität als normal, aber um das gesamte rechte Fußgelenk entdeckte ich im Vergleich zum linken Fuß eine allgemeine Muskelschwäche. Ich notierte auch, daß die Balancereaktion der Patientin auf dem rechten Fuß stehend im Vergleich zum linken Fuß gestört war.
- Eine allgemein erhöhte Empfindlichkeit zeigte sich bei der Palpation der peripheren Nerven N. peroneus und N. tibialis und an der Rückseite des Knies rechts im Vergleich zur linken Seite.

Überlegungen nach der physischen Untersuchung

Die Merkmale dieser Störung ließen sich jetzt besser interpretieren. Es waren jedoch auch einige unerwartete Befunde zu verzeichnen. Einige lumbale Zeichen waren zu vermuten, aber keine Palpationsbefunde vom Segment L2. Ich fand es auch eigenartig, daß die Patientin über keinerlei Schmerzen im Bereich der Lendenwirbelsäule klagte. Schließlich deutete dieses Muster von Symptomen und Zeichen doch auf eine starke Beteiligung von Gegenspannung hin, deren primäre Quelle die Wirbelsäule bildete. Die Beweise dafür waren der positive „Slump"-Test, die Palpationsbefunde und der SLR/DF, der schlechter war als der DF/SLR (s. Kap. 2). Es schien auch logisch – wenn Plantar- und Dorsalflexion im Fußgelenk den gleichen Schmerz provozierten –, daß es eine Komponente im oberen Beinabschnitt oder an der Wirbelsäule geben mußte, die extraneural und beiden Nerven gemeinsam war, beispielsweise die Mm. piriformes.

Ich dachte, daß die Patientin vielleicht ein lang zurückliegendes Trauma des oberen und unteren Sprunggelenks haben könnte, das von einer Wirbelsäulenverletzung unterhalten wurde. Eventuell war der lumbale sympathische Strang in irgendeiner Weise beteiligt und wurde in Höhe von L2 gereizt. Bezüglich der Quelle von Symptomen konnten auch die Dura mater, die Nervenwurzeln, lokale neurale Strukturen am Fuß, das Fußgelenk und die Sehnen um das Fußgelenk in Frage kommen. Die Untersuchung mußte schließlich alle Strukturen zwischen Fuß und Wirbelsäule erfassen.

Ich setzte die wichtigsten Merkmale der Störung zur Prognose in Beziehung. Bei einer Geschichte, die drei Jahre zurückreichte, und unveränderten nichtspezifischen Schmerzreaktionen bei sich ausdehnenden Zeichen würde eine lange Behandlungzeit notwendig sein. Mein Ziel war es, etwa 60% der Symptome in etwa sechs Wochen zu beseitigen. Die Störung war jedoch nie vorher durch manuelle Techniken behandelt worden, sie war nicht irritierbar und es bestand ein deutliches Muster von Symptomen und Zeichen. Obwohl es eine signifikante neurale Gegenspannungskomponente gab, bestand doch keine meßbare Leitungsveränderung. Bei nochmaligem Überlegen kam ich zu dem Schluß, daß ich doch mindestens 75% Verbesserung des Zustands erreichen sollte.

Der Patientin mußte ich die Befunde meiner Untersuchung erklären, denn sie mußte verstehen, warum ich auch eine Palpation der Brustwirbelsäule ausführte, obwohl sie doch mit Fußschmerzen zu mir gekommen war.

Behandlung

1. Behandlung. Die erste Technik, die ich wählte, war Rotation von L2/L3 (rechte Seite liegt oben, das Becken wird nach links rotiert). Ich wollte dieses Segment als Teil der Störung entweder miteinbeziehen oder freimachen. Bei dieser Bewegung gab es ein lautes „Krachen", und danach wurde die Technik mit Grad IV ausgeführt. Nach der Behandlung waren folgende Befunde zu vermerken:

- SLR verbessert
- Fußzeichen und Hocke unverändert
- DF/SLR verbessert
- PFI (Plantarflexion/Inversion)/SLR schlechter
- L2 Palpation verbessert
- L4/5 Palpation verschlechtert

Es war sehr eigenartig, daß die Rotationstechnik für das Segment L2 die DF/SLR-Bewegung verändern und die PFI/SLR-Bewegung verschlechtern sollte. Es zeigte sich jedoch eine Verbindung zwischen den L4/5-Gelenken und dem PFI/SLR-Test. Ich mobilisierte die unteren lumbalen Gelenke in gleicher Weise, und es gab kein Geräusch wie bei der Technik für die oberen Gelenke der Wirbelsäule, aber PFI/SLR verbesserte sich, und die anderen Verbesserungen blieben erhalten. Durch die positiven Reaktionen bestärkt, die sich bei der Behandlung der Berührungsflächen angrenzender Strukturen zeigten, manipulierte ich den T5/6-Bereich vorsichtig. Beim Wiederbefund danach hatten sich alle Zeichen außer den Fußbefunden und der Hocke verbessert. Ich erklärte der Patientin, daß ich die Reaktionen nach der Behandlung nicht vorhersagen könne, daß ich aber mit den aktuellen Behandlungsreaktionen zufrieden sei.

2. Behandlung. (4 Tage später). Es fiel mir auf, daß die Patientin etwas verärgert war, als ich sie in meinem Wartezimmer sah. „Sie haben meine RSI-Beschwerden wieder ausgelöst", womit sie durch wiederholte Überbeanspruchung hervorgerufene Beschwerden meinte (s. Kap. 12). „Welche denn?" fragte ich, „Sie haben mir nichts über Armbeschwerden erzählt." „Jetzt schmerzen beide Arme wieder", antwortete die Patientin, „Das hatte ich nicht mehr, seit ich an meinem neuen Arbeitsplatz bin. Alle meine Armbeschwerden sind seit Ihrer letzten Behandlung wiedergekommen."

Nach einigen Schreckensmomenten dachte ich, daß dies eigentlich einige der Beschwerdemerkmale erklärte; jedenfalls waren sie mir nun klarer als nach der letzten Behandlung. Die Brustwirbelsäule war vielleicht die Quelle ihrer Armsymptome; so ließ sich die Haltung des Thorax und der positive „Slump"-Test zu ihrer Störung in Beziehung setzen. Die Patientin sagte, daß sie mir beim letzten Mal nichts über ihre Beschwerden durch sich wiederholende Überbeanspruchung habe sagen wollen. Es wurde mir klar, daß ich in der Kommunikation mit ihr besonders behutsam sein mußte. In der physischen Untersuchung ergaben sich folgende Befunde:

- ULTT1 und 2 (radiale und mediale Betonung) waren bezüglich der Armsymptome positiv.
- ULTT1 reproduzierte Schmerz im mittleren Bereich der Brustwirbelsäule.
- Bei der Palpation der Brustwirbelsäule im Bereich von T4/5 waren viel Widerstand und lokaler Schmerz zu finden.
- Die lumbalen Gelenke und die Spannungszeichen bezüglich des SLR zeigten eine Verbesserung.
- Die Zeichen im Bereich des Fußes waren unverändert.

Bei der Behandlung manipulierte ich das Segment T4/5. Im Wiederbefund zeigten sich deutliche Verbesserungen bei den Spannungstesten für die obere Extremität, beim „Slump"-Test und bei den beiden SLR-Testen. Dann mobilisierte ich die Segmente T5/6 und L2 bis L4 mit Techniken im Grad IV+. Ich verbrachte auch einige Zeit damit, der Patientin zu versichern, daß ich ihre Symptomatik verstand, und erklärte ihr, warum sie sich derart ausbreiten konnte.

3. Behandlung. (4 Tage später). Die Patientin war zufriedener als vorher und hatte den Eindruck, daß sie vorankäme. Alle Symptome waren weniger stark und um etwa 30% verbessert, wobei die Symptome in den Armen fast völlig verschwunden waren. Die Befunde in der physischen Untersuchung waren ebenfalls besser, allerdings Dorsalflexion, Plantarflexion und Hocke nur geringfügig. Ich überlegte mir, in der Behandlung zwei Hauptrichtungen zu verfolgen: Ich würde die relevanten Gelenke weiter mobilisieren und gleichzeitig auch die Auswirkungen einer Mobilisation des Nervensystems analysieren. Ich wollte auch unbedingt die Reaktion auf eine lokale Behandlung des Fußes kennenlernen, denn schließlich war die Patientin ursprünglich wegen dieser Beschwerden zu mir gekommen.

Die letzte Behandlung wurde wiederholt, und zusätzlich führte ich Techniken für den Fuß aus. Ich zog Zusatzbewegungen für den Fuß den Mobilisationen mit Plantarflexion oder Dorsalflexion vor, weil sie das Gelenk mit nur minimaler Wirkung auf Gegenspannungskomponenten beeinflussen würden. Bei der Untersuchung stellte sich die anteroposteriore Bewegung auf den Talus als eindeutig wichtigstes Zeichen heraus, und ich benutzte diese Technik als Behandlung, die in Widerstand und Schmerz hineinging. Beim Wiederbefund waren die Fußzeichen und die Hocke verbessert. Der SLR sowohl mit Dorsalflexion als auch mit Plantarflexion war ebenfalls besser. Das Ausmaß der Verbesserung, besonders der Spannungszeichen, überraschte mich.

4. Behandlung. (3 Tage später). Die subjektiven und auch die objektiven Verbesserungen waren erhalten geblieben. Die ULTTs waren ohne pathologische Befunde. Die gleiche Behandlung wurde nochmals ausgeführt.

5. Behandlung. Alle Zeichen waren um 50% verbessert. Die Patientin sagte: „Mir war nicht bewußt, wie stark mich die Beschwerden in der Vergangenheit eingeschränkt haben. Ich bewege mich nicht nur besser, sondern fühle mich auch um vieles wohler."

Die Behandlungen wurden wiederholt – allerdings nicht mehr im Bereich der Brustwirbelsäule, wo keine Mobilisation mehr nötig war. Die Behandlungsreaktionen der Berührungsflächen angrenzender Strukturen waren jetzt bekannt, und ich begann, das Nervensystem direkt zu mobilisieren. Dazu wählte ich die folgenden Techniken:

– IN: SLR 60°, Fußschmerz auslösend, TAT: Adduktion im Hüftgelenk 2 x III;
– IN: DF, TAT: SLR 2x IV (s. Kap. 9, Behandlungsnotierungen).

Ein SLR wurde so ausgeführt, daß erst die distale Komponente (Dorsalflexion) aufgenommen wurde und bei der zweiten SLR-Technik zuerst die proximale (Flexion im Hüftgelenk). Die Technik durch die Beweglichkeit hindurch (Grad III) wurde deshalb angewandt, weil ein spürbarer Widerstand und Fußschmerz durch die gesamte adduktorische Bewegung hindurch bestand.

Beim Wiederbefund erwies sich diese Behandlung als sehr wirkungsvoll. Nach der Mobilisation des Nervensystems waren der „Slump"-Test und die verbliebenen Gelenkzeichen in der Lendenwirbelsäule und im Fuß der Patientin bedeutend besser.

Ich behandelte diese Patientin für weitere acht Wochen einmal pro Woche, wobei ich je nach Bedarf ihre Gelenke mobilisierte und manipulierte und die Behandlung des Nervensystems steigerte. Diese Steigerung beinhaltete auch, daß der „Slump"-Test als Behandlungstechnik angewandt wurde. Um den Fußschmerz „aufspüren" zu können, mußten SLR und „Slump" mit kombinierten Bewegungen der Wirbelsäule ausgeführt werden. Die Dosierung von Spannungstechniken wurde zunehmend stärker, und die Patientin führte gewissenhaft ein Heimprogramm aus, das Automobilisation des SLR an der Wand und „Slump"-Langsitz mit beiden Füßen in Dorsalflexion und in Plantarflexion beinhaltete (s. Kap. 11). Eine Technik empfand ich als besonders hilfreich bei dieser Patientin (und später auch bei anderen): Es war die anteroposteriore Mobilisation des Talus in der „Slump"-Langsitzposition. Zur Behandlung gehörten auch Balanceübungen auf einem Schaukelbrett und Automobilsationstechniken für den Fuß und für die Wirbelsäule. Die Patientin spielte weiterhin

Netzball und begann mit Schwimmen. Ihrer Aussage nach waren ihre Beschwerden um 80% verbessert, und sie war bereit, weiterhin besonders auf ihr Fußgelenk zu achten. Als ihre Spannungs- und Wirbelsäulenzeichen völlig abgeklungen waren, hatte ich den Eindruck, daß es an der Zeit sei, die Patientin zu entlassen – mit dem Hinweis, daß sie sich melden möge, wenn ihre Beschwerden sich wieder verstärkten oder unverändert anhielten.

Ein Beispiel für extraneurale Pathologie

Die Geschichte dieser Patientin wurde bei einem Symposium von einem Kollegen vorgestellt, der mit der Mobilisation des Nervensystems gut vertraut ist.

Subjektive Untersuchung

Einer 54jährigen Frau war ein Katheter in ihre rechte A. brachialis eingeführt worden als Teiluntersuchung einer Nierenfunktionsprüfung. Unmittelbar danach klagte sie über ein Kribbeln an der Innenfläche ihres Oberarmes, das sich in den Daumen, den Zeigefinger und den Daumenballen erstreckte. Zwei Tage später begannen starke Schmerzen im gleichen Symptombereich. Ein großes Hämatom, das sich von der Achsel bis zur Mitte des Unterarms zog, konnte als harte Masse palpiert werden.

Die Patientin sagte, daß jede Armbewegung den Schmerz verstärke und daß die Schmerzen sie nachts nicht schlafen ließen. Die Überweisung für eine physiotherapeutische Behandlung erfolgte 12 Tage nach Einführung des Katheters; zu dieser Zeit stabilisierte sich das Verhalten der Symptome. Die physische Untersuchung mußte am ersten Behandlungstag wegen der Schmerzen und dem offenkundigen Irritationszustand der Störung notgedrungen begrenzt bleiben. Alle Armbewegungen waren steif und schmerzhaft; die Bewegungen der Halswirbelsäule waren nahezu voll beweglich. Neurologische Zeichen einer veränderten Leitungsfunktion waren nicht zu finden, obwohl die Muskelkraft wegen der Schmerzen nicht voll ausgetestet werden konnte. Der ULTT1 reproduzierte das Kribbeln und die Schmerzen in der Hand bei 80° Schulterabduktion und geringer Ellenbogenstreckung. In dieser Position wurden alle Symptome bei nur geringer Seitneige des Kopfs nach links verstärkt.

Behandlung

1. Behandlung. Die erste Behandlung wurde sehr vorsichtig ausgeführt, indem der Arm der Patientin sorgfältig in 80° glenohumeraler Abduktion umfaßt und als Behandlungstechnik Extension im Ellenbogengelenk ausgeführt wurde. Zwei Serien von je 20 Sekunden Dauer wurden angewendet, ohne daß die

Symptome sich verstärken konnten (IN: GH/Abd 80°, TAT: EE II– 2x 20 s). Für den ULTT1 wurde die andere Position gewählt (s. Abb. 8.2), weil dadurch eine bessere Abstützung für den schmerzhaften Arm gegeben werden konnte.

2. Behandlung. (Am nächsten Tag). Die Patientin berichtete, daß sie am Nachmittag nach der Behandlung keinerlei Schmerzen im Arm gehabt habe, obwohl der Schmerz sich am nächsten Tag wieder einstellte. Die Parästhesien waren unverändert. Bei der Untersuchung war die schmerzfreie Beweglichkeit der Ellenbogenstreckung bei 80° Abduktion im Schultergelenk besser. Die daraufhin ausgewählte Behandlung bestand aus zweimal 20 Sekunden Ellenbogenextension Grad III in den Widerstand hinein und so vorsichtig, daß keine der Symptome ausgelöst wurden (IN: GH/Abd 80°, TAT: EE III 2x 20 s).

3. Behandlung. (Am folgenden Tag). Die Patientin war seit der Behandlung am Vortag schmerzfrei geblieben, und das Kribbeln hatte sich etwas beruhigt. Sie benutzte ihren Arm jedoch noch nicht. Bei der Untersuchung mit ULTT1 in 80° glenohumeraler Abduktion stellte sich die Ellenbogenextension als völlig schmerzfrei heraus, obwohl bei zusätzlicher Extension im Handgelenk die Schmerzen wieder ausgelöst werden konnten. Wurde bei der Untersuchung bei 100° Abduktion im Schultergelenk das Handgelenk in Extension gebracht, traten die Schmerzen früher auf. Die Behandlung bestand dann aus Extensionsbewegungen im Handgelenk, zweimal Grad IV in einer Stellung von 80° glenohumeraler Abduktion und in Ellenbogenextension und Supination.

4. Behandlung. (2 Tage später). Die Patientin berichtete, daß sie ursprünglich nach der letzten Behandlung schmerzfrei gewesen sei, daß jedoch am Abend, als sie ihren Hund ausführte und dieser an der Leine zog, alle Beschwerden, auch die Parästhesien, wieder zurückkamen. Beim Wiederbefund war der neurologische Status gleich, d.h. ohne meßbaren Verlust an Leitungsfunktionen. Die Behandlungstechniken wurden wie bei der vorhergehenden Sitzung ausgeführt.

5. Behandlung. (2 Tage später). Die Patientin war schmerzfrei, aber das Kribbeln war noch geblieben. Extension in der vollen ULTT1-Stellung reproduzierte diese Symptome. Unilaterale passive Zusatzbewegungen auf den rechten Zygapophysealgelenken in Höhe von C 5/6 fühlten sich steif an und lösten lokalen Schmerz aus, der links nicht existierte und auch nicht auf höher oder tiefer gelegenen Wirbelsäulenebenen. Der ULTT2 (N. medianus-Betonung) war positiv, wobei allerdings der ULTT1 mehr Symptome auslöste. Der ULTT3 war negativ. Das steife kleine Wirbelgelenk wurde mobilisiert. Beim Wiederbefund des ULTT1 konnte das Handgelenk in mehr Extension bewegt werden, bevor Schmerzen auftraten. Die Behandlung umfaßte die gleichen Techniken wie beim letzten Mal.

6. Behandlung. (7 Tage später). Die Patientin berichtete, daß sie unter keinerlei Schmerzen gelitten und nur gelegentlich eine minimale Parästhesie im Daumen gespürt habe. Die gleiche Behandlung wie bei der letzten Sitzung wurde ausgeführt, und sie erhielt Automobilisationsübungen für zuhause (s. Kap. 11).

Palpationsbefund und physiologische Bewegungen der Halswirbelsäule mit Überdruck waren normal. Die Patientin wurde aus der Behandlung entlassen mit dem Hinweis, sich zu melden, falls wieder irgendwelche Symptome auftreten würden. Bei einer telefonischen Kontrolle nach drei Monaten sagte die Patientin, daß sie symptomfrei geblieben sei und ihren Arm frei bewegen könne.

Diskussion

Im unteren Armbereich verläuft die A. brachialis nahe dem N. medianus. Bei diesem Fallbeispiel scheint eine unkontrollierte Blutung die Nerven umschlossen und sich auch nach oben und nach unten im Arm in Faszien und Muskeln ausgebreitet zu haben. Lundborg und Dahlin (1989) bezogen sich auf eine solche Situation, in der das Nervenbett mit Blut verstopft war, was die normale Beweglichkeit des Nervs behinderte; sie bezeichneten dieses Phänomen als „stuck nerve" („steckengebliebener Nerv").

Wenn ein Blutgefäß, und besonders eine Arterie, verletzt wird, ist eine Nervenverletzung möglich. In unserem Fallbeispiel sind zwei unterschiedliche Mechanismen denkbar. Erstens kann bei der Verletzung eines wichtigen Versorgungsgefäßes ein neuroischämischer Schaden aufgetreten sein. Zweitens kann es, was wahrscheinlicher ist, durch Blutansammlungen zu einer Veränderung der Druckverhältnisse um den Nerv gekommen sein. Auch Veränderungen in der Blutzufuhr zu Axonen mit anschließender Nervenhypoxie und intrafaszikulärer Ödembildung sind möglich (s. Kap. 3). Wenn so eine Situation längere Zeit anhält, könnte sich eine intraneurale Fibrose bilden, die zum Teil irreversibel ist. Im Zusammenhang mit diesem Geschehen kann das Epineurium irritiert und wahrscheinlich durch Blut und Ödeme in den Prozeß der Fibrosebildung einbezogen werden. Dunkerton und Boome (1988) schrieben, daß bei einer Reihe von Patienten mit Stichwundenverletzungen, die Symptome und Zeichen des Plexus brachialis beeinflußten, „viele Patienten" ein Aneurysma spurium („falsches" Aneurysma) ohne Nervenverletzung hatten. Bei einigen dieser Patienten war dringend ein operativer Eingriff erforderlich und bei anderen später eine Neurolyse.

Aus den Symptomen und Zeichen und der Geschichte, die die Patientin in diesem Fallbeispiel zeigte, kann die Hypothese abgeleitet werden, daß die Einschränkungen der Spannungsteste ursächlich durch eine extraneurale Pathologie hervorgerufen wurden; es gibt kein Defizit in der Leitungsfunktion, die Verletzung geschah erst vor kurzem, es liegt kein direktes Trauma des Nervensystems vor, und alle Bewegungen sind schmerzhaft. Die Hypothese, daß die Symptome von dem irritierten Epineurium stammen, ist hier naheliegend. Die Nervenfasern könnten jedoch auch hypoxisch sein und sich ektopisch entladen, besonders auch, wenn das Ausmaß der Blutung und die Parästhesien in Betracht gezogen werden. Es fällt auf, daß während der Behandlungen Veränderungen in der Schmerzreaktion nicht unbedingt gleichzeitig mit den Veränderungen der Parästhesien auftreten. Möglicherweise stammen die Symptome von verschiedenen Quellen: der Schmerz von den Bindegeweben und die Parästhesien von den Nervenfasern. Zur Symptomatologie könnten auch andere Gewebe wie Blutgefäße, Faszien und Muskeln beitragen.

Der klinische Entscheidungsprozeß, der in Verbindung mit der Behandlung erfolgt, muß sich darauf stützen, daß diese Störung mit hoher Wahrscheinlichkeit im derzeitigen Stadium primär aus einer extraneuralen Pathologie resultiert und daß eine Bewegung der Nerven in Beziehung zum Umgebungsgewebe notwendig ist. Um die Terminologie von Lundborg und Dahlin zu benutzen: Die „steckengebliebenen" Nerven müssen befreit werden. Ein weiterer Beweis für die Stelle der Störung ist die Behandlungsreaktion auf sanfte, große Bewegungsamplituden durch die vorhandene Beweglichkeit hindurch. Die Art und Weise, in der die Halswirbelsäule in die Behandlung einbezogen wurde, bietet hier ein gutes Beispiel für ein „Denken im Verlauf des Nerventrakts". Die Steifigkeit im Bereich des C5/6-Gelenks könnte bereits vor der Verletzung bestanden haben, aber sie könnte auch durch die Verletzung ausgelöst worden sein. Ein komplexeres Symptombild hätte sich entwickelt, wenn das Gelenk begonnen hätte, Schmerzen in den Arm zu leiten. Die höhere Dosierung der Spannungstechniken (3. Behandlung) lag in der Art von Symptomatik begründet, die mit Parästhesien verbunden ist (eventuell von einer intraneuralen Quelle ausgelöst). Es besteht auch die Möglichkeit eines intraneuralen Ödems nach dieser Zeit. Die Symptome hätten natürlich durch solche Techniken reproduziert werden müssen.

Manche Physiotherapeuten mögen denken, daß zweimal 20 Sekunden Manualherapie das Geld für eine Behandlung nicht wert sei. Der betreffende Physiotherapeut, der die Behandlungen durchführte, wollte die Quelle für die Symptome finden und, ohne den Ablauf durch andere Behandlungsmodalitäten komplizierter zu gestalten, das neue Konzept der Mobilisation des Nervensystems kritisch bewerten. Andere Physiotherapeuten würden vielleicht zusätzlich noch andere Behandlungsarten wie Elektrotherapie einsetzen. Der Physiotherapeut aber lernte unendlich viel über diese Störung ohne zusätzlich einen Sack voll anderer Behandlungsmodalitäten ausprobieren zu müssen. Jedenfalls rechtfertigte das Resultat die Wahl der Behandlungstechniken.

Überprüfungen nach Abschluß einer Behandlung wirken sich positiv auf das Verhältnis zum Patienten aus und bringen einen Zuwachs an Erfahrung – ein Telefonanruf genügt dabei oftmals.

Ein Zustand, bei dem es „überall wehtut" – wo ist zu beginnen?

Subjektive Untersuchung

Eine 45jährige Frau fiel 12 Monate vor Beginn der Behandlung auf ihre ausgestreckten Hände und erlitt dadurch beidseitig eine distale Radiusfraktur (Colles-Fraktur). Die Knochenbrüche wurden gerichtet und für sechs Wochen in einem Gips ruhiggestellt. Vor dem Unfall hatte die Patientin keinerlei Beschwerden im Bereich der Handgelenke und der Arme, obwohl sie unter gelegentlichen Nackenschmerzen litt: „Wie sie jeder einmal bekommt", war ihr

Kommentar. Die vier Monate lang durchgeführte physiotherapeutische Behandlung brachte etwas Erleichterung bei ihren Symptomen, aber sie hatte geschwollene und rote Hände und ließ oft Gegenstände fallen. Der Zustand der rechten Hand war schlimmer als der der linken. Die Patientin klagte über spinale Symptome wie Kopfschmerzen und Schmerzen im Bereich des rechten Beins (s. Abb. 14.1); sie betonte, daß sie alle diese Beschwerden vor den Frakturen nicht gehabt habe. Außer ihrem Hausarzt und ihrem früheren Physiotherapeuten schenkte niemand dieser Patientin Glauben, was die Echtheit ihrer Beschwerden betraf. Da der Unfall am Arbeitsplatz passierte, erhielt sie eine Lohnvergütung. Niemand hatte bisher ihre Wirbelsäule untersucht.

Während meiner Untersuchung hatte ich den Eindruck, daß sich die Patientin normal und realitätsbezogen verhielt. Sie war ärgerlich über das Fortbestehen ihrer Symptome und meinte, daß sie sich mit ihren Beschwerden nun wohl oder übel abfinden müsse. Ich wunderte mich, daß sie noch immer unter Problemen mit ihren Handgelenken litt. Sie war ansonsten gesund, und ihre Handgelenke waren physiotherapeutisch behandelt worden. Ich nahm an, daß ihre Symptome eventuell spinal bedingt fortbestanden, obwohl sie lokal strukturelle Verletzungen an den Handgelenken und an den Muskeln erlitten hatte. Ein Muster von Spannungspunkten ließ eine ausgeprägte neurale Gegenspannung vermuten. So glaubte ich allen Angaben der Patientin über ihre Beschwerden und suchte in der physischen Untersuchung nach Zeichen, die mit ihren Symptomen vergleichbar sein konnten.

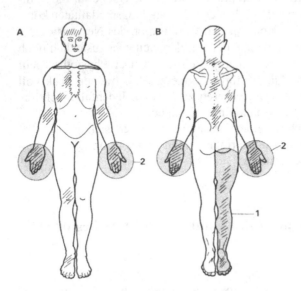

Abb. 14.1. Körpertabelle mit der Verteilung der Symptome. Kopfschmerzen traten gelegentlich auf, die Brustkorbschmerzen wurden als „Messerstiche" beschrieben. Das ganze Bein (1) der Patientin fühlte sich wie tot und „hölzern" an. Beide Hände (2) waren rot, aufgeschwollen und konstant schmerzhaft. Sie hatte das Gefühl, daß ihre Rückenschmerzen damit zu tun hatten und schlimmer wurden, wenn ihre Hände rot, schmerzhaft und geschwollen waren

Physische Untersuchung

Die Handgelenke der Patientin zeigten etwa die Hälfte einer normalen Beweglichkeit; ihre Ellenbogengelenke waren frei beweglich. Ihr Handgriff war beidseitig schwach, rechts mehr als links. Ich nahm an, daß dies durch Schmerzhemmung bedingt sein könne, denn ich fand keine Verluste in den Leitungsfunktionen dieser Patientin. Die Bewegungen ihrer Halswirbelsäule waren infolge von Steifigkeit und Schmerzen an der ipsilateralen supraspinalen Fossa auf zwischen 50% und zwei Drittel der normalen Beweglichkeit eingeschränkt, nach der rechten Seite mehr als nach links. Die Brustwirbelsäule war in den Rotationsbewegungen bis auf 10% eingeschränkt, und sie lösten dieselben Beschwerden aus wie die Rotationen der Halswirbelsäule. Lumbale Flexion reproduzierte, wenn die Patientin mit den Fingerspitzen auf Höhe der Kniescheibe ankam, zentralen Schmerz an der Lendenwirbelsäule und im Bereich der Brustwirbelsäule. Bei Hinzufügen von Nackenflexion verschlimmerten sich diese Symptome. Extension in der Lendenwirbelsäule verstärkte den Nackenschmerz, auch wenn die Halswirbelsäule dabei sorgfältig abgestützt und ruhiggehalten wurde.

Ich war sicher, daß die Symptome der Patientin echt waren, weil ich in ihrer Symptomdarstellung deutlich ein bekanntes Muster erkennen konnte. Bei der Untersuchung des Nervensystems löste der SLR rechts bei 20° Rückenschmerzen aus, und die Patientin spürte ein Ziehen im Nackenbereich. Ähnlich verhielt es sich bei 40° des linken SLR. Es bedurfte keiner weiteren sensibilisierenden Bewegung, weil der Nackenschmerz bereits reproduziert worden war, aber bei der Beurteilung der Irritierbarkeit dieses Zustandes fühlte ich mich noch etwas unsicher. Beim Testen von Spannung wurde der Schmerz im Handgelenk, das ich zunächst in die schmerzauslösende Stellung gebracht hatte, durch Hinzufügen von Ellenbogenextension stärker und verschlimmerte sich weiter bei zusätzlicher Abduktion im Schultergelenk. Alle Spannungsteste der oberen Extremität waren eingeschränkt.

Die erste Behandlung

Bei derartig weitgestreuten und verwirrenden Symptomen und Zeichen ist es oftmals schwierig zu entscheiden, wo mit der Behandlung zu beginnen ist. Es gibt hier einige Faktoren zu bedenken, die mit der Befundaufnahme in Zusammenhang stehen:

- Die Wirbelsäule, Neuraxis und Meningen, d.h. die Komponente der Gegenspannung im Spinalkanal muß behandelt werden.
- Die Aufmerksamkeit des Therapeuten sollte sich auch auf Gelenke, Nerven und Muskeln richten.
- Zur Veränderung der Pathomechanik müssen die Techniken in etwas Widerstand hineingehen.
- Der Zustand könnte irritierbar sein.

- Bei einer derartig langen Geschichte von Symptomen und Zeichen, die sich weit ausdehnen, kann die Prognose nicht sehr günstig aussehen.
- Die Behandlungsdauer könnte sehr lang sein, und die Patientin sollte zuhause intensiv Automobilisationsübungen ausführen.

Für den Beginn gab es drei Behandlungsmöglichkeiten zur Auswahl:

- Da ja bekannt ist, daß die Handgelenke mit ziemlich starken Techniken mobilisiert worden waren, könnten sie unter Hinzufügen eines ULTT so weiterbehandelt werden; z. B. könnte das Handgelenk in symptomreproduzierender Stellung gehalten, zusätzlich Ellenbogenextension hinzugefügt und dann mit Abduktion des Schultergelenks oder mit Depression des Schultergürtels als Behandlungtechnik mobilisiert werden. Danach müssen die Halswirbelsäule, das Handgelenk und die Spannungsteste, SLR eingeschlossen, in einem Wiederbefund überprüft werden.
- Jedes Wirbelsäulengelenk könnte mobilisiert oder auch manipuliert werden. Mit der Behandlung einer Wirbelsäulenebene sind Veränderungen auf jeder Ebene zu erwarten.
- Wenn zuerst eine Behandlung des Nervensystems durchgeführt würde, könnten Techniken wie SLR oder ULTT des linken Arms (weniger schmerzhaft) versucht werden; z. B. IN: Hüftflex., TAT: Knieex. oder IN: SLR 20°, TAT: Add. Hüfte.

Ich wählte für diese Patientin zunächst eine Behandlung, die sich auf die Berührungsflächen angrenzender Strukturen auswirken würde. Dabei zeigten sich viele vergleichbare Gelenkzeichen und Muskelzeichen aber keine offensichtliche Schädigung der Leitungsfunktion. Ich mobilisierte relevante Gelenke der Lenden- und Brustwirbelsäule.

Ich behandelte die Patientin zweimal wöchentlich über einen Zeitraum von drei Monaten. Die Bewegungen der Wirbelsäule und die neuralen Spannungszeichen verbesserten sich erheblich, und der Zustand ihrer Hände besserte sich ebenfalls, wenn auch weniger deutlich. Ich wollte zunächst die Symptomatik des Schwellungsgefühls in den Händen beeinflussen. Obwohl ich nur geringfügig mehr Beweglichkeit in den Handgelenken herstellen konnte, wurde die Funktionsfähigkeit sehr viel besser. Die Progression der Behandlung war bei dieser Patientin nicht immer eindeutig. In manchen Phasen, die bis zu zwei Wochen anhielten, fühlte sie sich schlechter, obwohl ich jedesmal eine Verbesserung der physischen Zeichen nachweisen konnte. Ich denke, daß die einzelnen Strukturen eine gewisse Zeit brauchen, um sich an eine veränderte Beziehung mit den angrenzenden Geweben zu gewöhnen. Dieser Gedanke half der Patientin, durch diese schwierigen Perioden hindurchzukommen. Mir war auch bewußt, daß ich alle beteiligten Strukturen behandeln mußte. Eine typische Behandlungssequenz konnte die Mobilisation der Lendenwirbelsäule, der Hals- und der Brustwirbelsäule beinhalten, auch Dehnungen des M. trapezius und des M. levator scapulae waren angezeigt sowie Mobilisationen des Handgelenks, der SLR-Stellungen und der Spannungsteste für die obere Extremität. Die Behandlungsdauer dafür nahm 30 bis 45 Minuten in Anspruch.

Im ganzen gesehen meinte die Patientin, daß sie sich um etwa 60% besser fühle. Damit war ich zunächst zufrieden und entließ sie mit einem Heimprogramm und der Zusicherung, daß sie mich oder ihren Hausarzt jederzeit verständigen könne, falls ihre Beschwerden sich verschlechterten. Die Patientin brauchte drei Monate später drei Behandlungen, durch die ihr steifer Hals wieder beweglicher gemacht wurde. Es würde mich nicht wundern, wenn diese Patientin in Zukunft weitere Behandlungen nötig hätte.

Überlegungen zum Zustand, bei dem es „überall wehtut"

Jeder Physiotherapeut kennt Patienten, die auf Befragen große und scheinbar unzusammenhängende Symptombereiche angeben; manche beschreiben ihre Symptome sehr ausführlich. Diese Patienten haben auch oftmals viele Medikamente ausprobiert und verschiedene Ärzte aufgesucht. Die Beschreibung der Symptome wird häufig als eher unwahrscheinlich angezweifelt. Ob diesen Patienten eine physiotherapeutische Behandlung überhaupt helfen wird und wo eigentlich damit zu beginnen ist, fragt sich hier wohl jeder Therapeut. Der überweisende Arzt weiß eventuell auch keine Antwort darauf oder verschreibt eine physiotherapeutische Behandlung als letzten Ausweg.

Diesen Patienten sollte aber wenigstens von Anfang an geglaubt werden, was sie über ihre Symptomatik berichten. Eigenartige und bizarre Symptome können für den Therapeuten, wenn er mit den Erscheinungsbildern von Gegenspannung vertraut ist, oftmals ganz wahrscheinlich werden. Es bleibt zu hoffen, daß mithilfe der Informationen, die ich in Teil I und II dieses Buches gegeben habe, für manchen Patienten mit sich weit ausbreitenden Symptomen eine Abklärung möglich wird. Wir dürfen nicht vergessen, daß wir noch meilenweit davon entfernt sind, alles über neuro-orthopädische Störungen zu wissen.

Bei jeder unbekannten Symptomdarstellung sollte das Vorhandensein einer ernsten Pathologie wie Krebs oder rheumatischer Arthritis in Betracht gezogen werden. Der Patient muß in solchen Fällen ärztlich betreut werden. Wenn die Behandlung weitergeführt werden soll, muß gewährleistet sein, daß bei der physischen Untersuchung zumindest einige der Zeichen mit den Beschwerden oder wenigstens mit einem Teil der Symptome vergleichbar sind.

Ein typischer Tennisellenbogen

Subjektive Untersuchung

Eine sehr fröhliche 62jährige Patientin stellte sich mit einer seit acht Monate andauernden Schmerzgeschichte im Bereich des rechten lateralen Ellenbogens vor; oder, wie sie sagte, mit einem „Tennisellenbogen". Sie konnte sich an keine auslösende Verletzung erinnern, sondern meinte, daß er vom vielen

Stricken während der Wintermonate herrührte. Sie konnte einen genauen Schmerzpunkt gerade distal vom rechten Epikondylus angeben, und der Streckmuskel am Unterarm tat ihr etwa 5–7 cm unterhalb des Ellenbogengelenks weh. Die Symptome verhielten sich konstant. Sie erinnerte sich an einen ähnlichen Zustand am Ellenbogen vor ungefähr 12 Jahren. Die Schmerzen waren morgens stärker und traten bei den meisten Alltagsaktivitäten auf, vor allem bei sich wiederholenden Bewegungen. Sie strickte sehr gerne, mußte diese Tätigkeit aber auf eine kurze Zeitspanne von jeweils 15 Minuten begrenzen. Eine Anzahl elektrotherapeutischer Behandlungen waren ohne Erfolg geblieben.

Physische Untersuchung

Die physischen Befunde waren wie folgt:

- Bewegungen der Halswirbelsäule waren in Extension und in beide Rotationsrichtungen eingeschränkt.
- Bei unilateralen Zusatzbewegungen auf dem Segmet C5 der Halswirbelsäule zeigten sich Steifigkeit und lokaler Schmerz.
- Der Schmerzpunkt am lateralen Epikondylus des Ellenbogengelenks und die Extensorenmuskeln taten bei der Palpation weh. Der bei der Palpation ausgelöste Schmerz im Streckmuskel konnte auch bei der Palpation des M. supinator reproduziert werden und auch durch volle Pronation des Unterarmes sowie bei Supination gegen Widerstand.
- Extension/Adduktion im Ellenbogengelenk provozierte den Punktschmerz.
- Isometrische Extension des Handgelenkes reproduzierte beide Schmerzbereiche am Ellenbogen, wobei nur eine minimale Kontraktion für die Schmerzreaktion ausreichte.
- Isometrische Extension des Mittelfingers und in geringem Maß des Zeigefingers reproduzierten Schmerzen in beiden Ellenbogenpunkten.
- Alle Spannungsteste der oberen Extremität zeigten auf der rechten Seite mehr Widerstand als auf der linken. Der ULTT2 (Betonung des N. radialis) löste den bekannten Ellenbogenschmerz aus, der durch Abduktion im Schultergelenk verstärkt und durch sanftes Loslassen der Depression erleichtert wurde.
- Der M. trapezius und der M. levator scapulae waren auf der rechten Seite besonders gespannt.
- Die Schmerzen erschwerten die neurologische Untersuchung in bezug auf die Muskelkraft. Auf Befragen beschrieb die Patientin, daß sie etwas Gefühl in ihrer rechten Daumen-Zeigefinger-Spanne verloren habe. Das Empfinden leichter Berührung und Vibration war im Vergleich zur linken Seite vermindert. Die Verminderung an Vibrationsempfinden war im Bereich des Processus styloideus radialis und des ersten Os metacarpale festzustellen.

Überlegungen zur Behandlung

Hier liegt ein ziemlich typischer Fall eines chronischen Tennisellenbogens vor. Bei solchen Patienten finde ich häufig neurale Gegenspannung, besonders mit dem ULTT2, der den N. radialis betont. Elektrotherapie hilft meistens nicht oder nur vorübergehend.

Ich erkannte in der subjektiven und physischen Untersuchung ein Muster von Symptomen und Zeichen wieder und war mir über eine Gegenspannungskomponente in dieser Störung sicher, die ich ansprechen mußte. Diese Hypothese basierte auf folgenden Befunden:

* Der positive Spannungstest für die obere Extremität mit N. radialis-Betonung.
* Die deutliche neurologische Beteiligung.
* Vorher bestehende zervikale Zeichen, die eventuell auf eine Art „Doublecrush"-Syndrom verwiesen.
* Die isometrische Arbeit des Mittelfingerstreckers war positiv. Dieser kontrahiert den M. extensor carpi radialis brevis, der eine Faserkante zum N. interosseus posterior (tiefer Radialnerv) im Radialtunnel im M. supinator aufweist.

Ich hatte auch den Eindruck, daß der Symptombereich auf eine Beteiligung des Nervensystems hindeutete. Einklemmungen im Radialtunnel sind allgemein bekannt, aber ich bin der Meinung, daß der häufige punktartige Schmerz oder Schmerzreaktionen um den lateralen Epikondylus oftmals neurogenen Ursprungs sind. Kleine Nervenendigungen, die für die epikondylären Strukturen bestimmt sind, können sich im Narbengewebe von Muskeln oder Faszien verfangen und eine abnormale Impulsgeneration bilden. In der Untersuchung kann bei der Strukturdifferenzierung oftmals bewiesen werden, daß der Schmerz neurogen bedingt ist. Es ist einfach, ihn über das Nervensystem zu behandeln. Es war auch klar, daß im Bereich der Halswirbelsäule Gelenk- und Muskelzeichen behandelt werden mußten.

Überlegungen zur Prognose

Nach der Untersuchung bewertete ich meine Befunde im Hinblick auf eine Prognose. Ich war der Überzeugung, daß dieser Patientin geholfen werden konnte, was ich aus der Tatsache folgerte, daß sie bisher keine angemessene Behandlung erhalten hatte. Die Patientin war kooperativ und würde mich in jeder nur denkbaren Weise unterstützen. Es lag keine Geschichte eines schweren Traumas vor, und sie zeigte ein Symptommuster von lateralem Ellenbogenschmerz, das ich in der Vergangenheit in ähnlichen Fällen stets hatte verbessern können.

Andererseits aber mußte ich auch die Fakoren berücksichtigen, die gegen eine günstige Prognose sprachen. Es gab einen konstanten, chronischen Schmerz. Wahrscheinlich waren viele Strukturen und beitragende Faktoren an dem Problem beteiligt (Ellenbogengelenk, Halswirbelsäule, Nervensystem). Die Komponente des Nervensystems war bei diesem konstanten Schmerzbild wahrscheinlich intraneural und intrafaszikulär; es gab eine lange Vorgeschichte und Veränderungen in der Leitungsfunktion. Es bestand eine erhöhte mechanische Empfindlichkeit des Nervensystems. Das Nervensystem war an einer Anzahl von Symptomen beteiligt (tiefe und oberflächliche Radialnerven, eventuell Nervenwurzeln und geringe Beteiligung des sympathischen Nervensystems). Es gab Muskelschwächen und Schonung in der Bewegung.

Ich notierte im Patientenprotokoll die Vermutung, daß ich innerhalb von sechs Wochen bei 2maliger Behandlung pro Woche eine Verbesserung von etwa 60% zu erreichen gedachte.

Behandlung

1. Behandlung. Posteroanteriore Mobilisationen auf dem rechten Zygapophysealgelenk C5/6. Die Technik wurde in den Widerstand geführt, wobei lokale Schmerzen reproduziert wurden (2x IV+). Der Wiederbefund zeigte eine Verbesserung aller isometrischen Muskelteste, des ULTT (radial) und vermehrte Beweglichkeit der zervikalen Rotation. Dies war mehr an Verbesserung als ich erwartet hätte. Ich wies die Patientin auf die Möglichkeit hin, daß infolge der Behandlungsanwendung Beschwerden auftreten würden und bat sie dringlich, mir bei ihrem nächsten Besuch jede Veränderung mitzuteilen.

2. Behandlung. (3 Tage später). Die Verbesserung der letzen Behandlung war bestehengeblieben, und die Patientin berichtete, daß sich die Schmerzen unterhalb des Ellenbogens etwas gemildert hatten und jetzt mehr über dem Ellenbogengelenk bestanden. Ich hatte den Eindruck, daß dies meine Hypothese in bezug auf die Gegenspannung unterstützte, weil die Extensorenmuskeln oder auch das radiohumerale Gelenk sich sonst anders verhalten würden. Ich wiederholte die Behandlung und ergänzte sie wie folgt: IN: ULTT2 (radial), TAT: GH Abd. 2x IV. Alle Zeichen verbesserten sich wiederum.

3. Behandlung. (4 Tage später). Es waren keine weiteren Verbesserungen aufgetreten. Eine allgemeine Ellenbogenempfindlichkeit, die vier Tage lang anhielt, hatte sich jetzt beruhigt und war auf dem gleichen Niveau wie vor der letzten Behandlung. Die Patientin erwähnte auch, daß sie nach der Behandlung zwei Tage lang unter Schwindelgefühlen gelitten habe. Auf Befragen sagte sie, daß sie seit acht Jahren darunter leide, daß aber spezialärztliche Untersuchungen keine Erklärung dafür ergeben hätten. Jedenfalls waren diese Symptome während der letzten vier Tage schlimmer geworden, als sich auch die Ellenbogenschmerzen verstärkten. Es war ein Fehler, in der Befundaufnahme nicht nach Symptomen wie Schwindel gefragt zu haben, aber ich wußte warum: Meine Hypothese hatte sich zunächst hauptsächlich auf das Ellenbogengelenk und auf Gegenspannung ausgerichtet. Ich hatte eine derartig große Verbesserung von der Halswirbelsäule nicht erwartet, und ich versäumte es deshalb, die notwendige Modifizierung meiner Hypothese vorzunehmen.

Beim Wiederbefund waren die Verbesserungen aller physischen Zeichen durch die letzte Behandlung erhalten geblieben mit Ausnahme der isometrischen Testbefunde des M. supinator und der Extensionsmuskeln des Handgelenks. Ich wiederholte die Mobilisation der Halswirbelsäule in einer ULTT2-Stellung (radial betont) und mobilisierte das Handgelenk in Richtung Extension. Alle Zeichen wurden besser.

4. Behandlung. (3 Tage später). Die Verbesserungen waren erhalten geblieben, und die Schwindelgefühle hatten sich beruhigt. Die Mobilisationen der Halswirbelsäule wurden wiederholt und eine Dehnung des M. trapezius hinzugefügt; Trapeziusdehnungen hatten auf die physischen Zeichen, und vor allem auf den ULTT, eine positive Auswirkung; bei gestrecktem Ellenbogen waren sie deutlich schmerzhafter. Die gleiche ULTT-Mobilisation wie in der letzten Behandlung wurde ausgeführt.

5. Behandlung. Alles hatte sich verbessert. Die Behandlung für die Gelenke der Halswirbelsäule und für die Muskeln wurde wiederholt; die Spannungstechnik wurde gesteigert zu IN: ULTT2 (radial), TAT: EE 1x IV+.

6. Behandlung. Deutliche Verbesserung der Ellenbogenschmerzen und aller funktionellen Bewegungen. Die Patientin konnte jetzt einige Stunden lang stricken, aber sie empfand noch etwas Schmerzen beim Heben des Arms. Es bestanden noch leichte Schwindelgefühle, aber sie sagte, daß dies für sie normal sei; insgesamt beurteilte die Patientin ihren Zustand als um 70% besser. Die physische Untersuchung zeigte folgende Ergebnisse:

- Isometrischer Test des Handgelenks – etwas schmerzhaft.
- Isometrischer Test des Mittelfingers – schmerzfrei.
- ULTT2 (radiale Betonung) – nur geringfügig schmerzhaft.
- Extension/Adduktion im Ellenbogengelenk rief einen scharfen Schmerz am lateralen Kondylus hervor.
- Die Sensibilität auf leichte Berührung und Vibration hatte sich zwar verbessert, war aber noch nicht normal.

Ich behandelte IN: ULTT2 (radial), TAT: EE/Add. 1x IV+. Ich war sicher, daß ich das Ellenbogengelenk stark behandeln konnte und daß meine kombinierten Techniken Erfolg haben würden. Bei der Untersuchung danach zeigte sich, daß sich die physischen Zeichen deutlich verbessert hatten.

7. Behandlung. (14 Tage später). Die Patientin kam aus ihrem Urlaub zurück. Sie berichtete, daß ihr neun Tage lang alles wehgetan hatte, die Ellenbogenschmerzen eingeschlossen; die Schwindelgefühle aber hatten sich nicht verstärkt. „Das paßt irgendwie nicht zusammen" dachte ich bei mir. Ich überprüfte rückblickend alle durchgeführten Behandlungen, um herauszufinden, warum dies so war. Ich vergewisserte mich, daß die Patientin nicht irgendetwas Ungewöhnliches getan hatte, das die Schmerzen im Bereich des Ellenbogens hätte reizen können. Ich hatte das Gefühl, daß ich die Irritierbarkeit ihres Zustandes falsch interpretiert hatte und daß ich die Patientin hätte weiterbefragen sollen, als sie sagte, sie fühle sich um 70% besser. Ich hätte mich genauer erkundigen sollen, welche Aktivitäten sie im täglichen Leben ausführte. Beim Abwägen der prognostischen Faktoren und Überdenken der ursprünglich erwarteten Verbesserung von 60% kam ich zu der Schlußfolgerung, daß die letzte Behandlung vielleicht etwas zu stark dosiert ausgefallen war. Bei der Untersuchung schienen die physischen Zeichen unverändert besser zu sein. Als Behandlung wählte ich ein ähnliches Vorgehen: IN: ULTT2 (radial), TAT: EE 2x IV. Ich führte auch eine mehr gelenkorientierte Technik mit Extension und Adduktion im Ellenbogengelenk 1x IV aus.

Die Symptomatik dieser Frau verbesserte sich stetig ein wenig, und die Behandlung wurde bei einem Grad der Verbesserung von 70% beendet. Die Schwindelgefühle blieben im Vergleich zum Zustand vor Beginn der Behandlung gleich, und ich war damit zufrieden, sie so zu entlassen. Die Patientin war viel glücklicher, zumal sie wieder stricken konnte, und wir besprachen einige für sie spannungsfreie Positionen beim Stricken. Ich riet ihr, tiefe Sessel zu meiden und regelmäßig ihren Körper aus der Strickhaltung herauszubewegen. Ich zeigte ihr Retraktionsbewegungen für die Halswirbelsäule und einige Übungen, bei denen die Arme über den Kopf zu nehmen sind. Sie fragte, ob Tai-Chi-Bewegungen gut für sie wären; ich bejahte dies.

Die Bedeutung von Gegenspannung bei Schmerzen im Bereich des lateralen Ellenbogens

Der Tennisellenbogen ist ein ausgezeichnetes Beispiel für eine mechanische Beteiligung des Nervensystems an einer Störung. Das „radiale Tunnelsyndrom" wurde von vielen Autoren beschrieben, wie z. B. Roles und Maudsley (1972); Lister et al. (1979); Dawson et al. (1983), Lundborg (1988); Mackinnon und Dellon (1988); Peimer und Wheeler (1989). Ihnen zufolge könnte eine mögliche Ursache für die Behandlungsmißerfolge beim Tennisellenbogen darin liegen, daß die Symptome neurologisch bedingt sind und daß diese Komponente sich chirurgisch nicht beeinflussen läßt. Ich habe auch den Eindruck, daß Äste des N. radialis vor ihrem Eintritt in den M. supinator dafür verantwortlich gemacht werden könnten.

Aufgrund meiner klinischen Erfahrung glaube ich, daß neurale Gegenspannung beim lateralen Ellenbogenschmerz eine bedeutende Rolle spielt und in 75% der Fälle behandelt werden muß. Viele Kliniker verschreiben heutzutage Ellenbogenbänder, von denen angenommen wird, daß der Druck, den sie auf die Extensorenmuskeln einige Zentimeter unterhalb des Kondylus ausüben, dem Muskel einen künstlichen Ursprung gibt und etwas Druck von seinem pathologisch veränderten Ursprung wegnimmt. Dies könnte sehr wohl die Biomechanik des Nervensystems verändern. Ein Kollege erzählte mir, daß ein Patient dieses Band versehentlich oberhalb des Ellenbogens trug anstatt unterhalb und begeistert über die Schmerzerleichterung war. Das Ellenbogengelenk und die Muskeln konnten bei diesem Patienten nicht verändert werden, wohl aber der Nerv.

Ein Fingerspitzenschmerz – kurz erwähnt

Ich behandelte über einige Wochen hin einen 60jährigen Herrn wegen Knieschmerzen infolge einer Osteoarthritis im Kniegelenk. Es bestanden keine Spannungszeichen, die eine Bedeutung für das Kniegelenk hätten haben können; durch die Mobilisation des Tibiofemoralgelenks, Wärmeanwendungen und Kräftigungsübungen für den M. quadriceps und für die ischiokrurale Muskelgruppe machte der Patient gute Fortschritte. Eines Tages sagte er im Hinausgehen zu mir: „Sie könnten wohl nicht etwas für meine Fingerspitze tun?" Bevor ich ihm erklären konnte, wie beschäftigt ich sei und daß ich vielleicht das nächste Mal nachschauen könnte, sagte der Patient: „Ich bekomme die Beschwerden, wenn ich mit ausgestrecktem Arm eine Tür schließe – es ist ärgerlich." Ich wurde sehr schnell interessiert und sagte, ich würde mir das eben kurz anschauen. Der Patient hatte keine traumatische Vorgeschichte, und durch die Untersuchung des Kniegelenks wußte ich, daß keine Systemerkrankungen oder Probleme im allgemeinen Gesundheitszustand vorlagen. Ich ließ ihn die Bewegung vormachen und sah, daß bei Protraktion des Schultergelenks der Schmerz im Finger ausgelöst wurde. Eine schnelle Untersuchung der Finger, des Handgelenks und der Muskeln zeigte keinerlei Anomalien. Sein Empfinden bei leichter Berührung und Vibration war normal. Der ULTT2 bei Schulterdepression/-protraktion löste die Symptomatik aus. Ich hielt ihn in dieser Stellung und führte 3mal Depression und Protraktionstechniken im Grad IV+ aus. Beim Wiederbefund konnte der Patient mit ausgestrecktem Arm gegen die Wand drücken und empfand dabei weniger Schmerzen.

Bei der nächsten Behandlung vergaßen wir diese Sache beinahe. Als ich meine Notizen durchlas und ihn nach seinem Finger fragte, sagte der Patient, daß alle Symptome nach der Behandlung verschwunden seien. Ich dachte bei mir: „Wenn doch osteoarthritische Kniegelenke auch so leicht zu behandeln wären" – aber ich fragte mich auch: „Was habe ich eigentlich getan?" Hatte ich vernarbtes Epineurium gedehnt? Hatte ich vielleicht ein Blutgefäß befreit, das in einem Narbengewebe um den Digitalnerv eingefangen war? Vielleicht war das Problem aber auch proximaler im Plexus brachialis gelegen? Was wäre geschehen, wenn das Problem unverändert weiterbestanden hätte? Wäre irgendwo anders eine Art „Double-crush"-Symptomatik aufgetreten? Wäre es von alleine wieder besser geworden? Ich überprüfte nochmals den Spannungstest, der zum Kniegelenk in Beziehung steht, versicherte mich, daß er normal war und begann mit den Mobilisationstechniken für das Tibiofemoralgelenk.

Literatur

Dawson D M, Hallett M, Millender L H 1983 Entrapment neuropathies. Little, Brown, Boston

Dunkerton M C, Boome R S 1988 Stab wounds involving the brachial plexus. Journal of Bone and Joint Surgery 70B:566-570

Lister G D, Belsole R B, Kleinert H E 1979 The radial tunnel syndrome. Journal of Hand Surgery 4A:52-60

Lundborg G 1988 Nerve injury and repair. Churchill Linvingstone, Edinburgh

Lundborg G, Dahlin L B 1989 Pathophysiology of nerve compression. In: Szabo R M (ed) Nerve compression syndromes. Slack, Thorofare

Mackinnon S E, Dellon A L 1988 Surgery of the peripheral nerve. Thieme, New York

Peimer C A, Wheeler D R 1989 Radial tunnel syndrome/Posterior interosseus nerve compression. In: Szabo R M (ed) Nerve compression syndrome. Slack, Thorofare

Roles N C, Maudsely R 1972 Radial tunnel syndrome: resistent tennis elbow as a nerve entrapment. Journal of Bone and Joint Surgery 54B:499-508

Sachverzeichnis

Druck: Druckerei Zechner, Speyer
Verarbeitung: Buchbinderei Schäffer, Grünstadt